新世纪全国高等中医药院校创新教材

穴位埋线系列丛书

丛书主编　石学敏　杨才德

星状神经节埋线治百病

杨才德　主编

中国中医药出版社

·北　京·

图书在版编目（CIP）数据

星状神经节埋线治百病 / 杨才德主编 . —北京：中国中医药出版社，2018.2（2025.4重印）

（穴位埋线系列丛书）

ISBN 978-7-5132-4557-9

Ⅰ . ①星… Ⅱ . ①杨… Ⅲ . ①埋线疗法 Ⅳ . ① R244.8

中国版本图书馆 CIP 数据核字 (2017) 第 258446 号

中国中医药出版社出版

北京经济技术开发区科创十三街 31 号院二区 8 号楼

邮政编码 100176

传真 010-64405721

北京盛通印刷股份有限公司印刷

各地新华书店经销

开本 787 × 1092 1/16 印张 25.25 字数 501 千字

2018 年 2 月第 1 版 2025 年 4 月第 3 次印刷

书号 ISBN 978-7-5132-4557-9

定价 80.00 元

网址 www.cptcm.com

服 务 热 线 010-64405510

购 书 热 线 010-89535836

维 权 打 假 010-64405753

微信服务号 zgzyycbs

微商城网址 https://kdt.im/LIdUGr

官 方 微 博 http://e.weibo.com/cptcm

天猫旗舰店网址 https://zgzyycbs.tmall.com

如有印装质量问题请与本社出版部联系（010-64405510）

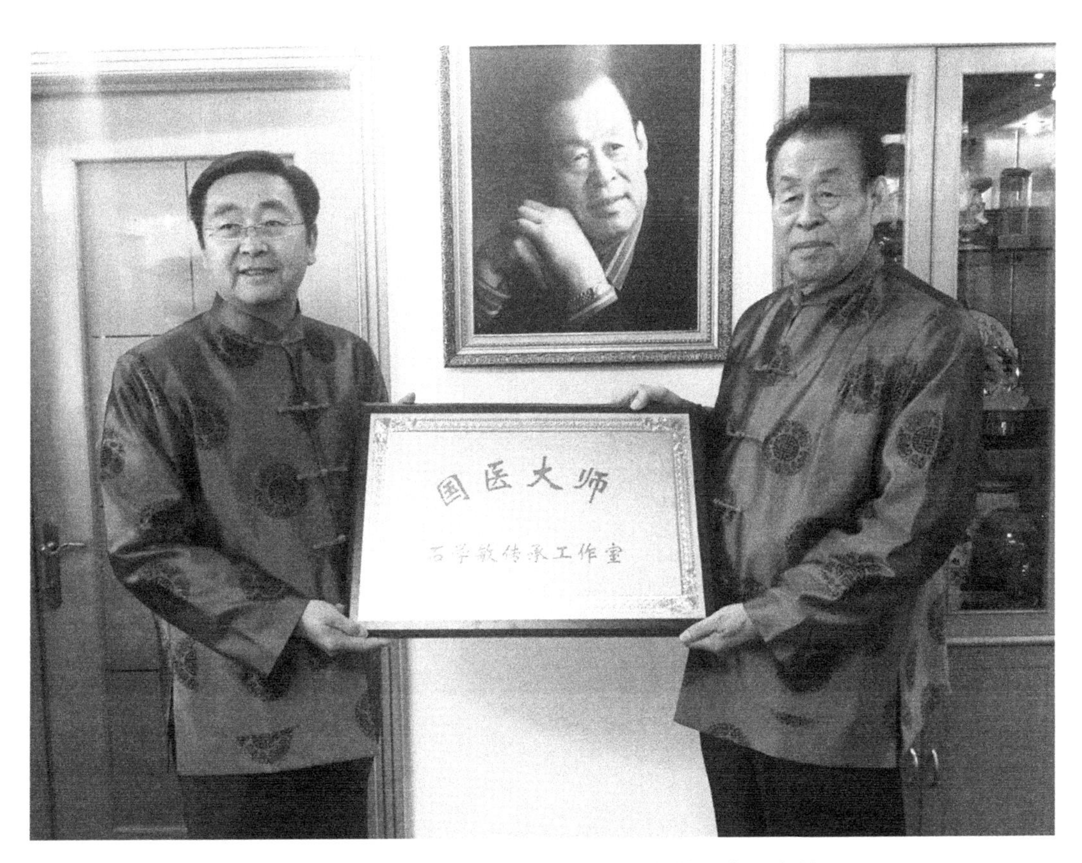

本书主编杨才德（左）与国医大师石学敏（右）合影

《穴位埋线系列丛书》
编委会

总主编 石学敏（院士、国医大师）

杨才德（兰州大学第一医院东岗院区）

编　委 严兴科（甘肃中医药大学）

张永臣（山东中医药大学）

张全爱（浙江中医药大学）

雒成林（甘肃中医药大学）

王玉明（甘肃省武威针灸医院）

王念宏（复旦大学附属华山医院）

王培育（河南中医药大学）

史丽萍（天津中医药大学）

白　丽（新疆医科大学）

刘智艳（新疆维吾尔自治区中医医院）

李　璟（上海中医药大学附属岳阳中西医结合医院）

李晓峰（河北中医学院）

杨旭光（河南中医药大学）

杨志新（承德医学院）

杨茜芸（湖南中医药大学）

郑雪峰（福建中医药大学）

胡英华（长春中医药大学）

姜劲峰（南京中医药大学第二临床医学院）
黄银兰（宁夏医科大学中医学院）
崔建美（华北理工大学中医学院）
章婷婷（上海中医药大学）
惠建荣（陕西中医药大学）
雷正权（陕西中医药大学）
窦思东（福建中医药大学）
孙文善（复旦大学附属上海市第五人民医院）
马立昌（河北省石家庄埋线医学培训学校）
王　佳（天津中医药大学第一附属医院博士后流动站）
陈明涛（河南省新密市针刀医学研究所）

《星状神经节埋线治百病》
编委会

主　编　杨才德

副主编　严兴科　雷正权　马重兵　刘文韬　冯广君　李登科
包金莲　杨永香　杨泽林　张玉忠　韩立新　吴文雅
焦松梅　张志良　牛俊明

编　委　（以姓氏笔画为序）
于灵芝　马　泽　马立昌　马列胜　马婷雪　王　佳
王双平　王玉明　王立红　王亚杰　王念宏　王胜江
王培育　方小五　邓晓庆　田瑞瑞　史丽萍　白　丽
司马多高　任永祥　刘建军　刘智艳　米甲龙　祁　文
芦　红　李　璟　李冲锋　李晓峰　李隆山　李瑞云
杨永兵　杨吉祥　杨旭光　杨茜云　肖菊层　吴建华
吴统玲　宋建成　宋焱峰　冶福云　张永臣　张全爱
张红年　张国平　张淑芬　张慧生　陆天宝　陈　恒
陈明涛　陈思伍　陈娟娟　金芝萍　周　勇　郑雪峰
单　顺　赵　晶　胡英华　侯玉玲　徐朝荣　高永学
高伟玲　高敬辉　高德荣　唐卫峰　唐志安　龚旺梅
崔建美　章婷婷　蒋劲峰　惠建荣　童　迅　温木生
窦思东　雒成林　樊建林

主编简介

杨才德

中医针灸学副主任医师

兰州大学第一医院东岗院区中西医结合科主任

师从于国医大师石学敏院士

国家中医药管理局传统医药国际交流中心高新适宜技术推广项目“杨氏微创埋线针刀疗法”项目组组长

中国针灸学会穴位埋线专业委员会副主任委员

中国针灸学会中医针灸技师工作委员会常务委员

世界中医药学会联合会中医外治操作安全研究专业委员会常务理事

中华中医药学会针刀分会、亚健康分会、疼痛分会理事

中国中医药研究促进会仲景星火工程分会副主任委员

北京慢促会针刀埋线专业委员会主任委员

甘肃省针灸学会副会长

甘肃省针灸学会埋线专业委员会主任委员

甘肃省中医药学会疼痛分会、针刀分会副主任委员

兰州市中医药学会副理事长

台湾中医临床医学会永久学术顾问

教材与专著

《穴位埋线疗法》（新世纪全国高等中医药院校创新教材）主编，中国中医药出版社

《埋线针刀百问百答》（穴位埋线系列丛书）主编，中医古籍出版社

《微创穴位埋线实用技术》副主编，中国医药科技出版社

《微创埋线美容技术》副主编，中国医药科技出版社

《中国民族医药特色诊疗技术年鉴》副主编，中国中医药出版社

《针刀治疗疑难病》主编，郑州大学出版社

《陈氏异型针刀疗法》主编，郑州大学出版社

穴位埋线绝技

线体对折旋转埋线法

手卡指压式星状神经节埋线术

分筋拨脉式颈动脉窦埋线术

三点一线式蝶腭神经节埋线术

推寰循经式迷走神经埋线术

科研与论文

主持参与科研 8 项，获奖 3 项

发表论文 82 篇

业绩与荣誉

2006 年被世界针灸学会联合会《针行天下——全球针灸风采录》收录入“人物篇”

2013 年被收录入《国医年鉴》（中医古籍出版社）总第五卷之“中医药名人榜”

2013 年埋线绝技被收录入《中国民族医药特色治疗技术大全》（中国中医药出版社）

2014 年获得国家专利——埋线针刀

2016 年被《强梦中国——杏林医学篇》收录

2016 年被《中华埋线名医百家精粹》收录

2017 年被《华夏名人荟萃》收录

推广与培训

中国针灸学会“全国穴位埋线新技术培训班”主讲老师

甘肃省继续教育项目“全国穴位埋线新技术培训班”主讲老师

美国旧金山“国际中医药学术交流大会”之“长效针灸”主讲老师

台湾中医临床医学会“2017 临床向大师学习系列 01”主讲老师

加拿大阿尔伯塔省中医学院“国际埋线技术培训班”主讲老师

国内外专题培训 2000 场次

举办国际国内穴位埋线交流会 40 余次

举办埋线针刀技术比武 1 届，300 余医师参赛

创建全国性“穴位埋线临床示范基地”35 家

累计培训医师 5 万人次

对埋线行业的贡献——开创了我国埋线疗法新局面

解难题——首次总结并提出“杨氏线体对折旋转埋线法”，彻底解决了胶原蛋白线的排异反应和 PGA、PGLA 等线软的难题。

破禁区——首次总结并推出“手卡指压式星状神经节埋线术”“三点一线式蝶腭神经节埋线术”“分筋拨脉式颈动脉窦埋线术”“推寰循经式迷走神经埋线术”“线体对折旋转埋线法”，彻底打破或者降低了神经、血管等特殊部位的操作风险。

拓范围——发明“埋线针刀”，从埋线的角度引入即刻松解的机制，从针刀的角度引入长效针灸机制，把埋线治疗痛症的疗效推向新的高度，把埋线治疗痛症的范围拓展到了新的广度。

创流派——整理推出了“杨氏 3 + 埋线针刀系列特色疗法”，形成了以“西医诊断方法、中医治疗思维、中西医结合治疗技术”为特征的杨氏流派，目前从医者已达 5 万之众。

扫码与作者交流

石　序

穴位埋线与针灸疗法一样，是属于中医外治法的范畴，它是“理论与临床同行、实践与操作并重”，且技术性很强的一门学科。

针灸学的“留针”理论是穴位埋线疗法的理论基础，故穴位埋线亦可称为“长效针灸”，因为它是针刺的延伸和发展。其实，古人的“留针”理论和实践，开启了针感延续的大门，埋线疗法则真正实现了长效的针灸。

穴位埋线疗法发展到今天，可以说它是中医经络理论与西医学相结合的产物，它通过线体在穴内的生理刺激作用和生物化学变化，将其刺激信息和能量通过经络、神经传递，以达“疏其气血”，“令其条达”，治疗疾病的目的。综观本法的整个操作过程，实际上包含了穴位注射、针刺、刺血、留针及组织疗法、机体组织损伤后的修复等多种刺激效应。所以，穴位埋线疗法实际上是一种融多种疗法、多种效应于一体的复合性治疗方法，它始终呈现着“以中医理论为基础和经络学说为指导，以可吸收外科缝线为载体，以埋线针为主导，以穴位为媒介，以长效针感为核心，以主治慢性顽固病为主体”的六大特征。

创新是一个民族进步的灵魂！

20世纪60年代埋线疗法诞生，通过数十年的推广运用，治疗病种从简单的几种疾病，如脊髓灰质炎、哮喘、胃炎等，到绝大部分临床中难治的慢性疾病，再到内、外、妇、儿科杂病，埋线的治疗范围越来越广泛，病种越来越繁杂。从单纯埋线治疗，到配合中西药物、手法、理疗等，发挥了协同作用。埋线的工具，由三棱针、腰穿针、专用埋线针，向一次性使用埋线针发展，也向复合性针具如“埋线针刀”发展，由此，也引发了使用治疗工具的多样化改良，其目的都是为了增强临床操作的实用性。

一门学科的发展，需要一批有真才实学的实干家。杨才德同志是我的弟子之一，他长期致力于中医针灸尤其是穴位埋线和针刀事业，大力推广适宜技术——埋线、针刀、穴位注射等。他牵头创建了中国针灸学会穴位埋线专业委员会，并当选为副主任委员；牵头创建了北京中西医慢性病防治产业发展促进会全国针刀埋线专业委员会；牵头创建了甘肃省针灸学会埋线专业委员会，并当选为主任委员，每年培训数万名基层医师，是我国埋线学科的排头兵、带头人。

难能可贵的是，以杨才德等同志为代表的一大批专家，在进行技术创新、理论创新、方法创新、工具创新的同时，还及时进行经验的总结和提高，杨才德、雒成林主编的全国高等中医药院校创新教材《穴位埋线疗法》由中国中医药出版社出版后，迅速被抢购一空；杨才德主编的《埋线针刀百问百答》在中医古籍出版社出版后，供不应求，这说明埋线疗法已经由星星之火，成为燎原之势。

《穴位埋线系列丛书》共10册，编委均为分布在全国各地的临床专家教授，从不同角度诠释了埋线疗法的创新，对埋线疗法的推广应用起到重要的作用。本套丛书中“线体对折旋转埋线术”“手卡指压式星状神经节埋线术”“三点一线式蝶腭神经节埋线术”“分筋拨脉式颈动脉窦埋线术”等成果，均会在《星状神经节埋线治百病》《埋线针刀治疗学》等相关内容中呈现，观点新颖，方法实用，内容丰富，非常令人期待。

自然科学的发展总是具有阶段性，医学的发展总是受到它的影响而具有局限性，因此，我们要“批判地传承，科学地创新”。穴位埋线是对传统针灸的创新，中医学、针灸学及其留针理论，以及西医学成果——解剖学、生物力学、脊椎病因治疗学、软组织外科学、周围神经受卡压的理论等，都是埋线疗法的理论基础。

穴位埋线疗法，必将成为中医外治法的奇葩之一。

开卷有益，乐而为序！

中国工程院院士

国医大师　石学敏

天津中医药大学第一附属医院名誉院长

2017年8月

自　序

余常三省吾身，省己，省事，省苍生疾苦；极医源，悟医道，泥上工普救含灵也。

凡医者，必立于巨擘之肩，怀治病救人之术。常惴惴不安于医道薄浅，难尽浩瀚医术之万一；亦怦然萌动于顿悟巧思，弗保管窥心得之无误。

每及于此，精勤不倦，阅古人之经典，拭充栋之医籍，撰方自服，以知药性，施针自体，以明针理。身心俱惫，形神均劳。每遇天下难病，苦无方可用，无法可施，叹医术之不精，慨医技之匮乏也。

伏羲制九针，神农尝百草。留针之于埋线，理论渊源；皇甫之于针灸，乃为鼻祖。甘肃庆阳，岐伯故乡；平凉灵台，皇甫谧殇。武威汉简，旷古之珍稀；敦煌藏经，千载之绝唱。黄帝问道于崆峒，天师对答成《内经》；玄晏先生诞朝那，传世《针灸甲乙经》。

外祖潘公，医术颇精，河西闻名；余弱冠入门，全凭父命，一无所长。赴中医院校，寒窗数载；习针灸导引，累月经年；拜大师名家，北往南来；感医道艰难，不辍精研。

夫黄河之川，陇原故地；华夏之摇篮，中医之始源；明珠丝绸之路，东西文化交汇；医籍经卷沉淀，凝聚中外智慧。余生长于斯，沐盛世时代之春风，古树新芽；乘国医复兴之大势，陇上开花。幸甚徜徉于良政十载，于名师左右受教多年。愚顽鲁钝二十余载，精勤不倦；虚度年华不惑之年，始有所得。

针灸之益贵留针，留针长效医所求；穴位埋线线代针，埋线针刀刀亦针。中西结合，继承创新，是为埋线针刀；对折旋转，提插切割，是为技术诀窍，余有所得，不敢藏私，与同道共享。绝技成熟之日，声名鹊起之时。培训两千场次，弟子五万余名；套餐指导疼痛慢病，受益人群千万之众。

得国家之专利，“一种埋线针刀”；撰高校之教材，《穴位埋线疗法》；师徒共进教学相长，《埋线针刀百问百答》；学术流派端倪现，《埋线针刀治疗学》；埋线科研数十项，多次获奖；导师团队发论文，数百余篇。被誉埋线之先驱，上下求索；受授行业之领袖，前路漫漫。受邀讲学旧金山，培训（中国）台湾加拿大；高徒遍及华夏，外籍桃李不言。

余夜半自醒，而常自省：虽无鸿鹄之志，而能高飞；略有小思之得，却获大成。此乃名师教化之功，盛世惠及之荣；此乃先圣赏赐传承，时代赋予创新。每及于此，顿觉当广开门路而收徒传技，以谢时代；应著书立说而留诸后世，以惠苍生。是故，"线体对折旋转埋线法""手卡指压式星状神经节埋线术""分筋拨脉式颈动脉窦埋线术""三点一线式蝶腭神经节埋线术""推寰循经式迷走神经埋线术"等经典技术，得以广泛传播，惠及万千民众。

然医道研修，非一人一世之功；流派惠民，需团队不懈传承。星状神经，西医之名；功能主治，中医可用。昔有刺星，性命乃误；手卡指压，万人无虞。而其主治，不能悉俱；万医总结，汇报不止；累牍百余，遂成一书；贻笑方家，抛砖引玉。今虽不能囊括其功能于一书，但已尽归纳总结之微薄之力。

星状神经节埋线治百病，体西用中，必扬奇效之佳音！

千里之行，始于足下，虽任重而道远。

百尺竿头，更进一步，当自强而不息！

楊才德

2017 年 8 月 31 日于黄河之畔兰州

目　　录

第一章　基础知识

第一节　穴位埋线疗法

一、概述

（一）穴位埋线疗法沿革

穴位埋线是指将可吸收性外科缝线置入穴位内，利用线对穴位产生的持续刺激作用以防治疾病的方法。究其源流，穴位埋线疗法是在传统针具和针法基础上建立和发展起来的，历经了留针和埋针的雏形期、穴位埋线的萌芽期、临床推广应用的发展期和以辨证选线取穴为特征的成熟期。

1. 雏形期

古人约在四千年前就开始“以石刺病”，针具最初形式是砭石和草木刺，后来发展到骨针、竹针、陶针、金针、银针、马衔铁针、合金针等金属针具。现今临床广泛采用的针具多由不锈钢制成，坚韧而不易生锈，造价低廉。针法与针具相辅相成，从最初的《黄帝内经》“九针”理论，到金元时期何若愚的时间针法、窦汉卿的“针刺十四法”，到现代的许多分支疗法，随着针灸日新月异的发展，现代的科学方法和手段逐渐与针灸理论结合在一起，形成了多种多样的穴位刺激疗法，如电针、水针、头针、耳针、割治、穴位注射、磁疗等，使针灸学术内容更加丰富，疗效日益提高。医者运用不同的方法对穴位进行刺激，使患者经脉疏通、脏腑平衡、气血调和，从而达到扶正祛邪、治疗疾病的目的。

单纯采用针刺的方法来治疗一些顽固性慢性疾病，效果往往不尽人意，或者虽有疗效但不能巩固和持久。于是，产生了“留针”的方法来巩固疗效，而留针正是穴位埋线诞生的重要基础。留针多为了得气或诱发循经感传，延长针效时间。留针时间的长短，视病情轻重而定。一般病证，只要针下得气，留置15～20分钟即可，而对于一些慢性、顽固性、疼痛性、痉挛性病症，可适当增加留针时间，或在留针过程中做间歇运针。有些病证，如急性腹痛、破伤风角弓反张、三叉神经痛、痛经等，可留针达数小时或一天至数天。基于留针，后来又演变出埋针，用来进一步加强针刺效应，延长刺激的时间。

2. 萌芽期

埋线疗法正是在留针和埋针的基础上形成与发展起来的。20 世纪 60 年代初，产生了穴位埋藏疗法，埋藏的物品种类很多，如动物组织（羊、鸡、兔的肾上腺或脑垂体、脂肪等）药物、钢圈、磁块等。目的除利用动物组织及药物内含的有效成分外，主要是为了延长对经络穴位的刺激时间，以起到穴位刺激的续效作用，这就弥补了一般治疗方法刺激时间短、疗效不持久、疾病治愈后不易巩固的缺点。

穴位埋线疗法原来就是穴位埋藏疗法中的一种方法，它将羊肠线埋植到穴位内，通过羊肠线这种异体蛋白对穴位产生持久而柔和的生理、物理和生物化学刺激，来达到治疗疾病的目的。我国针灸工作者在治疗小儿脊髓灰质炎的过程中，摸索出一种疗效显著的方法：他们将羊肠线埋藏在体内腧穴中，发现每埋线一次，疗效则可持续 1 个月以上，使治疗次数大大缩减。它与其他埋藏疗法相比，具备许多特有的优点。其他埋藏疗法往往材料来源窄，不易消毒和保存，操作复杂，反应较重，有的埋入物（如钢圈等）需再次切开取出；而羊肠线来源广，消毒容易，操作简便，反应相对较轻，术后身体对肠线可自行吸收，而且肠线本身为动物组织加工而成，既保持了动物组织异体蛋白的特性，又具有一定的硬度，兼具动物组织和钢圈等其他埋藏物的优点，提高了疗效。故穴位埋线疗法一经产生，便得以普遍开展，脱颖而出，独树一帜，成为针灸疗法的一个独立分支。至20 世纪 70 年代初，各类中西医刊物上发表的关于埋线治疗小儿脊髓灰质炎的报道已达十余篇。

3. 发展期

20 世纪 70 年代后期，穴位埋线的治疗范围不断扩大，可治疗哮喘、胃炎、十二指肠溃疡、慢性肠炎、癫痫、中风、偏瘫等慢性、顽固性、免疫力低下性疾病，效果都很显著。后来，经过广大临床针灸工作者的努力探索，总结出一些系统的、疗效显著的埋线方法，穴位埋线在临床上除用于治疗慢性病和虚证外，还扩大到治疗急症、实证等各种疾病，其治疗病种已达一百余种，涉及内、外、妇、儿、皮肤、五官等各科。近几年来，在各级刊物上报道的治疗病种有 50 种之多，病例已达万例。在安徽、河北、江苏、重庆、河南、甘肃等省市还成立了埋线专科门诊和医院。在 20 世纪 80 年代，穴位埋线疗法被正式编入各类专业针灸书籍，全国已举办此类培训班数百次，培养了大批穴位埋线的专业技术人才。穴位埋线在新的历史时期，以其独有的治疗特色焕发出勃勃生机。

4. 成熟期

这一时期的成就主要体现在三个方面：

（1）出现了一批穴位埋线的专著。温木生在1991年编著的《实用穴位埋线疗法》是该疗法的第一部专著，该书总结了穴位埋线疗法问世40多年来的经验和成果，引起了巨大反响。2001年，温木生又与郑详容编著了《埋线疗法治百病》，全书不但整理和总结了埋线疗法创立以来的经验和诸多资料，还对埋线疗法的起源、作用机制、特点和作用做了有益的探讨，并首次介绍了埋线疗法与其他针灸、针刺疗法相辅相成治疗相关疾病的尝试和体会，详细介绍了内、外、妇、儿、皮肤、五官等科140种疾病的穴位埋线疗法及其体会。崔瑾、杨孝芳合著的《穴位埋线疗法》一书，除对穴位埋线的各种方法做系统整理外，尚介绍了穴位埋线治疗后的正常、异常反应和注意事项等。此外，尚有马玉泉、黄鼎坚等的相关著作两部。

（2）开始应用动物实验的方法对穴位埋线的治疗效果和机理进行初步探讨。

（3）辨证选线取穴的一体化应用。穿线法、切埋法、扎埋法、割埋法等方法，由于针孔较大较深，易引起剧烈疼痛，患者往往不易接受，所以，现在临床上的埋线疗法多以注线法及植线法较为常见。北京任晓艳以单氏注线法为基础，创立了一套融针刺、药物及心理治疗为一体的新型穴位埋线方法，并改进了一次性埋线器具；兰州大学第一医院杨才德研究埋线、针刀、注射等操作的要领，得出了“穿刺是埋线、针刀、注射的核心技术”的著名论断，发明了埋线针刀（融针刺、埋线、针刀、注射为一体的针具），并获得了国家专利；单顺、马立昌等对羊肠线进行了改良，改进后的线体在临床上通过肠线的物理和生物化学刺激来达到治疗疾病的目的，主要应用于预防保健及美容方面，用于治疗痤疮、黄褐斑、肥胖、慢性疲劳综合征及面部祛皱，临床可根据患者体质的寒热虚实灵活选用。此外，温木生、杨才德等对穴位埋线的理论进行归纳和总结，说明穴位埋线已经从零散走向了系统，从简单发展到日益成熟。

（二）穴位埋线疗法的理论基础

穴位埋线疗法是在中医理论背景下，以中医整体观、恒动观和辨证观为指导，以脏腑、经络、气血等理论为基础，采用传统针灸方式结合现代医疗技术，根据病证特点，将可吸收的外科缝线植入穴位，以激发经络气血、协调机体机能、调和气血、平衡阴阳、使邪去正复，达到防病治病目的的一种医疗手段和方法。穴位埋线疗法是对中医针灸学的发展，属埋植疗法的范畴，又称“埋线疗法”“穴位埋藏疗法”“经穴埋线疗法”等。

中医学、针灸学及其留针理论，西医学成果——解剖学、生物力学、脊椎病因治疗学、软组织外科学、周围神经受卡压的理论等，都是穴位埋线疗法的理论基础。

1. 穴位埋线的中医理论基础

中医学经过长期的临床实践，在中国古代朴素的唯物论和辩证法思想指导下，逐步形成了系统、独特的医学理论体系。它来源于实践，反过来又指导实践。这一独特的理论体系有其特有的性质，即中医学所特有的本质，决定了中医学理论体系的独特性。中医学理论体系的基本特点，是指这一理论体系在医学观和方法论层次上的根本特点，是由中医学的气一元论、阴阳学说和五行学说所决定的。气一元论和阴阳五行学说是中国古代哲学的唯物论和辩证法。因此，以整体的、运动的、辩证的观点认识生命、健康和疾病等医学科学问题，是中医学理论体系的根本特点，是中国古代朴素的唯物论和辩证法思想在中医学理论体系中的具体体现。

中医学的整体观念，是中国古代哲学天人合一的整体观在中医学中的应用和发展，是中医学在临床实践中观察和探索人体及人体与自然界的关系所得出的认识，也是诊治疾病时所必须具备的思想方法，因而有重要的指导意义。它贯穿于中医学的生理、病理、诊断和防治养生之中，并对建立现代环境科学，认识和处理现代身心疾病，以及解决现代科技理性过度膨胀的社会病等方面，均有所裨益。

中医在辨证论治的过程中，以症状和体征等临床资料为依据，从病人的整体出发，以联系的、运动的观点，全面地分析疾病过程中所表现出来的各种临床现象，以症辨证，以症辨病，病证结合，从而确定对疾病本质的认识。

中医认识并治疗疾病，既要辨证，又要辨病，由辨病再进一步辨证。虽然既辨病又辨证，但又重于辨证。例如，感冒发热、恶寒、头身疼痛等症状属病在表，但由于致病因素和机体反应性的不同，又常表现为风寒感冒和风热感冒两种不同的证候。只有把感冒所表现的“证候”是属于风寒还是属于风热辨别清楚，才能确定是用辛温解表法还是辛凉解表法，给予适当的治疗。由此可见，辨证论治既区别于见痰治痰、见血治血、见热退热、头痛医头、脚痛医脚的局部对症疗法，又区别于不分主次、不分阶段、一方一药对一病的治病方法。

辨证论治作为指导临床诊治疾病的基本法则，能辩证地看待病和证的关系，既看到一种病可以包括几种不同的证，又看到不同的病在发展过程中可以出现同一证候。因此，在临床治疗时，还可以在辨证论治的原则上，采取“同病异治”或“异病同治”的方法来处理。所谓“同病异治”，是指同一种疾病，由于发病的时间、地区以及患者机体的反应性不同，或处于不同的发展阶段所表现的证候不同，因而治法也不一样。以感冒为例，由于发病的季节不同，治法也不同。暑季感冒，由于感受暑湿邪气，故在治疗时常用一些芳香化浊的药物以祛暑湿，这与其他季节的感冒治法就不一样。再如麻疹，因病变发展的阶段不同，治疗方法也各有不同，初期麻疹未透，宜发表透疹；中期肺热明显，常需清肺；后期多为余热不尽，肺胃阴伤，以养阴清热为主。另外，几种不同的疾病在其发展过程中，由于出现了具有同一性质的证，因而可采用同一方法治疗，这就是“异病同治”。如久痢脱肛、子宫下垂等，虽是不同的病，但如果均表现为中气下陷证，就都可以用升提中气的方法治疗。由此可见，中医治病主要的不是着眼于“病”的异同，而是着眼于“证”的区别。相同的证，用基本相同的治法；不同的证，用基本不同的治法，即所谓“证同治亦同，证异治亦异”。这种针对疾病发展过程中不同质的矛盾用不同的方法去解决的法则，就是辨证论治的精神实质。

穴位埋线是针灸的发展和延伸，作为中医学体系的一部分，整体观念也是指导穴位埋线临床实践的基础理论之一。例如，在某些疼痛性疾病的诊治中，虽然也“以痛为腧”，但是也并不是哪里痛就一定在哪里埋线，而是要充分综合患者全身的情况和疾病特征，从总体上把握疾病的性质及其规律，从而辨证施治，使整体和局部互相配合，协调作战以对抗病魔，这些都是整体观念的充分体现。

辨证论治贯穿于穴位埋线的全过程，例如，在埋线治疗肥胖的过程中，并不是一概而论，而是根据辨证分型加以区别。在临床上，肥胖患者的常见分型如下：形体肥胖，浮肿，肌肉松软，疲乏无力，肢体沉重，尿少，食欲不振，腹部胀满，大便不爽，舌质淡红或白，舌体胖大，边有齿痕，舌苔薄腻，脉沉细，中年女性居多的一类，列为脾虚湿阻型；体质壮实，多有肥胖家族史，肥胖程度较重，肌肉结实，头胀眩晕，消谷善饥，肢体沉重，怕热，出汗较多，口渴喜饮，口臭，便秘，尿黄，舌质红，舌苔黄腻，脉滑数，这一类列为胃肠实热型；胸胁苦满，胃脘痞满，常见于女性，肥胖多与月经量少或闭经有关，月经不调，闭经，乳房胀痛，失眠多梦，素有不良情绪，焦虑、压抑、烦恼时食欲反而旺盛，舌质暗红，脉弦，这一类列为肝郁气滞型；虚肿，肌肉松软，多见于中老年肥胖者或反复恶性减肥并多次反弹者，面色白，疲乏无力，嗜睡，恶寒，自汗，腰腿冷痛，性欲降低，舌质淡红，舌苔薄，脉沉细无力，这一类列为脾肾两虚型。不同证型治疗的处方自然有所不同，脾虚湿阻型的主穴是脾俞、丰隆、足三里（增强食欲），配穴是太白、阳陵泉、三阴交、中脘、水分、百会、胃俞，随症加减，便溏加天枢、大肠俞，疲乏加关元、气海，下肢肿加阴陵泉；胃肠实热型的主穴是胃俞、内庭、曲池、中脘（强刺激），配穴是足三里、公孙、上巨虚、下巨虚、小肠俞、关元，随症加减，便干加便秘点（脐旁3寸），口臭加上脘，食欲强加气海（减少饥饿感）；肝郁气滞型的主穴是肝俞、太冲，配穴是期门、支沟、三阴交、阳陵泉、公孙、行间、曲泉、膈俞、肾俞，随症加减，月经不调加血海，闭经加次髎，口苦咽干加胆俞，多饮加中脘（强刺激）；脾肾两虚型的主穴是关元、命门，配穴是脾俞、肾俞、三阴交、气海、太溪、足三里、天枢、百会、水分、三焦俞，随症加减，下肢肿加阴陵泉，下利清谷加中脘（灸）。对症治疗时仅仅针对某一种症状或者现象，例如，抑制食欲常选用气街、足三里、上巨虚、下巨虚、曲池、内庭，或梁丘配中脘，或内关配公孙；增加食欲取足三里配三阴交；增加脂肪分解用肾俞与京门、脾俞与章门、气海与关元；增加排泄（促进肠道蠕动）要用支沟、天枢、足三里、上巨虚、大肠俞，或支沟配太溪，或阳陵泉配上巨虚等，这样的方法虽然有一定的效果，但是往往疗效不佳，而在辨证论治的基础上治疗，就会取得非常好的疗效。

穴位埋线是以中医经络理论为基础、羊肠线为载体、埋线针为主导、穴位为媒介、长效针感为核心、主治慢性顽固类疾病为主体，其将可吸收性外科缝线置入穴位内，利用线对穴位产生的持续刺激作用以防治疾病的方法。换而言之，穴位埋线是以中医经络、气血、脏腑等理论为基础架构，运用传统针灸概念，搭配现代医疗器械而发展出来的综合性治疗方法，是针灸学的现代发展，是融多种疗法、多种效应于一体的复合性治疗方法，是针灸学理论与现代物理学相结合的产物，是一种新兴的穴位刺激疗法，是针灸疗法在临床上的延伸和发展，也是中西医相结合的丰硕成果。

虽然穴位埋线疗法的名称在古医籍中并无记载，然而，其所用的手段与方法却是与古代的针灸疗法一脉相承。主要表现为：治疗的原理是辨证论治，治疗的方式是对穴位的刺激，选择的部位是经络腧穴，疗效的关键是“气至有效”。《灵枢·终始》云：“久病者，邪气入深，刺此病者，深内而久留之。”《素问·离合真邪论》说：“静以久留。”这是埋线疗法产生的理论基础。“留针”的方法是用来加强和巩固疗效的，留针后来又演变为埋针，用来进一步加强针刺效应，延长刺激的时间，以增加疗效。

留针，即把毫针刺入穴位，行补泻之法得气后，将针留置穴内一定时间的一种方法。留针是针灸治疗中的一个重要环节，也是提高疗效的关键之一。在《内经》中，关于留针的论述颇多，尤以《灵枢》为甚，其作用一是候气，二是调气。

《灵枢·九针十二原》说：“刺之要，气至而有效。”指出了针刺的疗效取决于得气与否。又云：“刺之而气不至，无问其数；刺之而气至，乃去之，勿复针。”指出了针刺后不得气，应留针以候气，得气后方可出针。

《灵枢·刺节真邪》指出：“用针之类，在于调气。”所谓调气，就是调节脏腑经络之气的偏盛偏衰，通过针刺补泻手法，留针一定时间，使有余者泻之，不足者补之，达到机体恢复阴平阳秘之状态。《素问·针解》云：“刺实须其虚者，留针阴气隆至，乃去针也；刺虚须其实者，阳气隆至，针下热，乃去针也。”明确指出了针刺得气后，在留针过程中可通过不同的手法达到补虚泻实、协调阴阳的目的。《灵枢·终始》亦云：“刺热厥者，留针反为寒；刺寒厥者，留针反为热。”这也是调气的表现。

留针主要是依据体质、年龄、脏腑经络、脉象、天时季节、病程、证而定。

2. 西医学成果是穴位埋线的理论基础

解剖学基础解剖学是各临床学科的基础，在埋线疗法中，体表解剖（体表标志、体表投影等），软组织层次解剖（肌肉层次解剖、穴位层次解剖等），神经、动脉、静脉走行路径，肌肉起止及走行，筋膜的解剖等，是穴位埋线医生必须了解和掌握的重点内容。

生物力学基础生物力学是近二三十年发展起来的，是力学与生物学、医学及生物医学工程学等学科之间相互交叉、相互渗透的一门边缘学科。生物力学广泛应用在医学基础研究及各科临床中，同时，也是埋线疗法重要的理论基础，尤其是骨骼系统的生物力学、关节运动的生物力学、软组织的生物力学等，解决了一些“只知其然而不知其所以然”的问题，对疗法的改进和创新也有不可或缺的重要作用。

脊椎病因治疗学脊椎病因治疗学是研究脊椎遭受损伤后，造成脊髓、周围神经、血管及内脏神经损害所引起的一系列病证，并主张采用治脊疗法治疗的一门新学科。脊椎后关节解剖位置紊乱引起内脏器官出现功能性症状是脊椎病因治疗学的主要理论基础。脊椎病因治疗学认为，脊椎后关节解剖位置紊乱时会引起或加重某些症状，这对埋线疗法治疗脊柱相关疾病有重要的指导意义。

软组织外科学软组织外科学是以椎管外骨骼肌、筋膜、韧带、关节囊、滑膜、椎管外脂肪或椎管内脂肪等人体运动系统的软组织损害（原称软组织劳损）所引起的疼痛和相关疾病为研究对象，以椎管外或椎管内松解术等外科手术，或椎管外密集型压痛点银质针针刺，或椎管外压痛点强刺激推拿等非手术疗法为治痛手段（完全有别于镇痛手段）的一门新的临床分支学科。其认为，椎管内、外软组织损害性疼痛的病理学基础，是软组织因急性损伤或慢性劳损而导致的无菌性炎症；软组织松解术的原理主要是通过椎管外松解骨骼肌、筋膜等，或椎管内松解硬膜外和神经根鞘膜外脂肪等无菌性炎症病变的软组织，完全阻断它们的化学性刺激在神经末梢的传导，以达到无痛的目的。穴位埋线的穿刺过程，具有类似的松解作用。

周围神经受卡压的理论周围神经卡压是躯干、四肢、关节等部位出现疼痛或不适症状的主要原因之一。骨骼肌为了在主应力方向承担更大的载荷，便需要在骨的质量和结构两个方面得到加强，结果形成骨质增生；且随应力集中的载荷时，肌肉和筋膜等软组织会产生代偿性增生、肥大或肥厚，除使组织的功能发生改变外，还是造成皮神经卡压综合征的潜在因素或直接因素，此为“应力集中说”。各种因素（如炎性渗出、肌肉痉挛、筋膜挛缩等）均会引起筋膜间室内压力增高，这种压力在引起肌肉发生缺血性挛缩之前，就对各种神经末梢产生了病理性刺激，筋膜表面张力的增高和筋膜间室内压的增高均可对分布于其表面或穿过其间的皮神经产生牵拉或压迫，此为“筋膜间室内高压说”。以上学说均是埋线疗法的理论基础，因为穴位埋线时针刺会“解压”，即解除异常的力，从而使周围神经卡压消除，也就缓解了临床症状。

穴位埋线疗法是传统针灸方式与现代医疗技术方法相结合的产物，西医学的成果也为穴位埋线疗法注入了新的活力和理论基础。比如解剖学中，系统解剖和局部解剖是各个临床医学的基础，而穴位埋线疗法比较注重功能位的解剖关系。通过学习解剖学知识，我们在临床操作就更加心中有数；脊椎病因治疗学与华佗夹脊穴疗法、背俞穴疗法、生物力学、软组织外科学、周围神经受卡压理论等具有异曲同工之妙，有的观点互相印证，有的理论互相补充，从而为穴位埋线的理论和临床打下了坚实的基础，也为临床实践打开了广阔的思路。

（三）穴位埋线疗法的作用机理

穴位埋线疗法实际上是一种融多种疗法、多种效应于一体的复合性治疗方法。结合中医学和西医学理论，可以对其作用机制有比较深刻的认识。通过简单的梳理，可归纳为以下几个方面：

埋线疗法是针灸疗法的延伸和发展。经络是人体运行气血、联络脏腑、沟通内外、贯穿上下的路径，通过网络周身，将人体构成一个有机整体，穴位是人体脏腑经络之气输注并散发于体表的部位，《灵枢·本脏》曰："视其外应，以知其内藏，则知所病矣。"穴位埋线疗法也是中医经络理论与西医学相结合的产物。线体在穴内产生物理和生物化学变化的刺激，这种信息和能量通过经络、神经传递传入体内，以达"疏其气血""令其条达"的目的，可调节神经内分泌系统以治疗疾病。

穴位埋线是在留针的基础上发展起来的，因此也具备了留针所具有的作用。如在某些情况下，对体质强壮之人，通过留针可以保持针灸的持续作用，加强治疗效果。在临床上，许多患者都是通过留针而使针感加强的，留针同针刺手法一样能够起到补泻的作用。此外，留针尚有催气、候气的作用。从中医角度看，埋线疗法的治疗作用主要体现在协调脏腑、疏通经络、调和气血、补虚泻实几个方面，针具埋线时可以进行手法补泻，羊肠线的粗细也能进行虚实的调节。

穴位埋线作为一种复合性治疗方法，除了利用腧穴的功能外，还有其本身的优势。首先，埋线方法对人体的刺激强度随着时间而发生变化。初期刺激性强，可以克服脏腑阴阳的偏亢部分，后期刺激性弱，又可以弥补脏腑阴阳之不足。这种刚柔相济的刺激过程，可以从整体上对脏腑进行调节，使之达到"阴平阳秘"的状态。其次，埋线疗法利用其特殊的针具与所埋之羊肠线，产生了较一般针刺方法更为强烈的针刺效应，有"制其神，令其易行"和"通其经脉，调其气血"的作用。

埋线疗法能够调整阴阳，扶正祛邪。穴位埋线疗法以所选经穴为治疗点，通过针刺作用可起到疏通经络、调和脏腑气血性的作用，达到阴平阳秘、邪去正复、防治疾病的目的。其功能已为西医学实验所证实，一是能改变中枢及植物神经系统对机体的调节和控制作用；二是能提高网状内皮系统的功能，刺激骨髓生长，使周围血液白细胞增多，增加其吞噬能力，提高免疫血清效价，因而有抑菌和消炎等作用，同时还能改变体内化学分解合成过程，加速毒素的排泄和炎症渗出物的吸收等。

二、穴位埋线疗法取穴

腧穴是人体脏腑经络之气输注出入的特殊部位，既是疾病的反应点，也是针灸治疗的刺激点。"腧"与"输"通，有"转输"的含义。"穴"即孔隙的意思，言经气所居之处。常用埋线穴位列举如下：

1. 十四正经

手太阴肺经穴：中府、尺泽、鱼际等。

手阳明大肠经穴：合谷、曲池、臂臑、肩髃、口禾髎、迎香等。

足阳明胃经穴：四白、地仓、颊车、下关、梁门、滑肉门、天枢、外陵、归来、梁丘、足三里、上巨虚、下巨虚、丰隆、解溪、内庭等。

足太阴脾经穴：公孙、三阴交、阴陵泉、血海、大横等。

手少阴心经穴：极泉、神门等。

手太阳小肠经穴：后溪、养老、天宗、天容等。

足太阳膀胱经穴：大杼、肺俞、心俞、膈俞、肝俞、胆俞、脾俞、胃俞、肾俞、气海俞、大肠俞、关元俞、小肠俞、膀胱俞、次髎、承扶、委中、秩边、承山、申脉等。

足少阴肾经穴：涌泉、然谷、太溪等。

手厥阴心包经穴：曲泽、内关、劳宫等。

手少阳三焦经穴：中渚、外关、支沟、三阳络、肩髎、翳风、耳和髎、丝竹空等。

足少阳胆经穴：阳白、风池、肩井、带脉、环跳、风市、阳陵泉、足临泣等。

足厥阴肝经穴：太冲、章门、期门等。

督脉穴：长强、腰阳关、命门、至阳、大椎、百会、水沟、印堂等。

任脉穴：曲骨、中极、关元、气海、水分、下脘、中脘、鸠尾、膻中、天突等。

2. 经外奇穴

四神聪、太阳、牵正、子宫、定喘、夹脊、腰眼、腰痛点、百虫窝、阑尾等。

3. 董氏奇穴

头面部：正会穴、镇静穴、水通穴、水金穴、鼻翼穴等。

手掌部：重子穴、重仙穴、上白穴、大白穴、灵骨穴、手解穴等。

臂部：其门穴、其角穴、其正穴、肠门穴、肝门穴、心门穴、肩中穴等。

腿部：正筋穴、正士穴、腑肠穴、天皇穴、肾关、地皇穴、人皇穴等。

大腿部：通关穴、通肾穴、通胃穴、通背穴、明黄穴、其黄穴、驷马中穴、解穴、失音穴等。

4. 靳三针

四神针、智三针、脑三针、颞三针、定神针、晕痛针、面肌针、叉三针、面瘫针、突三针、眼三针、鼻三针、耳三针、手三针、足三针、手智针、足智针、肩三针、膝三针、腰三针、颈三针、背三针、踝三针、坐三针、痿三针、脂三针、胃三针、肠三针、胆三针、尿三针、阳三针、阴三针、闭三针、脱三针、脑呆针、肥三针、痫三针、褐三针。

5. 杨五针

杨五针是杨才德教授运用埋线针刀治疗疾病的经验总结，五针定点根据针灸学、解剖学、针刀医学、埋线疗法等各学科提出，包含星状神经节点、颈动脉窦点、乳突下点等，内容简明扼要，操作简单易学，疗法安全可靠，临床疗效肯定，值得临床借鉴学习，现列举名称如下：

枕五针、椎五针、项五针、颈五针、菱五针、冈五针（加峰一针、喙一针）、突五针、损五针、臀五针、肘五针、掌五针、膝五针、腘五针、足五针、股五针、强五针、湿五针、疱五针、齿五针、胃五针、腹五针、经五针、痛风五针、压五针、脂五针、糖五针、风五针、胖五针、眠五针、喘五针、癣五针、荨五针、痘五针、疹五针、褐五针、鼻五针、咽五针、咳五针、挛五针、痹五针、癫五针、眩五针、郁五针、性五针、劳五针、更五针、列五针、养五针等。

三、穴位埋线疗法用线

穴位埋线使用的线是"可吸收外科缝线"，外科缝线就是医用手术缝合线，它是最常见的生物可移植纺织品，广泛应用于各类外科手术中，任何时候由于切口、穿孔或其他损伤造成的组织开裂，都能利用缝合线使伤口闭合。埋线所用线体为可吸收的线体，我们从现代科技的发展成果中汲取养分，为我所用，从而提高疗效。

随着化学纤维的发展，人们逐渐将聚丙烯、聚酞胺、聚酯纤维及高强度醋酸纤维素用作缝合线。这些材料具有生物稳定性，并能在几年内保持强度，但它们均不能被机体吸收，有不同程度的组织反应等缺点；羊肠线及胶原线虽然能被机体吸收但仍有不足之处。为了得到具有更高柔韧性、更高强度和不同性能的缝合线，近 30 多年来人们做了大量研究，获得了具有优异性能的可吸收合成纤维缝合线。从羊肠线、胶原蛋白线到聚乙交酯（PGA）缝合线、聚丙交酯（PLA）缝合线和聚乙丙交酯（PGLA）缝合线以及甲壳质缝合线，可以为穴位埋线提供巨大的帮助。其中，聚乙丙交酯是最有开发价值和应用前景的生物医学材料之一，它由聚乙交酯、丙交酯按不同配比共聚所得，经加工制成的纤维，具有良好的生物相容性，对人体无组织学反应，具有良好的降解性，降解产物为二氧化碳和水，尤其适合于穴位埋线疗法。目前穴位埋线常用的线有如下几种：

（一）医用羊肠线

羊肠线是从羊肠黏膜下的纤维组织层或牛肠的浆膜联结组织层得到的。通过对动物肠子进行机械分离和清洁处理，可以得到一种以骨胶原（一种多肽）为主要成分的细带条，接着将上述细带条用弱交联剂（例如甲醛、明矾或铬盐）处理，然后再将 1～5 根细带条合在一起进行拉伸和加捻。为了改善缝合线的使用性能和外观，加捻后的肠衣线需要经过磨光处理，随后还要被浸泡在适当的液体里，以增加其柔韧性。

医用羊肠线是一种生物填充、黏（缝）合材料，又称可吸收性外科缝线，供医疗手术中对人体组织缝合结扎使用。

羊肠线有平制及铬制两种。规格按线的直径大小分为 0.04～1.16mm 共 14 种，按临床手术所需选择适当的规格使用。平制线系指不经铬盐处理而制成的羊肠线，其强度在人体5~10天内丧失，残留物可在70天内完全消失。铬制羊肠线是指羊肠线经铬盐处理后增强了其抗机体吸收的能力，其强度在植入体内后14~21天完全丧失，残留物的吸收则需90天以上。除了铬盐处理影响线体的吸收外，线体的动物来源、消毒方法和植入层次也会影响线体吸收。由于羊肠线吸收是通过蛋白酶来分解的，在患者方面，年龄、性别和营养状况也会影响线体吸收。线体吸收不良，在体内停留时间延长，就会形成纤维缠结，在体表触摸时可以感觉到结节存在。尽管结节对身体并无太大影响，但往往导致患者疑虑，应该尽量避免。

羊肠线的突出优点是价格低廉，缺点是植入体内后强度下降较快，并且由于它系由天然材料制成，材料本身的成分及性能变化也很大。此外，羊肠线在干燥状态下是较僵硬的，需要用保养液或生理盐水来使其保持柔软和弹性。羊肠线还能引起较强烈的局部组织反应，这与其蛋白成分、加工杂质和掺入的重金属铬有关。蛋白分子可以引起免疫反应，特别是在某些过敏体质的个体上。加工杂质和掺入的重金属铬，也是形成组织反应和感染的重要原因。埋入羊肠线后形成的结节主要与其吸收时间较长有关。

羊肠线是全世界最早使用的生物吸收性线，因柔韧性欠佳，组织反应大，在消化液或感染环境中抗张强力很快降低甚至断裂，故逐步被新型的生物可吸收性缝合线替代。

（二）改性羊肠线

为了克服羊肠线的弊端，许多学者特别是埋线工作者通过各种方法对羊肠线进行了加工、处理，并获得成功，经临床实践，取得了比较好的疗效。我们把这种线称为“改性羊肠线”，下面列举几个例子。

1. 改性羊肠线的制作方法

选用颗粒状的中药，将中药浸泡在医用酒精取得药液，另取医用羊肠线浸入药液中，得到改性羊肠线。所述的中药按照重量比，取细辛0.25份，丹皮1份，水牛角1份，赤芍1份，蚤休1份；所述的酒精浓度为50%的医用酒精。

本技术方案的羊肠线经药液浸泡后，线药混为一体。所选中药中，细辛为温经止痛药；丹皮、水牛角、赤芍、蚤休凉血活血，清热解毒，减轻排异反应。配伍后有消炎止痛的效应，有效防止化脓等后果形成。改性羊肠线穴位反应强，作用持久，加上药物在穴位缓慢释放，可以加强经络穴位的治疗效果。

2. 羊肠线浸泡液

羊肠线中药浸泡液属于中医临床外用中药制剂，它由以下药物组成：生川乌25~30g，生草乌25~30g，当归25~30g，红花25~30g，羌活25~30g，独活25~30g，干姜25～30g，川芎25～30g，桂枝25～30g。

将上述中药组分置于800～1000mL浓度为75%的医用酒精中浸泡，密封5～7天，虑取药液即得。

其效果是能够拓宽羊肠线的治疗范围，加强羊肠线的治疗效果。主要适用于颈椎病、腰椎间盘突出、哮喘、慢性支气管炎等慢性疑难病。

3. 含药羊肠线的制备工艺

先将羊肠线用注射用水浸渍，使羊肠线溶胀，然后逐渐增加浸渍羊肠线的混合物中药物组分的含量率，置换溶胀羊肠线内的水分，这样能最大限度地将溶胀羊肠线内的水分置换出来，充分发挥羊肠线的载药能力，增加羊肠线的载药量。尤其是采用毛细管作为浸渍羊肠线的容器并蒸发溶剂至干燥，这种方法能使浸渍羊肠线的混合物中的药物组分全部浸透到羊肠线内，甚至在羊肠线外形成涂层，从而可以精确控制羊肠线载药量，同时避免了药物的浪费。

因此，该制备方法能够提高并精确控制羊肠线载药量，提高临床疗效，节约资源，便于规模化生产和应用。

4. 药物羊肠线

采用医用羊肠线、当归、红花和水以重量比1:2:2:200的比例混合，煎煮15分钟，自然晾干后，采用重量比为1:1:2的麝香、硫黄、苍术药末熏蒸，温度在300～400℃之间，熏蒸10分钟后得到的经浸药和药熏的羊肠线即是可用作埋线疗法使用的药物羊肠线。

优点：药物羊肠线埋在穴位上，既有物理刺激又有药物刺激及药理作用，一次埋线维持疗效7～15天，比使用单纯的羊肠线效果好。

（三）埋线用胶原蛋白线

胶原缝合线是美国20世纪60年代开发的产品，它以高等动物骨胶为原料制成。胶原的纯度比羊肠线高，组织反应小，可通过调节分子交联程度来调整体内吸收的速度，面部等精细手术中常用到此线。

1. 胶原蛋白线的类别

胶原蛋白线采用纯胶原蛋白提炼加工而成，型号由粗到细分为1#、1－0、2－0、3－0、4－0、5－0等，型号不同，适用埋线的部位也不一样。1#、1－0、2－0、3－0是最常用的型号，分别适用于全身不同部位的穴位；4－0、5－0用于面部美容等。

胶原蛋白线按材质不同分为三种：快吸收型、保护吸收型、特殊型。①快吸收型：8～10天开始吸收，完全吸收需30～45天，主要用于整形美容等。②保护吸收型：14天开始吸收，完全吸收需45～60天，可广泛用于各科疾病的埋线治疗。③特殊型：有效支撑时间为56～63天，完全吸收需120天以上，用于特殊需要的埋线治疗等。

2. 可吸收胶原蛋白线的特点

（1）胶原蛋白线由纯天然胶原蛋白精制加工而成，加酶处理，酶解吸收，具有良好的抗胀强度。

（2）纯生物制品，组织相融性好，在人体内无排异性和不良反应。

（3）结构细致精密，线体周围形成抑制细菌生长的环境，有利于伤口愈合。

（4）随体液变软，不损伤人体组织，有效地避免了患者因缝合线造成的痛苦和精神负担。

（5）吸收完全，和伤口的愈合期同步吸收，不留瘢痕，适合整形美容。

（6）表面光滑，无毒、无刺激、无抗原抗体反应，可防止炎症、硬结等病变。

（7）在人体内与盐类物质不形成结石，有益于胆道和尿路病变的患者。

（8）吸收快，埋线后患者可自由活动。

（9）易保存，在空气中不分解。

3. 胶原蛋白线与羊肠线的比较

临床工作中有很多医生会把胶原蛋白线和羊肠线混为一体，然而两者有本质的区别：

（1）加工方法不同

羊肠线是将羊肠衣进行处理后加工而成，没有改变羊肠的特性，含有大量杂质，存在遗传毒素和致敏因子；胶原蛋白线是将胶原蛋白提取再合成，加工过程中改变了原材料的结构，与羊肠线有本质的区别。

（2）特性不同

羊肠线的性质是由羊肠决定的，其吸收时间、张力强度、人体组织反应等指标和因素都难以控制，正是因为这些缺陷的存在，羊肠线才被其他新型线取代；胶原蛋白线是由胶原蛋白合成，在吸收时间上可以很好地控制，而且在加工过程中增加了聚合物，张力强度上也大大超过羊肠线，由于线体是提取再合成，可以去除和处理遗传毒素和致敏因子，使用中不会有过敏现象。

（四）高分子聚合物埋线

近年发展起来的医用高分子生物降解材料是一类能够在体内分解的材料，分解产物可以被吸收、代谢，最终排出体外。在应用中，根据不同的需要，通过对医用高分子生物降解材料进行化学修饰、使用复合材料和选择降解速度合适的材料来调节材料的降解速度以及与机体相互作用的方式。目前，生物可降解材料在外科医学方面的应用已经相当成熟，因此选择各种新型材料进行改进，作为穴位埋线的材料，可减少病人针刺治疗的痛苦和就诊次数，达到方便、微创、有效和可控的要求，必然带来埋线疗法的又一次重大革新。

高分子合成的聚合物 PGA（聚乙交酯）PLA（聚乳酸）PGLA（聚乙交酯－丙交酯）就是其中的代表。

1. PGA

聚乙交酯，也称聚乙醇酸、聚羟基乙酸。这种缝合线是继羊肠线之后应用最早和最广的品种，它属于合成纤维。合成聚羟基乙酸的主要原料为羟基乙酸，其广泛存在于自然界中，特别是在甘蔗和甜菜以及未成熟的葡萄中。1970 年在美国开始商业化生产，商品名叫特克松。在体内它通过水解被吸收，强度下降快，现已大多采用聚乙交酯－丙交酯手术缝合线替代。但 PGA 用于穴位埋线是近几年的事。

2. PLA

聚乳酸，也称聚丙交酯，合成聚乳酸高分子材料的基本原料为乳酸。乳酸的生产工艺路线有两种，一种是以石油为原料的合成法，另一种是以天然材料为原料的发酵法，目前制备纤维用乳酸多用发酵法。除了医学用途外，PLA 作为一种绿色环保纤维，已被广泛应用于服装、家纺等传统纺织品领域。PLA 纤维具有与涤纶相似的性能，其回潮和芯吸性都优于涤纶，并具有良好的弹性，其织物具有良好的手感、悬垂性和抗皱性，并具有较好的染色性。近年来国外 PLA 纤维产业的发展非常迅速，以美、日两国为主要生产基地，而国内 PLA 的研究开发基本上处于起步阶段。

3. PGLA

聚乙交酯－丙交酯，又称聚乙丙交酯，是采用高新化工技术把聚乙交酯和丙交酯按照一定比例共聚得到的一种新型材料。聚乙丙交酯的初始单体特征官能团为羧基和处于 α 位的羟基，都属于聚 α－羟基酸酯，其降解产物为人体代谢物乳酸和羟基乙酸。乳酸在人体内最终以二氧化碳和水的形式排出体外，而羟基乙酸可参与三羧酸循环或以尿等形式排出体外。因而这种材料对人体组织没有毒性作用，无急性血管反应，在体内存留强度大，吸收速度快，这类聚合物都具有可降解性和良好的生物相容性，在医疗领域中得到了广泛的应用，同样也可以广泛应用于埋线治疗。目前，常见的 PGLA 线是 PGA 与 PLA 按 90% 和 10% 的比例合成的，聚乙丙交酯（90/10）也是临床上用得最多的可吸收缝合线，其生物和化学性能如下：①无菌；②无致热源；③溶血率≤5%；④无急性全身毒性反应；⑤细胞毒性反应不大于 1 级；⑥无皮内刺激反应；⑦无皮肤致敏反应；⑧植入 3 个月后组织学反应良好；⑨AMES 试验阴性；⑩符合 GB/T16886.9－2001 的技术要求。如果有特殊需求，可以通过相应工艺得到其他性能的 PGLA 缝合线。

4. **PGLA 与羊肠线的比较**

（1）制备原料不同

羊肠线多取自羊的小肠黏膜下结缔组织或牛的肠浆膜层结缔组织，材料本身的成分及性能也变化很大。PGLA 线的合成原料为从玉米、甜菜等植物中提取的乳酸。

(2) 加工方法不同

羊肠线是将羊肠衣进行处理后经物理加工而成，为了增强其抗机体吸收的能力，羊肠线加入了铬盐，因此含有一定的杂质和致敏因子；PGLA 是从植物中提取，然后聚合而成，不含有任何动物源性成分和加工杂质。

(3) 理化特性不同

羊肠线的特性是由羊肠成分决定的，羊肠线在体内的吸收时间与组织来源、是否铬制及加工方式有关，羊肠线经铬盐处理后增强了其抗机体吸收的能力，其强度在植入体内后 14～21 天完全丧失，残留物的吸收则需 90 天以上；PGLA 作为高分子合成的聚合物，经过聚乳酸和聚羟基乙酸的配比形成聚合物，得到聚集态结构不同的 PGLA，从而可以调节其降解速率和体内吸收时间。

(4) 保存方法不同

羊肠线在干燥状态下是较僵硬的，需要用乙醇或生理盐水来使其保持柔软和弹性；PGLA 无须保养液保存。

(5) 降解方式不同

羊肠线在生物体内的吸收是在蛋白酶作用下进行的，其分解和被吸收速度主要取决于植入处巨噬细胞解原酶的作用，吸收时间不易控制；PGLA 线体的吸收被认为是在体液的作用下长链分子酯键发生化学水解的结果，根据共聚物成分比例的不同，可以将线体的降解时间控制在数周到数月。

(五) 其他埋线

其他还有甲壳质缝合线。甲壳素是甲壳类、昆虫类低等动物体中提取的糖类物质，甲壳质纤维具有无毒、抗菌、良好的生物相容性、良好的可吸收性、以及抗炎、抗过敏、能促进伤口愈合等优异的生物特性，25 天左右可被人体完全吸收。

甲壳质缝合线理论上最适用于穴位埋线，因为它克服了以上其他所有线体的缺点，但到目前为止，尚未检索到甲壳质缝合线埋线的临床报道。

四、穴位埋线的方法与工具

穴位埋线时，要根据病情需要和操作部位，选择不同种类和型号的埋线工具和外科缝线。其中，套管针一般可由一次性无菌注射针配适当粗细的磨平针尖的针灸针改造而成，或用适当型号的腰椎穿刺针代替，也可以选用一次性成品注射埋线针，或其他合适的替代物。穴位埋线的方法主要依赖于埋线的工具，根据埋线工具的不同，我们把埋线的方法分为以下几种：

1. 套管针埋线法

套管针（trocar）是指内有针芯的管形针具。对拟操作的穴位以及穴周皮肤消毒后，取一段适当长度的可吸收性外科缝线，放入套管针的前端，后接针芯，用一手拇指和食指固定拟进针穴位，另一只手持针刺入穴位，达到所需的深度，施以适当的提插捻转手法，当出现针感后，边推针芯，边退针管，将可吸收性外科缝线埋植在穴位的肌层或皮下组织内。拔针后用无菌干棉球（签）按压针孔止血。

2. 医用缝合针埋线法

在拟埋线穴位的两侧1~2cm处，皮肤消毒后，施行局部麻醉。一手用持针器夹住穿有可吸收性外科缝线的皮肤缝合针，另一手捏起两局麻点之间的皮肤，将针从一侧局麻点刺入，穿过肌层或皮下组织，从对侧局麻点穿出，紧贴皮肤剪断两端线头，放松皮肤，轻揉局部，使线头完全进入皮下。用无菌干棉球（签）按压针孔止血。宜用无菌敷料包扎，保护创口3~5天。

3. 埋线针埋线法

埋线针（thread－embedding needle）是指一种针尖底部有一小缺口的专用埋线针具。在穴位旁开一定距离处选择进针点，局部皮肤消毒后施行局部麻醉。取适当长度的可吸收性外科缝线，一手持镊将线中央置于麻醉点上，另一手持埋线针，缺口向下压线，以15°~45°角刺入，将线推入皮内（或将线套在埋线针尖后的缺口上，两端用血管钳夹住，一手持针，另一手持钳，针尖缺口向下以15°~45°角刺入皮内）。当针头的缺口进入皮内后，持续进针直至线头完全埋入穴位皮下，再适当进针，把针退出，用无菌干棉球（签）按压针孔止血。宜用无菌敷料包扎，保护创口3~5天。

4. 手术刀埋线法

（1）切开埋线法

在选定穴位消毒后，做浸润麻醉，用手术刀尖顺经脉走行纵行切开皮肤0.5~1cm，然后用止血钳钝性剥离皮下组织至肌层，并在穴位内按揉数秒钟，待产生酸、胀、麻样感觉后，将羊肠线1~2段（长0.5~12cm）埋入切口底部肌层，与切口垂直。切口处用丝线缝合后，盖上无菌纱布，5~7天拆线。

（2）割治埋线法

在局麻皮丘上，用手术刀纵行切开皮肤0.5cm，用特制的小拉钩或钝性探针，在穴位底部，上下左右拉动按摩，适当摘除脂肪或破坏筋膜，用力要轻柔，使之产生强刺激后，将肠线植入穴位底部，无菌包扎5日。此法可加强和延长对穴位的刺激，增强疗效。

（3）切开结扎埋线法

先在穴位两侧或上下做两个局麻皮丘，用手术刀在一侧切开皮肤0.2~0.5cm，用弯止血钳插入切口做按摩，得气后，将羊肠线穿入弯三棱缝合针并从切口刺入，穿过穴位深处至另一侧切口处出针，来回牵拉，得气后从出口处再进针（较第一针浅）至切口，将两线头拉紧并打结，将结埋入切口，包扎5~7天。

5. 注射针头埋线法

操作前将羊肠线从9号注射针头的针尖处装入针体（此时针芯内的毫针稍退后），线头与针尖内缘齐平。穴位皮肤消毒，术者左手绷紧皮肤，将针头快速刺入穴内1.5～2cm，稍做提插，待气至。然后将毫针向内用力，同时缓慢将9号针头退出，使肠线留于内。针头将出皮肤时，用消毒纱布压住针尖部出针，查无线头外露，胶布固定。操作时注意4个要领：①稳：稳定心神，呼吸稳、体位稳、持针稳。②快：指进针动作要快。③缓：一是指缓退针，二是指用毫针缓缓向内推进。④查：将压住埋线穴位的纱布轻轻抬起，细查羊肠线的线头是否暴露在外，如未露，则用胶布将纱布固定，以保护针孔不受感染，此法又称简易埋线法，又叫注线法。

6. 一次性无菌微创埋线针埋线法

一次性无菌微创埋线针是在套管针、注射器针头及腰穿针的基础上发展起来的管型针具。一次性埋线针由工业化技术生产，物美价廉。

一次性无菌微创埋线针是一种特制针具的微创套管、穿刺埋线器具，用不锈钢材料制成类似穿刺针样，长度5～7cm，套管尖端有斜度，尖锐，针芯尖端呈平面，与套管尖端平齐。常用的埋线针具有7#、9#、12#、16#。7#用于面部美容、颈部及手足穴位，9#、12#为常规用针，16#对肌肉丰厚的穴位、腰椎、疼痛性疾病和慢性顽固性疾病应用较多。一次性医用埋线针由工业化技术生产，解决了每个医生用穿刺针改造针尖的烦琐过程，更具针体细、锋利、无菌、疼痛反应小的优点。

一次性埋线针操作时不需要特定的手法，可以任意进退针芯，明显减轻了医生操作的疲劳；可以自控针芯，防止下滑顶线；可以避免指端对针身下部的污染；线隐针孔，可以减少进针阻力和线体污染；持握得手且针头锋利，不会再在针过筋膜用力时产生怯手的心态，而且在无局麻下埋线可以使疼痛减轻；其结构合理而精巧，工艺简化成本低，非常适合大批量生产。包装密封，无毒无菌，功能全面，为广泛开展穴位埋线疗法创造了十分便利的条件。

7. 线体对折旋转埋线法

随着线体的发展，更多的羊肠线、胶原蛋白线被性能更优的PGA或者PGLA线替代。这些线体比较柔软，常规使用一次性无菌微创埋线针操作时，多数情况下“边推针芯、边退针管”的动作会卡线，所以杨才德等总结大家的经验，提出了“线体对折旋转埋线法”，不但很好地解决了卡线的问题，而且使操作变得更加简单。具体方法：取一段PGA或PGLA线，放入针的前端，线在孔内外的长度基本保持相同，不要针芯。刺入穴位时，线在针尖处被压而形成对折，在确保针孔外的线体进入皮肤并获得针感后，旋转、退出针体，即完成了一次埋线，这种方法我们归纳为“线体对折旋转埋线法”。

“线体对折旋转埋线法”具有广阔的前景，它是针对一次性无菌微创埋线针埋线法的又一次创新和改进：取消了针芯，节约了大量的材料成本；使操作者的动作更加简易，在减轻医生劳动强度的同时，可以为更多医生学习本技术提供可能；解决了穴位埋线疗法与现代科技发展接轨的难题，使穴位埋线实现了又一次飞跃。

第二节　埋线针刀操作技术

一、无菌原则

无菌原则贯穿于整个埋线治疗的过程中，如术前的无菌准备、术中严格无菌操作及配合、术后创口的妥善处理等。这些无菌处理原则，对埋线病人来说是保证其不受感染的最好方法；对于参与埋线的医务人员来说则是必须遵守、丝毫不能含糊的原则性问题。只有这样才能有效地预防埋线操作中的污染和感染问题，才能保证病人的安全。一旦感染，除给病人增加痛苦以外，还可能造成终生残疾或更为严重的后果。所以，埋线操作必须是不折不扣地、严格地执行无菌技术规范。

（一）病人皮肤准备

埋线操作前的皮肤准备是为了给埋线操作创造更好的条件，达到定点清晰可见，术野开阔，无毛发干扰等。

1. 术前应洗澡，清洁全身，因为埋线术后3天内，埋线创口部不宜沾水。

2. 头、颈、项部埋线手术要求术前理短头发，女病人应剪除手术部位的头发，达到不影响埋线操作的要求。

3. 会阴部埋线手术应剃毛。

4. 皮肤如有膏药、橡皮膏或其他贴敷物的痕迹，应用松节油、乙醚等擦去黏附物。

（二）治疗部位的消毒要求

1. 一般要求

消毒范围，为定点周围100mm的范围，要用2%碘酊消毒两次，再用75%的酒精脱碘。其消毒程序为：由内向外，不可重复，不能留有任何空档；或者由中心线起的平行方式消毒，仍然不可留有空档。酒精脱碘也要认真操作，不得小于碘酊消毒的面积。

消毒棉球应特制。棉球要求比普通的棉球大，一个棉球应能完成整个面积的消毒过程。酒精易挥发，酒精棉球应当日用当日制作。消毒面积虽不大，但对某些部位的消毒提出特别要求：

（1）颈项部要求发际部要消毒彻底，可以多消毒一遍。

（2）会阴部肛门附近，要求消毒面积要足够大，消毒要严格，保证消毒彻底，达到无菌的要求。

(3) 关节部一定要照顾到关节前后或左右，因为在埋线操作时必须用一手把持关节部，如只消毒定点的周围则无法把持关节。

(4) 手指和脚趾部消毒时要求掌面、背面各指、趾全部消毒。指蹼部、指甲部的消毒更要彻底，绝不可有丝毫马虎。因为有时在术中要屈、伸关节，以观察确定病变部位、大小及治疗效果。

2. **特殊要求**

较大面积的腰骶部、肢体、关节强直埋线手术的消毒要求：

(1) 腰骶部埋线经常涉及椎间管外口、关节突关节等深部组织，所以要求格外严格，要求在定点外150mm处为消毒范围。

(2) 肢体关节处及埋线定点范围广，且要做屈、伸运动或手法操作的部位，要求同骨科的消毒法完全一致。

(三) 对医护人员的无菌术要求

一般要求：

1. 进入埋线治疗室的医护人员应佩戴专用帽子和口罩、专用大衣，并应保持整洁。

2. 术前应清洗手、手臂。

3. 必须戴无菌手套做埋线操作。目前，大多使用一次性无菌乳胶手套。这样的无菌手套随时可以取用，用后抛弃，简单方便。戴无菌手套时更须严格按无菌操作规范进行，不得有半点差错。

4. 戴无菌乳胶手套的操作过程如下：

(1) 选取与术者的手相适合的手套。常用的号码是6#、$6^{1/2}$#、7#、$7^{1/2}$#、8#。依需要选择，以免号小戴不进，号大不利于操作。埋线的操作往往要求很精细，又要求有比较锐敏的手感，所以选择大小适当的手套是很重要的。

(2) 要了解哪些是可以污染的（即可用有菌手去拿、碰的），哪些是不可以触及的部位。凡戴完手套后暴露在外面的部分为绝对无菌区，而戴在里面的部分（原来翻转的部分），这部分则是有菌区，是可以拿摸的部分。

(3) 戴手套时，手应该置于垂直地面的方向进行穿戴动作，横着戴手套则不会顺利戴上。

(4) 戴无菌手套进行埋线操作，绝对不是可有可无的事。有人介绍不戴手套做埋线操作的经验，不可取。不戴手套进行操作十分容易污染术野，造成患者感染；且若患者携带经体液传播的病毒，可能会造成术者感染。所以，为了病人的安全，也为了保护自己，必须戴无菌手套操作。

特殊要求：对于较大的埋线术，其要求与外科手术一样，这些埋线定点范围广，可能涉及多个部位，埋线针到达的部位深，侵入组织面积大，有少量出血或渗血，所以也存在细菌易于繁殖的条件，必须严加防范。

无菌操作举例：以注线法为例，注线法是推荐和应用的主要方法之一，必须应用一次性埋线针。定位、定点后，皮肤消毒后，戴无菌手套，镊取一段已消毒的羊肠线（其长短粗细根据病情及穴位情况选用），放置在与肠线大小相宜的穿刺针套管的前端，从针尾插入针芯。医生左手拇、食指绷紧进针部位皮肤，右手持针，快速穿过皮肤，其进针角度和深度要根据患者胖瘦及埋线部位确定，灵活采用直刺、斜刺或平刺方法，刺到所需深度，当出现针感后，边推针芯，边退针管，将羊肠线注入穴位皮下组织或肌层内，出针，以创可贴贴敷针孔。

如果要施以相应的手法，则在做完手法之后埋线即可。

二、埋线针刀基本手法

（一）持针法

1. 单手持法

适用于针体较短的埋线针。以（右手或左手）拇指和食指的末节指腹相对捏持针柄，其拇指指间关节微屈，食指各节也呈不同程度的屈曲状态，中指和环指微屈或伸直抵住针体。

2. 双手持法

适用于针体较长的针，在操作中以单手持针，其准确性和稳定性均较差些，故采用双手持针法。一手的拇、食指末节指腹相对，捏持针柄，中、环指如同单手持针法一样，扶持于近针柄部分的针体；另一手的拇、食指末节指腹相对捏持于近针刃部的针体，两手将针持牢，两手协同动作，完成埋线操作。

3. “OK”持针法

适用于技术娴熟的医师操作。一手的拇、食指末节指腹相对捏持针柄，其余手指微屈外展且不接触针体和其他部位，形似“OK”的手指表示法。没有条件戴手套时，这种持针法比较实用。

（二）定向

确定埋线针刀刃口线的方向及针体与参照物的角度方向。

1. 定埋线针刀刃口线的方向

埋线针刀有刃口，其主要功能是为了穿刺，当然也有切割功能。无论针刃有多大（只有0.1mm宽）也是刃，是锋利的刃。人体内的神经干、大血管（包括动脉、静脉等）及肌腱等组织是不能切断的，甚至是不能有损伤的。这样，就要求埋线的操作者必须熟悉躯干、四肢的重要血管和神经等组织的部位及走行投影等，以此为标准来确定针刃的刃口线。此外，针刃对其通过路径的肌、筋膜等组织亦应注意尽量减少切割损伤。因此，应按下列原则设定刃口线方向，我们把它称为“逐步优先”原则：

第一步：刃口线应与人体纵轴平行。

第二步：刃口线应与躯干纵轴平行。

第三步：刃口线应与腱纤维和肌纤维的走行平行。

第四步：刃口线应与大血管、神经干的走行平行。

2. 定角度

确定针体与皮肤表面所成的角度，这是针刃定向的另一方面。

（1）绝大部分进针点是垂直于皮面而进入体内并到达治疗部位的，符合进针捷径的原则。

（2）由于某些定点与其体内的治疗部位并不是在一条垂直线上，针体与皮面就形成了一定的角度，这便是针体垂直刺入皮肤后要调整针体与皮面角度的程序。

（3）还有一种情况是，为了较容易找到体内标志而放弃了垂直进针的定点。在所定进针点将针体调整为某种角度，使埋线针先找到体内深部的标志，当到达体内标志的部位后，再将埋线针调到治疗部位，随之，针体又将成为垂直角度。

（三）进针法

1. 刺手和押（压）手

针刺操作时，一般将持针的手称为“刺手”，按压穴位局部的手称为“押（压）手”。临床施术时是用右手持针，左手按压，故常称右手为刺手，左手为押（压）手。刺手的作用，主要是持握埋线针。刺手持针的姿势，一般以拇、食、中三指夹持针柄，以环指抵住针身，一进针时运用指力，使针尖快速透入皮肤，再行捻转，刺向深层。押（压）手的作用，主要是固定穴位皮肤，使针能准确地刺中腧穴，并使长针针身有所依靠，不致摇晃和弯曲。如果运用押手方法熟练，不仅可减轻针刺的疼痛，使行针顺利，而且能调整和加强针刺的感应，以提高治疗效果。

临床施术时，刺手和押（压）手常配合使用。进针时一边按压，一边刺入，使针尖透入皮肤，然后按照要采用的各种手法进行操作。《标幽赋》中说：“左手重而多按，欲令气散；右手轻而徐入，不痛之因。”这是前人的宝贵经验，说明针刺时左右手协作的重要性。

2. 常用进针法

（1）单手进针法

用刺手的拇、食指持针，中指端紧靠穴位，指腹抵住针身下段，当拇、食指用力向下按压时，中指随之屈曲，将针刺入，直刺至所要求的深度。

（2）双手进针法

双手配合，协同进针。主要有以下几种：①爪切进针法：又称指切进针法，临床最为常用。以左手拇指或食指的指甲掐在穴位上，右手持针，将针紧靠指甲缘刺入皮下。如星状神经节埋线就用爪切进针法。②夹持进针法：用左手拇、食指捏住针身下段，露出针尖，右手拇、食指夹持针柄，将针尖对准穴位，在接近皮肤时，双手配合，迅速把针刺入皮下，直至所要求的深度。此法多用于3寸以上长针的进针，如腰背部埋线就常用夹持进针法。③舒张进针法：左手五指平伸，食、中两指分开置于穴位上，右手持针，从左手食、中两指之间刺入。行针时，左手食、中两指可夹持针身，以免弯曲。在长针深刺时应用此法。对于皮肤松弛或有皱纹的部位，可用拇、食两指或食、中两指将腧穴部皮肤向两侧撑开，使之绷紧，以便进针。此法多适用于腹部腧穴的进针，如腹部埋线就常用舒张进针法。④提捏进针法：以左手拇、食两指将腧穴部的皮肤捏起，右手持针从捏起部的上端刺入。此法主要适用于皮肉浅薄的部位，特别是面部腧穴的进针，如头面部埋线就常用提捏进针法。

（四）针刺过程注意要点

针刺入过程可总结为一快一慢，如果把垂直拔出埋线针的过程也算在内，应是一快二慢。

1. 一快

要快速刺入皮肤，这样可以不痛。是否能做到快速刺入，与下列条件有关：一是针尖必须锋利；二是使用腕力；三是控制力度；四是控制深度。快速刺入皮肤就是刺过皮肤即停，不能继续快速推进。

2. 二慢

即推进要慢，其中有两层意思：一是针尖进入皮肤后，在推进的过程中应慢速推进，这是“慢”的一个方面；二是有些部位要摸索进针，在慢速推进的同时，还要时时询问病人的感受和反应，特别是有无窜麻感和电击感出现。一旦出现这种反应，当立即停止推进，这样才能保证安全性和准确性。

3. 停退改进

停，就是停止推进和下一步的操作；退，就是退针稍许；改，就是改变针尖的方向或角度；进，就是再次慢速推进和继续操作。

（五）体会层次感

埋线操作时，针所通过组织的层次不是肉眼可见，而是需要通过手感来体会。由于各组织的组成成分不同，结构的致密度不同，故针锋通过这些组织时会有不同的手感，这种手感传达给术者的信息是针锋已到达某种组织层次。

在临床工作中，许多操作都是靠手感的，尤其是各种试验穿刺的操作，如胸腔穿刺、腰椎穿刺、硬脊膜外穿刺、囊肿试穿等。这些操作都是在“盲视”下进行的，通过医生的手感，估计穿刺针已到达某一组织层次，然后通过进一步的试验来确定是否到达了预定的目标。这种组织的层次感只有在对层次解剖和立体解剖的充分了解下才能更好地体会出来，这种层次感又使手中操作的埋线针长上了“眼睛”。相反，如果没有这种敏锐的层次感，等于失去了“眼睛”，需做必要的训练才行。

当然，医师也要时刻通过与病人的交流来帮助自己体会层次感。例如，针刺皮肤的主要感觉是刺痛，通过皮下组织则无痛，接近或刺到神经是麻痛感，接近或刺到血管是刺痛感，接近或刺到病灶是酸胀感等。

三、埋线针刀特殊技法

纵切、纵摆、横切、横摆是“切”“摆”在移动方向上的变化而衍生出的四个基本动作。即“切”在纵向的运动就是“纵切”，“切”在横向的运动就是“横切”；“摆”在纵向的运动就是“纵摆”，“摆”在横向的运动就是“横摆”。

1. **纵切**

可根据针刃的方向分为纵向纵切和纵向横切两个动作。纵向纵切是针刃的方向为纵向，切割的动作在纵轴的方向上运动；纵向横切是针刃的方向为纵向，切割的动作在横轴的方向上运动。

2. **横切**

可根据针刃的方向分为横向纵切和横向横切两个动作。横向纵切就是针刃的方向为横向，切割的动作在纵轴的方向上运动；横向横切就是针刃的方向为横向，切割的动作在横轴的方向上运动。

3. **纵摆**

就是针体运动的方向与人体纵轴平行。

4. **横摆**

就是针体运动的方向与人体纵轴垂直。

四、把握好埋线针刀操作的“度”

“度”是反映事物质与量统一的哲学范畴，是事物保持自己质与量的限度，是保持与事物的质相统一的量的界限。认识、把握事物的“度”具有非常重要的意义。人们只有认识事物的“度”，才能准确地把握事物的质，才能提出指导实践活动的正确准则，防止“过”或“不及”。通常所说的“掌握火候”“物极必反”等，都是这个道理。在埋线操作中，有几种“度”需要特别注意，并要很好地把握。

1. **针具刺入的角度**

有人常为选择针具刺入皮肤的方向或与皮肤的角度而苦恼。因为同样一种疾病，同样的治疗部位，在不同的医生撰写的专业著作中，给出的进针角度却不一样，哪种说法合更合适？很多人感到困惑，难以取舍。哪一种方法更好或更适合临床实际呢？那些能适合你的操作习惯、能适合患者的具体体位与具体病情的最简单、最安全的方式，就是最合适的。相同的解剖部位有病变，则针刺需要到达同一个位置，如果刺入的角度不同，则由皮肤刺入的位置（点）不同。穴位在体内，不在体表。患者体位不同，我们在皮肤上进针的部位也不同，但同一时间、同一患者，穴位在体内的位置是确定的。患者的体位不同，选的进针点不同，要刺达同样的位置，就要求进针的方向不同。穴位位置越深，针体倾斜30°、45°、60°、80°角刺入所涵盖的面积就越大。如果说穴位是圆锥的尖，其底就是可以进针的范围。也就是说，倾斜度越大，底就越大。穴位在体内的某个部位，体表进针的点与体内变性软组织连线的方向就是针刺的方向，这条线与皮肤之间的角度就是针刺的角度。其角度大小，主要根据腧穴所在部位的特点和治疗要求而定。一般分直刺、斜刺和横刺三类。如头面部腧穴多用横刺，颈项、咽喉部腧穴多用斜刺；胸部正中线腧穴多用横刺，侧胸部腧穴多用斜刺；腹部腧穴多用直刺，腰背部腧穴多用斜刺或直刺，四肢部腧穴一般多用直刺。

2. **刺入过程的力度**

用多大力气操作也应该好好把握。进皮肤是用慢刺还是快刺本不是问题，但如果掌握不好，使患者感到疼痛，则会令患者畏惧而不愿意接受治疗。如果能够力度适中地快速刺进皮肤，则可以大大减轻针刃刺入时的疼痛感，这就需要医生要有很好的控针技能。针具刺入皮肤至浅筋膜层即可，既要有力度又要使寸劲儿，这样几乎可以不痛，也能保证安全。针刺到达病灶治疗时，有时需要用力切割摆动，此时医生要手如握虎地牢牢控制针体，将硬结、条索切开。有时为了准确刺达损伤的腱性组织部位，常需轻捏针柄，放松手指，小幅度轻提慢插，感受针感而获得疗效。

3. **针具刺入的深度**

针刺深度，是指针身刺入腧穴内的深浅度。针具应该刺多深？有人说浅刺安全有效，有人说深刺至骨才最合适。其实，针刺达有病变的位置才是最佳的治疗深度。那么，病灶究竟在皮下多少厘米呢？其实这难以用厘米或毫米等通用计量单位来衡量。正如问炒一盘菜需要多少盐一样，只能用“少许”“适量”来形容。病变部位可深可浅，皮下浅筋膜、深筋膜浅层、肌肉层、肌肉筋膜层、滑膜层、骨面、关节囊等均可产生病变，因此埋线治疗自然应该浅深不同。多数表浅而面积大的疼痛，病灶常在皮肤、浅筋膜与深筋膜浅层之间，有炎症或粘连、瘢痕等病变，此时平刺法和通透穿刺法更为合适。针刺达病灶，需进行刺激、松解、剥离等治疗。有的患者肩背部疼痛，以酸痛、胀痛为主，静止时较重，活动后减轻，多是软组织损伤导致的内压增高，病灶在深筋膜之浅层、深层或肌肉外筋膜处，针刺治疗应刺达损伤的筋膜层，但要深浅有度，治疗时切开硬结减压即可。

针刺深度一般以既有针感又不伤及重要脏器为原则。每个腧穴的针刺深度标准在《腧穴学》中有具体论述，但在临床应用时，还要根据病人的病情、年龄、体质、经脉循行的深浅以及不同的时令而灵活掌握。

（1）年龄

年老气血衰退，小儿脏腑娇嫩，属稚阴稚阳之体，均不宜深刺；年轻力壮、气血旺盛者可深刺。如《灵枢·逆顺肥瘦》指出，婴儿、瘦人，宜“浅而疾之”；壮士、肥人，宜“深而留之”。

（2）体质

人的形体和体质有肥瘦强弱之分。形瘦体弱者宜浅刺；形盛体强者可适当深刺。故《素问·三部九候论》说：“必先度其形之肥瘦，以调其气之虚实……”

（3）部位

凡头面及胸背部腧穴针刺宜浅；四肢及臀、腹部腧穴可适当深刺。循行于肘臂、腿膝部位的经脉较深，故刺之宜深；循行于手足指、跖部的经脉较浅，故刺之宜浅。另外，可根据经脉的阴阳属性，区分针刺的深浅。一般是阳经属表宜浅刺，阴经属里宜深刺。如《灵枢·阴阳清浊》中说：“刺阴者，深而留之；刺阳者，浅而疾之。”

（4）病情

一般来说，阳证、表证、新病，宜浅刺；阴证、里证、久病，宜深刺。《素问·刺要论》中说：“病有浮沉，刺有浅深。各致其理，无过其道……浅深不得，反为大贼……”明代汪机在《针灸问对》中也说：“唯视病之浮沉，而为刺之浅深。”说明针刺的深浅，必须结合病情。

（5）时令

由于人体与时令息息相关，针刺必须因时而异，故《素问·诊要经终论》指出：“春夏秋冬，各有所刺。”因此，在临床针刺深度上，既要根据病情，又要结合时令。如《灵枢·本输》载有“春取络脉诸荥大经分肉之间，甚者深取之，间者浅取之；夏取诸输孙络肌肉皮肤之上；秋取诸合，余如春法；冬取诸井、诸输之分，欲深而留之”之说。针刺的深浅与时令的关系，一般按照“春夏宜浅，秋冬宜深”的原则，如《素问·四时刺逆从论》说：“凡此四时刺者，大逆之病，不可不从也，反之，则生乱气相淫病焉。”

4. 埋线治疗的强度

埋线治疗的强度主要是指治疗量和治疗频率，强度的调整主要与患者的体质、承受能力及调节能力有关，着眼点在于患者的感受。若体质弱者，治疗点要少，手法要轻，范围要小，治疗间隔较长；体质好者，治疗点可多，手法可重，范围可大，治疗间隔时间可短。另外，病理变化不同，病程不同，治疗部位（如肌肉）的大小不同，治疗强度不一；不同的组织，使用的操作强度也不一样，如骨骼、关节囊的神经末梢丰富，刺激时间要短（即快速通过），刺激量要小，减少患者治疗时的不适感。如果没有把握好治疗的强度，可出现晕针或疗效不佳。第一次治疗可根据患者的身体状况，试探性治疗，判断合适的刺激量，尽量使患者在能忍受的情况下（良性刺激），得到有效的治疗。一次性治疗和分开几次治疗的疗效是不同的，可以灵活选用。

5. 针刃松解的程度

针刃松解的程度，主要是指医生治疗时对松解程度的把握，其跟医生对患者病灶范围与病变程度的把握有关，其着眼点在于医生的感受。治疗时切几下、摆几下，这就是松解的程度如何把握的问题。那么，是将变性组织松解彻底好，还是点到为止好？或是适度松解好？以松为度，应该是最为准确的。如果病灶很大，可能只需松解几个点，如整块肌肉压之均酸胀疼痛，只需切开变性增厚的筋膜减压，当血液循环改善，诸多症状即可消除；大块结节瘢痕，切的动作要多些，使紧硬变为松软。此外还要注意对病理改变的认识，痉挛者，刺激 1 ~ 2 下即可；挛缩者，以切割松解为主。模糊判断是中医治病的一个特点，与西医的精确判断形成鲜明对比。但是，模糊判断的准确率很高，是在经验与学识的基础上才可以做出的一种判断。针灸时的针感为酸、麻、胀，医生的手下是“如鱼吞钩”的感受，是通过患者的感觉和医生的感觉获得的。

6. 埋入线体的长度

每个部位适用于多长、何种型号的羊肠线，由每位医者自行决定为宜。有的埋线专家一直用 4 ~ 5 号粗线，有的长 2cm，有的长达 10cm，甚至更长，用于各个部位治疗百病。有的学者专用 00 号线治疗百病，他们埋线治病的疗效也很好。虽然选用羊肠线的型号随心所欲，但也有其一般规律和要求。如头部（头皮部）：多选用 00 至 0 号线，1 ~ 2cm 长；面部：多选用 0 ~ 1 号，1 ~ 2cm 长；鼻旁沟、耳背降压沟：多选用 000 至 00 号线，0.6cm 长；颈项部：多选用 00 至 1 号线，1 ~ 2cm 长；躯干部：多选用 1 ~ 4 号线，1 ~ 2cm 长；四肢部：多选用 00 至 1 号线，1 ~ 2cm 长；手掌：多选用 00 至 0 号线，1 ~ 2cm 长；手足背和手指部：多选用于 000 至 00 号线，1 ~ 2cm 长。小孩、年老体弱者，在上述选线号的基础上减一个号，线体相应缩短一些；对精神分裂症患者、肥胖者，要适当增一个号，并增加长度。

针刺操作中，正确掌握针刺的角度、力度、强度、深度等，是获得针感，提高疗效，防止意外事故发生的重要环节。取穴的正确性，不仅是指其皮肤表面的位置，还必须与正确的针刺角度、力度、强度、深度结合起来，才能充分发挥治疗效果。因为针刺同一个腧穴，如果角度、力度、强度、深度不同，那么所刺达的组织结构、产生的针感、治疗的效果也会有差异。

针刺的角度、力度、强度、深度之间，有着相辅相成的关系。一般而言，深刺多用直刺，浅刺多用斜刺或横刺。对于延髓部、眼区、胸背部腧穴，由于穴位所在部位有重要脏器，尤其要注意掌握好一定的针刺角度、力度、强度、深度，以防医疗事故的发生。

（杨才德）

第二章　手卡指压式星状神经节穿刺术

第一节　人体神经系统

一、神经系统概述

神经系统是人体内起主导作用的功能调节系统。

人体的结构与功能均极为复杂，体内各器官、系统的功能和各种生理过程都不是各自孤立地进行，而是在神经系统的直接或间接调节控制下，互相联系、相互影响、密切配合，使人体成为一个完整统一的有机体，实现和维持正常的生命活动。同时，人体又是生活在经常变化的环境中，神经系统能感受并接收内外环境的变化信息，对体内各种功能不断进行迅速而完善的调整，使人体适应体内外环境的变化。

人类的神经系统高度发达，特别是大脑皮层，不仅进化成为调节控制的最高中枢，而且进化成为能进行思维活动的器官。因此，人类不但能适应环境，还能认识和改造世界。

二、神经系统组成

神经系统由中枢部分及其外周部分所组成。

中枢部分包括脑和脊髓，分别位于颅腔和椎管内，两者在结构和功能上紧密联系，组成中枢神经系统。

外周部分包括 12 对脑神经和 31 对脊神经，它们组成外周神经系统。外周神经分布于全身，把脑和脊髓与全身其他器官联系起来，使中枢神经系统既能感受内外环境的变化，又能调节体内各种功能，以保证人体的完整统一及其对环境的适应。

人体各器官、系统的功能都是直接或间接处于神经系统的调节控制之下，神经系统是人体内在整体上起主导作用的调节系统。人体是一个复杂的机体，各器官、系统的功能不是孤立的，它们之间互相联系、互相制约；同时，人体生活在经常变化的环境中，环境的变化随时影响着体内的各种功能。这就需要对体内各种功能不断做出迅速而完善的调节，使机体适应内外环境的变化。实现这一调节功能的系统主要就是神经系统。

三、神经系统基本结构

神经系统是由脑、脊髓、脑神经、脊神经、植物性神经、以及各种神经节组成。能协调体内各器官、系统的活动，使之成为完整的一体，并与外界环境发生相互作用。

1. **神经元**

神经元是一种高度特化的细胞，是神经系统的基本结构和功能单位，它具有感受刺激和传导兴奋的功能。

根据神经元的功能，可分为感觉神经元、运动神经元和联络神经元。感觉神经元又称传入神经元，一般位于外周的感觉神经节内，为假单极或双极神经元。感觉神经元的周围突接受内外界环境的各种刺激，经胞体和中枢突将冲动传至中枢。运动神经元又名传出神经元，一般位于脑、脊髓的运动核内或周围的自主神经节内，为多极神经元，它将冲动从中枢传至肌肉或腺体等效应器。联络神经元又称中间神经元，是位于感觉和运动神经元之间的神经元，起联络、整合等作用，为多极神经元。

2. **神经纤维**

神经元的突起及套在外面的鞘状、膜状结构，称神经纤维。在中枢神经系统内的鞘状结构由少突胶质细胞构成，在周围神经系统的鞘状结构则是由神经膜细胞（也称施万细胞）构成。神经纤维末端的细小分支叫神经末梢。

四、神经系统主要功能

1. 神经系统调节和控制其他各系统的功能活动，使机体成为一个完整的统一体。

2. 神经系统通过调整机体功能活动，使机体适应不断变化的外界环境，维持机体与外界环境的平衡。

3. 人类在长期的进化发展过程中，神经系统特别是大脑皮质得到了高度的发展，产生了语言和思维，人类不仅能被动地适应外界环境的变化，而且能主动地认识客观世界，改造客观世界，使自然界为人类服务，这是人类神经系统最重要的特点。

五、神经系统区分

神经系统在形态上和机能上都是完整的不可分割的整体，为了学习方便，可从不同角度将其区分。

（一）位置功能区分

1. 中枢神经系统

中枢神经系统，包括位于颅腔内的脑和位于椎管内的脊髓。

（1）脑

脑是中枢神经系统的头端膨大部分，位于颅腔内。人脑可分为端脑、间脑、中脑、脑桥、小脑和延髓六个部分。通常把中脑、脑桥和延髓合称为脑干，延髓向下经枕骨大孔连接脊髓。脑的内腔称为腔室，内含脑脊髓液。端脑包括左、右大脑半球。每个半球表层为灰质所覆，为大脑皮质。人类的大脑皮质在长期的进化过程中高度进化，它不仅是人类各种机能活动的高级中枢，也是人类思维和意识活动的物质基础。

同时，大脑皮层是神经系统的最高中枢，其不同部位具有不同功能。大脑皮质通过两条下行路径管理躯体运动，即锥体系与锥体外系。前者发动运动，后者协调运动。此外，大脑皮质边缘叶为调节内脏活动的主要部位。在高等动物中，条件反射主要是大脑皮质的功能。

小脑与低位脑干有双向纤维联系，因此，小脑可以调节躯体运动，并与前庭核、红核等共同调节肌紧张，调节躯体反射活动。小脑与大脑皮质也有双向纤维联系，因而小脑对随意动作起着调节作用，使动作的力量、快慢与方向得到精准的控制。

脑干是脊髓与大脑间的上下通路。脑干中存在许多反射中枢。延髓内有调节呼吸、循环等活动的基本生命活动中枢，还有调节躯体运动反射的重要中枢。脑桥中存在角膜反射中枢。中脑上丘为视觉反射中枢，下丘为听觉反射中枢，红核是姿势反射的重要中枢。

（2）脊髓

脊髓呈前后扁的圆柱体，位于椎管内，上端在平齐枕骨大孔处与延髓相续，下端终于第一腰椎下缘水平。脊髓前、后面的两侧发出许多条细的神经纤维束，叫作根丝。一定范围的根丝向外方集中成束，形成脊神经的前根和后根。前、后根在椎间孔处合并形成脊神经。脊髓以每对脊神经根根丝的出入范围为准，划分为 31 个节段，即颈髓 8 节（$C_{1\sim8}$），胸髓 12 节（$T_{1\sim12}$），腰髓 5 节（$L_{1\sim5}$），骶髓（$S_{1\sim5}$），尾髓 1 节（Co_1）。

2. 周围神经系统

周围神经系统是联络于中枢神经和其他各系统器官之间的，包括与脑相连的 12 对脑神经和与脊髓相连的 31 对脊神经。

按其所支配的周围器官的性质，可分为分布于体表和骨骼肌的躯体神经系统和分布于内脏、心血管和腺体的内脏神经系统。

周围神经的主要成分是神经纤维。将来自外界或体内的各种刺激转变为神经信号向中枢内传递的纤维称为传入神经纤维，由这类纤维所构成的神经叫作传入神经或感觉神经；向周围的靶组织、器官传递中枢冲动的神经纤维称为传出神经纤维，由这类神经纤维所构成的神经称为传出神经或运动神经。分布于皮肤、骨骼肌、肌腱和关节等处，将这些部位所感受的外部或内部刺激传入中枢的纤维称为躯体感觉纤维；分布于内脏、心血管及腺体等处并将来自这些结构的感觉冲动传至中枢的纤维称为内脏感觉纤维。分布于骨骼肌并支配其运动的纤维叫作躯体运动纤维；而支配平滑肌、心肌运动以及调控腺体分泌的神经纤维叫作内脏运动纤维，由它们所组成的神经叫作植物性神经。

（二）分布对象区分

神经系统可分为躯体神经系统和内脏神经系统（自主神经系统）。它们的中枢部分都在脑和脊髓，周围部分分别称躯体神经和内脏神经。

1. 躯体神经

主要分布于皮肤和运动系统（骨、骨连结和骨骼肌），管理皮肤的感觉和运动器的感觉及运动。

2. 内脏神经

主要分布于内脏、心血管和腺体，管理它们的感觉和运动。

两种神经都含有感觉（传入）神经和运动（传出）神经，内脏运动神经又根据其功能分为交感神经和副交感神经。

第二节　交感神经与副交感神经

内脏神经系统又称自主神经系统、植物神经系统，内脏神经又根据其功能区分为内脏运动神经和内脏感觉神经，内脏运动神经又根据其功能分为交感神经和副交感神经。

一、概述

交感神经和副交感神经是内脏神经系统的重要组成部分。

内脏神经系统的中枢部分包括大脑皮质、下丘脑、中脑和延髓的核以及脊髓的侧角区。下丘脑为内脏神经重要的皮质下中枢，其中有广泛的核群。下丘脑前方是副交感神经中枢，后方是交感神经中枢。下丘脑与糖、水、盐、脂肪代谢，体温、睡眠、呼吸、血压调节等均有密切的关系。

交感与副交感神经的功能是相互拮抗，同时又是相互协调的，都是处在大脑皮质总的调节影响之下的。

交感神经的主要功能是使瞳孔散大，心跳加快，皮肤及内脏血管收缩，冠状动脉扩张，血压上升，小支气管舒张，胃肠蠕动减弱，膀胱壁肌肉松弛，唾液分泌减少，汗腺分泌汗液，立毛肌收缩等。当机体处于紧张活动状态时，交感神经活动起着主要作用。

副交感神经的作用与交感神经作用相反，它虽不如交感神经系统具有明显的一致性，但也有一定的规律。它的纤维不分布于四肢，而汗腺竖直肌、肾上腺、甲状腺、子宫等有副交感神经分布。副交感神经系统可保持身体在安静状态下的生理平衡，其作用有三个面：①增进胃肠的活动，消化腺的分泌，促进大小便的排出，保持身体的能量；②瞳孔缩小以减少刺激，促进肝糖原的生成，以储蓄能源；③心跳减慢，血压降低，支气管收缩，以节省不必要的消耗，协助生殖活动，如使生殖器官血管扩张，性器官分泌液增加等。

内脏神经是能够自动调整脏器的作用和功能、与个人意志无关的神经。人体在正常情况下，功能相反的交感和副交感神经处于相互平衡制约中。在这两个神经系统中，当一方起正作用时，另一方则起负作用，很好地平衡、协调和控制身体的生理活动，这便是内脏神经的功能。

二、交感神经与周围神经的关系

交感神经的低级中枢位于脊髓 T_1 ~ L_2（或 L_3）节段的灰质侧柱的中间带外侧核，交感神经节前纤维起自此核的细胞，因此交感神经又称交感部或者胸腰部。交感神经的周围部包括交感干、交感神经节、以及由节发出的分支和交感神经丛等。每一个交感干神经节与相应的脊神经之间有交通支相连，分白交通支和灰交通支两种。白交通支主要由有髓鞘的节前纤维组成，呈白色，故称白交通支；节前神经元的细胞体仅存在于脊髓 L_3 节段的脊髓侧角，白交通支也只存在于 L_3 各脊神经的前支与相应的交感干神经节之间。灰交通支连于交感干与31对脊神经前支之间，由交感干神经节细胞发出的节后纤维组成，多无髓鞘，色灰暗，故称灰交通支。

交感神经自脊髓 L_3 节段侧角低级中枢发出节前纤维，经脊神经前根，脊神经干，白交通支进入交感干后，有三种去向：

1. 终止于相应的椎旁节，并交换神经元。

2. 在交感干内先上升或者下降一段距离，然后终止于上方或下方的椎旁节。一般认为来自脊髓上胸段 $T_{1\sim6}$ 中间带外侧核的节前纤维，在交感干内上升至颈部，在颈部椎旁神经元换元；中胸段 $T_{6\sim10}$ 者在交感干内上升或者下降，至其他胸部交感神经节换元；下胸段和腰段 T_{11} ~ L_3 者在交感干内下降，在腰骶部交感神经节换元。

3. 穿过椎旁节后，离开交感干，组成内脏大、小神经至椎前节换神经元。与相应的节后神经元换元后，发出的节后纤维也有三种去向：

（1）发自交感干神经节的节后纤维，经灰交通支返回脊神经，随脊神经分布至头颈部、躯干和四肢的血管、汗腺和立毛肌等。

（2）襻附动脉走行，在动脉外膜形成相应的神经丛（如颈内、外动脉丛，腹腔丛，肠系膜上丛等），并伴随动脉分布到各个支配的器官

（3）由交感神经节直接分布到相应器官并起支配作用。

31 对脊神经和交感神经干之间都存在着灰交通支，相互联系，而颈部脊神经缺少交感神经节前纤维，只有来自颈部交感神经节的节后纤维。颈交感神经节前纤维是来自上胸部脊神经的白交通支，其节后纤维组成灰交通支，分别与所有的颈脊神经连结，并有吻合支与有关脑神经相连结。

第三节　交感神经干与交感神经节

交感神经的周围部包括交感干、交感神经节，以及由节发出的分支和交感神经丛等。

神经节是功能相同的神经元在中枢以外的周围部位集合而成的结节状构造。表面包有一层结缔组织膜，其中含血管、神经和脂肪细胞。被膜和周围神经的外膜、神经束膜连在一起，并深入神经节内形成神经节中的网状支架。由节内神经细胞发出的纤维分布到身体相关部分，称节后纤维。按生理和形态的不同，神经节可分为脑脊神经节（感觉性神经节）和植物性神经节两类。植物性神经节包括交感和副交感神经节。交感神经节位于脊柱两旁。副交感神经节位于所支配器官的附近或器官壁内。在神经节内，节前神经元的轴突与节后神经元组成突触。神经节通过神经纤维与脑、脊髓相联系。

交感神经节由形态和功能相同或相似的神经元胞体聚集成团块状，分布在椎旁和椎前，分别称为椎旁节和椎前节。交感神经节前纤维随脊神经出椎间孔后，离开脊神经组成白交通支至椎旁节。

椎旁节纵行排列于脊柱两侧，上至颅底，下至尾骨前方，每侧有 22～25 个节，节与节之间由神经纤维（节间支）相连，形成两条纵行的串珠状的神经节链，叫交感干。交感干在颈段有三个节，即颈上节、颈中节和颈下节，颈下节常与 T_1 交感节合并成星状神经节；交感干在胸段有 11～12 个节；腰段常有 4 个节；骶段有 4～5 个节；在尾骨前方，左、右交感干相遇形成一个共同的尾交感节或称奇节。

颈交感神经干是位于颈交感神经节间的神经纤维组织，由内下走向外上，颈交感干有多种变异，根据解剖学观察，将交感神经干分为孤干型、平行分支型、水平分支型、横突孔型、横突孔内外共存型、交通型、喉上神经交通型、血管鞘内型、与喉下神经交通型、假喉不返神经型等。颈交感干分支繁多，分布广泛，损伤后可出现该侧

面部潮红、无汗、瞳孔缩小和眼睑轻度下垂等Homer综合征的体征。如颈交感干受到刺激，会出现该侧面部苍白、多汗和瞳孔散大等体征。颈交感干在颈段和颈胸段脊椎的行程上任何一处损伤，都可以引起Homer综合征。引起Homer综合征的神经损伤主要是神经节和节后纤维的损伤，节前损伤（包括脊神经根前支、白支等）不会引起此症状。颈交感干及其分支的功能，目前尚未完全清楚。通过神经解剖学、神经生理学、生物力学、病理生理学、遗传学、内分泌学等学科领域的深入研究，认为颈部交感神经功能紊乱与血压异常、心律失常、冠心病、视力障碍、脑血管疾病等约20种疾病或症状群有关，并存在一定的因果关系。任何机械、物理、化学刺激颈交感干及其分支均可导致交感神经兴奋性增加，诱发该神经支配区域的功能紊乱，从而出现相关的临床症状。交感型和椎动脉型颈椎病的发病机制中，颈交感神经受刺激、兴奋性增加是发病的主要原因。颈椎退变导致颈椎稳定性下降和颈椎骨质增生，当颈椎出现异常活动时，增生的骨质、破碎的椎间盘组织等，刺激位于椎动脉壁上的交感神经纤维，使得椎动脉发生痉挛，通过椎动脉的血流量减少，而出现临床症状。交感神经干从上到下逐渐靠近中线时位于颈长肌之前，而颈长肌内侧缘从C_2开始却逐渐远离中线；在$C_{6\sim7}$水平时颈交感干至颈长肌内侧缘距离最为接近，此处颈交感干最容易受到损伤。亦有文献报道，颈交感干在C_3平面与颈长肌内缘间距小于C_6平面，但大于其他平面，也是交感干易于损伤的部位。由于颈交感干与横突前结节关系紧密，在$C_{3\sim5}$颈交感干主要位于横突前结节的外侧；达C_6横突平面时，颈交感干与横突前结节最为接近，行于横突前结节的正前方或稍内侧。颈交感干与横突前结节的距离多数在0～5mm的范围内，尤其在C_6水平时，颈部手术损伤颈交感干的危险性增加。在行横突切除及横突孔减压时，横突前结节内外侧5mm范围内也是交感干损伤的一个重要部位。颈交感干浅行于颈长肌的表面，沿途常发出分支，在颈部手术分离颈长肌及颈部交感神经节穿刺也易导致颈交感干的损伤。

虽然，交感神经干和交感神经节都是交感神经的重要组成部分，但是，交感神经节是功能相同的交感神经元在中枢以外的周围部位集合而成的结节状构造，所以，对交感神经节的刺激或者影响，相对于对交感神经干的刺激或者影响，具有更加积极的作用或者意义，这也许就是交感神经节——星状神经节作用独特的因素之一。

第四节　星状神经节的作用及机制研究

一、星状神经节的作用

目前，多认为星状神经节的作用主要有中枢神经作用和周围神经作用两个方面。

中枢神经作用：星状神经节通过调节丘脑的机能以维护内环境的稳定，使机体的自主神经功能、内分泌功能和免疫功能保持正常。

周围神经作用：如果星状神经节的节前和节后纤维的功能受到调节，其分布区域内交感神经纤维支配的心血管运动、腺体分泌、肌肉紧张、支气管收缩及痛觉传导也受到相应调节，此周围作用一直被用来治疗头颈部、上肢、肩部、心脏和肺部的一些疾病。

二、星状神经节适应证

1. 全身性疾患

自主神经功能紊乱、原发性高血压、原发性低血压、甲状腺功能亢进、甲状腺功能低下、厌食症、过食症、体位性血压异常、失眠症、全身多汗症、眩晕、皮肤瘙痒、脂溢性皮炎、脑卒中后疼痛、多发性硬化、重症肌无力、带状疱疹、单纯性疱疹、传染性单核细胞增多症、慢性疲劳综合征、反射性交感神经萎缩症、幻肢痛、断肢痛、糖尿病。

2. 头部疾患

脱毛症、头痛（包括偏头痛、紧张性头痛、群集性头痛、颞动脉炎性头痛）、脑血栓、脑血管痉挛、脑梗死等。

3. 面部疾患

周围性面神经麻痹、非典型性面部疼痛、咀嚼肌综合征、下颌关节综合征。

4. 眼部疾患

视网膜血管闭塞、视网膜色素变性症、葡萄膜炎、视神经炎、类囊胞黄斑肿胀、角膜溃疡、白内障、瞳孔紧张症、飞蚊症、视觉疲劳、屈光异常。

5. 耳鼻喉科疾患

慢性副鼻窦炎、急性副鼻窦炎、过敏性鼻炎、分泌性中耳炎、梅尼埃病、良性发作性眩晕、鼻塞、扁桃体炎、耳鸣、咽喉部感觉异常症、嗅觉障碍。

6. 口腔疾患

拔牙后疼痛、舌痛症、口内炎、舌炎、口唇炎、口内黏膜干燥症。

7. 颈肩及上肢疾患

上肢血液循环障碍性疾病（如雷诺病、急性动脉闭塞症、颈肩臂综合征、外伤性颈部综合征、胸廓出口综合征、肩关节周围炎、术后浮肿、乳腺切除术后综合征）、网球肘、腱鞘炎、颈椎病、关节炎、掌多汗症、冻伤、冻疮、甲周围炎、甲纵裂症、腋臭。

8. 循环系统疾患

心肌梗死、心绞痛、窦性心动过速、心脏神经官能症。

9. 呼吸系统疾患

慢性支气管炎、肺栓塞、肺水肿、过度换气综合征、支气管哮喘。

10. **消化系统疾患**

过敏性肠炎、溃疡性结肠炎、胃炎、胃溃疡、克罗恩病、消化性溃疡、便秘、腹泻、痔疮等。

11. **妇产科疾患**

月经异常、经前紧张症、月经困难症、更年期综合征、子宫切除后自主神经功能紊乱症、女性不孕症。

12. **泌尿科疾患**

神经性尿频、夜尿增多症、尿失禁、肾盂肾炎、IgA 肾病、游走肾、前列腺炎、男性不育症。

13. **腰及下肢疾患**

腰痛症、膝关节痛、足癣、肢端红痛症、鸡眼、冻伤及冻疮。

三、星状神经节的作用机制

近年来，有关星状神经节作用机制的研究很多。归纳起来，星状神经节的作用涉及对自主神经系统、心血管系统、内分泌系统和免疫系统的调节。

1. **对自主神经系统的影响**

研究表明，反复进行星状神经节刺激，对自主神经是一种复活锻炼。血中去甲肾上腺素（NE）是反映交感神经活性的敏感指标，星状神经节刺激对交感－肾上腺系统的兴奋具有一定的抑制作用。自主神经系统常见疾病有：自主神经功能紊乱、血管迷走性晕厥、雷诺病、红斑性肢痛症、神经源性直立性低血压、先天性巨结肠症、面偏侧萎缩症、灼性神经痛、遗尿症等。

2. **对心血管系统的调节作用**

交感神经兴奋性的维持对血脑屏障有保护作用，这种保护作用可能是通过上行的交感神经纤维对脑血管的直接支配，使脑血管保持一定的紧张性而实现的。颈下和颈中神经节对椎－基底动脉（vertebro－basilar artery，VBA）系统血流量的调节起主要作用，交感神经因素可能是造成椎－基底动脉缺血（vertebro－basilar artery ischemia，VBI）的主要发病机制之一。交感神经系统的自稳定性对于维持大脑血流量和系统血压的稳定有着十分重要的意义。刺激颈交感神经（尤其是颈上神经节与颈下神经节），使颈内动脉神经与椎动脉神经兴奋性增高，致使丘脑下部的后部缩血管中枢与延髓外侧的加压区受到影响，不断发出异常冲动，使交感神经的兴奋性增高，血管平滑肌收缩增强，血管口径减小，血流阻力增大，导致高血压；同时，颈交感神经节有纤维发到心脏去，参与形成心浅丛和心深丛。故当交感神经的兴奋性增高，心率加快、冠状动脉舒张而导致血压升高；相反，当交感神经兴奋性降低，血流障碍，使脑缺血而影响丘脑下部的前部舒血管中枢与延髓内侧的减压区时，可导致低血压。刺激星状神经节对心血管系统具有较好的调节作用，对于缺血性疾病、心律失常、血压异常等方面尤其重要。

3. **对内分泌系统的影响**

神经系统与内分泌系统是紧密联系的，交感神经的紧张程度影响多种内分泌腺的分泌。当机体受到缺血等刺激时能够产生应激反应，应激通过大脑皮质、大脑的边缘系统刺激下丘脑自主神经，通过交感神经系统的兴奋传导，可引起机体发生一系列的病理过程。而刺激星状神经节可使下丘脑的血流量增加，能起到维持垂体激素平衡的作用，与交感神经引起的反应相对抗。星状神经节通过影响下丘脑的内分泌系统，从而调节不同应激激素，可减轻垂体－肾上腺皮质引起的不良应激反应。

4. **对免疫系统的影响**

免疫功能在机体防御、自身内环境稳定及调节过程中起着至关重要的作用。刺激星状神经节可调节免疫细胞的活性和细胞因子的释放，调整淋巴细胞的分布和自然杀伤细胞的活性。当T细胞激活反射时，星状神经节阻滞（stellate ganglion block，SGB）在短期内可抑制免疫系统。SGB后机体的细胞免疫和体液免疫功能均得到提高，起到了调节免疫的作用。大量的临床实践证明，通过调节星状神经节可以治疗免疫系统疾病。

5. **对疼痛的调节**

当患者出现疼痛症状，交感神经兴奋，可以引起初级感觉神经元的敏感和兴奋。疼痛产生后，血浆中NE的含量上升。SGB可阻断脊髓反射通路，降低交感神经兴奋性，降低血中NE的含量，使肌肉的反射性挛缩及血管收缩消失，改善局部组织缺血、缺氧和代谢异常等情况；并能通过增加局部血液循环，带走引起疼痛的炎症介质，从而阻断产生疼痛反应的恶性循环。

四、星状神经节作用机制的相关性研究

1. **颈交感神经与脑的关系研究**

脑是人体中枢神经系统的主要部分，可以调节、控制全身组织器官的生理活动。脑血管上有丰富的肾上腺素能神经纤维分布，其中在动脉上的分布多于静脉，在大血管上的分布多于小血管。但是脑血管的神经调节机制尚未完全清楚。杨利孙等采用家兔自由落体脑损伤模型，通过伤前对动物交感神经进行不同干预，以观察伤后脑循环和血脑屏障变化，发现切断颈交感神经引起伤周脑组织EB（Evans blue）含量较对照组高，阻断后再予以刺激可使这些改变减轻；病理学检查也证实切断交感神经可使脑水肿加重。这说明交感神经兴奋性的维持对血脑屏障有保护作用，这种保护作用可能是通过上行的颈交感神经纤维对脑血管的直接支配，使脑血管保持一定的紧张性而实现的。在不阻断条件下刺激颈上节，则引起伤周脑组织EB含量明显高于对照组，表明

交感神经兴奋过度对血脑屏障是有害的，可使脑水肿加重。Kahrstrom 等对 1 周龄的大鼠行双侧颈交感神经节前切断，4 周后发现大鼠大脑中、后动脉管壁中膜横断面积和管腔直径缩小，而基底动脉内只有弹力膜横断面积增加了 40%。此外，卢佩林等也观察到相似的结果。说明颈交感神经在脑循环调节中具有重要的作用。

于腾波等发现颈下和颈中神经节对椎 - 基底动脉系统血流量的调节起主要作用；颈部交感神经节刺激不能使正常状态下的基底动脉血流量增加，但可以阻断交感神经的缩血管作用；交感神经因素引发的基底动脉血流量变化与系统血压无相关性。因此认为交感神经因素可能是造成椎 - 基底动脉缺血的主要发病机制之一。李英杰等采用颅多普勒超声脑血流分析技术测定颈中、下交感神经节阻滞前、后大脑中动脉（MCA）平均血流速度（Vm），发现两组行一侧（左侧）交感神经阻滞后，MCA、Vm 均显著增高。Yasuhisa 等应用升压及降压药物使系统血压发生变化，用电磁血流极来测量椎 - 基底动脉的血流量，发现其受系统血压变化的影响极小，但行交感神经节阻滞后，其血流量随系统血压变化明显。自稳定性的发生机制还不十分清楚，但交感神经系统的这种自稳定性对于维持大脑血流量和系统血压的稳定有着十分重要的意义。

到目前为止，人们已经确定明确了脑血管周围存在着神经肽 Y，血管活性肠肽，降钙素基因相关肽等肽类神经纤维，这些纤维都与脑循环有关，控制脑部血管的收缩或舒张。颈上神经节的节后纤维主要分布在颈内动脉系的血管，林雪峰等通过免疫组化技术观察，发现颈中、星状神经节的节后纤维，主要分布在脑部的椎 - 基底动脉系的血管上。李英杰等实验显示，研究切除颈交感神经对脑血流（cerebral blood flow，CBF）的影响中，所获得的实验结果不尽相同，其主要与切除后测定的时间有关。决定时间依赖性的机制包括递质释放变化和过敏反应的发生，这些因素可导致脑血管容积与 CBF 的暂时性增加。

综上所述，颈交感神经切断会对脑血管壁的结构和 CBF 的调节产生影响。由于脑血管的交感神经来源于颈各交感神经节，因此颈交感神经阻滞后可导致脑血管扩张，进而改善脑循环，缓解脑血管痉挛，临床上采用颈交感神经阻断术可能对缺血性脑血管病具有潜在的治疗作用。

2. 颈交感神经与血压的关系研究

颈性血压异常经颈部手法治疗、局部注射、中药、针灸等方法治疗后，均可取得满意的疗效。贺俊民等刺激兔的颈前交感神经节，大多数是刺激后比刺激前的血压升高；而刺激兔的颈后交感神节，其血压有升有降，但总的结果还是以下降占多数。其认为这与他们在临床工作中对颈椎性血压异常的认识相符合，即人由于颈椎上段发生解剖位移而引起血压升高者较多（颈源性高血压）；而人的颈椎下段发生解剖位移，则血压偏低者较多（颈源性低血压）。当颈椎有病损（尤其是上颈段），会刺激颈交感神经（尤其是颈上神经节与颈下神经节），使颈内动脉神经与椎动脉神经兴奋性增高，致使丘脑下部的后部缩血管中枢与延髓外侧的加压区受到影响，不断发出异常冲动，使交感神经的兴奋性增高，血管平滑肌收缩增强，血管口径减小，血流阻力增大大，而导致高血压。如颈椎病损发生在下颈段，可引起上肢交感神经与血管功能障碍，而致外周性血压异常，发生在一侧上肢，多为低血压。此外，颈交感神经节有纤维发到心脏去，参与形成心浅丛和心深丛，故当交感神经的兴奋性增高时，心搏加快，冠状动脉舒张，导致血压升高；相反，当交感神经兴奋性降低，血流障碍使得脑部缺血，影响到丘脑下部的前部舒血管中枢与延髓内侧的减压区时，可导致低血压。

3. 颈交感神经与心的关系研究

心的生理活动受自主神经的控制，自主神经中枢通过交感神经和迷走神经，以及交感神经和迷走神经形成的心丛，来实现对心活动的控制作用。分布于心的交感神经来自颈上、中、下神经节发出的心上、中、下心支及 $T_{1\sim5}$ 神经节发出的胸心神经。临床上颈交感神经疾病所造成的非心源性心胸疼痛，易与心绞痛等冠心病相混淆。因为 $C_{3\sim7}$ 椎间盘突出，椎体病变压迫相应的神经根后引起斜方肌痉挛，刺激臂丛神经或压迫副神经、脊神经后支通过体-交感神经引起肋间肌痉挛，可出现肩、臂、背、胸的疼痛、胸闷等症状，类似心绞痛。另外，患交感型颈椎病时由于椎间盘变性退化、椎间隙变窄、椎间孔变小、关节突关节重叠、关节囊应力增大以及骨质增生等因素，可使病变局部出现创伤性反应，而成为神经根和分布于关节囊以及项韧带等颈部组织交感神经末梢以及椎管内脑膜返支的病理性刺激，使从颈部交感神经中发出的心上、心中、心下 3 条神经纤维构成的心丛受累，从而出现以交感神经功能障碍为主的一系列反射症状，包括脊髓反射和心律失常。此时心律失常可以两种形式出现：一种以交感神经受刺激为主，表现为心率加快，心电图（ECG）可有房性早搏、室上速等表现；另一种以交感神经受抑制为主，ECG 可有心动过缓、窦性停搏、房室交界区逸搏等表现；同时心率变异性降低，表明自主神经功能受损，其中颈交感神经激惹型患者交感神经张力升高，颈交感神经麻痹患者交感神经张力降低，该型患者迷走神经功能也有部分受损。李士英等发现急性颈椎损伤会伴有窦性心动过缓现象，大多数患者住院经治疗恢复到正常窦性心律，认为这可能是急性颈椎损伤刺激神经机制，经心外神经-体液作用于窦房结起搏细胞，使膜电位负值加大，阈电位水平上移（负值减小），或使其自动除极化的上升速度减慢，从而导致窦性心动过缓，ST-T 及 U 波变化和 Q-T 间期延长。也可能与颈椎损伤时引起脑部缺血缺氧使自主神经中枢的活动张力改变，出现交感神经和副交感神经的不平衡状态引起心脏传导系统和心肌复极的变化有关。另外，颈椎病患者颈椎失稳等因素刺激颈部交感神经，交感神经兴奋性增高，促进儿茶酚胺的释放，导致肺、心肌缺血、缺氧，心钠素释放增多。而且椎动脉的直接受压和椎动脉周围交感神经兴奋，椎动脉供血不足，脑缺血缺氧，影响下丘脑前核，导致中枢神经系统心钠素释放。肺小血管及全身皮肤毛细血管收缩，回心血量增多，肺循环阻力增高，以及由于儿茶酚胺的正性肌力作用，导致右房压增高，释放心钠素增加。为避免颈交感神经疾病所造成的非心源性心胸疼痛与心绞痛等冠心病相混淆，滕刚对它们作了详细的鉴别诊断。

与颈交感神经有关的病症还有头痛、眩晕、耳鸣耳聋、失眠、咽部异物感、甲状腺功能亢进及颅脑外伤伴颈椎外伤后综合征等。

4. 颈交感神经在颈椎病发病学中的意义研究

颈交感神经在椎动脉型颈椎病的发病机制中占有重要地位，颈交感神经激惹很可能是引起椎动脉型颈椎病的主要原因。既往的研究多考虑颈椎间盘后侧突出、粘连并固定于椎动脉上，钩椎关节骨质增生刺激或压迫，椎间盘退行性变使椎间隙和横突间距缩小，导致椎动脉扭曲以及颈椎力学失衡等。但目前许多临床研究证据表明，在椎动脉型颈椎病中，病理因素对椎动脉的刺激比对椎动脉的压迫更能够引起椎动脉系统的血液运行障碍。

从解剖上看，交感神经是伴随椎动脉的神经组成中的主要成分，其起源于星状神经节、颈中节和颈中间节。大多数交感神经起源于星状神经节，其为纤细的神经支，并分布在第一段椎动脉的表面。在这些交感神经中，椎神经最为粗大，起于它表面的大量纤细分支在椎动脉第一段表面形成椎神经丛，稍微粗大的分支合入 C_7 神经根，其余分支进入 C_6 横突孔。起源于颈中交感神经节的神经支穿过椎前肌肉，在 $C_{5\sim6}$ 横突或 $C_{4\sim5}$ 横突的水平与到达钩椎关节或椎动脉表面上的颈神经相吻合。所以，这些分支可能间接地与钩椎关节相联系。此外，这些分支亦向椎动脉的内侧和后侧走行，并合入颈神经干，在椎动脉表面形成了神经环。生理学研究表明，交感神经对血管的作用，主要是通过交感神经节后纤维释放出的化学递质，与血管壁内受体结合产生缩血管作用而实现的。冯世庆用荧光组化法研究更证明了交感神经在血管表面的配布。因此颈交感神经受到激惹时椎动脉痉挛，椎－基底动脉血流量下降。于腾波等通过观察发现在刺激颈上神经节、颈中神经节、颈下神经节时，基底动脉血流量与基线血流比较都呈负向变化。张清等应用不同强度的电压刺激猫颈交感神经，发现刺激强度越大，椎动脉血流量下降趋势越明显。以上均证明了病理因素对椎动脉的刺激比对椎动脉的压迫更能够引起椎动脉痉挛、椎－基底动脉系统血流障碍。

深灰交通支和椎神经丛可因钩椎关节上的骨赘而受到刺激和激惹。发于颈中节的交感神经在钩状突水平的椎动脉周围形成一个神经环。发于颈神经的分支向椎动脉前侧表面扩展，该分支与颈神经根一起围绕椎动脉形成神经襻。当椎动脉被钩状突的骨赘改变位置时，椎动脉表面的神经环和神经襻可因牵拉受到刺激，使椎动脉痉挛，从而产生椎动脉型颈椎病的一系列症状和体征。此外，俞庆声等对有交感神经症状的颈椎病患者，采用常规病理学方法、免疫组化法、免疫荧光法以及乙醛酸诱发生物单胺递质荧光法研究了颈椎小关节滑膜的病理学表现。发现颈椎小关节滑膜中存在交感神经和少量痛觉神经，并且在颈椎病的颈段脊柱小关节滑膜中存在炎症。由此认为颈椎病交感神经症状在一定程度上是由炎症刺激引起。

还有许多临床证据表明，因此造成椎动脉型颈椎病的根本原因可能不是机械性压迫，而是交感神经受激惹。这主要表现在如下几个方面：①许多椎-基底动脉血流障碍患者的症状与颈椎骨赘的大小不呈平衡性；②对于椎动脉走行异常、存在血管扭曲的病人，经椎动脉周围交感神经剥离或颈椎稳定性植骨后，血管扭曲和骨赘虽无改变，但症状减轻或消失；③对椎-基底动脉血流障碍患者行星状神经节封闭治疗取得了较满意的效果。

在临床工作中，颈椎病患者中大部分是由于颈部疼痛不适而引起一些头晕、头痛、视觉障碍等症状，根据张清等解剖发现，颈交感神经节后纤维不仅不会终止于椎动脉外膜的神经丛，还会跟随椎动脉进入颅脑，在脑内随迷路动脉传到内耳，还有会随椎动脉分支进入椎管，正是这种交感神经纤维分布可能是导致上述症状的原因。在保守治疗椎动脉型颈椎病效果不理想的情况下，我们可以尝试切除交感神经与椎动脉之间的联系，即切断交感神经节后纤维，甚至可以完全暴露出椎动脉剥离表面节后纤维，来观察术后病人的恢复效果，这种治疗方式有待进一步临床手术验证随访。

5. 颈交感神经与手汗症的联系

原发性的手多汗症、面部潮红症等是属于功能性障碍的疾病，会引起很多身体和心理上的不适，更重要的是严重影响了患者的正常生活。这种功能紊乱性疾病的机制尚不完全明确，目前临床上治疗手部、腋窝多汗症，头面多汗症，颜面部潮红症等临床多种疾病时大部分都是在胸腔镜下切断上胸段交感神经链，但有时候效果不是很明显，或者出现星状神经节损伤，代偿性出汗等并发症。长期以来临床工作者对于治疗这类疾病的手术切断方法及切除的交感神经的位置一直不明确，存在着争议。在上胸段交感神经干外侧发现存在交感神经节间支的变异，这种另外的传播途径大致分为三种：第一，T_2交感神经节发出上升支至上一位臂丛或者肋间神经。第二，星状神经节发出下降支到下一位肋间神经。第三，肋间神经发出上升支到上一位肋间神经或者臂丛。这些都是是由相对应的脊神经发出，沿额外交通支上行，合并加入到上一位脊神经（包括其延续而成的肋间神经或臂丛）或交感神经节的纤维。多数临床工作者认为这种结构上的复杂变异性可能是手术治疗后效果不好的原因。

颈交感神经节，尤其是颈下节或者星状神经节与上胸段交感神经节之间的这些节间支的存在，有可能在功能上有互相代偿的作用，当这种代偿作用过大时，单纯切除胸交感神经节就不足以解决手多汗症；如果代偿作用过小或者没有时，切除胸交感神经节也可能导致手无汗。但是这些想法尚未能得到功能学方面的证实，有待进一步研究。

6. 颈胸交感神经节节后纤维的分布与胸廓出口综合征（TOS）的联系

颈胸交感神经节发出的节后纤维的分布，可概括如下：第一，经过灰交通支连于8对颈神经，并随颈神经分支分布至头颅和上肢的血管、汗腺、竖毛肌等。第二，其节后纤维分支直接至邻近的动脉，形成颈内动脉丛、颈外动脉丛、锁骨下动脉丛、椎动脉丛等，伴随这些动脉的分支至头部的腺体（泪腺、唾液腺、口腔和鼻腔黏膜内腺体、甲状腺等）竖毛肌、血管、瞳孔开大肌。第三，发出的咽支，直接进入咽壁，与迷走神经、舌咽神经的咽支共同组成咽丛。第四，3对颈交感神经节分别发出心上、心中和心下神经，下行进入胸腔，加入心丛。总体来讲颈交感神经节节后纤维不仅分布于臂丛、颈丛，而且在副神经、舌下神经等颅神经上亦均有分布。

而石献忠的解剖发现，上胸段脊髓，即T_1到T_5，发出的交感神经节节前纤维在胸部相应胸椎节段以白交通支的形式进入交感神经干，之后有部分交感纤维在交感神经干内上行到达星状神经节，或以上其他颈部交感神经节换元后，再发出节后纤维，分别支配头面、颈部、上肢及手部等器官。且交感神经节发出的灰交通支都为无髓纤维，易受周围组织改变的刺激而兴奋，导致临床出现功能性症状。部分胸廓出口综合征的患者，同时合并头面部麻木、眼干、耳鸣耳聋、味觉嗅觉减退等异常症状，很可能与此解剖有关，这些病人行臂丛神经松解术后，大部分上述异常症状得以改善。沙轲等临床研究认为，这是因为行臂丛松解术做神经外膜切开和斜角肌切断的同时，实际上也切断了颈交感神经节后纤维分布到臂丛神经表面的灰交通支，导致颈部交感神经兴奋性降低甚至传达终止，从而减轻了对臂丛神经的影响。我们进一步认为，正是臂丛松解时阻断了上行的节后纤维，从而改善了颅神经的功能，因此改善了上述患者的异常感觉。

7. 星状神经节阻滞（SGB）的临床应用及相关机制研究

SGB抑制了星状神经节分布区域内交感神经纤维支配的心血管运动、腺体分泌、肌肉紧张、支气管收缩及痛觉传导，这些外周作用一直被用来治疗头、颈、上肢、肩、心脏等一些疾病。SGB还通过下丘脑机制对自主神经系统、心血管系统、内分泌系统及免疫系统进行调节。

（1）SGB抑制疼痛的机制及临床应用

患者出现疼痛症状，交感神经兴奋可以引起初级感觉神经元的敏感和兴奋，去甲肾上腺素（NE）是反映交感神经活性的敏感指标。疼痛产生后，血浆中NE的含量上升。SGB可阻断脊髓反射通路，降低交感神经兴奋性，从而降低NE的含量，使肌肉的反射性挛缩及血管收缩消失，改善局部组织缺血、缺氧和代谢异常等情况；并能通过增加局部血液循环，带走引起疼痛的炎症介质，从而阻断产生疼痛反应的恶性循环。有学者应用SGB治疗由甲醛引起的上肢疼痛的实验动物，取得了较好的效果；同时发现了SGB产生镇痛效果另外可能的机制，即引起起脊髓内的P物质减少和血浆儿茶酚胺的释放。

随着治疗要求的提高，SGB 应在早期即应用于疼痛的患者，Salvaggio 等的临床实验表明，SGB 应用于面神经疼痛的患者，效果要好于镇痛药，可较早用于治疗。SGB 治疗术后并发症也得到了广泛应用，SGB 不仅可治疗手术后上肢痛，并且因其阻滞范围在颌面部，所以，也可用于眼科术后眼部疼痛的治疗。SGB 不仅可以应用于急性疼痛，对 1 例冠状动脉搭桥手术后 4 个月引起胸部慢性疼痛的患者，也取得了较好的治疗效果。还可应用 SGB 治疗舌咽神经痛，因舌咽神经痛主要是由于血管压迫所致，行 SGB 后，血管扩张及痛觉传导受到抑制，从而减轻了痛感。

（2）SGB 对心、脑血管的作用及临床应用

单侧 SGB 对心血管的调节作用还存在分歧，如行右侧 SGB 后，可抑制右侧交感神经，但有学者发现左侧副交感神经兴奋性增强。SGB 可扩张血管，增加血流动力学稳定性。早期的实验就证明，SGB 可以产生与静注前列腺素一样的扩血管、增加血流的作用。所以，SGB 对脑血管意外等脑部疾病有较好的治疗效果。但 Park 研究发现，SGB 增加了阻滞侧脑部的血氧饱和度，但对侧的却降低了。SGB 可增加颈动脉血流，可减少动脉粥样硬化的发生概率，防止脑血管阻力的增加和脑血流的降低，具有脑保护作用；同时血流重新分配，使下肢、内脏和未阻滞侧的血流分配至 SGB 侧，增加对侧的血流量。而 Moore 研究发现，SGB 可通过降低零流量压力而增加脑的灌注压，而大脑的自身调节和对二氧化碳的敏感性方面并无变化。SGB 在眼科中也得到了应用，其可以增加视神经乳头和视网膜周围的血流量，进而可治疗因局部缺血引起的病变。

左右不同形状的神经节对心脏的影响不同，研究证实左右侧颈交感神经节的肾上腺素能纤维，NE 的合成、储存、释放差异显著。右侧星状神经节发出的节前纤维对心脏的交感神经支配占优势地位。动物实验发现：犬急性闭塞左冠状动脉前降支模型中，行右侧 SGB 后，在阻断心脏疼痛传导通路的同时，有缓解心肌缺血、缺氧，改善冠循环障碍的作用；而行左侧 SGB 后，不仅不能改善急性左冠状动脉前降支闭塞所造成的心肌血氧供需关系，相反有可能使心肌缺血、缺氧状态进一步恶化。临床实验中，右侧 SGB 可增大心电图 QT 间期、RR 间期，而左侧 SGB 可缩小 QT 间期、RR 间期。SGB 可降低压力反射的敏感性，联合快速钾通道阻滞剂可治疗除颤后出现的顽固性室性心律失常。

（3）SGB 对内分泌系统和应激反应的作用及临床应用

当机体受到缺血等刺激时能够产生应激反应，应激通过大脑皮质、大脑的边缘系统刺激下丘脑自主神经，通过交感神经系统的兴奋传导，可导致机体发生一系列的病理过程。而 SGB 使下丘脑的血流量增加，能起到维持垂体激素平衡的作用，与交感神经引起的反应相对应。SGB 通过影响下丘脑的内分泌系统，而调节不同应激激素，可减轻垂体－肾上腺皮质系统引起的不良应激反应。所以，围术期 SGB 有降低患者心血

管反应的作用，从而减轻手术所引起的应激反应对机体的伤害。

Uchida 等就褪黑素的作用提出了假说，认为交感神经紧张性提高导致松果体分泌褪黑素节律紊乱，SGB 可降低交感神经紧张性，从而调节睡眠。所以，SGB 用来治疗失眠，可达到较好的临床疗效。更年期综合征治疗方面，SGB 可通过阻滞交感神经改变交感 - 肾上腺髓质系统功能，降低 NE 血清浓度，改善更年期综合征症状。SGB 在治疗发热潮红方面，具有较好的临床疗效。

（4）SGB 的其他机制研究及临床应用

SGB 后机体的细胞免疫和体液免疫功能均得到提高，起到了调节免疫的作用。SGB 可调节免疫细胞的活性和细胞因子的释放，调整淋巴细胞的分布和自然杀伤细胞的活性，当 T 细胞激活反射时，SGB 在短期内可抑制免疫系统。

复杂区域疼痛综合征是临床上少见的难治的病症，是一种继发于创伤等伤害性事件后的疼痛综合征，包括区域性疼痛、感觉改变、皮温异常、汗腺分泌异常、皮肤颜色改变和水肿。至今致病机制尚不完全明确，治疗十分困难。目前，应用 SGB 治疗该病患者，或联合其他疼痛治疗手段都取得了一定的效果，同时也揭示了交感神经系统与复杂区域疼痛综合征的维持有关。

SGB 在心理疾病的治疗领域也逐渐开始应用。创伤后精神紧张性障碍的患者在使用 SGB 后，可得到较好临床效果，但应谨慎，因为有些患者会产生依赖性。

在影响血流方面中，早期实验证明 SGB 对脑血管意外等脑部疾病有较好的治疗效果。同时，SGB 可以增加视神经乳头和视网膜周围的血流量，进而可治疗因局部缺血引起的病变。SGB 使下丘脑的血流量增加，能起到维持垂体激素平衡的作用。在内分泌系统调节中，SGB 通过影响下丘脑的内分泌系统，而调节不同应激激素，可减轻垂体 - 肾上腺皮质系统引起的不良应激反应。在调节功能紊乱性疾病中，SGB 在治疗发热潮红方面，具有较好的临床疗效。刘维刚等报道通过 SGB 调节紊乱的自主神经功能，使全身异常的血管张力趋于正常，从而维持人体正常的血压平衡状态，从根本上治疗原发性高血压，减少心、脑、肾并发症。

第五节　星状神经节解剖

星状神经节位于 C_7 横突基底部与第一肋椎关节前方，颈中和颈下（星状）神经节借数条节间支环包椎动脉起始段。颈下（星状）神经节在第一肋椎关节处向内上方转折走行，其外侧为小斜角肌内缘的腱性纤维，上方为椎动脉起始段，浅面被颈胸膜顶和胸膜上膜与肺分隔。颈中、颈下（星状）神经节均有发到颈部血管、颈丛、臂丛及颈神经后支的分支。颈下（星状）神经节位于 C_6 者约占 4.17%；$C_7 \sim T_1$ 最多，约占 79.17%；C_7 次之，约占 12.50%；T_1 约占 14.17%。

一、星状神经节应用解剖

1. 颈下（星状）神经节的位置、形态及大小

颈下（星状）神经节位于颈根部，其与T_1神经节完全融合的约占93.75%；星状神经节最常见的形态为：星形、椭圆形、哑铃形。其大小，长在（16.85±4.57）~（17.13±5.19）mm之间，宽在（4.73±0.56）~（4.94±0.33）mm之间，厚在（4.17±0.68）~（4.78±0.27）mm之间。

2. 星状神经节的毗邻

颈下神经节位于胸膜顶的后上方，颈动脉鞘的后内方，颈深筋膜椎前层的深面。内侧为颈长肌；外侧为前斜角肌及膈神经；前方为颈动脉鞘；下方为锁骨下动脉第一段、椎动脉起始部、肺尖和胸膜顶，胸膜顶的前方有锁骨下动脉及其分支、前斜角肌、膈神经、迷走神经、锁骨下静脉以及在左侧还有胸导管颈部；外侧为甲状颈干、头臂静脉。其中椎动脉和椎静脉靠近节的上端，其深面为C_8神经的前支；后内侧为椎间孔，后外侧为肋颈干，前内侧为胸导管（左侧）。颈下神经节的内侧为气管和食管。

胸膜顶的局部解剖：覆盖在肺尖上，胸膜顶外面有一层胸膜上膜，上起自C_7横突，呈扇形附于第一肋内侧，胸膜和肺尖前邻锁骨下动脉及其分支、前斜角肌、锁骨下静脉，外侧与中斜角肌毗邻，内侧右为头臂干、右头臂静脉和气管；左侧为锁骨下静脉及左头臂静脉、左颈总动脉、左颈内静脉，在颈部大血管后方有臂丛斜向下外。

胸膜顶的体表投影：在锁骨内侧1/3段上方，平均为（24.53±3.17）mm，肺尖位于C_7棘突平面，距正中平面（24.68±3.49）mm处。右侧星状神经节与胸膜顶接近，左侧的比胸膜顶约低2mm。

胸膜顶毗邻及定位：胸膜顶的内侧界距胸骨柄上缘中点距离为：（14.62±1.28）mm。胸膜顶的外侧界与胸锁关节之间的距离，左侧为：（57.69±4.43）mm，右侧为：（56.32±4.58）mm。胸膜顶的最凸点与锁骨之间的距离左侧为（21.22±4.46）mm，右侧为（23.89±4.58）mm。胸膜顶的外侧界距颈正中线，两侧均为（69.34±7.52）mm。肺尖与颈正中线距离，两侧均为（36.48±7.56）mm。

3. 星状神经节与椎骨的关系

83.33%的星状神经节位于C_7和T_1交界处，下端平T_1上缘，上端突出C_7下缘（2.75±0.19）mm；后内侧为椎间孔，位于T_1高度的星状神经节占16.67%，其上缘突出T_1上缘（2.28±0.53）mm，平C_7上缘的星状神经节占4.5%，位置较高。

4. 星状神经节与胸膜顶的关系

胸膜顶位于胸廓上口平面以上突出到颈部，最高点在腹侧相当于第一肋骨上方30~40mm，背侧约与第一肋骨下缘平面一致。98.53%的星状神经节位于胸膜顶的后内侧，其下2/5完全被胸膜覆盖，上3/5突出于胸膜顶的上内侧，神经节最高在胸膜顶上方 16mm 处，最低在胸膜顶上方 2mm 处。节上缘与胸膜顶上缘的垂直距离为（7.38 ± 1.78）mm。有的星状神经节的位置较高，完全暴露于胸膜顶的后上方，没有被胸膜覆盖。

5. 星状神经节至临近血管、神经的距离

星状神经节距颈总动脉的最近距离为：（6.24 ±1.96）mm。

距膈神经的水平距离为：（16.25 ±4.89）mm。

距甲状颈干的最近距离为：（15.72 ±3.75）mm。

距甲状腺下动脉的最近距离为：（7.86 ±2.13）mm。

距喉返神经的水平距离为：（11.92 ±3.42）mm。

距臂丛神经上干中点的水平距离为：（23.97 ±5.36）mm。

6. 星状神经节的上缘至环状软骨下缘的距离

左侧平均值为：（31.15 ±7.79）mm。

右侧平均值为：（31.14 ±6.81）mm。

7. 星状神经节至颈前正中线的距离

左侧平均值为：（30.9 ±6.67）mm。

右侧平均值为：（30.5 ±6.65）mm。

8. 星状神经节至皮肤的垂直深度

左侧平均值为：（32.87 ±7.59）mm。

右侧平均值为：（33.54 ±6.62）mm。

9. 星状神经节的中部至胸骨颈静脉切迹中点的垂直距离

左侧平均值为：（31.95 ±6.82）mm。

右侧平均值为：（31.74 ±7.79）mm。

10. 星状神经节的血液供应

星状神经节营养动脉主要来源于甲状腺下动脉、椎动脉以及与锁骨下动脉、椎动脉外膜之间的血管网。营养血管主要分布于神经节的上、下极。星状神经节的外膜与锁骨下动脉、椎动脉外膜及颈深筋膜均有丰富的营养血管网。由甲状腺下动脉发出的营养动脉主要发至神经节上极，大部分发出 1 ~3 支。由椎动脉发出的营养动脉主要发至神经节下极，大部分发出 1 ~2 支。

二、星状神经节周围解剖

1. 椎动脉

（1）椎动脉起始段与颈交感干的位置关系

颈交感干与椎动脉毗邻上行。

左侧：颈下（星状）神经节位于椎动脉内侧、内后方 1 ~2cm 以内，颈交感干及颈中神经节均位于椎动脉后方者约占37.5%；颈下神经节位于椎动脉内侧、内后方，但颈交感干及颈中神经节位于椎动脉前方者约占58.33%。

右侧：颈交感干及神经节位于椎动脉内侧或后方者约占45.83%，有54.17%颈交感干位于椎动脉前方。

椎动脉更靠近喉返神经的后外侧。其水平距：左侧均值为（12.24±1.61）mm，多数在10~20mm之间；右侧均值为：（11.48±1.36）mm，故右喉返神经更靠近椎动脉，但大多数仍在10~20mm之间。

（2）椎动脉横突段与交感神经节的关系

自星状神经节发出许多纤细的交感神经，分布于椎动脉的表面及其外上方的前斜角肌。椎神经是发自星状神经上支的较粗的交感神经，一支者约占70%，二支者约占30%。经椎动脉起始段后，沿内侧上行，在第六颈椎横突前有较为细小的分支行至椎动脉外膜，走向椎动脉内后侧的主支继续向上，常分成数支，其去向有二：①分布椎动脉表面，攀其表面上行，最终止于外膜。②与颈中节的分支吻合于钩椎关节，呈星状，分布于钩椎关节，椎动脉外膜，或伴随椎间动脉经椎间孔进入椎管。

由颈中神经节或其附近节间支发出至椎动脉旁的交感神经平均每侧1.5支。颈中与颈下神经节之间，常有双支或多支的节间支相连，其中79%行于$C_{4\sim5}$横突间隙，21%行于$C_{5\sim6}$横突间隙平面，穿入颈长肌或前斜角肌，达椎动脉前内侧，钩突外侧，并上行一锥体后，呈放射状紧紧贴附于钩突关节外侧。其去向有三：①其中向后外侧的分支行于椎动脉的内侧面向后至颈神经，构成交通支，并在钩突平面的椎动脉周围形成神经襻。椎动脉周围的交通支的支数以C_4神经水平为高峰，向上向下都逐步减少。②从钩椎关节附着点发出后，行于椎动脉后外侧，途经关节突，环绕攀行至椎动脉前内侧再上行并最终行至椎动脉。③与椎神经的分支吻合，较粗的分支主要集中在椎动脉内侧钩椎关节处，多位于$C_{3\sim4}$、$C_{4\sim5}$水平，并纵行于椎动脉表面。

（3）颈下（星状）神经节与椎动脉的关系

颈下（星状）神经节位于C_7椎横突基部和第一肋骨颈之间的前方，椎动脉的后方，在椎动脉起始部后方占71.93%，后外侧占18.53%，后内侧占9.64%。

（4）椎动脉与交感神经的相关性

交感神经是椎动脉的神经组成中的主要成分，其起源于星状神经节、颈中神经节和颈中间神经节（椎动脉神经节）。大多数交感神经起源于星状神经节，为纤细的神经支，并分布在起始段椎动脉的表面。在这些交感神经中，椎神经是最粗大的。在90%的病例中，椎神经是较为独特的，直径（1.66±0.24）mm，通过椎动脉的表面。大量起源于椎神经的纤细分支在椎动脉起始段的表面形成椎神经丛，而稍为粗大的分支合入第七颈椎神经干。椎神经的其他部分可分为2~3个小分支与椎动脉一起进入第六颈椎的横突孔。起源于颈中交感节或邻近交感干的交感神经，通常每一侧的直径为

(1.27±0.35) mm，其穿过椎前肌肉，在 $C_{5\sim6}$横突或 $C_{4\sim5}$横突的水平与到达钩椎关节或椎动脉表面上的颈神经相吻合。所以这些分支可能间接地与钩椎关节相联系。此外，这些分支也向椎动脉的内侧和后侧走行并合入颈神经干，在椎动脉表面，这些神经支形成了神经环。颈中间神经节位于椎动脉起始段后方，紧靠动脉外膜，该神经节发出许多细小分支分布到椎动脉上。深灰交通支是与椎动脉相伴行的较大神经支，其最终可被追踪到颈神经干。第八颈神经的深灰交通支发于星状神经节，向上或中间走行。在椎间孔附近其分为两个小分支；较大的一支并入 C_8神经干，较小的一支在 C_7椎体横突孔上方穿过，并入 C_7神经干。$C_{3\sim7}$神经的灰交通支发于各自相应的交感神经。进入第六颈神经的深灰交通支的数量最多，进入其他颈神经的深灰交通支的数量向上和向下逐渐减少，而且深灰交通支的直径从 $C_{3\sim8}$逐渐增粗。窦椎神经发于交感神经的一支细支，与第 $C_{3\sim6}$神经的相应脊支吻合，形成了窦椎神经。窦椎神经直径平均为 0.3mm，穿钩状突和钩椎关节的后外侧返回椎管，并向中间和上方行于后纵韧带上。在其走行中，发出了大量的细支以支配钩椎关节囊、后纵韧带、硬脊膜和纤维环的后部等。每一个窦椎神经的末梢向上到达两个椎体，向下到达一个椎体，即一个窦椎神经在某一个区域分布在如下相关结构中，即包括 3 个椎体和 2 个椎间盘。在第 7 和第 8 颈神经的水平，窦椎神经只是由与椎动脉相伴行的交感神经发出的分支所构成。除了窦椎神经，在每一个椎间孔处尚有 2~5 个直接起源于交感神经的细神经束，直径约 0.2mm，它们支配椎管外侧的结构，如钩椎关节囊等。

(5) 颈交感神经对椎动脉的影响

病理因素对椎动脉的刺激比对椎动脉的压迫更能够引起椎动脉痉挛、椎－基底动脉系统血流障碍。于腾波等通过观察发现在刺激颈上神经节、颈中神经节、颈下神经节时，基底动脉血流量与基线血流比较都呈负向变化（$P<0.05$），这说明交感神经在受到激惹后，对椎动脉、椎－基底动脉血流系统的作用主要是使其血流量减少。交感神经对血管的作用主要是通过交感神经节后纤维释放出的化学递质与血管壁内受体结合产生缩血管作用而实现的。因此颈部交感神经受到激惹时，椎动脉痉挛、椎－基底动脉血流量下降。同时，深灰交通支是与椎动脉相伴行的主要神经，其发于颈部交感干，到达椎动脉起始段和横突段的周围，并相互吻合，在椎动脉周围形成神经环。椎神经丛、交感神经和窦椎神经只是一些发于神经环的纤细分支。多数学者认为椎神经丛只是一些终止于椎动脉外膜上的血管支。深灰交通支和椎神经丛在这方面是不一样的，深灰交通支和椎神经丛可因钩椎关节上的骨赘而受到刺激和激惹。发于颈中神经节的交感神经在钩状突水平的椎动脉周围形成一个神经环。发于颈神经的分支向椎动脉前侧表面扩展，该分支与颈神经根一起围绕椎动脉形成神经襻。当椎动脉被钩状突的骨赘改变位置时，椎动脉表面的神经环和神经襻可因牵拉而受到刺激，使椎动脉痉挛，从而产生椎动脉型颈椎病的一系列症状和体征。许多临床证据表明，引发椎－基

底动脉系统血流障碍的主要病因可能不是机械性压迫，而是交感神经受激惹，这主要集中表现在如下方面：许多椎－基底动脉系统血流障碍患者的症状与颈椎骨赘的大小不呈平衡性，对于椎动脉走行异常、存在血管扭曲的病人，经椎动脉周围交感神经剥离或颈椎稳定性植骨后，血管扭曲及骨赘虽无改变，但术后症状减轻或消失；对椎－基底动脉系统血流障碍患者行星状神经节阻滞封闭治疗取得了较满意的效果。综上所述，交感神经兴奋时，对椎动脉总的影响趋势是使其血流量下降，主要机制可能在于交感神经受到激惹后，使椎动脉产生反射性痉挛，产生持续的缩血管效应而使血流量下降，导致椎基底动脉系统血流障碍，这可能是产生椎动脉型颈椎病的重要病因和基础。

综上所述，椎动脉起始段的变异是颈交感神经节术中损伤椎动脉而产生严重并发症的主要因素。

2. 膈神经

由于膈神经与颈交感干在解剖结构上关系比较密切，颈交感神经节阻滞过程中很难避免出现膈神经被阻滞或损伤这一严重并发症，其主要症状为呼吸困难、胸闷，如处理不及时可出现呼吸、心跳停止等严重后果。

（1）膈神经与颈交感干的关系

膈神经的前内侧与颈部交感干相邻，在 C_6 平面膈神经与颈交感干的距离为：左侧（1.58 ±0.53）cm；右侧（1.62 ±0.28）cm。颈中、下神经节位于其前内侧，颈下神经节与膈神经的水平距离为：左侧（1.59 ±0.46）cm；右侧（1.61 ±0.89）cm；颈交感干与膈神经联系的出现率为43.6%，主要与膈神经相联系，与副膈神经则较少。它们与颈下神经节联系最多为60.4%，其次与颈中神经节为17.5%。此外也有与椎动脉神经节、锁骨下袢、颈中、下神经节之间相联系，膈神经在颈部与交感干有广泛的联系。

（2）膈神经的毗邻关系

膈神经主要起自第四颈神经，也常接收第三及第五颈神经的小支，三个根在前斜角肌外侧连接，膈神经在颈部不发出任何分支，其自前斜角肌上部外缘沿该肌的前面于椎间筋膜的深侧以近似垂直的方向下降，颈段膈神经的上部位于 C_5 横突结节外侧（9.63 ±1.65）mm、C_6 横突结节外侧（12.37 ±2.54）mm。在颈根部被胸锁乳突肌及颈内静脉遮盖，并有肩胛舌骨肌的中间腱、颈横动脉及肩胛上动脉横过其表面，左膈神经的前面还有胸导管经过。膈神经的前内侧与迷走神经及颈部交感干相邻接，膈神经继续下降，经锁骨下动脉、静脉之间自胸廓内动脉的外侧，再斜行到其内侧（可在该动脉的前侧或后侧经过）进入胸腔。膈神经和副膈神经与锁骨下静脉的位置关系：膈神经在锁骨下静脉后占91.6%，膈神经在锁骨下静脉前方占4.2%，膈神经在头臂静脉后方占2.1%。

膈神经起于 C_4 者约占49%，起于 C_5 者约占39%，其他占12%，膈神经主要由 C_4 脊神经组成，同时也接受 C_3 和 C_5 的小分支，自主干形成后于前斜角肌前面下行，穿锁骨下静、动脉之间入胸腔，沿纵隔和纵隔胸膜之间下行入膈。膈神经自第一肋上缘平面向下与心包膈血管伴行至入肌点。

膈神经走行于前斜角肌前方，位于星状神经节外侧左侧，若穿刺针过度外偏，则可能阻滞膈神经，产生单侧膈肌麻痹，影响正常的呼吸。膈神经的前内侧与颈部交感干相邻，在 C_6 平面膈神经距离颈交感干的距离为：左侧（15.28±5.3）mm；右侧（16.32±2.28）mm。颈中、下神经节位于其前内侧，颈下神经节距膈神经的水平距离为：左侧（15.83±4.53）mm；右侧（16.29±4.28）mm；距 C_6 横突外侧结节为（12.43±2.25）mm。而且膈神经在 C_6 平面的宽度范围是2.38~2.47mm，厚度范围为：0.85~0.91mm。由于膈神经与颈交感神经干及颈交感神经中、下神经节的距离很近，而且膈神经在 C_6 平面有一定的宽度和厚度，所以在行颈中下神经节穿刺术的过程中，为了防止膈神经损伤及阻滞并发症的出现，应注意如下事项：①穿刺过程中定位一定要准确，进针要缓慢，如穿刺针触及膈神经患者就会出现呛咳或呃逆，此时应立即退出穿刺针重新定位，调整进针角度。②穿刺成功后注射局麻药量不宜过多，浓度不宜过高，因为局麻药在颈部扩散快，如麻药量过多、浓度过高，则会引起膈神经阻滞，出现阻滞侧膈肌运动丧失，出现一侧呼吸减弱，影响呼吸功能，注药时要边观察边注药，缓慢注射。

综上所述，颈交感神经节术中定位不准确、进针过深、注射局麻药量过大是产生膈神经损伤、阻滞并发症的主要原因。

3. 喉上及喉返神经

喉返神经分支比较复杂，存在各种变异，喉返神经被阻滞是颈交感神经节穿刺术中的常见并发症之一。据资料记载其发生率为1%~5%。喉返神经阻滞可导致患者声音嘶哑、呼吸困难，甚至声门闭合而窒息死亡。

（1）喉上神经分支的形态、分布

喉上神经从迷走神经分出后，在舌骨大角平面分为内、外二支。喉内支穿甲状舌骨膜入喉，其入喉点在甲状软骨上角的前下方，距甲状软骨上角尖的距离，左侧为（12.87±2.64）mm，右侧为（12.32±2.58）mm。喉外支伴甲状腺上动脉下行，神经走行在甲状腺上动脉后内侧的占83.33%，走行在动脉后方的占16.67%，之后神经斜向内下方至环甲肌。喉外支与甲状腺上动脉的最近距离在甲状腺侧叶上极10.83mm处。

（2）喉返神经的分支、形态、分布及变异

喉返神经分支呈树枝状，称树型分支，其分支之间或分支与颈交感干之间互相吻合，形成袢状，我们称之为喉返神经袢，其前支和后支直接从袢上发出喉返神经从迷走神经分出后，沿颈部气管食管沟上行，沿途发出数条分支分布于喉、气管、食管及邻近肌。

按其分支分布，将喉返神经的分支分为支配喉的喉支和支配气管、食管的喉外支。喉支有1～3支，在甲状软骨下角的后下方入喉。喉外支有2～6支，分布于气管、食管、甲状腺被膜等组织。喉返神经的分支与颈交感干之间有交通，形成神经袢。

（3）喉返神经的解剖变异与并发症的关系

喉返神经阻滞、损伤是颈交感神经节穿刺术中常见的并发症，引起其阻滞、损伤的原因较多，多数原因是对喉返神经的走行、分支数目及神经主干的形态、分支变异及其与甲状腺下动脉的关系认识不足而造成喉返神经被阻滞、损伤。喉返神经的变异主要表现为其外部形态及其分支与位置的变化，约1/3的喉返神经有喉外支，并在其中一侧或双侧发出2支或更多的分支；文献报道认为喉返神经在喉外的分支较多，且多以前后两终支入喉。喉返神经可能为双条，部分喉返神经分支与分支，分支与颈交感神经链之间吻合成袢状，因此在行交感神经节穿刺术时应考虑到分支与颈交感神经链之间的吻合，赵俊等研究表明，83%的喉返神经在甲状腺附近可发出几个分支到气管、食管和喉，因此，在行交感神经节穿刺术的过程中，必须注意喉返神经的分支情况，以免造成并发症的发生。

第六节　星状神经节穿刺术

一、传统星状神经节穿刺术

1. 传统的星状神经节穿刺方法各异

国内宋文阁介绍，从胸锁关节上并排放两横指，在两指之间进行穿刺，通过测量一横指仅相当于1.5cm左右，此点穿刺针尖大多在T_1横突。国内刘小立，牛爱清报告星状神经节穿刺点在胸锁关节上2.5cm。山室诚介绍了采用C_6横突前结节穿刺法。但上述文献均未确切报告针尖所处位置。

有文献报道，星状神经节的体表定位常用环状软骨下缘的标志进行，通过在标本上的测量及观察，体位的改变常影响甲状软骨位置的高低，因此用环状软骨下缘为标志并不十分准确。经模拟穿刺及测量，用胸骨颈静脉切迹为标志较为准确，可先由胸骨的颈静脉切迹向上沿颈部前正中线作一条长3.2cm的垂直线，再由该线的末端向颈部两侧旁开3cm左右的水平线，此线的末端深方即为颈下神经节。

2. 传统星状神经节穿刺术穿刺点的选择

星状神经节穿刺目前临床上常以胸锁关节为参照点或以第六颈椎横突的颈动脉结节为参照点，以选择锁骨胸骨端作为参照点定位较为便捷准确，易操作且变化误差较小。目前常用的方法有：

（1）第七颈椎横突前结节星状神经节穿刺法

即触及 C_6 横突前结节，稍退针改变穿刺针的方向，向在离其约一横指尾内侧的 C_7 横突基底部进行穿刺，达骨面后稍拔出一点离开骨面，再进行下一步操作。这种操作方法因目标点偏深，不熟练者穿刺时常不能一次成功，需要反复进行操作。穿刺针刺入时除引起疼痛外，还可引起危及生命的并发症，例如在 C_7 横突前面有椎动脉走行，若局麻药误注入血管内可发生意识消失及抽搐痉挛，还有离开治疗室经过一段时间后发生血肿所致的呼吸困难、窒息等。

（2）第六颈椎横突前结节星状神经节穿刺法

此方法根据进针位置及深浅可产生不同的效果，可归纳为两条径路：①穿刺针抵达 C_6 横突基底部的径路即基底部径路，操作要点是，应以手指末节指腹触压横突前结节，在指尖前，即其内侧进针，则指尖易达横突基底，若此时注入局麻药，则可沿颈长肌可向尾侧扩散至上胸部而阻滞星状神经节。②穿刺针抵 C_6 横突前结节径路即前结节径路，以指尖触压横突前结节，则针尖达前结节，若注入药物，则局麻药沿头长肌可向上、而不易向尾侧扩散，从而使上肢治疗效果较差，C_6 横突前结节只适合于颜面、头部的疾患。

（3）旁气管法

患者取仰卧位，术者立于患侧，用食指及中指在星状神经节体表投影的位置处，将颈动脉鞘推向外侧，在颈动脉鞘与气管之间垂直略向上方斜进针，指尖触及 C_6 横突前结节，与矢状面平行方向进针，针尖刺入较浅，仅抵 C_6 横突前结节深度为3cm左右，回吸无回血或脑脊液后再进行下一步操作。若注药，注射过程中应注意周围的毗邻关系，以免将药物注入血管内或蛛网膜下腔内。神经节的下半部分低于胸膜顶，位于胸膜顶的后内方及后方，进针时密切观察病人的呼吸情况，而且宁高勿低，以免损伤胸膜顶而造成外源性气胸。

颈长肌在 C_6 横突附着的方式也有个体差异。星状神经节阻滞时，当上肢的效果不满意时，可进行 C_7 横突前结节星状神经节穿刺法。行右侧 C_7 横突前结节星状神经节穿刺法时，以左中指触摸到 C_6 横突前结节，示指放在尾侧一横指，向 C_7 横突基底部穿刺，抵达骨面时注入药液。临床上星状神经节穿刺术的实施首先选择部位浅、操作容易、安全性高的 C_6 前结节，要得到上肢、上胸部、椎骨动脉支的阻滞效果时，要注意 C_6 前结节的触摸方式和穿刺方向，进针到 C_6 基底部更深的“颈长肌下斜部”。当上肢阻滞效果不好，或者 C_6 前结节不易触及时，应选择 C_7 横突前结节星状神经节穿刺法穿刺径路。

二、传统星状神经节穿刺产生并发症的原因

星状神经节位置较深且毗邻结构复杂，穿刺过程中常可出现药物误入血管或蛛网

膜下腔、膈神经阻滞、喉返神经麻痹等并发症。由于星状神经节周围血管较多，在穿刺到达既定深度后，应确定回吸无血方可注入药物，以免药物误注入血管；因节的前下方紧邻胸膜顶，在穿刺过程中，如针向腹侧倾斜，可能刺入胸膜顶产生气胸；因节的后内侧为椎间孔、内侧为喉返神经，如向内侧倾斜过度，可经椎间孔误入蛛网膜下腔，损伤脊神经甚至脊髓，还可阻滞喉返神经，产生声音嘶哑；因节的外侧为膈神经，如穿刺方向偏外，则有可能损伤膈神经，产生单侧膈肌麻痹。

三、改良法——手卡指压式星状神经节穿刺术

1. 星状神经节的体表定位点

位于锁骨胸骨端上方（22.38±3.97）mm与中线旁开（24.18±2.35）mm的交点处或颈动脉结节下方（37.14±5.86）mm与中线旁开（24.21±3.79）mm交点部位；经此点垂直进针（32.48±2.54）mm即达星状神经节。

2. 星状神经节穿刺的解剖要点

星状神经节位置较深，其前外侧方有重要的颈动脉鞘，椎动、静脉等重要结构。因此，穿刺过程中应避免损伤颈动脉鞘内容物，避免误伤椎动、静脉以及胸膜顶等重要结构。

3. 手卡指压式星状神经节穿刺术之穿刺方法

以穿刺右侧星状神经节为例。

（1）体位

常取仰卧位，使枕部与背部处于同一高度或将一薄枕置于双肩下，使头尽量后仰，以充分暴露颈部。面向上方，颏部抬向前。口微张开以减小颈前肌张力，且易触及第六颈椎横突。操作者应位于病人的右侧。

（2）定位

胸锁关节上约2.5cm，正中线旁开约2.5cm，胸锁乳突肌内侧缘，约当环状软骨下缘水平处，标记之。

（3）定点

术者左手拇指在“定位”处接触皮肤，轻轻按压，以病人可耐受为度，当触及颈动脉搏动时，把颈动脉控制在指腹下，将胸锁乳突肌、颈总动脉、颈内静脉推向外侧，使之与气管、食管分开，再继续轻柔地向下按压，可触及明显的抵抗感，此为C_6横突前结节，标记之，此为“进针点”。

（4）穿刺方法

术区消毒，戴无菌手套，术者左手四指与拇指分开，四指抵于薄枕或者紧靠于患者颈部，做卡颈状动作，以确保操作时押手的相对稳定；拇指在“定位”处再次做“定点”时的动作，以确保“进针点”的准确性，然后松开拇指，使拇指轻轻触及皮

肤；右手持针，针斜口面对拇指，针尖触及“进针点”皮肤，拇指与针尖同时向下移动，拇指将胸锁乳突肌、颈总动脉、颈内静脉推向外侧，触及颈动脉搏动，确认已经把颈动脉控制在指腹下；继续向下移动，当到达 C_6 横突前结节时有明显的抵抗感，稍作停顿后，左手拇指固定，右手向下快速突破，针尖所到之处即为 C_6 横突前结节；退针0.2cm，右手持针固定不动，左手拇指轻轻抬起，以颈部皮肤随之而起为度，此时标志穿刺获得成功；之后，进行下一步操作（注射、埋线或者松解），出针，按压片刻，创可贴贴敷即可。

（5）星状神经节穿刺术的层次解剖

由体表定位点至星状神经节，由浅入深的层次解剖结构是皮肤、浅筋膜、颈深筋膜浅层、舌骨下肌群、气管前筋膜；颈动脉鞘位于其前外侧，椎动、静脉紧邻其前外侧，胸膜上筋膜、胸膜顶亦紧邻其前外侧，椎前筋膜覆盖其表面，颈长肌邻贴其内侧。

（6）星状神经节穿刺术的操作要点

行星状神经节穿刺术时，使患者取仰卧位，双肩下垫薄枕，使颈部术区视野开阔；头居中后仰，以颈部皮肤松紧适度为原则，个别病人颈阔肌太过紧张时，可使其微微张口；拇指在做定点的动作时，应先轻轻触及动脉搏动，然后直立其指尖向下推进；穿刺时，核心要领是拇指与针尖同时向下移动；突破时，破皮即到，无须继续深入，针尖与横突前结节的关系是“到而未达”，以不触及骨面为上；左手拇指轻轻抬起，以颈部皮肤随之而起为度，此时标志穿刺成功。应注意穿刺星状神经节时并无异感，故不需寻找异感。

（7）坚持“宁上勿下”与“宁下勿上”的原则

因为交感神经是由交感神经干与交感神经节等构成，无论是交感神经干还是交感神经节，只要能够刺激到它，就可以获得程度不同的疗效。因此，从安全的角度出发，初学者应坚持“宁上勿下”的原则，即，坚持先在 C_6 练习操作，如果熟练了，就应该坚持“宁下勿上”的原则，即到达 C_6 前结节后，退针稍许，针尾向头侧倾斜适度，针尖向 C_7 横突移动，到达横突后，再进行下一步操作即可。

“宁下勿上”的另外一层意思是：当操作熟练后，定点的环节中，在拇指向下触摸时，可轻轻向下触及 C_7 横突前结节，标记之，然后穿刺即可。

（8）手卡指压式星状神经节穿刺术口诀

仰卧右侧垫薄枕，手卡颈部制活动。

指压分离动脉动，线体对折转出针。

核心技术同移动，手法补泻压针孔。

植物免疫泌功能，治病保健又养生。

第七节　星状神经节解剖位置及穿刺技术分析

一、颈交感神经解剖概要

颈交感神经节干位于颈长肌浅面，椎体两旁和椎前筋膜深侧，分为颈上、颈中、颈下神经节。3 个神经节与相连的神经纤维组成颈交感干，位于颈动脉鞘的后方稍偏外，后为头长肌和颈长肌，由乳突下方伸展到第一肋后端，行程相当于各颈椎横突尖的连线内侧。颈交感干在椎动脉下方与胸交感干相续，上端则分支至颈内动脉四周形成神经丛并沿之伸入颅内。颈部交感神经纤维的节前纤维来自第一、二胸髓节灰质的外侧中间核，而不由颈髓发出。

颈上交感神经节：此节最大，位于第二、三颈椎横突之前，颈内动脉起始之后，头长肌面上，前邻迷走神经结状节。由此发出灰交通支至上四颈神经，至颈外动脉的神经丛，咽支至咽丛，上心支至大血管后面心丛，交通支至迷走神经、舌咽神经及舌下神经。

颈中交感神经节：此节最小，肉眼可能看不到，位于第六颈椎横突前面，甲状腺下动脉的前方或后方。由颈中节发出灰交通支至第五、六颈神经，中心至心丛。

颈下交感神经节：此节位于椎动脉后方，第一肋颈与第七颈椎横突之间的前方，前邻胸膜顶，后外有肋颈干，在左侧内前有胸导管。由颈下节发出灰交通支至第七、八颈神经，下心支至心丛，神经丛至锁骨下动脉及其分支。颈下节有时与第一胸交感神经节和而形成星状节。

星状节的位置相当于第七颈椎横突与第一肋骨头平面。锁骨下动脉发出椎动脉处紧贴神经节的前外面。椎动脉的起始部即位于神经节的前方稍偏外。星状节的前下面与胸膜顶相邻，后外缘邻近肋颈干。胸导管通过星状节的内前方。供应头、面、颈部及上肢的交感神经节前纤维，皆起自脊髓第一胸节以下，通过 $T_{1\sim4}$ 白交通支。在交感神经节干第一胸节以上封闭颈下节或星状节，即可阻断上述区域的交感神经供应。

二、星状神经节解剖特点与穿刺技术剖析

星状神经节的中心位置位于胸膜顶第一肋骨颈水平，是由颈下神经节和 T_1 神经节融合而形成的。这种融合出现的概率是 75% ~80% 。星状神经节接受沿交感神经链内上传的上胸段交感节前神经纤维，在其中交换神经元后发出节后神经纤维支配头面、颈项、上肢及胸内的心脏等多个器官、组织。大多数情况下星状神经节表面都被覆有一层脂肪组织，再向外才是壁层胸膜，这一特征性的脂肪层常是确定星状神经节位置的标志。星状神经节只有下端的一小部分表面覆盖以壁层胸膜，因而属于胸膜间位结构，其余大部分都属于胸膜外位结构。从神经节下缘与第二肋骨上缘的位置关系看，

星状神经节下缘低于第二肋骨上缘的发生率是33.33%，但还没有发现一例星状神经节的下缘低于第二肋骨上下肋缘的中点，研究还发现星状神经节向其前内侧斜下行发出3～5根神经纤维，是支配心脏等胸内脏器的交感神经节后纤维，损伤后可能引起心动过缓。

星状神经节的位置较深，周围毗邻许多重要结构，因此，研究星状神经节的形态特征，提供星状神经节与毗邻结构及骨性或肌性体表标志距离等定量解剖学数据，对于临床实施星状神经节穿刺时，明确神经节的位置、穿刺方法、用药量，进而提高穿刺的成功率、减少并发症，都具有重要临床应用价值。对星状神经节的解剖观测结果表明，星状神经节的形状、大小和重量在个体间以及同一个体的左右两侧间均存在一定差异。星状神经节的形状主要为星形、哑铃形、长梭形、三角形，但无论哪种形状，其在垂直方向的长度均较大，平均为（16.85±4.57）mm，明显大于宽度（4.94±0.33）mm和厚度（4.17±0.68）mm。

明确星状神经节的位置，进而确定穿刺点和穿刺方向，是实现穿刺成功的关键。通过观察测量显示，第六、七颈椎横突、颈动脉结节、胸锁乳突肌后缘中点、颈静脉切迹内缘及胸锁关节，这些骨性或肌性结构，均可作为确定星状神经节位置的体表标志，其中第七颈椎横突与星状神经节的距离最近，垂直及前后距离仅为（7.68±0.17）mm和（6.19±0.45）mm，是确定星状神经节体表投影的最佳骨性标志。临床上行神经节穿刺时，通常采用气管旁C_6横突或气管旁C_7横突两种方式。不过，第七颈椎横突与星状神经节之间的距离虽然更近，更易为星状神经节在体表定位，但其周围的重要结构较多，可能更易导致并发症，且易直接刺伤星状神经节，损伤神经节的营养血管。相比之下，C_6横突穿刺法其周围的重要结构相对较少，较少引起并发症。王其豪等通过临床试验比较了两种方式在星状神经节穿刺中的差异和优异性，23例患者两种方法分别穿刺了100例次和80例次，结果C_6横突法成功率为98%，C_7横突法成功率为91.2%。在临床实施星状神经节穿刺时，可首先以C_7横突为标志明确节的体表投影，再以C_6横突为标志进行穿刺，进针深度控制为“到而未达”，这样可能会获得更好的穿刺效果，同时避免并发症的发生。

在星状神经节毗邻的各结构中，与椎动脉的关系最为密切，星状神经节或在其内侧或背侧紧密贴靠或被椎动脉穿过。所以，要避免粗暴操作，注射时，一定要回抽确定无血液，以免误刺入椎动脉引起并发症。星状神经节与胸膜顶的关系也较为紧密，距胸膜顶的垂直距离平均仅为5.83mm，部分星状神经节与胸膜顶紧密贴靠，若穿刺针向下方过度倾斜易刺入胸膜导致气胸。星状神经节与椎间孔距离9.98mm，与喉返神经距离左侧（10.81±3.32）mm，右侧（10.53±3.24）mm，若穿刺针向内侧过度倾斜，可致针刺入椎间孔而误入蛛网膜下腔，或刺激或阻滞喉返神经产生声音嘶哑。膈神经走行于前斜角肌前方，位于星状神经节外侧左侧（15.83±4.53）mm，右侧（16.29±

4.28）mm 处，若穿刺针过度外偏，则可能刺激或阻滞膈神经，产生单侧膈肌麻痹，影响正常的呼吸。颈动脉鞘位于星状神经节的前方，前后距离（14.13 ± 3.21）mm，穿刺时应向外推开颈动脉鞘，避免穿刺针刺入鞘内，刺激或阻滞迷走神经或将药物误入血管内。星状神经节的前外、后外、下方及前内分别临近甲状颈干、肋颈干、锁骨下动脉及胸导管（左侧），临床操作中也应避免刺入。另外，在进行星状神经节穿刺时，要定位准确，避免损伤交感干。史珞等报道了 1 例星状神经节穿刺致交感神经损伤的病例。由于操作者技术不熟练，反复穿刺才找 C_6横突骨性标志的过程中，进针过深造成交感神经链的损伤，导致霍纳氏综合征持续存在。

有研究表明，星状神经节阻滞的治疗中，产生的效果并非因在 T_1高度的星状神经节被阻滞所致，是因在颈长肌膜内出入的颈中神经节及星状神经节的节前、节后纤维被阻断的效果。在星状神经节穿刺的过程中穿刺针进入不宜过深，应避免穿刺针反复直接刺入神经节。如果穿刺针反复直接刺入神经节，可造成神经节营养血管的损伤，甚至会损伤星状神经节而引起严重的并发症，所以在行星状神经节穿刺过程中只要将线体、气体或者液体留在星状神经节的周围或者旁边，就可以得到治疗效果。

颈交感干、颈交感神经节位于椎间孔外椎前筋膜的深侧，浅面覆盖着颈前肌群，当颈椎关节突关节及其周围结构紊乱时，可导致颈部肌群痉挛，从而可激惹椎间孔外的颈交感神经干或交感神经节，通过交感神经反射，引起皮区或深部组织血管内容物的渗漏，可产生颈肩部或头牵涉痛，伴随牵涉痛的产生，被牵涉部位（如头面部）经常会发生一些病变，如水肿、血流的变化、皮肤及皮下组织质地、结构以及触觉小体等的变化，从而引起一系列头面部等部位的症状。而临床上行颈椎横突或关节突关节阻滞可缓解或解除颈肩痛及头面部症状，可能与阻滞后减轻或解除颈部肌群对颈神经及交感神经的刺激有关。文献报道，颈源性疾病所致头颈交感神经症状，主要是交感神经加入到脊神经、窦椎神经及血管壁的分支受到刺激产生的。研究发现除交感神经分支可能受激惹外，颈交感神经节和交感干均可能受到刺激。颈上神经节邻近的淋巴结和颈外侧上深淋巴结，口腔、鼻咽部的炎症均可引起颈部淋巴结炎性肿大，以及其反复慢性感染造成的炎性变和纤维瘢痕化，则更容易压迫刺激颈上交感神经节而产生头面部植物性神经功能紊乱症状。另外寰椎横突增生也可对颈上神经节产生刺激。颈中和颈下（星状）神经节借节间支围绕椎动脉，由于颈下（星状）神经节位于小斜角肌和第一肋椎关节之间，借颈胸膜顶与肺相隔，当小斜角肌痉挛、第一肋椎关节增生肥大或存在第一肋抬高等因素，均可使颈下（星状）神经节受到激惹，产生上肢多汗、Homer 征等交感神经症状。交感神经干在 C_5颈椎横突处邻近前斜角肌腱性交叉起点内缘和头长肌、颈长肌腱性束带后外侧缘，当头颈部作旋转或伸屈运动时，上述腱性交叉起点和腱性束带可能使交感神经节或整个交感神经干受到激惹，产生更为广泛的交感神经症候群，是椎间孔外颈神经卡压源性颈肩痛患者常常伴有头颈及上肢的交感神经紊乱症状的主要原因，行 C_5横突穿刺以减轻或消除上述结构对交感神经的刺激，是使头面部交感神经症状获得缓解的解剖学基础。颈交感神经节发出节后纤维，广泛分布于头、颈部器官，功能极其复杂。椎神经主要由颈下神经节、颈中神经节及颈中神经节发出，在 C_6平面随椎动脉一同进入横突孔，发出广泛分支分布于椎动脉，当颈椎出现骨质增生和不稳时，将导致患者出现血压升高、头晕等临床表现；有些顽固性失眠也与交感神经兴奋性增高有关。临床上常以 C_6作为标志，行颈中神经节穿刺以治疗交感神经兴奋性增高相关疾病的报道。虽然颈中神经节的出现率在50%左右，但大多数位于 $C_{6\sim7}$横突之间，由颈中下神经节发出的椎神经也主要在 C_6进入横突孔。研究发现，颈交感干也在 C_6横突孔下方会聚。颈交感干位于 C_6横突前结节的正前方或稍内侧，椎动脉位于 C_6横突前结节的下内侧。神经节穿刺时，椎动脉损伤是最常见的并发症。为避免椎动脉损伤，穿刺时应以 C_6横突前结节为标志，应在 C_6横突前结节的中上部内侧进行穿刺。

颈长肌分为上外部和下内部，和头长肌一起合称为椎前肌。起于 $T_{1\sim3}$和 $C_{3\sim5}$横突，止于寰椎前结节和 $C_{2\sim4}$椎体等。其主要作用为使颈前屈和侧屈，由 $C_{3\sim8}$神经前支支配。颈交感神经干直接位于颈长肌前方，椎前筋膜后方，并有分支与颈长肌相连，在行颈中下交感神经节穿刺时，注入药液的扩散受肌肉和肌筋膜的限制，进针的部位、方向、深浅及速度都会影响药液的扩散而产生不同的治疗效果。第七颈椎横突前结节法星状神经节阻滞的效果并非因星状神经节被直接阻滞所致，而是因在颈长肌膜内出入的颈中神经节及星状神经节的节前、节后纤维被阻断的效果。在 C_6基底部也要得到同样的效果，就应争取使注入的药液扩散至 T_2高度的颈长肌内间隙。解剖学上根据颈长肌肌腱的附着点不同分为上斜部、垂直部、下斜部。上斜部因起自 $C_{3\sim5}$横突，止于寰椎前结节，与在C6的穿刺没关系。在最内侧的垂直部起自 $C_{5\sim7}$，止着于 $C_{2\sim4}$椎体，这部分的阻滞因与交感神经的走行分离以及向尾侧的扩散也受限，所以不能出现上肢的效果。颈长肌中，起自 $T_{1\sim3}$止于 $C_{5\sim7}$横突的下斜部最为重要，其前有与星状神经节阻滞相关的交感神经，如果向下斜部注入足量的药液，也可以达到上肢被阻滞的效果，即沿着颈长肌下斜部向尾侧注药，上肢的效果为77.8%。

从 C_6基底部到颈长肌外缘的距离为平均6.5mm，其中央为下斜部，外侧与头长肌相连，在此狭窄部位以颈长肌下斜部为目标进行穿刺，针尖的位置很难确定。根据 C_6前结节的指压方式以及穿刺针的方向不同，上肢的穿刺效果也有差异，即用指尖触及前结节并以与矢状面平行的方向进针注药，上肢的效果为36%；但用指腹触及前结节并以矢状面平行的方向进针，可达 C_6基底部中央附近最深的部位（即颈长肌下斜部所在的骨面），此法准确率不低于 C_7SGB。C_6横突前结节法星状神经节穿刺的操作要点是，应以手指末节指腹触压横突前结节，在指尖前，即其内侧进针，则指尖易达横突基底，此时注入的局麻药沿颈长肌可向尾侧扩散至上胸部而阻滞星状神经节；若仅以指尖触压横突前结节，则针尖达前结节，注入的局麻药沿头长肌可向上，而不易向尾侧扩散，从而使上肢效果较差。

第八节　星状神经节穿刺术并发症、禁忌证及注意事项

一、并发症

1. 血肿穿刺针损伤颈部血管，引起局部血肿，应拔出穿刺针并压迫止血。
2. 气胸穿刺角度的不适当或穿刺部位过低，可导致气胸或血气胸。
3. 感染操作不严格，可引起感染，造成深部脓肿。发生率极低。
4. 局部硬结多次治疗，可致局部出血或损伤，故以预防为主。

二、禁忌证

1. 凝血时间延长、有出血倾向或正在施行抗凝治疗者。
2. 恐惧、小儿及精神异常等不能合作者。
3. 炎症、肿瘤、气管造口者。
4. 强力咳嗽者。

三、注意事项

1. 交感神经为自主神经，没有疼痛及异感，进针过程中，不要问病人有没有什么感觉，病人说话会造成环状软骨运动而影响操作。

2. 疗程：①阻滞：每天1次，10次1个疗程，两侧交替。②埋线：2周1次，3次1个疗程，两侧同时。③松解：每天1次，10次1个疗程，两侧交替。

【参考文献】

[1] 张为龙，钟世镇．临床解剖学丛书（头颈部分册）[M]．北京：人民卫生出版社，1994.

[2] 张远征，程东源，薛怀安，等．颈椎病手术入路的选择 [J]．解放军医学杂志，2003，28（2）：168－170.

[3] 任先军，梅芳瑞，张年春．椎动脉扭曲与颈椎前路减压的危险性分析 [J]．中国矫形外科杂志，2001，8（10）：943－945.

[4] 林庆光，赵新建，冯宗权．颈性眩晕及其手术治疗机制的探讨（附23例分析）[J]．中国脊柱脊髓杂志，1998，8（5）：249－251.

[5] 杨玉辉，高忠礼，刘景臣，等．颈椎前路扩大减压术的应用解剖 [J]．吉林大学学报（医学版），2005，31（1）：76－78.

[6] 张立生，刘小立．现代疼痛学 [M]．石家庄：河北科学技术出版社．1999.

[7] 韦理．颈交感神经临床研究进展 [J]．广西中医药大学学报，2004，7 (2)：72－74.

[8] 杨利孙，易声禹，章翔，等．阻断与刺激颈交感神经对家兔脑损伤后脑循环和血脑屏障的影响 [J]．中华神经外科杂志，2000，16 (1)：52.

[9] 卢佩林，朱锦冲，唐万忠，等．阻断与刺激交感神经对脑损伤后脑水肿的影响 [J]．实用医药杂志，2000，17 (4)：214－215.

[10] 于腾波，夏玉军．交感神经因素对椎－基底动脉血流影响的实验研究 [J]．中国脊柱脊髓杂志，2000，10 (3)：157－159.

[11] 李英杰，武小玲，贾和平．颈中、下交感神经节阻滞对大脑中动脉血流动力学的影响 [J]．中国现代医学杂志，2002，12 (5)：65－68.

[12] 林雪群，邵立健，程上穆，等．太鼠椎动脉基底动脉系脑血管神经肽 Y 能神经与星状神经节、颈上神经节的关系 [J]．神经解剖学杂志，2001，17 (3)：257－260.

[13] 李英杰，尹玲．颈交感神经切断对脑循环的影响（国外医学脑血管疾病分册）[J]．2002，10 (2)：148.

[14] 刘毅，赵劲民，农朋海，等．颈胸交感神经的解剖及临床意义 [J]．中华手外科杂志，2011，27 (5)：303－305.

[15] 徐三文，江卫军．穴位埋线治疗颈性血压异常 55 例临床观察 [J]．中国中医骨伤科杂志，1999，7 (4)：26－27.

[16] 贺俊民，陈忠和，韦贵康，等．刺激兔颈交感神经节及椎动脉对血压影响的实验观察 [J]．中国骨伤，2000，13 (3)：144－146.

[17] 刘贻德．就神经病学观点谈心绞痛的误诊 [J]．临床误诊误治，1999，12 (2)：81－83.

[18] 杨克勤，张之虎．颈椎病 [M]．北京：人民卫生出版社，1985.

[19] 崔明亮．颈椎病可致心律失常 [J]．武警医学，1990，4 (1)：22.

[20] 崔明亮，孔繁富，李玉明，等．交感神经型颈椎病对心率变异性影响的临床研究 [J]．武警医学，2002，13 (5)：268－270.

[21] 李士英，宋文静，王海燕．急性颈椎损伤引起心动过缓病例的心电图分析 [J]．中医正骨，2002，14 (2)：17.

[22] 高建国，吴强，吴毅文，等．推拿对伴有心血管症状的颈椎病患者血浆心钠素水平的影响 [J]．颈腰痛杂志，2000，21 (2)：101－103.

[23] 顾蕴辉，张田，吕贻春．AV3V 区和室旁核内的心房肽参与下丘脑前核升压反应 [J]．北京大学学报（医学版)，1996，8 (4)：256－258.

[24] 滕刚．颈椎病类冠心综合征与心绞痛的鉴别 [J]．黑龙江医学，2001，25 (4)：276.

[25] 韦贵康，张志刚．中国手法诊治大全 [M]．北京：中国中医药出版社，2001.

[26] 邵福元．颈肩腰腿痛应用解剖学 [M]．郑州：河南科学技术出版社，2000.

[27] 朱明双，郑重，黄勇．注射硬化剂法制作家兔椎动脉型颈椎病动物模型 [J]．中医正骨，2000，12 (12)：11.

[28] 冯世庆，杨敏杰，陈君长，等．椎动脉外膜剥离术的基础和临床研究 [J]．中国脊柱脊髓杂志，1998，8 (1)：6-9.

[29] 张清，佟大伟，孙树椿．刺激椎神经对椎动脉血流量影响的实验研究 [J]．中国骨伤．2001，14 (10)：599-600.

[30] 俞庆声，钟延丰，孙宇，等．颈椎小关节滑膜的病理学观察与颈椎病发病的关系 [J]．颈腰痛杂志，2002，23 (3)：177-180.

[31] 张晓东．星状神经节阻滞的临床应用及相关机制研究 [J]．重庆医学，2010，39 (19)：2612-2613.

[32] 刘维刚，王利，关怀，等．星状神经节阻滞治疗原发高血压效果的临床研究 [J]．中国疼痛医学杂志，2006，12 (6)：368-369.

[33] 岳修勤．颈交感神经节穿刺入路的应用解剖学研究及临床应用 [D]．广州：南方医科大学，2007.

[34] 吴建秋，景在平．椎-基底动脉缺血颅外血管重建进展 [J]．中国现代普通外科进展．2001，4 (4)：214-216.

[35] 梅祖胜．颈上神经节阻滞治疗偏头痛 50 例 [J]．实用疼痛学杂志，1995，3 (1)：8-9.

[36] 石中梁，高远孚，严超凡，等．中国人膈神经的观察 [J]．徐州医学院学报，1982，4 (1)：20.

[37] 赵俊，张立生．疼痛治疗学 [M]．北京：华夏出版社，1995.

[38] 山室诚，张伟，于颖彦．疼痛治疗 20 年的经验教训 [J]．实用疼痛学杂志，1995，3 (4)：188-190.

[39] 单红卫．星状神经节阻滞并发症浅析 [J]．浙江临床医学，2003，5 (2)：152-153.

[40] 杨玉辉，吕衡发，刘景臣，等．椎动脉 V1 段的形态学特点及其临床意义 [J]．吉林大学学报（医学版），2004，30 (5)：762-764.

[41] 宋文阁．疼痛诊疗手册 [M]．济南：山东科学技术出版社，1993.

[42] 刘小立，牛爱清．星状神经节阻滞 [M]．太原：山西科学技术出版

社，1994.

［43］齐聪儒，陈志宏，宋成军，等．星状神经节的应用解剖［J］．承德医学院学报，2001，18（2）：89－91.

［44］刘加升．实用外科注射疗法［M］．北京：中国科学技术出版社，1993.

［45］贾亮，陈卫军，陆海，等．星状神经节阻滞的应用解剖［J］．第三军医大学学报，2004，26（13）：1184－1186.

［46］崔晓光，李文志．星状神经节阻滞的操作技术［J］．实用疼痛学杂志，1998，6（1）：31－33.

［47］李和平，张文斌，王联国．星状神经节阻滞麻醉的应用解剖［J］．中华解剖与临床杂志，2005，10（2）：161－162.

［48］张一飞，郭国荣，张兴华．星状神经节的应用解剖［J］．湖北医药学院学报，1996，15（1）：13－14.

［49］牛爱清，郭先娥，代旭平，等．X线下星状神经节阻滞的定位观察［J］．实用疼痛学杂志，1997，5（2）：58－59.

［50］王其豪，陈敏光，陈孔利．颈中交感神经节阻滞方法和并发症预防［J］．中国疼痛医学杂志，1996，2（4）：208－211.

［51］邵正仁，訾刚．星状神经节阻滞术的应用解剖［J］．解剖学研究，2001，23（3）：224－225.

［52］史珞，张晓昆，汤淑芬．星状神经节阻滞致交感神经损伤一例［J］．中国疼痛医学杂志，1996，2（3）：188.

［53］王金武，陈德松，王劼，等．颈部交感神经干及交感神经节受刺激因素的解剖学观察及其临床意义［J］．中华解剖与临床杂志，2000，5（2）：68－70.

［54］施杞．要重视对颈椎病的研究［J］．中国中医骨伤科杂志，1999，7（1）：1－3.

［55］周易，邓靖，余朗，等．颈交感神经节应用解剖与阻滞并发症及预防［J］．实用疼痛学杂志，1994，2（1）：1－3.

［56］陈怀．肌间沟侧入法星状神经节阻滞［J］．自贡医药，1996，18（2）：32.

（焦松梅　包金莲　杨才德）

第三章　星状神经节埋线临床应用

第一节　变应性鼻炎

变应性鼻炎（allergic rhinitis，AR）是发生在鼻腔黏膜的Ⅰ型变态反应性疾病。鼻黏膜覆盖除鼻前庭外的鼻腔结构，总面积约 $105cm^2$。根据解剖部位和功能的不同，鼻腔黏膜可分为鼻腔下2/3部位的呼吸区黏膜和鼻腔上1/3部位的嗅区黏膜。其中，嗅区黏膜的面积约为 $5.25cm^2$，约占鼻黏膜总面积的5%。AR的主要表现是鼻痒、喷嚏、鼻分泌亢进和鼻黏膜肿胀等。

一、临床表现

中华医学会耳鼻咽喉科学会为适应国内实际情况，将传统分类和美国变态反应、哮喘、免疫学会与世界卫生组织合作推荐的分类方法相结合，将AR分为间歇性（症状发生时间每周 <4 天或总病程 <4 周）和持续性（症状发生时间每周 >4 天或总病程 >4 周）；又将AR分为轻度（对生活质量无影响，如睡眠、日常活动、体育和娱乐、工作与学习均正常，无令人烦恼的症状）和中重度（有以下一项或多项症状，如不能正常睡眠，日常活动、体育锻炼、娱乐等受到影响，不能正常工作或学习，有令人烦恼的症状）二型。

二、诊断

中重度持续性变应性鼻炎诊断标准：

1. **临床症状**

鼻痒、喷嚏、清水样涕、鼻塞等症状出现2项以上，上述每天症状持续或累计在1小时以上，可伴有眼痒、结膜充血等眼部症状。

2. **体征**

常见鼻黏膜苍白、水肿、充血、鼻腔水样分泌物，酌情行鼻内镜和鼻窦CT等检查。

3. **免疫学检测**

皮肤点刺试验（skin prick test，SPT）或放射性变应原吸附试剂（特异性血清 IgE 抗体）阳性。皮肤点刺试验应在停用抗组胺药物至少 7 天后进行。

4. **对生活质量产生影响**

具备以下一条或多条：①睡眠不正常；②影响白天活动、运动、娱乐；③影响工作和学习；④对自己的症状感到烦恼。

三、治疗

（一）西医治疗

1. **抗组胺药**

当体内组胺与 H_1 受体结合后可引发平滑肌收缩、腺体分泌、血管通透性增加等一系列反应。抗组胺药是竞争性地与 H_1 受体结合，进而阻断组胺的生物学效应途径，可口服也可由鼻给药，第一代口服药物因强烈的中枢镇静及抗胆碱能作用，会导致口干、视力模糊、尿潴留等不良反应，现已不推荐临床使用。第二代药物对于中枢作用能力微弱，且克服了抗胆碱能作用，疗效比第一代药物好，临床上应用较为普遍，但其中少数几种药物（如特非那丁、阿司米唾）由于具有心脏毒性，已经不用。第三代抗阻胺药在临床上应用已经十分普及，有起效迅速、作用时间长、耐受性好、不良反应小等优势。

2. **糖皮质激素**

依照《变应性鼻炎诊断和治疗指南（2010 版）》中治疗中重度变应性鼻炎方案为鼻用糖皮质激素，或鼻用糖皮质激素加上短期口服或鼻内局部应用抗组胺药物。应用糖皮质激素的目的主要是发挥其抗炎作用，通常起效较慢，12～24 小时，最大疗效在数日甚至数周后才能达到。口服激素用药多适用于急性、病情严重和伴有鼻息肉的患者，可选泼尼松 30～40mg，于每日晨起空腹服用，连用 7 天或症状控制后逐渐减量，但应避免长期服药，否则会引起全身性不良反应。不推荐鼻内、肌肉及静脉注射糖皮质激素。

3. **抗白三烯药**

白三烯在变态性炎症发生的全过程都扮演着重要的角色，因此近年来科学家逐渐重视，孟鲁司特纳、扎鲁司特、齐留通等是临床中最常应用的抗白三烯药物。此类药物是非激素类抗炎药物，抗炎作用较激素弱，其优点是口服用药，使用便利，不良反应小，可用于 2 岁以上儿童，若 AR 患者合并哮喘者更为适合。

4. **减充血药**

麻黄碱、伪麻黄碱等，多用于缓解鼻塞症状，但连续使用时间限制在 7 天内，长期使用此类药物可能造成药物性鼻炎和萎缩性鼻炎，应注意停药后可能会有反跳现象发生。其明显且强烈的不良反应，使得医界已将此类药物排除在 AR 的常规用药之外。

5. 肥大细胞稳定剂

常用色甘酸钠、奈多罗米纳等。此类药物对鼻痒、喷嚏和流涕等症状治疗效果优于对鼻塞的治疗，每日需多次使用，疗效低于激素治疗，现临床用于轻度或早期患者也可作为预防用药

6. 抗胆碱药

此类药物能有效缓解水样流涕，但对其他鼻部症状无效。阿托品等传统药物疗效不明显，若与糖皮质激素联合使用，还可迅速缓解鼻塞。全身不良反应小，鼻干燥是较常见的不良反应。

7. 脱敏治疗

特异性免疫治疗（specific immunotherapy，SIT)，因为 I 型变态反应是由 IgE 和肥大细胞介导的速发型变态反应。行脱敏治疗后，血清中 IgE 和 IgG 的比值会改变，IgG 不能与肥大细胞结合，它在血液中可随时捕捉变应原，保护肥大细胞并且阻断了临床症状的发生。脱敏治疗的机理复杂，至今仍有部分未能解释。一般采用皮下注射，接受治疗时初始剂量要从低浓度、小剂量开始，逐步递增以达到患者所能耐受的最高浓度和最大剂量，之后将剂量、浓度固定在一定水平后持续治疗一段时间；皮下注射频率为 2～3 天 1 次，总治疗时间 2～3 年，有时为了巩固疗效，每隔数年再进行短期的加强注射。脱敏治疗是目前较好的根治 AR 的方法，相比于其他疗法，此法可以达到预防发作的目的，而其他方法只能短时间内抑制症状，并不能预防复发。

避免接触过敏原是一种有效的预防手段，依照个体对不同物质的过敏，采取不同方式：如外出配戴口罩、定期清扫室内环境、时常曝晒寝具、避免接触动物等，都能部分避免变态反应性鼻炎的发作。

8. 手术治疗

一般采取各种方法阻断支配鼻腔黏膜感觉、血管舒缩及腺体分泌的神经，主要项目有鼻中隔矫正术、下鼻甲部分切除术等。适于鼻中隔偏曲、下鼻甲肥大等因解剖学结构异常所导致的鼻塞症状严重且经药物治疗效果不佳的患者。

（二）中医治疗

1. 中药治疗

肺经风热证用银翘散加减；胆腑郁热证用龙胆泻肝汤加减；脾胃湿热证用甘露消毒丹加减；肺气虚寒证用温肺止流丹加减；脾气虚弱证用参苓白术散加减。

2. **埋线特色治疗**

（1）主穴

星状神经节、蝶腭神经节、印堂、迎香、肺俞。

（2）定点

蝶腭神经节点：颧弓下缘、下颌骨乙状切迹内、髁突与冠突之间略下方1～2cm处。

星状神经节点：第六颈椎横突前结节略下方处。

印堂点：在人体前额部，当两眉头间连线与前正中线之交点处，仰靠或仰卧位取穴。

迎香点：鼻翼外缘中点旁，当鼻唇沟中。

肺俞点：第三胸椎棘突下旁开1.5寸。

（3）疗程

一般3次为1疗程，2个疗程效佳。次年，再强化1疗程。同时加椎五针（详见《埋线针刀治疗学》）。

【参考文献】

[1] 中华耳鼻咽喉头颈外科杂志编委会．变应性鼻炎诊断和治疗指南［J］．中国临床医生，2010，38（6）：67－68.

四、典型病例

姓名	王某	性别	男	年龄	71岁
民族	汉族	婚姻	已婚	职业	教师
出生年月日	1945年3月5日	出生地	甘肃陇南	节气	大暑
记录医师	杨永兵	记录日期	2016年7月8日		

主诉：鼻痒、打喷嚏7年，加重1周。

现病史：7年前起每当花粉季节和冷热空气交替时即出现鼻痒、打喷嚏，晨起时流大量清水样鼻涕，眼内角发痒，严重影响正常生活。曾在耳鼻喉科就诊多次，行鼻内窥镜检查示：鼻黏膜苍白，双下鼻甲水肿，总鼻道及鼻底可见清涕，明确诊断为“过敏性鼻炎”，给予外用药“丙酸氟替卡松鼻喷雾剂，每个鼻孔各1喷，1次/日”，内服“马来酸氯苯那敏片4mg，3次/日”“氯雷他定片10mg，1次/日”，服药后症状缓解，但仍反复发作。患者于1周前又出现晨起打喷嚏，流清水样鼻涕，鼻痒及眼内角痒，痛苦难忍。无头痛、头晕，无心悸、气短。为进一步诊治，遂来门诊就诊。患者自发病以来，精神可，食欲可，脾气暴躁、易怒，睡眠差，大小便如常，近期体重无明显变化。

既往史：平素体健。否认高血压病、糖尿病、冠心病等慢性病史。否认伤寒、结核、乙肝等慢性传染病史。否认手术史、外伤史及输血史。否认药物及食物过敏史。预防接种史不详。

个人史：生长于原籍，2006年前来甘肃省嘉峪关市居住，否认疫区居留史，否认特殊化学品及放射线接触史。无吸烟饮酒等不良嗜好。

婚育史：25岁结婚，婚后育有2子1女，配偶及子女均体健。

家族史：父母去世，具体原因不详。否认家族遗传病史及传染病史。

专科情况：体温37.1℃，脉搏79次/分，呼吸18次/分，血压110/80mmHg，阵发性喷嚏，大量清水样鼻涕，晨起比较严重，鼻痒及眼内角痒，鼻黏膜苍白，双下鼻甲水肿，鼻腔水样分泌物，皮肤点刺实验阳性，口唇无发绀，听诊双肺呼吸音清，双肺未闻及干湿性啰音，心率79次/分，律齐，各瓣膜听诊区未闻及病理性杂音。

辅助检查：鼻内窥镜检查示：鼻黏膜苍白，双下鼻甲水肿，总鼻道及鼻底可见清涕；血常规：白细胞计数 $10.22\times10^9/L$，中性粒细胞计数 $7.55\times10^9/L$，淋巴细胞计数 $2.4\times10^9/L$，嗜酸性粒细胞计数 $0.56\times10^9/L$，嗜碱性粒细胞计数 $0.04\times10^9/L$；随机血糖7.6mmol/L；心电图示：①窦性心律；②正常心电图。

诊断：过敏性鼻炎（变应性鼻炎）。

治疗过程：

第一次：2015年7月8日

（1）取穴

主穴：蝶腭神经节。

配穴：迎香、肺俞、足三里、$C_{3\sim4}$夹脊穴。

（2）操作

①蝶腭神经节：体位：患者仰卧位。定点及操作：颧弓下缘与下颌骨冠突后缘交界处的体表投影点，押手（拇指）按压下颌骨乙状切迹内，指尖处即为进针点，常规消毒，并戴无菌手套，刺手持针，针刺方向与额状面呈15°，与矢状面呈75°，与水平面呈15°，总的进针方向为前内上。触摸同时，让患者头向对侧适当倾斜，并稍许向后仰，将神经节、进针点、术者视线三点连成一线，即可使进针点抬高至与蝶腭神经节位置等高，只需向前平行刺进，更易命中。快速突破，缓慢推进，到达位置后埋线、出针，创可贴贴敷并按压3~5分钟即可。

②迎香穴：常规消毒，右手持针，左手拇指固定，刃口线与鼻唇沟走行平行，针体与皮肤呈30°夹角，快速刺入皮肤，获得针感后旋转针体360°出针即可，按压稍许。埋线进针时应特别注意，一定要埋在鼻旁沟内，偏内或偏外都会影响疗效。无菌操作特别重要。

③足三里：用定点笔定点，术区消毒，术者戴无菌手术手套，取7#埋线针刀，右手持针，左手拇指加压固定，刃口线与肢体纵轴平行，针体与皮肤垂直，快速刺入皮肤，获得针感后旋转针体360°出针即可，创可贴贴敷。

④肺俞、$C_{3\sim4}$夹脊穴：患者俯卧位，用定点笔定点，术区消毒，术者戴无菌手术手套，取7#埋线针刀，右手持针，左手拇指加压固定，刃口线与躯干纵轴平行，针体与皮肤垂直，快速刺入皮肤，获得针感后旋转针体360°出针即可，创可贴贴敷。

治疗一次后患者自诉晨起打喷嚏次数减少，余无明显变化。

第二次：2015 年 8 月 1 日

（1）取穴

主穴：蝶腭神经节+星状神经节。

配穴：迎香、肺俞、足三里、$C_{3\sim4}$夹脊穴。

（2）操作

星状神经节操作：患者仰卧位，取胸锁关节上2.5cm、中线旁开1.5cm处双侧星状神经节点标记，碘伏常规消毒，取7#3.4cm埋线针刀，右手持针，左手拇指加压固定，刃口线与躯干纵轴平行，针体与皮肤垂直，快速刺入皮肤，直达第六颈椎横突前结节，旋转针体360°出针，术毕，压迫针眼止血，以创可贴贴敷针孔。

其余穴位操作同第一次穴位埋线方法一样。

治疗后患者自诉晨起打喷嚏次数明显较少，流清水样鼻涕、鼻痒较前改善，眼内角痒无变化，心情较前好转，易怒症状好转，睡眠质量好转。

第三次：2015 年 8 月 15 日

（1）取穴

主穴：蝶腭神经节+星状神经节。

配穴：迎香、肺俞、风门。

（2）操作

风门穴：患者俯卧位，用定点笔定点，术区消毒，术者戴无菌手术手套，取7#埋线针刀，右手持针，左手拇指加压固定，刃口线与躯干纵轴平行，针体与皮肤垂直，快速刺入皮肤，获得针感后旋转针体360°出针即可，创可贴贴敷。

蝶腭神经节、星状神经节、迎香、肺俞穴位操作同前。

第三次治疗后患者自诉晨起喷嚏次数明显减少，偶尔闻到刺激性的气味会打喷嚏，鼻腔内、眼内角处仍发痒。

第四次：2015 年 8 月 29 日

主穴：蝶腭神经节+星状神经节。

配穴：迎香、肺俞、风门、足三里、$C_{3\sim4}$夹脊穴。

操作方法同前，患者经过四次治疗后打喷嚏、流鼻涕、眼角发痒症状明显好转，患者情绪明显好转。

第五次：2015 年 9 月 12 日

主穴、配穴、操作方法同第四次。

第六次：2015 年 9 月 25 日

主穴、配穴、操作方法同第四次。

以上两次治疗主要为巩固疗效。

患者在 2015 年里一共接受了 6 次穴位埋线治疗，也就是 2 个疗程。通过 2 个疗程的穴位埋线治疗后，患者王志仁的过敏性鼻炎已痊愈，再无打喷嚏、流鼻涕、鼻痒等症状出现，睡眠好转。

第七次：2016 年 6 月 13 日

患者自诉今年又出现鼻痒、打喷嚏、晨起流清水样鼻涕、眼内角发痒，治疗同前。

主穴：星状神经节 + 蝶腭神经节。

配穴：迎香、肺俞、风门、足三里、$C_{3\sim4}$夹脊穴。

操作方法同前。

治疗后，患者晨起打喷嚏、流清水样鼻涕、鼻痒、眼角痒症状控制明显。为巩固疗效，连续做了 3 次穴位埋线治疗，最后一次穴位埋线治疗是 2016 年 8 月 9 日，治疗后患者过敏性鼻炎痊愈，半年后随访未见复发。

疗程：治疗 2 个疗程，巩固 1 个疗程，1 个疗程 3 次，两周 1 次。

经验体会：过敏性鼻炎又称变应性鼻炎（allergic rhinitis，AR）是特应性个体接触致敏原后，导致的包含 IgE 介导的炎症介质释放和多种免疫活性细胞、细胞因子参与的鼻黏膜慢性炎症反应性疾病。变应性鼻炎属于祖国传统医学中“鼻鼽”的范畴。《素问玄机原病式 · 六气为病》曰：“鼽者，鼻出清涕也。”“嚏，鼻中因痒而气喷作于声也。”

本病可发生于任何年龄，包括幼婴时期，大多数患者于 20 岁前出现，是临床常见病。国内外文献报道，多达 10% 的儿童和 20% 的青少年常年罹患鼻炎，其中大多为变态反应性。约 75% 的哮喘儿童也有本病，由于鼻塞患者不得不用口呼吸，因此从口腔直接吸入的变应原较多，从而使哮喘加重。变应性鼻炎在发病上没有性别差异，其发病与遗传因素、环境因素和变应原的暴露有关。

刺激星状神经节作用主要有中枢神经作用和周围神经作用两方面。中枢神经作用：其通过调节丘脑维护内环境稳定的机能而使机体的自主神经功能、内分泌功能和免疫功能保持正常；周围神经作用：星状神经节节前和节后纤维的功能受到抑制，分布区域的交感神经纤维支配的心血管运动、腺体分泌、肌肉紧张、支气管收缩及痛觉传导也受到抑制，此周围作用一直被用来治疗头颈部、上肢、肩部、心脏和肺部的一些疾病。

过敏性鼻炎的发病机制与该神经节分布于鼻腔黏膜的副交感神经兴奋性增高、交感与副交感神经功能紊乱有关。

刺激星状神经节治疗过敏性鼻炎的作用机制，主要是针对鼻过敏症患者，下鼻甲组织中去甲肾上腺素浓度低，鼻黏膜中β受体的功能降低，这可能是组胺作用引起去甲肾上腺素分泌亢进的结果。反复刺激星状神经节，改变了交感神经功能情况，对组胺的反应方式也有改变，从而起到作用。同时以星状神经节为主埋线可以降低外周血清IgE水平，从而调节免疫反应，降低患者对变应原的敏感性。本例蝶腭神经节配合星状神经节埋线术，可调节交感与副交感神经功能紊乱，通过调节神经系统、改善内分泌系统对过敏性鼻炎发挥了良好的治疗作用，蝶腭神经节针对局部治疗作用良好，星状神经节又通过中枢调节全身免疫反应，从而达到了标本兼治治疗过敏性鼻炎的目的。

（马重兵　杨永兵　杨才德）

第二节　慢性咽炎

慢性咽炎（chronic pharyngitis）为咽部黏膜、黏膜下及淋巴组织的弥漫性慢性炎症，常为上呼吸道慢性炎症的一部分，多见于成年人。病程长，症状顽固，较难彻底治愈。

一、临床表现

一般无明显全身症状。咽部异物感、痒感、灼热感、干燥感或微痛感。常有黏稠分泌物附着于咽后壁，使患者晨起时出现频繁的刺激性咳嗽，伴恶心。无痰或仅有颗粒状藕粉样分泌物咳出，萎缩性咽炎患者有时可咳出带臭味的痂皮。

二、诊断

本病诊断不难，但应注意，许多全身性疾病早期症状酷似慢性咽炎。因此必须详细询问病史，全面仔细检查鼻、咽、喉、气管、食管、颈部乃至全身的隐匿病变，特别要警惕早期恶性肿瘤。在排除这些病变之前，不应轻易诊断为慢性咽炎。

三、治疗

（一）西医治疗

1. 病因治疗

坚持户外活动，戒断烟、酒等不良嗜好，保持室内空气清新，积极治疗鼻炎，气管、支气管炎等呼吸道慢性炎症及其他全身性疾病。

2. **药物治疗**

（1）慢性单纯性咽炎

常用复方硼砂溶液、呋喃西林溶液、复方氯己定含漱液等含漱。含漱时头后仰、张口发“啊”声，使含漱液能清洁咽后壁。亦可含服碘喉片及中成药含片。

（2）慢性肥厚性咽炎

除上述治疗外，可用激光、低温等离子治疗，若淋巴滤泡增生广泛，治疗宜分次进行。亦可用药物（硝酸银）冷冻或电凝固法治疗，但治疗范围不宜过广。

（3）萎缩性咽炎与干燥性咽炎

用2%碘甘油涂抹咽部，可改善局部血液循环，促进腺体分泌。服用维生素A、维生素B_2、维生素C、维生素E，可促进黏膜上皮生长。

（二）中医治疗

1. **中药治疗**

慢性咽炎系脏腑阴虚，虚火上扰，治宜滋阴清热，可用增液汤加减。中成药含片也常在临床应用。

2. **埋线特色疗法**

（1）主穴

星状神经节、蝶腭神经节、廉泉、天突、列缺。

（2）定点

蝶腭神经节点：颧弓下缘、下颌骨乙状切迹内、髁突与冠突之间略下方1～2cm处。

星状神经节点：第六颈椎横突前结节略下方处。

廉泉点：颈部，当前正中线上，结喉上方，舌骨上缘凹陷处。

天突点：当前正中线上，胸骨上窝中央。

列缺点：在前臂桡骨茎突上方，腕横纹上1.5寸，当拇短伸肌与拇长展肌腱之间。

（3）疗程

3次为1疗程，3～6疗程效佳。同时可配合背俞穴及足三阴经腧穴。

四、典型病例

姓名	包某	性别	女	年龄	61岁
民族	汉族	婚姻	已婚	职业	农民
出生年月日	1955年3月18日	出生地	甘肃兰州	节气	芒种
记录医师	侯玉玲	记录日期	2016年6月17日		

主诉：咽痛、咽痒、咽干半年余。

现病史：患者自诉半年前无明显诱因出现咽痛、咽痒、咽干，时有心慌、气短等不适，无乏力，无头痛、头晕，无恶心、呕吐，无腹痛、腹泻等不适，发病后患者遂就诊于当地县医院，以“急性会厌炎”收住入院。入院后经相关检查，治疗（具体检查、治疗经过及用药均不详）1 周后好转出院。此后上述症状间断发作，呈进行性加重，并出现吞咽困难，吞咽时有异物感，伴有耳鸣、头晕，易出汗、易疲劳，无头痛，无胸闷、心慌、心悸，无发冷、发热，无恶心、呕吐。为进一步明确诊断，于 2016 年 4 月 1 日就诊于甘肃省军区总医院。门诊查喉镜示：慢性咽炎。给予“蒲地蓝消炎口服液”“银蒲解毒片”“银黄含化片含服”“七味清烟气雾剂外用”等药物治疗（剂量不详），患者症状时轻时重。为进一步诊治，遂来就诊，门诊以“慢性咽炎”收住入院。患者自发病以来乏力，食欲、睡眠差，便秘，小便如常，体重无明显变化。

既往史：平素体健，否认糖尿病、高血压、冠心病等慢性病史。否认伤寒、结核、肝炎、痢疾等慢性传染病史。2011 年行“胆囊切除术”。否认外伤史及输血史。否认药物及食物过敏史。预防接种史不详。

个人史：生长于原籍，否认疫区居留史，否认特殊化学品及放射线接触史。无吸烟、饮酒等不良嗜好。

月经史：14 岁月经初潮，月经周期 28～30 天，经期 3～4 天，既往月经规律，经量适当，无痛经史，无异常阴道流血史，白带正常，48 岁绝经。

婚育史：22 岁结婚，孕 3 产 3，现有 1 子 2 女，配偶及子女均体健。

家族史：否认家族遗传病史及传染病史。

专科情况：体温 36.5℃，脉搏 70 次/分，呼吸 20 次/分，血压 124/72mmHg，精神差，口唇红润，稍偏干，口腔内颊黏膜、齿龈间未见溃疡，无异常分泌物，咽部发干，可见咽部黏膜弥漫性充血，色暗红。扁桃体无肿大。

辅助检查：随机血糖 5.0mmol/L。血常规示：白细胞计数 $6.22 \times 10^9/L$，红细胞计数 $4.1 \times 10^{12}/L$，血小板计数 $172 \times 10^9/L$。生化全项：谷草转氨酶 56U/L，谷丙转氨酶 105U/L，血清铁 27.52μmol/L，谷丙/谷草 1.9，血清尿素氮/血清肌酐 62。心电图示：①窦性心律；②电轴正常；③大致正常心电图。耳鼻喉镜示：慢性咽炎（甘肃省军区总医院，2016 年 4 月 1 日）。腹部超声示：①胆囊切除术后，肝外胆管轻度扩张；②肝、胰、脾、双肾未见明显异常。

诊断：慢性咽炎。

治疗过程：

第一次治疗

（1）取穴

主穴：双侧星状神经节。

配穴：照海、天枢、心俞、肝俞、胆俞、肺俞、脾俞、肾俞。

（2）操作

星状神经节用手卡指压式埋线手法，患者仰卧位，取胸锁关节上2.5cm、中线旁开1.5cm处双侧星状神经节点标记之，碘伏常规消毒，取7#埋线针刀、4－0PGA线体，右手持针，左手拇指加压固定，刃口线与躯干纵轴平行，针体与皮肤垂直，快速刺入皮肤，直达第六颈椎横突前结节，埋线后出针，术毕，压迫针眼止血，以创可贴贴敷针孔；其余穴位均采用线体对折旋转埋线术。

治疗后患者自诉咽部疼痛较前缓解，睡眠改善，大便正常，咽干咽痒无明显变化。嘱患者忌辛辣刺激饮食，多饮水。

第二次治疗

主穴：双侧星状神经节。

配穴：膻中、肝俞、肺俞、脾俞、肾俞、足三里、三阴交。

星状神经节埋线方法同前，其余腧穴采用线体对折旋转埋线术。

治疗后患者自诉咽部疼痛明显缓解，咽干咽痒症状减轻，出汗、乏力等症状较前改善。嘱患者忌辛辣刺激饮食，多饮水。

第三次治疗

治疗方法同前。

治疗后患者自诉咽部疼痛明显缓解，咽干咽痒症状减轻，出汗乏力等症状明显好转。嘱患者忌辛辣刺激饮食，多饮水。

经验体会：慢性咽炎是指咽黏膜、黏膜下及淋巴组织的慢性炎症。慢性咽炎多见于成年人，儿童也可出现。慢性咽炎是咽喉疾病中最常见的疾病，根据相关的调查资料显示，我国慢性咽炎发病率已高达50%，其中城镇地区要远高于农村地区。农村占5.5%左右，全身症状均不明显，以局部症状为主。各型慢性咽炎症状大致相似且多种多样，如咽部不适感、异物感、咽部分泌物不易咯出、咽部痒感、烧灼感、干燥感或刺激感，还可有微痛感。

目前慢性咽炎多采用药物治疗，很多患者需终生服药。但是终生服药会带来很多不便及不良反应，对患者身心都造成很大影响，而星状神经节穴位埋线每隔15天操作一次，简单方便且无不良反应。

目前被学术界普遍接受的几种致病机制有：①咽部临近的上呼吸道病变；②气候及地域环境变化；③职业因素；④全身因素；⑤过敏因素；⑥其他因素，如吸烟、饮酒过多等不良生活习惯与慢性咽炎的发生有密切关系。

从中医角度分析，慢性咽炎属中医学“喉痹”范畴。喉痹一词始见于《黄帝内经》，如《素问·阴阳别论》说：“一阴一阳结，谓之喉痹。”《黄帝内经》论述“喉痹”病因病理及其针灸治疗的原文计有十五条，同时还论述了可能与慢性咽炎有关的嗌肿、嗌痛、咽干等病症。历代医家对喉痹的症状或概念有多种不同的解释，归纳起来主要有三种。其一，从喉痛解释。如汉·张仲景《伤寒论》第334条说："伤寒先厥后发热，下利必自止，而反汗出，咽中痛者，其喉为痹……"以及《金匮要略》中"火逆上气，咽喉不利，止逆下气，麦门冬汤主之"等论述，对后世关于喉痹的病因病理与辨证论治的认识，产生了深刻的影响。清·程国彭《医学心悟》卷四则指出："喉痹，痹者痛也。"其二，指咽喉危急重症。如隋·巢元方《诸病源候论》卷三十指出："喉痹者，喉里肿塞痹痛，水浆不得入也……"又如明·薛己《口齿类要》指出："喉痹谓喉中呼吸不通，语言不出，而天气闭塞也。"前者指咽，后者指喉，均为危急重症。其三，为咽喉牙舌诸病的总称。如清·林佩琴《类证治裁》卷六说："经云：一阴一阳结，谓之喉痹。其症喉痹为总名，有缠喉风、乳蛾、喉癣、喉痈、喉菌等。"

慢性咽炎的病位、病因、病机与肺、脾、肾三脏的关系极密切。慢性咽炎的病因病机主要是火、痰、瘀为患，病位在咽喉部，常因饮食不洁及环境污染引起，劳伤损气，肺金亏虚，咽喉失于濡养；脾气虚弱，难化精微，津液难以上承，咽喉干枯失荣；肺阴亏虚，虚火上炎，灼津为痰，痰郁结于喉咙，咳之不出，咽之不下。因情志不遂，肝气喜调达、易郁遏，五志过极皆化火，而肝火为最；因此，在慢性咽炎的发生发展过程中，必然伴随着经脉的病变与损害，火热熏蒸气血，炙灼血脉，耗伤气阴，终致阴虚阳亢，脏腑失调，气血失和，血脉损伤，病机变化复杂。因此，除使用星状神经节外还可配合照海、丰隆、少商、曲池等穴，通过辨证论治配伍更多腧穴以协同起效。

星状神经节埋线治疗慢性咽炎其作用机制可能由于星状神经节埋线抑制其所支配区域的交感神经，交感神经被抑制后可增加感染后的自然免疫反应，而降低特异性免疫反应。近年来发现了内因性抗生素即天然抗生素是白细胞内的微小蛋白，此物质在循环不佳时不能发挥作用，而交感神经抑制可增加血流量，从而增加了内因性抗生素，因而使治疗作用加强。

（冯广君　侯玉玲　杨才德）

第三节　慢性扁桃体炎

慢性扁桃体炎（chronic tonsillitis）多由急性扁桃体炎反复发作或因扁桃体隐窝引流不畅，窝内细菌、病毒滋生感染而演变为慢性炎症。

一、临床表现

患者常有咽痛、易感冒及急性扁桃体炎发作史，平时自觉症状少，可有咽内发干、发痒、异物感，刺激性咳嗽等轻微症状。若扁桃体隐窝内潴留干酪样腐败物或有大量厌氧菌感染，则出现口臭。小儿扁桃体过度肥大，可能出现呼吸不畅、睡时打鼾、吞咽或言语共鸣的障碍。由于隐窝脓栓被咽下，刺激胃肠，或隐窝内细菌、毒素等被吸收，会引起全身反应，导致消化不良、头痛、乏力、低热等。

二、诊断

应根据病史，结合局部检查进行诊断。患者有反复急性发作的病史，为本病诊断的主要依据。扁桃体的大小并不表明其炎症程度，故不能以此做出诊断。

三、治疗

（一）西医治疗

1. 手术疗法

施行扁桃体切除术。

2. 非手术疗法

（1）本病治疗不应仅限于抗菌药物或手术，而应结合免疫疗法或抗变应性措施，包括使用有脱敏作用的细菌制品（如用链球菌变应原和疫苗进行脱敏），以及各种增强免疫力的药物，如注射胎盘球蛋白，转移因子等。

（2）局部涂药、隐窝灌洗及激光疗法等均有人试用，但远期疗效不理想。

（3）加强体育锻炼，增强体质和抗病能力。

（二）中医治疗

1. 中药治疗

风热外袭，肺经有热证用疏风清热汤加减；邪热传里，肺胃热盛证用清咽利膈汤加减；肺肾阴虚，虚火上炎证用百合固金汤加减；脾胃虚弱，喉核失养证用六君子汤加减；痰瘀互结，凝聚喉核证用会厌逐瘀汤合二陈汤加减。

2. 埋线特色疗法

（1）主穴

星状神经节、乳突下、曲池、合谷、太溪。

（2）定点

星状神经节点：第六颈椎横突前结节略下方处。

乳突下点：乳突尖下方、寰椎横突前缘处。

曲池点：曲肘成直角，肘横纹桡侧端与肱骨外上髁连线的中点。

合谷点：在手背第一、二掌骨间，当第二掌骨桡侧的中点处。

太溪点：位于足内侧，内踝尖与跟腱之间的凹陷中。

（3）疗程

3次1疗程，3～6疗程效佳。同时可配合背俞穴。

四、典型病例

姓名	李某	性别	女	年龄	14岁
民族	汉族	婚姻	未婚	职业	学生
出生年月日	2002年3月2日	出生地	甘肃靖远	节气	立冬
记录医师	李冲锋	记录日期	2016年11月10日		

主诉：间断咽痛、发热3年余，加重1个月。

现病史：患者于3年前因受凉后出现发热、咽痛，家属给予消炎药口服（具体药物及剂量不详）治疗后症状缓解，但以后每遇受凉则会出现发热、咽部疼痛不适感，且反复发作，每年发作6～8次，每次发热体温均在38.0℃以上。于就诊前1个月无明显诱因再次出现上述症状，发病以来经常咳嗽，自感咽干口燥，咽部疼痛不适，经常出现不自主的吞咽动作，无呼吸困难，无心悸、胸闷。患者及家属为进一步诊治，遂来就诊，门诊以“慢性扁桃体炎”收住入院。入院症见：咽干、咽痛、发热、咳嗽。神志清楚，精神较差，睡眠尚可，长期不思饮食，小便如常，大便3～4日一行，且便干如羊屎，近期体重无明显变化。

既往史：否认高血压、冠心病等慢性病史。否认结核、乙肝、伤寒等急慢性传染病史。否认外伤及输血史。否认药物及食物过敏史。预防接种史不详。

个人史：生长于原籍，无长期外地居住史，无疫区居留史，无特殊化学品及放射线接触史。无特殊不良嗜好。

月经史：11岁月经初潮，月经周期26～28天，经期4～5天，既往月经规律，经量适当，无痛经史，无异常阴道流血史，白带正常。

婚育史：未婚未育。

家族史：父母健在。否认家族遗传病史及传染病史。

专科情况：咽部充血，扁桃体Ⅱ度肿大，表面有炎性分泌物，悬雍垂居中，咽反射灵敏。

辅助检查：血常规：白细胞计数9.95×10^{9}/L，血红蛋白110g/L，红细胞计数3.13×10^{12}/L，淋巴细胞比率21.8%，中性粒细胞比率56.7%，GRA71.8%，血小板计数244×10^{9}/L；空腹血糖5.6mmol/L；肝功能：白蛋白39.7g/L，总胆红素9.6μmol/L，谷丙转氨酶23U/L，谷草转氨酶21U/L。心电图示：①窦性心律；②电轴正常。

诊断：①西医诊断：慢性扁桃体炎；慢性咽炎。②中医诊断：乳蛾（阴虚肺热证）。

治疗过程：

第一次治疗

（1）取穴

星状神经节、尺泽、孔最、肺俞、大肠俞、廉泉、天枢。

（2）操作

除廉泉穴外，其他各穴均采用双侧取穴埋线。

星状神经节埋线，采用“手卡指压式星状神经节埋线术”和“线体对折旋转埋线术”。患者取仰卧位，双肩下垫一薄枕，使头尽量后仰，以充分暴露颈部。口微张以减小颈前肌张力，且易触及第六颈椎横突前结节，取胸锁关节上2.5cm、中线旁开1.5cm处双侧星状神经节点标记之，碘伏常规消毒，用7#埋线针刀，4－0PGA线，右手持针，左手加压固定，针体与皮肤垂直，当压手和刺手同时到达第六颈椎横突前结节时，刺手快速突破，压手缓慢放松皮肤，刺手缓慢旋转针体出针，术毕，压迫针眼止血，创可贴贴敷。

其他穴位按照常规取穴法取穴，仍然采用“线体对折旋转埋线术”埋线。

第一次治疗当天患者发热退去，咽部疼痛明显缓解，三天后肿大的扁桃体缩小至Ⅰ度大小，大便畅通，饮食改善。

第二次治疗

取穴：星状神经节、扶突、风门、尺泽、大肠俞、足三里。

操作同前。

经过第二次治疗后，患者咽部不适感明显缓解，肿大的扁桃体基本恢复正常。大便变软，排便规律。食欲明显增加，患者精神好转。

经验体会：慢性扁桃体炎是一种常见病多发病，少年儿童患病者居多，其发病率约为20%左右，无明显性别差异。慢性扁桃体炎的主要致病菌为乙型溶血性链球菌、金黄色葡萄球菌、草绿色链球菌、肺炎双球菌和流行性感冒杆菌等。近年来发现腺病毒感染亦是致病因子。虽然对慢性扁桃体炎的发病机制尚未完全明确，但是，机体抵抗力降低和变态反应已被认定是致病的两个重要因素，慢性扁桃体炎反复发作，可以引起全身多种疾病及局部病变。

根据解剖学分析，在舌根、咽部周围的上皮下有好几群淋巴组织，按其位置分别称为腭扁桃体、咽扁桃体和舌扁桃体，以腭扁桃体为最大，通常所说的扁桃体即腭扁桃体，因其位居消化道和呼吸道的交会处，此处的黏膜内含有大量淋巴组织，是经常接触抗原引起局部免疫应答的部位，所以易发感染，且常反复发作。而慢性扁桃体炎多由急性扁桃体炎反复发作或因扁桃体隐窝引流不畅，窝内细菌、病毒滋生感染而演变来。故而慢性扁桃体炎出现三大特点：发病容易、诊断容易、治疗困难。

根据星状神经节的解剖特点，星状神经节是由第六、七颈部神经节构成的颈部节和第一胸神经节融合而成，有时还包括了第二胸神经节和颈中神经节，其节后纤维广泛分布于 $C_3 \sim T_{12}$ 节段的皮肤区域，在功能上属于交感神经节，所以说扁桃体也属于星状神经节支配区域。

根据星状神经节的功能，刺激星状神经节还可以起到提高免疫的功能作用，所以疗效显著。廉泉穴是任脉要穴，对咽部的疾病有直接的治疗作用。肺俞穴为肺之背俞穴可以起到"提壶揭盖"之疗效。大肠俞通腑泄热，使大便通畅，热邪随大便而泄。天枢为胃经要穴，能助消化，促进粪便排空。尺泽、孔最乃肺经要穴，咳嗽，咽部疾病必取之。

埋线疗法是现代针灸的延伸，安全可靠，且疗效显著，深受广大患者的青睐，尤其针对本病，其疗效独特，值得推广。

（冯广君　李冲锋　杨才德）

第四节　哮喘

哮喘又名支气管哮喘。支气管哮喘是由多种细胞及细胞组分参与的慢性气道炎症，此种炎症常伴随引起气道反应性增高，导致反复发作的喘息、气促、胸闷和（或）咳嗽等症状，多在夜间和（或）凌晨发生，此类症状常伴有广泛而多变的气流阻塞，可以自行或通过治疗而逆转。

一、临床表现

1. 症状

典型症状为发作性伴有哮鸣音的呼气性呼吸困难。症状可在数分钟内发生，并持续数小时至数天，可经平喘药物治疗后缓解或自行缓解。夜间及凌晨发作或加重是哮喘的重要临床特征。有些患者尤其是青少年，其哮喘症状在运动时出现，称为运动性哮喘。此外，临床上还存在没有喘息症状的不典型哮喘，患者可表现为发作性咳嗽、胸闷或其他症状。对以咳嗽为唯一症状的不典型哮喘称为咳嗽变异性哮喘（cough variant asthma，CVA）；对以胸闷为唯一症状的不典型哮喘称为胸闷变异性哮喘（chest tightness variant asthma，CTVA）。

2. 体征

发作时典型的体征是双肺可闻及广泛的哮鸣音，呼气音延长。但非常严重的哮喘发作，哮鸣音反而减弱，甚至完全消失，表现为"沉默肺"，是病情危重的表现。非发作期体检可无异常发现，故未闻及哮鸣音，不能排除哮喘。

二、诊断

1. 反复发作喘息、气急、胸闷或咳嗽，多与接触变应原、冷空气、物理、化学性刺激、病毒性上呼吸道感染、运动等有关。

2. 发作时在双肺可闻及散在或弥漫性、以呼气相为主的哮鸣音，呼气相延长。

3. 上述症状可经平喘药物治疗后缓解或自行缓解。

4. 除外其他疾病所引起的喘息、气急、胸闷或咳嗽。

5. 临床表现不典型者（如无明显喘息或体征）应有下列三项中至少一项阳性：①支气管激发试验或运动试验阳性；②支气管舒张试验阳性；③昼夜 PEF 变异率≥20%。

符合 1 ~4 条或 4、5 条者，可以诊断为哮喘。

三、治疗

（一）西医治疗

1. 治疗目标

（1）尽可能控制症状，包括夜间症状。

（2）改善活动能力和生活质量。

（3）使肺功能接近最佳状态。

（4）预防发作及加剧。

（5）提高自我认识和处理急性加重的能力，减少急诊或住院。

（6）避免影响其他医疗问题。

（7）避免了药物的不良反应。

（8）预防哮喘引起死亡。

上述治疗的目标的意义在于强调：①应该积极地治疗，争取完全控制症状；②保护和维持尽可能正常的肺功能；③避免或减少药物的不良反应。要达到上述目标，关键是有合理的治疗方案和坚持长期治疗。

2. 缓解期治疗

（1）吸烟的患者首先要戒烟，吸烟者比不吸烟者慢性支气管炎发病率高许多倍，戒烟后病人的肺功能有较大改善，同时也要避免被动吸烟。

（2）加强身体锻炼，增强机体的抵抗力。运动量要根据自己的身体情况而定。每天早晨可散步、打拳、慢跑等，这样能呼吸新鲜空气，促进血液循环，冬季锻炼能提高呼吸道黏膜对冷空气的适应能力。

（3）合理调节室温，预防感冒，冬季室内温度不宜过高，否则与室外温差大，易患感冒。夏天，不宜贪凉，使用空调温度要适中，否则外出易患“热伤风”诱发支气管炎发作。流感流行季节，尽量少到人群中去。大量出汗不要突然脱衣，以防受凉，注意随季节改变增减衣服。老年人可注射流感疫苗，减少流感感染机会。

（4）选择必要的多功能治疗及防护措施。

3. 支气管哮喘的治疗原则和临床处理的策略

（1）早期不典型者（如：咳嗽变异型哮喘）或与其他疾病同时存在者（如：慢性支气管炎合并哮喘），应该通过支气管激发试验或运动试验、支气管舒张试验、PEF 监测或治疗前后肺功能的系列变化，明确诊断。

（2）注意鉴别气管阻塞性疾病，如气管内膜结核、肿瘤等。

（3）治疗目标：①完全控制症状；②预防发作或加剧；③肺功能接近个体最佳值；④活动能力正常；⑤避免药物的不良反应；⑥防止不可逆性气道阻塞；⑦预防哮喘猝死。

4. 哮喘防治基本临床策略

（1）长期抗炎治疗是基础的治疗，首选吸入激素。

（2）应急缓解症状的首选药物是吸入 β_2受体激动剂。

（3）规律吸入激素后病情控制不理想者，宜加用吸入长效 β_2激动剂，或缓释茶碱，或白三烯调节剂（联合用药）；亦可考虑增加吸入激素量。

（4）重症哮喘患者，经过上述治疗仍长期反复发作时，可考虑做强化治疗。即按照严重哮喘发作处理（给予大剂量激素等治疗），待症状完全控制、肺功能恢复最佳水平和 PEF 波动率正常 2 ~4 天后，渐减少激素用量。部分病人经过强化治疗阶段后病情控制理想。

（二）中医治疗

1. 中药治疗

急性期：冷哮证用射干麻黄汤或小青龙汤加减；热哮证用定喘汤或越婢加半夏汤加减；寒包热哮证用小青龙加石膏汤或厚朴麻黄汤加减；风痰哮证用三子养亲汤加减；虚哮证用平喘固本汤加减；喘脱危证用回阳救急汤合生脉饮加减。

缓解期：脾肺气虚证用六君子汤加减；肺肾两虚证用生脉地黄汤合金水六君汤加减。

2. 埋线特色疗法

（1）主穴

星状神经节、膻中、定喘、肺俞、肾俞。

（2）定点

星状神经节点：第六颈椎横突前结节略下方处。

膻中点：前正中线，平第四肋间，两乳头连线的中点。

定喘穴：俯卧位或正坐低头，第七颈椎棘突下，旁开0.5寸处。

肺俞点：第三胸椎棘突下旁开1.5寸。

肾俞点：第二腰椎棘突下旁开1.5寸。

（3）疗程

3次1疗程，3～6疗程效佳。

四、典型病例

【病例一】

姓名	唐某	性别	女	年龄	40
民族	汉族	婚姻	已婚	职业	农民
出生年月日	1976年3月25日	出生地	甘肃武威	节气	霜降
记录医师	陆天宝	记录日期	2016年10月25日		

主诉：喘息、气促、胸闷6年余，加重2周。

现病史：患者自述6年前因淋雨感冒后出现喘息、气促、胸闷，呈阵发性发作，进行性加重，伴咳嗽、咳痰、心悸、呼吸困难不适，经口服中草药（具体不详）症状可改善。但病情反复发作，频率增加，程度加重，后经武威市人民医院诊断为“支气管哮喘”，使用“沙美特罗替卡松”病情完全缓解。但近三年每年冬天都连续发作，通过输液才能缓解（具体药物不详）。2周前上述症状反复发作，经院外药物治疗无效（具体不详），遂来就诊，门诊以“支气管哮喘”收入院。患者此次发病以来，精神尚可，食欲正常，夜间休息差，无咳粉红色泡沫痰，无端坐呼吸及夜间阵发性呼吸困难，无腹痛、腹泻，无尿频、尿急、尿痛，大小便正常，体重无明显变化。

既往史：既往颈椎病病史8年，否认有高血压、糖尿病，否认肝炎、结核、伤寒等传染病史，无手术、外伤史，无药物过敏史，预防接种史不详。

个人史：生于原籍，无长期外地居住史，否认疫区居留史，无特殊化学品及放射线接触史。无不良嗜好。

月经史：13岁月经初潮，月经周期28～30天，经期5～6天，经量适中，无异常阴道流血史，白带正常，匀质。

婚育史：21岁结婚，现有1子2女，配偶及子女均体健。

家族史：否认家族遗传病史及传染病史。

专科情况：患者神志清楚，精神尚可，口唇发绀，扁桃体无肿大，双肺呼吸音粗，双肺可闻及中等量喘鸣音及湿性啰音，心率97次/分，律不齐，各瓣膜听诊区未闻及杂音，双下肢轻度水肿。

辅助检查：查心梗五联示：BNP 59.6pg/mL，D－二聚体＜100ng/mL。心电图示：窦性心率＋异位搏动，电轴左偏，频发室性早搏，完全性右束支传导阻滞，左前分支传导阻滞，左房扩大。胸片示：双肺纹理增粗增重，右侧叶间胸膜、膈胸膜肥厚黏连。心脏彩超提示：①升主动脉硬化并主动脉瓣钙化；②左心扩大；③左室壁增厚；④左室舒张功能减低、收缩功能正常。

诊断：支气管哮喘；冠状动脉粥样硬化性心脏病。

治疗过程：

第一次治疗

（1）取穴

星状神经节＋定喘穴、膻中、肺俞、心俞、脾俞、肾俞、内关、足三里、丰隆。

（2）操作

患者俯卧位，取胸锁关节上2.5cm、中线旁开1.5cm处双侧星状神经节点标记之，碘伏常规消毒，取7#埋线针刀，右手持针，左手拇指加压固定，刀口与躯干纵轴平行，针体与皮肤垂直，线体对折，快速刺入皮肤，直达第六颈椎横突前结节，针体上提少许旋转留线后，缓慢出针，术毕，压迫针眼止血，以创可贴贴敷针孔，交代注意事项。

其余穴位采用线体对折旋转埋线术。

治疗后患者自诉咳嗽、咳痰、胸闷、气短、喘息较前明显好转，心率80次/分，心律不齐较前明显改善。

第二次治疗

取穴：星状神经节＋定喘穴、肺俞、心俞、脾俞、肾俞、内关、足三里、丰隆。

埋线操作同前。治疗后患者自诉无咳嗽、咳痰，偶有胸闷、气短，无明显喘息。心率75次/分，期前收缩1～2次/分。

第三次治疗

取穴及同第二次治疗。

治疗后患者自诉无咳嗽、咳痰，偶有胸闷、气短，无明显喘息。心率78次/分，期前收缩1～2次/分。回访无复发。

经验体会：支气管哮喘是由多种细胞及细胞组分参与的慢性气道炎症，此种炎症常伴随引起气道反应性增高，导致反复发作的喘息、气促、胸闷和（或）咳嗽等症状，多在夜间和（或）凌晨发生，此类症状常伴有广泛而多变的气流阻塞，可以自行或通过治疗而逆转。哮喘表现为发作性咳嗽、胸闷及呼吸困难。

本病的发生和发展与内外各种不良因素都有一定关系，长期反复发作致使脏腑受损，主要病位在肺、心、脾、肾四脏。肺主气，司呼吸，上连气道、喉咙，开窍于鼻，肺为娇脏，不耐寒热，易感受外邪侵袭而致宣肃失常。肺气虚，则咳喘气短、喘促。

肺病及脾，子耗母气，脾失健运，水不化津，聚而成痰上于肺。所以脾为生痰之源，肺为贮痰之器。肺久病则波及脾、肾，肺不主气、肾不纳气，则气喘日益加重。

刺激星状神经节可使支气管收缩缓解，支气管内腺体分泌减少，从而改善肺内分流所致的低氧，使呼吸急促得以缓解。

支气管哮喘临床应用星状神经节为主穴，配定喘穴、膻中、肺俞、心俞、脾俞、肾俞、内关、足三里、丰隆等穴治疗本病效佳，并且埋线的长效针灸作用可以使疗效更为持久，值得临床推广与应用。

【病例二】

姓名	牟某	性别	男	年龄	30岁
民族	汉族	婚姻	未婚	职业	职工
出生年月日	1986年5月17日	出生地	甘肃临洮	节气	霜降
记录医师	马列胜	记录日期	2016年10月25日		

主诉：反复咳嗽2个月，加重半月余。

现病史：患者于就诊2个月前无明显诱因出现咳嗽、呈反复持续性咳嗽，痰不易咳出，有时干咳，夜间或清晨发作加剧，多次测体温均正常范围，未予重视，自行服药“甘草合剂”“黄芩口服液”“阿莫西林”等，但症状未见明显改善。患者于就诊半月前起自觉咳嗽加重，刺激性干咳阵作，夜间及清晨尤甚，咳少量白痰，无畏寒、寒战，无腹痛、腹泻，无尿频、尿急，无四肢关节疼痛，外院就诊后先后服用“阿奇霉素”“左氧氟沙星”“沐舒坦”等药物（具体剂量不详），并于本月15～18日在社区服务站行阿奇霉素静点4天，之后查白细胞均在正常范围，胸片无感染灶，但咳嗽症状无明显改善。今来门诊就诊，以“咳嗽变异性哮喘”收入院治疗。入院时见：患者无寒战发热，咳嗽阵作，有痰声，量不多，痰色白难咯，无咽痛，无腹痛、腹泻，无尿频、尿急，无四肢关节疼痛，无头晕、头痛，无心慌、胸闷，口干、口苦，食纳可，夜寐差，大小便正常。

既往史：既往体健，否认冠心病、糖尿病等慢性病史。否认病毒性肝炎、肺结核等传染性病史。否认有药物及食物过敏史。否认有手术、外伤史。否认输血史。预防接种史不详。

个人史：出生并长于原籍，居住及生活环境良好。无酗酒、吸烟、吸毒等不良嗜好。否认到过传染病、地方病流行地区。否认有工业毒物、粉尘、放射性物质接触史。

婚育史：未婚。

家族史：父母健在，否认相关病家族史及遗传病史。

体格检查：体温36.5℃，脉搏70次/分，呼吸18次/分，血压126/70mmHg。患者呈急性病容，神清，精神较差，步入病房，查体合作。全身皮肤黏膜无黄染及皮疹，浅表淋巴结不大。头形正常，唇红，咽充血，双侧扁桃体无肿大，颈软。胸廓对称，发作时双肺可闻及散在或弥漫性的、以呼气相为主的哮鸣音，呼气相延长。心界不大，律齐，心率70次/分，心音有力，各瓣膜听诊区未闻及病理性杂音。腹平软，肝脾肋下未扪及，肠鸣音3～5次/分，脊柱及四肢无畸形，活动可。神经系统检查未见明显异常。

辅助检查：血常规：未见异常。全胸片：未见异常。胸部CT：双肺下叶线样高密度影，考虑局限性纤维化（兰州大学第二医院）。支气管激发试验或运动激发试验阳性。支气管舒张试验阳性：吸入速效 β_2 受体激动剂后15分钟，FEV1增加≥12%。

诊断：咳嗽变异性哮喘。

治疗过程：

第一次治疗

方案：穴位埋线+药物治疗。

（1）埋线治疗

取穴：星状神经节+肺俞、定喘、膻中、大椎、足三里、肾俞、脾俞、关元。

操作：患者仰卧位，取胸锁关节上2.5cm、中线旁开1.5cm处双侧星状神经节点标记之，碘伏常规消毒，取7#埋线针刀，右手持针，左手拇指加压固定，刃口线与躯干纵轴平行，针体与皮肤垂直，快速刺入皮肤，直达第六颈椎横突前结节，埋线后出针，术毕，压迫针眼止血，以创可贴贴敷针孔。

其余穴位均进行埋线治疗。

（2）药物治疗

口服白三烯受体拮抗剂（顺尔宁）10mg 1次/日。

治疗后患者哮喘较前明显减轻，夜间睡眠明显改善。

第二次治疗

方案：穴位埋线+药物治疗。

治疗方法同前。

在治疗期间，哮喘共发作2次，发作时双肺可闻及散在或弥漫性的、以呼气相为主的哮鸣音，呼气相延长。

第三次治疗

方案：穴位埋线。

患者停口服白三烯受体拮抗剂（顺尔宁），每次10mg，1次/日。

星状神经节埋线操作同前，配穴取肺俞、定喘、膻中、大椎、足三里、肾俞、脾俞、关元、风门、天突进行埋线治疗。

治疗期间患者无哮喘发作，夜间睡眠好。

第四次治疗

星状神经节埋线治疗及配穴埋线操作方法同前。

治疗期间患者无哮喘发作，夜间睡眠好，继续巩固治疗。

第五次治疗

星状神经节埋线治疗及配穴埋线操作方法同前。

治疗期间患者无哮喘发作，夜间睡眠好，继续巩固治疗。

经验体会：咳嗽变异性哮喘诊断依据：①咳嗽持续 >4 周，常在夜间和（或）清晨发作或加剧，以干咳为主；②临床上无感染征象，或经较长时间抗生素治疗无效；③抗哮喘药物诊断治疗有效；④排除其他病因引起的咳嗽；⑤支气管激发试验阳性（或）PEF 每日变异率（连续监测 1 ~2 周）≥20%；⑥个人或一级、二级亲属有特应性病史，或变应原测试阳性。以上 1 ~4 项为诊断的基本条件。

咳嗽变异性哮喘主要表现为刺激性干咳，通常咳嗽比较剧烈，夜间咳嗽为其重要特征。感冒、冷空气、灰尘、油烟等容易诱发或加重咳嗽。咳嗽多为持续性干咳，特别是晚上就寝时或凌晨时明显，发作频繁、剧烈，很多病人伴有咽喉发痒。常因感冒、运动、冷空气吸入而诱发并加重，也可因接触花粉、尘埃、某种食物而发作。

埋线治疗咳嗽变异性哮喘，有很好的临床效果。在治病求本上相对优于其他治疗手段，而近期、远期疗效都比较好，临床上根据症状辨证取穴、配穴进行标本兼治，经过 4 ~6 次埋线治疗后，患者哮喘症状基本消失，同时睡眠得到调节和改善。但在临床上，一般埋线两三次就有很好的疗效，根据病情轻重和病程时间长短，对较重的变异性哮喘埋线十多次的治疗程序，定能收到理想的疗效。由于哮喘的预防可分为 3 级：1 级预防是指通过祛除患者周围环境中的致喘因子而起到预防哮喘的目的；2 级预防是指在哮喘患者临床症状较重时给予患者早期诊治，以防止病情的进展；3 级预防是指积极控制哮喘症状，防止病情恶化，减少并发症，提高患者的生活质量，改善患者的预后。

刺激星状神经节可使支气管收缩缓解，支气管内腺体分泌减少，从而改善肺内分流所致的低氧，使呼吸急促得以缓解。

总之，星状神经节埋线可以治疗咳嗽变异性哮喘，提高机体免疫功能，减少哮喘发作次数，减轻哮喘发作症状，提高生活质量。

【病例三】

姓名	龚某	性别	女	年龄	52 岁
民族	汉族	婚姻	已婚	职业	公务员
出生年月日	1964 年 6 月 1 日	出生地	甘肃临夏	节气	霜降
记录医师	祁文	记录日期	2016 年 11 月 3 日		

主诉：呼吸困难10年，加重1周。

现病史：患者自诉于10年前在感冒后出现反复、逐渐加重的咳嗽，多在冬季、寒冷季节发病，夏季减轻，早晚重，白日轻。咯痰多为白色黏痰或白色泡沫痰。3年前出现气促，呼吸困难，伴哮喘。起初在上、下楼梯时出现，慢慢地在走路时亦感明显气短。时呈端坐呼吸，咳大量的白色泡沫痰。在私人诊所服用“阿莫西林”“肺宁”“甘草片”等药物后疗效不佳，进行输液治疗，上述症状稍有缓解。近1周来上述症状加重，遂来治疗，门诊以“慢性阻塞性肺疾病”收治。患者自发病以来，精神差，食欲不好，嘴唇发绀，常失眠，大小便正常。

既往史：平素体健。既往体检明显呼吸困难。否认糖尿病、冠心病等慢性病史。否认伤寒、结核、乙肝等慢性传染病史。否认手术史、外伤史及输血史。否认药物及食物过敏史。预防接种史不详。

个人史：生长于原籍，否认疫区居留史，否认特殊化学品及放射线接触史。无吸烟饮酒等不良嗜好。

月经婚育史：13岁初潮，平素月经规律，经期3～4天，周期30天，量适中，无痛经。现已停经。22岁结婚，婚后育有2子1女，配偶及子女均体健。

家族史：父母健在。否认家族遗传病史及传染病史。

专科情况：体温37.3℃，脉搏96次/分，呼吸30次/分，血压128/90mmHg，脊柱呈生理弯曲，无畸形，骶区有轻微叩击痛，脊柱叩击痛（-），双肾区无叩击痛，双下肢伴轻度水肿，生理反射存在，病理反射未引出。口唇发绀，可见桶状胸、肋间隙增宽，呼吸运动减弱，叩诊为过清音，听诊双肺呼吸音弱，双肺闻及干湿性啰音，心率96次/分，律齐，心音弱，各瓣膜听诊区未闻及病理性杂音。

辅助检查：随机血糖4.8mmol/L。生化全项：血清尿酸320μmol/L，血清甘油三酯2.06mmol/L。心电图示：①窦性心律+偶发期前收缩；②电轴正常；③异常心电图。血常规：白细胞计数13×10^9/L，血红蛋白120g/L，嗜酸粒细胞500×10^9/L。粪便常规检查未见明显异常。B超：肝、胆、胰、脾均正常。X线：示双肺野透光度增强，肺体积增大，膈下降。肺功能：最大通气量降低，残气量增加。

诊断：①支气管哮喘；②肺气肿。

治疗过程：患者入院后先进行输液，抗炎、对症、支持治疗一周后，呼吸困难和伴随的咳、痰、喘症状明显缓解。患者在院内治疗过程中，得知穴位埋线对其所患疾病有预防和治疗作用后，进行了相关咨询。了解到穴位埋线是以肺、脾、肾为中心进行调理，将可吸收PGA线体用埋线针刀置入人体起到长效针灸的作用，不仅能发挥针灸“通其经脉，调其血气”的作用，且线体能不停地刺激穴位，以达到症状改善的目的。患者遂同意，进行穴位埋线治疗。

第一次治疗

（1）取穴

星状神经节＋膻中、定喘、肺俞、风门、曲池、足三里、尺泽。

（2）操作

患者仰卧位，取胸锁关节上2.5cm、中线旁开1.5cm处双侧星状神经节点标记之，碘伏常规消毒，取7#埋线针刀，右手持针，左手拇指加压固定，刃口线与躯干纵轴平行，针体与皮肤垂直，快速刺入皮肤，直达第六颈椎横突前结节，埋线后出针，术毕，压迫针眼止血，以创可贴贴敷针孔。

上述穴位点，用记号笔标记之，碘伏常规消毒，分别取7#埋线针刀和一段2cm的PGA线，于定喘穴向下直刺进针1寸，埋线1cm；肺俞透风门时，从穴位下方0.5cm斜刺进针，进针后针的斜面翻转向下，继续进针1cm向前平刺透穴。其他穴位常规操作，用线体对折旋转埋线法将线体埋入穴位后出针，压迫针眼止血，用创可贴贴敷针孔。

嘱患者：2周埋线治疗1次，治疗后3天禁洗澡，创可贴自行脱落即可。针眼稍痛为正常，有红肿热痛随即就诊。

治疗后当天患者自诉针眼有痛感，余正常。

第二次治疗

在第一次治疗两周后进行，取穴、操作同第一次治疗。

回访患者感觉呼吸困难稍缓解，咳嗽减少，痰呈白色。精神好转，睡眠佳。

第三次治疗

在第二次治疗两周后进行，取穴加肾俞、丰隆，操作同前。

回访患者感觉呼吸困难明显缓解，咳嗽明显减少，痰无。精神好，睡眠佳。

第四次治疗

在第三次治疗两周后进行，方案如第三次。

回访患者呼吸困难已缓解，咳嗽无，精神好，睡眠佳。

为巩固疗效，患者又继续治疗2次，共计6次。

治疗6次后，回访患者上述症状消失。

经验体会：支气管哮喘是由于支气管黏膜及周围组织的慢性非特异性致敏因素，造成支气管平滑肌痉挛、黏膜水肿、黏液分泌增多等病理变化，临床表现以发作性呼吸困难为主，可继发肺气肿及慢性肺心病。“咳”“痰”“喘”“炎”为其特征。

腧穴是人体脏腑经络之气输注于体表的部位。星状神经节、定喘为平喘要穴；膻中为气会，有宣肺平喘的疗效，主治咳嗽气短、喘息胸闷等疾病；肺俞治疗一切肺疾，针刺肺俞穴能增强肺脏功能；肾俞以补肾纳气；足三里可增强人体免疫功能；丰隆祛痰。各穴均可使机体强壮，免疫增强，调理脏腑功能，使呼吸困难、“咳、痰、喘”症状缓解或痊愈。

哮喘发病多因肺不能布津液，脾不能运输精微，肾不能蒸化水液，以致津液凝聚成痰，伏藏于肺而致；“久病入络”，肺络受阻，气机不畅，是其发病的基本环节，复加气候变化，外感邪气，饮食不当，劳倦太过等因素而诱发，证属本虚标实，治宜标本兼顾，取肺气所注肺俞益肺之气阴，扶正固本，使肺升降有权。

支气管哮喘是由嗜酸性粒细胞、淋巴细胞、T 细胞、肥大细胞等多种炎症细胞参与的慢性炎症，此炎症使易感者对各种继发因子具有气道高反应性并引起气道缩窄或狭窄，表现为反复发作性的喘息、呼吸困难、胸闷、咳嗽等症状，常在夜间和清晨发作、加剧。常常表现出广泛多变的可逆性气流受限，多数患者可自行缓解或经治疗后缓解。

星状神经节埋线治疗可改善支气管病变部位的血液循环，使支气管黏膜细胞的水肿、炎症消失，同时有可能使支气管黏膜细胞上的肥大细胞、嗜酸性粒细胞和 T 淋巴细胞的稳定性增强，使症状得到改善。星状神经节埋线能调节免疫，使体内产生抗体，发动自身的抗病优势来抵御疾病的侵害，自身免疫改善后产生抗体，避免以后再发病。

穴位埋线疗法治疗支气管哮喘，前期的针刺的强刺激以泻实，起到急则治其标，缓解症状；线体的缓慢吸收刺激，温和持久以补虚，缓解症状后，缓则治其本，达到刚柔相济，标本兼治的目的。

【病例四】

姓名	林某	性别	女	年龄	26 岁
民族	汉族	婚姻	未婚	职业	医生
出生年月日	1990 年 1 月 10 日	出生地	甘肃武威	节气	春分
记录医师	吴统玲	记录日期	2016 年 3 月 25 日		

主诉：咳嗽、喘息十余年，加重一个月。

现病史：患者于 2004 年 8 月煤气中毒后引发了咳嗽，此后每遇天气转冷，即有咳嗽咯痰，清晨咳嗽较剧，痰量多，色白黏稠，伴有气急、喘息及盗汗等症状，每次持续 15 天左右，经服“氨溴索”“咳必清”等药后有所改善，但效果不明显。近几年来，咳嗽、咯痰呈加重趋势，每当运动量增加时就会出现胸闷、气急等症状，早晚尤剧，天气转暖时上述症状缓解。曾多次到当地医院就诊，诊断为“慢性气管炎”，常给予“抗生素”“氨茶碱”“舒喘灵气雾剂”等止咳、化痰、解痉、平喘等药物治疗后未能得到明显改善。为求近一步治疗就诊于兰大医院东岗院区中西医结合科，要求通过埋线针刀治疗进行调理。患者自发病以来精神欠佳，食欲减退，睡眠尚可，大小便正常，体重下降。

既往史：患者平素身体较差，于2007年10月患过“流行性腮腺炎”，于2016年2月患过“麻疹”。否认手术外伤及输血史，否认食物及药物过敏史，预防接种史不详。

个人史：生长于原籍，无长期外地居住史，无疫区居留史，无特殊化学品及放射线接触史，无特殊不良嗜好。

月经史：13岁月经初潮，月经周期28～30天，经期4～5天，既往月经规律，经量适当，无痛经史。

婚育史：未婚，无孕史。

家族史：父母及兄弟姐妹均体健，无家族遗传病史及传染病史。

专科情况：双肺呼吸音增粗，可闻及湿性啰音。心界正常，心尖搏动位于左侧第五肋间左锁骨中线内0.5cm，律齐，各瓣膜听诊区未闻及病理性杂音及额外心音。

辅助检查：胸部X线片：两肺透亮度增重，纹理增多、紊乱，肋间隙增宽，心影大小正常。痰液检查：嗜酸性粒细胞增多。

诊断：①中医诊断：哮病（肺肾阴虚）。②西医诊断：哮喘；慢性支气管炎。

治疗过程：

第一次治疗

（1）取穴

星状神经节+膻中、曲池、定喘、肺俞、肾俞。

（2）操作

嘱患者先取仰卧位，取胸锁关节上2.5cm、中线旁开1.5cm处双侧星状神经节用记号笔定点后再用碘伏常规消毒，取7#埋线针刀，右手持针，左手拇指加压固定，刃口线与躯干纵轴平行，针体与皮肤垂直，快速刺入皮肤，直达第六颈椎横突前结节，埋线后出针，术毕，压迫针眼片刻，以创可贴贴敷针孔。

然后取膻中及曲池穴用记号笔定点后再用碘伏常规消毒，取7#埋线针刀，右手持针，左手拇指加压固定，刃口线与躯干纵轴平行，针体与皮肤垂直，快速刺入皮肤，直达骨面，埋线后出针，术毕，压迫针眼片刻，创可贴贴敷针孔；最后取俯卧位，取定喘、肺俞、肾俞穴用记号笔定点，用同上方式行埋线针刀治疗后，患者自觉不适症状较就诊前无明显改善，2天后反映前面所有不适症状基本缓解。

第二次治疗

方法同前。

经过治疗患者自觉咳嗽、胸闷气短、盗汗乏力等症状全部消失，睡眠质量也得到了改善。

患者后续再未进行任何治疗，至今再未复发，不但没有任何不适，而且免疫力也有所提高，体重也增加了。嘱患者注意保暖，预防感冒，饮食宜清淡而富有营养，禁忌食用容易引起本病发作的食物（辛辣、刺激食品等），避免接触诱发因素（吸烟等）。平时保持心情愉悦，加强身体锻炼，增强抗病能力，如有不适症状及时就诊。

经验体会：哮喘是指喉中痰鸣有声，呼吸急促，伴有喘息的一种发作性肺系疾病，其预后与起病年龄、病情轻重、病程长短、治疗是否及时合理以及是否有家族遗传史有关。

支气管哮喘是由多种细胞（如嗜酸性粒细胞、肥大细胞、T 细胞、中性粒细胞、气道上皮细胞等）和细胞组分参与的气道炎症性疾病。这种慢性炎症导致气管反应性增加，通常出现广泛多变的可逆性气流受限，并引起反复发作性的喘息、气急、胸闷或咳嗽等症状，常在夜间和（或）清晨发作、加剧，多数患者可自行缓解或经治疗缓解。病理生理学特点为支气管炎症或非特异性支气管高反应性。

支气管哮喘发作是有哮鸣音的呼气性呼吸困难或发作性胸闷和咳嗽，严重者被迫采取端坐呼吸，干咳或咳大量白色泡沫痰，甚至发绀等，有时咳嗽为唯一的症状。哮喘症状可在数分钟内发作，经数小时或数天，用支气管舒张药或自行缓解。有些患者在数分钟或数小时内再次发作。在夜间及凌晨发作和加重常是哮喘的特征之一。运动时哮喘发作也是儿童减少体育运动的最常见原因之一。

星状神经节埋线可使支气管收缩缓解，支气管内腺体分泌减少，从而改善肺内分流所致的低氧，使呼吸急促得以缓解。

（冯广君　陆天宝　马列胜　祁文　吴统玲　杨才德）

第五节　原发性高血压

原发性高血压（primary hypertension）是以体循环动脉压升高为主要临床表现的心血管综合征，通常简称为高血压。高血压常与其他心血管病危险因素共存，是重要的心脑血管疾病危险因素，可损伤重要脏器，如心、脑、肾的结构和功能，最终导致这些器官的功能衰竭。

一、临床表现

大多数起病缓慢，缺乏特殊临床表现，导致诊断延迟，仅在测量血压时或发生心、脑、肾等并发症时才被发现。常见症状有头晕、头痛、颈项板紧、疲劳、心悸等，也可出现视力模糊、鼻出血等较重症状，典型的高血压头痛在血压下降后即可消失。高血压患者可以同时合并其他原因的头痛，往往与血压水平无关，例如精神焦虑性头痛、偏头痛、青光眼等。如果突然发生严重头晕与眩晕，要注意可能是脑血管病或者降压过度、直立性低血压。高血压患者还可以出现受累器官的症状，如胸闷、气短、心绞痛、多尿等。另外，有些症状可能是降压药的不良反应所致。

二、诊断

高血压诊断主要根据诊室测量的血压值。采用经核准的水银柱或电子血压计，测量安静休息坐位时上臂肱动脉部位血压，一般需非同日测量三次血压值收缩压均≥140mmHg和（或）舒张压均≥90mmHg可诊断高血压。患者既往有高血压史，正在使用降压药物，血压虽然正常，也诊断为高血压。一旦诊断高血压，必须鉴别是原发性还是继发性。

三、治疗

（一）西医治疗

1. 治疗目的

原发性高血压目前尚无根治方法。临床证据表明收缩压下降10～20mmHg或舒张压下降5～6mmHg，3～5年内脑卒中、冠心病与心脑血管病死亡率事件分别减少38%、16%与20%，心力衰竭减少50%以上，高危患者获益更为明显。降压治疗的最终目的是减少高血压患者心、脑血管病的发生率和死亡率。

2. 治疗原则

（1）治疗性生活方式干预

适用于所有高血压患者。①减轻体重：将BMI尽可能控制在24kg/m^{2}以内，体重降低对改善胰岛素抵抗、糖尿病、血脂异常和左心室肥厚均有益；②减少钠盐摄入：膳食中约80%钠盐来自烹调用盐和各种腌制品，所以应减少烹调用盐，每人每日食盐量以不超过6g为宜；③补充钾盐：每日吃新鲜蔬菜和水果；④减少脂肪摄入：减少食用油摄入，少吃或不吃肥肉和动物内脏；⑤戒烟限酒；⑥增加运动，运动有利于减轻体重和改善胰岛素抵抗，提高心血管调节适应能力，稳定血压水平；⑦减轻精神压力，保持心态平和；⑧必要时补充叶酸制剂。

（2）降压药物治疗对象

①高血压2级或以上患者；②高血压合并糖尿病，或者已经有心、脑、肾靶器官损害或并发症患者；③凡血压持续升高，改善生活方式后血压仍未获得有效控制者。从心血管危险分层的角度，高危和极高危患者必须使用降压药物强化治疗。

（3）血压控制目标值

目前一般主张血压控制目标值应＜140/90mmHg。糖尿病、慢性肾脏病、心力衰竭或病情稳定的冠心病合并高血压患者，血压控制目标值<130/80mmHg。对于老年收缩期高血压患者，收缩压控制于150mmHg以下，如果能够耐受可降至140mmHg以下。应尽早将血压降低到上述目标血压水平，但并非越快越好。大多数高血压患者，应根据病情在数周至数月内将血压逐渐降至目标水平。年轻、病程较短的高血压患者，可较快达标，但老年人、病程较长或已有靶器官损害或并发症的患者，降压速度宜适度缓慢。

（4）多重心血管危险因素协同控制

各种心血管危险因素之间存在关联，大部分高血压患者合并其他心血管危险因素。降压治疗后尽管血压控制在正常范围，其他危险因素依然对预后产生重要影响，因此降压治疗时应同时兼顾其他心血管危险因素控制。降压治疗方案除了必须有效控制血压，还应兼顾对糖代谢、脂代谢、尿酸代谢等多重危险因素的控制。

（二）中医治疗

1. 中药治疗

肝阳上亢证用天麻钩藤饮加减；肝肾阴虚证用杞菊地黄丸加减；阴阳两虚证用金匮肾气丸加减；痰浊中阻证用半夏白术天麻汤加减；瘀血阻滞证用血府逐瘀汤加减；冲任失调证用二仙汤加减。

2. 埋线特色疗法

（1）主穴

星状神经节、颈动脉窦点、曲池、足三里、太冲、降压点。

（2）定点

星状神经节点：第六颈椎横突前结节略下方处。

颈动脉窦点：甲状软骨上缘，第四颈椎横突前结节，相当于人迎穴。

降压点：第六、七颈椎棘突之间旁开2寸。

曲池点：曲肘成直角，肘横纹桡侧端与肱骨外上髁连线的中点。

太冲点：位于足背侧，第一、二跖骨结合部之前凹陷处。

足三里：在小腿前外侧，当犊鼻下3寸，距胫骨前缘一横指（中指）。

（3）疗程

3次1疗程，3~6疗程效佳。可单侧取穴，交替治疗，每周1次。并发症可配合辨证取穴。

【参考文献】

［1］葛均波，徐永健．内科学．第8版［M］．北京：人民卫生出版社，2013.

四、典型病例

姓名	齐某	性别	女	年龄	79 岁
民族	汉族	婚姻	丧偶	职业	无
出生年月日	1936 年 12 月 20 日	出生地	甘肃兰州	节气	立冬
记录医师	于灵芝	记录日期	2016 年 11 月 19 日		

主诉：间断性头晕头痛 5 年，加重 1 周。

现病史：患者自诉于入院前 5 年无明显诱因出现间断性头晕头痛，伴视物模糊、黑蒙及晕厥，无胸痛、胸闷，无恶心、呕吐等不适症状，血压高达 160/100mmHg，间断服用“卡托普利”“利血平”“硝苯地平”等降压药物治疗，血压控制在 120/89mmHg 左右，1 周前患者再次出现头晕、头痛等不适症状，不伴胸闷、气短、心悸及恶心等症状，无呕吐物，无胸痛、放射痛，无咳嗽、咳痰等不适症状，自行服用药物，症状可缓解。今日为求进一步治疗，以“高血压病Ⅲ级”收住院，患者自发病以来，精神尚可，食欲尚可，睡眠可，大小便如常，近期体重无明显变化。

既往史：既往体健，否认糖尿病、冠心病等慢性病史。否认伤寒、结核、乙肝等慢性传染病史。否认手术史、外伤史及输血史。否认药物及食物过敏史。预防接种史不详。

个人史：生长于原籍，否认疫区居留史，否认特殊化学品及放射线接触史。无吸烟、饮酒等不良嗜好。

婚育史：28 岁结婚，婚后育有 1 子，配偶及儿子均体健。

家族史：父母健在。否认家族遗传病史及传染病史。

体格检查：脊柱呈生理弯曲，无畸形，无压痛叩击痛，双肾区无叩击痛，双下肢无水肿，生理反射存在，病理反射未引出。口唇无发绀，听诊双肺呼吸音清，双肺未闻及干湿性啰音，心率 89 次/分，律齐，心音有力，各瓣膜听诊区未闻及病理性杂音，血压 160/100mmHg。

辅助检查：随机血糖 6.6mmol/L。生化全项：血清尿酸 500μmol/L，血清甘油三脂 2.29mmol/L。心电图示：①窦性心律 + 异位搏动；②电轴正常；③偶发室上性早搏。血常规、凝血四项、粪便常规检查未见明显异常。

诊断：高血压病Ⅲ级

治疗过程：

第一次治疗

（1）取穴

星状神经节、降压点、足三里、曲池、太冲。

（2）操作

患者俯卧位，取腰部及臀部阳性反应点标记之，碘伏常规消毒，取7#埋线针刀，右手持针，左手拇指加压固定，刃口线与躯干纵轴平行，针体与皮肤垂直，快速刺入皮肤，直达病灶或骨面，埋线后行纵形切割、松解，有松动感后出针，术毕，压迫针眼止血，创可贴贴敷针孔。降压点埋线后给予松解，余穴常规操作，得气后旋转出针，创可贴贴敷针孔即可。

治疗后患者自诉头晕头痛症有所缓解，视物模糊、黑朦及晕厥亦缓解，血压无明显变化。

第二次治疗

治疗前询问患者上次治疗情况，患者自诉主诉症状全无，晨起血压：144/89mmHg。

取穴：星状神经节。

星状神经节埋线操作同前。

第三次治疗

取穴及操作同第二次治疗，治疗后患者血压122/74mmHg。

两次治疗后回访患者自诉血压控制在116/68～128/80mmHg之间，未服用降压药物。

经验体会：高血压病是一种以动脉血压增高为特征的疾病，是严重危害人类健康的最常见的心血管疾病，其致死、致残率较高，成为现代人生活质量下降的主要原因。全球约70%的高血压患者的血压得不到理想的控制，不能从疾病的进展上得到根本上逆转，也不能有效地防止其并发症的发生，尤其是器官功能性或器质性改变的全身性疾病，如心脏、脑和肾的病变等。高血压的患病率和发病率在不同国家、地区或种族之间有差别，发达国家较发展中国家高，而美国黑人患病人数约为白人的2倍。我国高血压患病率和流行趋势存在地区、城乡和民族差别，北方高于南方（华北和东北属于高发区），沿海高于内地，城市高于农村，高原少数民族地区患病率较高。男、女性高血压患病率差别不大，青年期男性略高于女性，中年后女性稍高于男性。高血压患病率、发病率及血压水平随年龄增加而升高，在老年人较为常见，尤其是收缩期高血压。目前高血压病多采用药物治疗，很多患者需终生服药。但是终生服药会带来很多不便及不良反应，对患者身心都造成很大影响，而星状神经节穴位埋线每隔15天操作一次，简单方便且无不良反应。

目前被学术界普遍接受的几种高血压的致病机制有：①血管内皮紊乱学说；②肾素－血管紧张素－醛固酮学说；③内分泌学说；④遗传学说；⑤钠与高血压；⑥中枢神经系统和自主神经与高血压；⑦NO与高血压；⑧其他因素：如肥胖、吸烟、饮酒过多、低钾摄入等与高血压病的发生有密切关系。另外，具有不稳定型个性的人长期紧张、压抑、忧虑、人际关系紧张，也易患高血压病。

星状神经节埋线治疗可抑制交感神经兴奋传递，抑制肾素、醛固酮分泌，松弛小动脉的平滑肌，扩张血管，降低外周血管阻力而降压；其次可调节自主神经、内分泌系统功能，增进机体内部稳定状态，使兴奋水平降低，改善自主神经系功能，达到降压目的。

刺激星状神经节能够解除颅内血管痉挛、使血管管径扩张，血管阻力降低，血流速度向正常转化，改善大脑的血液循环状态，调节紊乱的自主神经功能，使全身异常的血管张力趋向正常，从而维持人体正常的血压平衡状态，从根本上治疗高血压。既能使血压恢复到正常范围而又不至于造成低血压，同时又能改善心、脑、肾脏的血液供应，因此又可减少心、脑、肾并发症的出现。

从中医角度分析，高血压病的病位、病因、病机与肝的关系极为密切。原发性高血压病的病因病机主要是风、火、痰、虚、瘀为患，病位在清窍，与肝、肾脏关系密切。因情志不遂，肝气喜调达，易郁遏，五志过极皆化火，而肝火为最；或因思虑劳伤心神，心气郁结，心以阳气为用，阳气主动，易亢盛为火，火热内盛；或阴虚阳亢，发生高血压。若火热蕴于体内，上下熏灼，周身脉络皆受其害，因此，在高血压的发生发展过程中，必然伴随着经脉的病变与损害，火热熏蒸气血，炙灼血脉，耗伤气阴，终致阴虚阳亢，脏腑失调，气血失和，血脉损伤，病机变化复杂。因此，除使用星状神经节外还可配合降压点、内关、足三里等穴，通过辨证论治配伍更多腧穴以协同起效。

（刘文韬　于灵芝　杨才德）

第六节　室性期前收缩（室性早搏）

室性期前收缩（premature ventricular beats），也称室性早搏，是一种最常见的心律失常。是指希氏束分叉以下部位过早发生的，提前使心肌除极的心搏。

一、临床表现

1. 症状

室性期前收缩常无与之直接相关的症状；每一患者是否有症状或症状的轻重程度与期前收缩的频发程度不直接相关。患者可感到心悸，类似电梯快速升降的失重感或代偿间歇后有力的心脏搏动。

2. 体征

听诊时，室性期前收缩后出现较长的停歇，室性期前收缩之第二心音强度减弱，仅能听到第一心音。桡动脉搏动减弱或消失，颈静脉可见正常或巨大的a波。

心电图的特征：

（1）提前发生的QRS波，时限通常超过0.12秒、宽大畸形，ST段与T波的方向与QRS主波方向相反。

（2）室性期前收缩与其前面的窦性搏动之间期（称为配对间期）恒定。

（3）室性期前收缩很少能逆传心房，提前激动窦房结，故窦房结冲动发放节律未受干扰，室性期前收缩后出现完全性代偿间歇，即包含室性期前收缩在内前后两个下传的窦性搏动之间期，等于两个窦性RR间期之和。如果室性期前收缩恰巧插入两个窦性搏动之间，不产生室性期前收缩后停顿，称为间位性室性期前收缩。

（4）室性期前收缩的类型：室性期前收缩可孤立或规律出现。二联律是指每个窦性搏动后跟随一个室性期前收缩；三联律是每两个正常搏动后出现一个室性期前收缩；如此类推。连续发生两个室性期前收缩称成对室性期前收缩。连续三个或以上室性期前收缩称室性心动过速。同一导联内，室性期前收缩形态相同者，为单形性室性期前收缩；形态不同者称多形性或多源性室性期前收缩。

（5）室性并行心律（ventricular parasystole）：心室的异位起搏点规律地自行发放冲动，并能防止窦房结冲动入侵。其心电图表现为：①异位室性搏动与窦性搏动的配对间期不恒定；②长的两个异位搏动之间距是最短的两个异位搏动间期的整倍数；③当主导心律（如窦性心律）的冲动下传与心室异位起搏点的冲动几乎同时抵达心室，可产生室性融合波，其形态介于以上两种QRS波形态之间。

二、治疗

（一）西医治疗

首先应对患者室性期前收缩的类型、症状及其原有冠心病变作全面的了解；然后，根据不同的临床状况决定是否给予治疗，采取何种方法治疗以及确定治疗的终点。

1. 无器质性冠心病

室性期前收缩不会增加此类患者发生心脏性死亡的危险性，如无明显症状，不必使用药物治疗。如患者症状明显，治疗以消除症状为目的。应特别注意对患者作好耐心解释，说明这种情况的良性预后，减轻患者焦虑与不安。避免诱发因素如吸烟、咖啡、应激等。药物宜选用β受体拮抗剂、美西律、普罗帕酮、莫雷西嗪等。

二尖瓣脱垂患者发生室性期前收缩，仍遵循上述原则，可首先给予β受体拮抗剂。

2. 急性心肌缺血

在急性心肌梗死发病开始的24小时内，患者有很高的原发性心室颤动的发生率。

过去认为，急性心肌梗死发生室性期前收缩是出现致命性室性心律失常的先兆，特别是在出现以下情况时：频发性室性期前收缩（每分钟超过5次）；多源（形）性室性期前收缩；成对或连续出现的室性期前收缩；室性期前收缩落在前一个心搏的T波上（R-on-T）。过去曾提出，所有患者均应预防性应用抗心律失常药物，首选药物为静脉注射利多卡因。近年研究发现，原发性心室颤动与室性期前收缩的发生并无必然联系。自从开展冠心病加强监护病房处理急性心肌梗死患者后，尤其近年来成功开展溶栓或直接经皮介入干预，早期开通梗死相关血管的实现，使原发性心室颤动发生率大大下降。目前不主张预防性应用抗心律失常药物。若急性心肌梗死发生窦性心动过速与室性期前收缩，早期应用β受体拮抗剂可能减少心室颤动的危险。

急性肺水肿或严重心力衰竭并发室性期前收缩，治疗应针对改善血流动力学障碍，同时注意有无洋地黄中毒或电解质紊乱（低钾、低镁）。

（二）中医治疗

1. 中药治疗

心虚胆怯证用安神定志丸加琥珀、磁石、朱砂；心脾两虚证用归脾汤加减；肝肾阴亏证用一贯煎合酸枣仁汤加山萸肉；心阳不振证用桂枝甘草龙骨牡蛎汤加减；水饮凌心证用苓桂术甘汤加减；血瘀气滞证用桃仁红花煎加减；痰浊阻滞证用导痰汤加减；邪毒犯心证用银翘散合生脉散加减。

2. 埋线特色治疗

（1）主穴

星状神经节、膻中、内关、郄门、厥阴俞透心俞。

（2）定点

星状神经节点：第六颈椎横突前结节略下方处。

膻中点：前正中线上，两乳头连线中点处。

内关点：当曲泽与大陵的连线上，腕横纹上2寸，掌长肌腱与桡侧腕屈肌腱之间。

郄门点：当曲泽与大陵的连线上，腕横纹上5寸，掌长肌腱与桡侧腕屈肌腱之间。

厥阴俞：第四胸椎棘突下。

心俞：第五胸椎棘突下。

（3）疗程

3次1疗程，3~6疗程效佳。

【参考文献】

[1] 葛均波，徐永健．内科学．第8版［M］．北京：人民卫生出版社，2013.

三、典型病例

姓名	吴某	性别	女	年龄	71
民族	汉族	婚姻	已婚	职业	退休
出生年月日	1945年1月18日	出生地	甘肃兰州	节气	小寒
记录医师	宋建成	记录日期	2017年1月13日		

主诉：间断心悸6年余，加重1周。

现病史：患者于入院前6年余无明显诱因出现间断性心悸，无头晕、头痛，伴恶心、呕吐，呕吐物为胃内容物，食欲差。发作无明显规律，持续十余分钟，可自行缓解。无视物模糊、视物旋转、晕厥、黑蒙、耳鸣，无肢体功能障碍，遂就诊于外院。心电图提示：异位心律频发室性早搏，予以口服药物治疗后（具体用药不详）上述症状缓解。此后上述症状多次反复发作，自服药物（具体药物及剂量不详），上述症状可缓解。于本次入院前1周，再次出现胸闷，无气短。未予以特殊处理，为求进一步诊治，遂来就诊，门诊以“心律失常，频发室性早搏”收住入院。患者自发病以来精神尚可，睡眠差，饮食可，大小便正常。

既往史：否认有高血压、糖尿病，否认药物及食物过敏史，预防接种史不详。否认肝炎、结核、伤寒等传染病史，无手术、外伤史。

个人史：生于原籍，无长期外地居住史，否认疫区居留史，无特殊化学品及放射线接触史。无不良嗜好。

月经史：14岁月经初潮，月经周期28~30，经期5~7天，约45岁绝经，经量适中，无痛经，无异常阴道流血史，白带正常，稀薄。

婚育史：适龄结婚，孕1产1，现有1子，爱人及儿子均体健。

家族史：家族中否认传染性疾病、代谢性疾病、冠心病、高血压、糖尿病、血友病、遗传性疾病、肿瘤及类似病史。

体格检查：体温36.3℃，脉搏100次/分，呼吸19次/分，血压112/62mmHg，神志清楚，精神可，双肺呼吸音清，双肺未闻及干湿性啰音，心率88次/分，律不齐，心音低钝，各瓣膜听诊区未闻及病理性杂音及心包摩擦音。全腹部柔软，无压痛、反跳痛，墨菲氏征阴性，移动性浊音阴性，肝脾肋下未触及，肝肾区无叩击痛，肠鸣音3次/分，双下肢无水肿。

辅助检查：胸部正位片未见异常。心电图提示：窦性心律+异位搏动；电轴正常；频发室性早搏；心肌供血不足；异常心电图。心脏彩超提示：①升主动脉硬化伴瓣钙化；②左室收缩功能正常、顺应性减低；③彩色血流：主动脉、二、三尖瓣反流（少量）。

诊断：冠心病：①心律失常；②频发室性早搏。

治疗过程：

第一次：2017年1月13日

（1）取穴

星状神经节+膻中、心俞、脾俞、内关、足三里、丰隆。

（2）操作

患者仰卧位，取胸锁关节上2.5cm、中线旁开1.5cm处双侧星状神经节点标记之，碘伏常规消毒，取7#埋线针刀，右手持针，左手拇指加压固定，刀口与躯干纵轴平行，针体与皮肤垂直，线体对折，快速刺入皮肤，直达第六颈椎横突前结节，针体上提少许旋转留线后，缓慢出针，术毕，压迫针眼止血，以创可贴贴敷针孔，交代注意事项。

治疗后患者自诉：心悸、胸闷、心痛较前明显好转，心率80次/分，心律不齐较前明显改善。

第二次：2017年1月26日

取穴：星状神经节+膻中、心俞、脾俞、内关、足三里、丰隆。

星状神经节埋线方法同前。

取所选配穴标记之，碘伏常规消毒，取7#埋线针刀，右手持针，左手拇指加压固定，刀口与躯干纵轴平行，针体与皮肤垂直，线体对折，快速刺入皮肤，捻转、提插针体，得气后旋转、留线后，缓慢出针，术毕，压迫针眼止血，创可贴贴敷针孔，交代注意事项。

治疗后患者自诉：无明显心悸、胸闷，偶有心痛，心率75次/分，心律不齐较前明显改善。

第三次：2017年2月1日

取穴：星状神经节+膻中、心俞、脾俞、肾俞、内关、足三里、丰隆。

治疗同前。

治疗后行心电图提示：①窦性心律+异位搏动；②电轴正常；③早搏每分钟4次。患者自诉：无明显心悸、胸闷、胸痛。

经验体会：心脏在正常情况下以一定范围的频率发生有规律的搏动。心搏冲动起源于窦房结，而以一定的程序传布于心房或心室。由于心脏内冲动发生与传布的不正常，而使整个心脏或一部分的活动变为过快、过慢或不规律，或各部分活动的程序发生紊乱时，既形成心律失常，或成为心律紊乱。西医治疗主要抗心律失常药物。如：①膜抑制剂：奎尼丁、普鲁卡因酰胺、心律平。②β受体阻滞剂：心得安、心得平、美多心安。③延长动作电位时间：溴苄胺。④钙离子阻滞剂：异搏定。⑤其他药物：洋地黄、异丙基肾上腺素。

心脏受交感神经与迷走神经双重支配，两者间通常保持在一个相对平衡状态，而麻醉、手术期间交感神经的兴奋较之迷走神经兴奋更为常见。神经肽（NPY）和去甲肾上腺素（NE）共同位于交感神经末梢且一起释放，两者作用相似并呈显著协同作用，主要使小动脉强烈收缩，甚至可诱发心肌缺血、心绞痛，并参与心肌再灌注损伤。临床证实，通过切除星状神经节，心内 NPY 和 NE 即明显减少，可改善冠状血管床的扩张能力。同样，通过埋线刺激星状神经节，也可使冠状静脉窦血中血浆 NPY 和 NE 明显减少，改善冠状动脉血管的扩张能力，从而扩张冠状血管，降低心肌再灌注心律失常的发生率。星状神经节埋线刺激后，迷走神经兴奋性相对增加，心脏自律性降低，抑制心脏传导系统，降低心肌耗氧，从而缓解了心律失常。

膻中穴属于任脉，是属于心包经的经气聚集之处，尤其对心律失常引起的胸闷、心悸、胸痛疗效颇佳；心俞穴是足太阳膀胱经的常用腧穴之一，主治心与神志病变；内关穴属于心包经穴，在《黄帝内经》中就有记载："手心主之别，名曰内关。系于心包，络心系。"足三里调节免疫力，强身健体防止疾病；丰隆穴、脾俞穴健脾化湿。心律失常临床应用星状神经节为主穴配膻中、心俞、脾俞、内关、足三里、丰隆，治疗本病效佳，值得临床推广与应用。

（刘文韬　宋建成　杨才德）

第七节　心神经官能症

心神经官能症是由于高级神经功能失调，引起心血管一系列症状的功能性疾病，在病理解剖上无心脏血管器质性病变。本病可发生于任何年龄，大多数发生于青壮年，男女均可患该病，常因情绪激动，持续过度兴奋，长期忧虑，导致中枢神经正常活动发生紊乱，受植物神经调节的心血管系统继而失调。临床上以心悸、心前区痛、呼吸憋闷，全身乏力、易激动、多汗、颤抖、失眠为特点。

一、临床表现及诊断

临床常表现为：休息时、劳动后、精神紧张、疲乏后自觉心悸、心前区痛、呼吸憋闷。易激动、多汗、颤抖、头晕、失眠。可出现叹息样呼吸，四肢发麻。心率常每分钟 100 次以上，心音强有力，偶有室性早搏。

诊断依据为：

1. 心悸、心前区痛、呼吸憋闷。
2. 易激动、多汗、颤抖、失眠。
3. 心率增快。
4. 全面检查心脏无器质性病变。

二、治疗

1. 中药治疗

心虚胆怯证用安神定志丸加减；心血不足证用归脾汤加减；阴虚火旺证用天王补心丹合朱砂安神丸加减；心阳不振证用桂枝甘草龙骨牡蛎汤合参附汤加减；水饮凌心证用苓桂术甘汤加减；瘀阻心脉证用桃仁红花煎合桂枝甘草龙骨牡蛎汤加减；痰火扰心证用黄连温胆汤加减。

2. 埋线特色疗法

（1）主穴

星状神经节、乳突下、心俞、膻中、内关、公孙。

（2）定点

星状神经节点：第六颈椎横突前结节略下方处。

乳突下点：乳突尖下方、寰椎横突前缘处。

膻中点：前正中线，平第四肋间，两乳头连线的中点。

心俞点：第五胸椎棘突下旁开1.5寸。

内关点：当曲泽与大陵的连线上，腕横纹上2寸，掌长肌腱与桡侧腕屈肌腱之间。

公孙点：足内侧缘，当第一跖骨基底前下方，赤白肉际处。

（3）疗程

3次1疗程，3～6疗程效佳。

三、典型病例

姓名	张某	性别	男	年龄	25岁
民族	汉族	婚姻	未婚	职业	工人
出生年月日	1991年12月14日	出生地	甘肃武威	节气	白露
记录医师	吴统玲	记录日期	2016年9月18日		

主诉：心慌、气短伴自汗半月余。

现病史：患者自诉于就诊前半月余无明显诱因出现心慌、胸闷、气短，伴疲乏、自汗，无意识丧失，无头晕、头痛，无咳嗽、咳痰，无腹痛、腹泻，睡眠质量差，劳累后上述症状加重，遂就诊于当地医院，给予口服药物治疗（具体药物及剂量不详），上述症状时轻时重，反复发作。患者及家属为进一步诊治，遂来就诊，以“心神经官能症”收住入院。自发病以来，患者神志清楚，精神欠佳，饮食尚可，睡眠差，多梦易醒，小便黄，大便干结，近期体重未见明显变化。

既往史：既往体健，否认高血压、糖尿病、冠心病等慢性病史，否认肝炎、结核、伤寒等急慢性传染病及接触史，否认重大外伤及手术史，否认血制品使用史，否认食物及药物过敏史，预防接种史不详。

个人史：生长于原籍，无长期外地居住史，无疫区居留史，无烟酒、毒品等特殊不良嗜好。

婚育史：未婚未育。

家族史：父母及兄弟姐妹均体健，否认家族遗传病史及传染病史。

专科情况：心尖搏动在左锁骨中线第四、五肋间隙外 0.5cm 处，心率 102 次/分，律尚齐，心音有力，各瓣膜听诊区未闻及病理性杂音，无端坐呼吸，下肢未见水肿。

辅助检查：胸部 X 线片：心肺正常。心电图示：心动过速，心律整齐。

诊断：①中医诊断：心悸（痰火扰心）；②西医诊断：心神经官能症。

治疗过程：

取穴：星状神经节、膻中、曲池、肺俞、心俞、肝俞、脾俞、肾俞、足三里、丰隆、内关、百会。

操作：嘱患者取仰卧位，取胸锁关节上 2.5cm、中线旁开 1.5cm 处双侧星状神经节用记号笔定点后再用碘伏常规消毒，取 7#埋线针刀，右手持针，左手拇指加压固定，刃口线与躯干纵轴平行，针体与皮肤垂直，快速刺入皮肤，直达第六颈椎横突前结节，埋线后出针，术毕，压迫针眼片刻，以创可贴贴敷针孔。

其余穴位采用线体对折旋转埋线术埋线。

经过治疗患者自诉心慌、胸闷、气短、自汗、乏力等不适症状缓解，睡眠质量改善，精神状态好转。

上述方法治疗两次后，患者症状消失，随访无复发。

经验体会：心神经官能症常属于中医“心悸”的范畴，是因气血阴阳亏虚，心失所养或痰饮瘀血阻滞，邪扰心神而导致心中悸动，惊恐不安，甚至不能自主为主要表现的病证。其致病因素主要有体虚劳倦、饮食不节、七情所伤、感受外邪、药物中毒等方面。其病位主要在心，与肝、肺、脾、肾四脏功能失调密切相关。其病理性质为本虚标实，本在于气血不足，阴阳亏虚，以致心失所养。标在于气滞、血瘀、痰浊、水饮等，临床表现多虚实夹杂或相互转化。

星状神经节是交感神经通向心脏的重要通路，其兴奋性的变化与心悸的发生密切相关，动物实验及临床研究提示星状神经节参与了心房或心室的交感神经重构，给予其神经生长因子注射或电刺激，可诱发心悸、胸闷、心律失常，而选择性刺激星状神经节或切除术具有稳定心电活动的效应，可抑制或减少上述情况的发生。

星状神经节是交感神经支配心脏的重要神经链，呈星形或卵圆形，由颈下神经节与第一胸神经节融合而成，位于第七颈椎横突基部和第一肋骨颈之间，被疏松的蜂窝组织及脂肪组织所包裹。交感神经节前纤维在星状神经节换元后发出心下神经支，沿锁骨下动脉后方、气管前方下降，加入心丛参与支配心脏，影响窦房结、房室结、心房和心室的功能。已有的研究显示左、右两侧的星状神经节对心脏的支配存在偏侧性，切除右侧星状神经节，心脏的交感活动增强，而切除左侧星状神经节，心脏交感活动明显减弱，提示左侧星状神经节较右侧占优势。对于心脏电生理特性亦存在左、右侧星状神经节的偏侧效应，其中窦房结的电活动以右侧星状神经节调控为主，刺激右侧星状神经节可减慢心率，延长 PP 间期，而刺激左侧星状神经节则对心率无显著影响。刺激左侧星状神经节可加快房室传导速度，而刺激右侧星状神经节则无此效应。

星状神经节的兴奋性变化与心悸、胸闷、心律失常的发生密切相关，且在心肌的病理状态下，交感神经重构，星状神经节亦随之发生相应变化，使这些症状更易于发生。星状神经节干预，是心外自主神经非药物干预的一种手段，可发挥稳定心电活动，发挥治疗心脏神经官能症的作用。

需要注意的是，心神经官能症常常由长期的思想矛盾或精神负担过重、脑力劳动者长期不能做到劳逸结合、病后体弱等原因引起。患此病后，首先要解除上述原因，重新调整工作和生活状态。要正确认识本病的本质，疾病是逐渐发生的，病程较长，常有反复，但预后是良好的。要解除自己“身患重病”“身患心脏病”的疑虑，参加适当的体力劳动和体育运动有助于神经活动的恢复，积极配合治疗，树立战胜疾病的信心。

（刘文韬　吴统玲　杨才德）

第八节　贲门失弛缓症

贲门失弛缓症（achalasia，AC）是一种病因尚不明确的食管运动功能障碍性疾病，以食管蠕动异常、食管下括约肌（lower esophageal sphincter，LES）松弛障碍为主要特点，有吞咽困难、胸骨后疼痛、反流、体重减轻等临床表现。发病率（0.5～1）/10万，与年龄、性别、种族无明显相关性。AC 可以是原发性的，也可以是继发性的。对于继发性 AC，食管神经纤维缺失的原因往往是已知的；对于原发性 AC，多认为是食管肌间神经丛抑制性神经缺失导致其发病。研究发现 AC 可能与病毒感染、环境因素、自身免疫炎症和遗传因素等有关，但 AC 确切的发病机制目前尚不明确。

一、临床表现

1. 咽下困难

无痛性咽下困难是本病最常见、最早出现的症状，占 80%～95% 以上。起病多较缓慢，但亦可较急，初起可轻微，仅在餐后有饱胀感觉而已。咽下困难多呈间歇性发作，常因情绪波动、发怒、忧虑、惊骇或进食过冷和辛辣等刺激性食物而诱发。

2. **疼痛**

疼痛占40% ~90%，性质不一，可为闷痛、灼痛、针刺痛、割痛或锥痛。疼痛部位多在胸骨后及中上腹；也可在胸背部、右侧胸部、右胸骨缘以及左季肋部。疼痛发作有时酷似心绞痛，甚至舌下含硝酸甘油片后可获缓解。疼痛发生的机理可由于食管平滑肌强烈收缩，或食物滞留性食管炎所致。随着咽下困难的逐渐加剧，梗阻以上食管的进一步扩张，疼痛反可逐渐减轻。

3. **食物反流**

发生率可达90%，随着咽下困难的加重，食管的进一步扩张，相当量的内容物可潴留在食管内至数小时或数日之久，而在体位改变时反流出来。从食管反流出来的内容物因未进入过胃腔，故无胃内呕吐物的特点，但可混有大量黏液和唾液。在并发食管炎、食管溃疡时，反流物可含有血液。

4. **体重减轻**

体重减轻与咽下困难影响食物的摄取有关。对于咽下困难，患者虽多采取选食、慢食、进食时或食后多饮汤水将食物冲下，或食后伸直胸背部、用力深呼吸或屏气等方法以协助咽下动作，使食物进入胃部，保证营养摄入量。病程长久者仍可有体重减轻，营养不良和维生素缺乏等表现，而呈恶病质者罕见。

5. **出血和贫血**

患者常可有贫血，偶有由食管炎所致的出血。

6. **其他症状**

由于食管下端括约肌张力的增高，患者很少发生呃逆，乃为本病的重要特征。在后期病例，极度扩张的食管可压迫胸腔内器官而产生干咳、气急、发绀和声音嘶哑等。

二、诊断

咽下困难、食物反流和胸骨后疼痛为本病的典型临床表现。若再经食管吞钡 X 线检查，发现具有本病的典型征象，就可做出诊断。

三、治疗

（一）西医治疗

1. **药物治疗**

口服药物包括钙离子拮抗剂、硝酸酯类药物、抗胆碱能药物等，其中最常用的是钙离子拮抗剂和硝酸酯类药。前者主要通过选择性阻滞 Ca^{2+} 经细胞膜上的电压依赖性 Ca^{2+} 通道进入细胞内，减少胞质 Ca^{2+} 浓度，进而产生负性肌力作用，引起 LES 的松弛。后者通过活化鸟苷酸环化酶，增加平滑肌环鸟苷酸（cGMP）的生成，鸟苷酸和硝酸相互作用活化的蛋白激酶改变了平滑肌的磷酸化进程，结果肌球蛋白的轻链去磷酸化，抑制了平滑肌的正常收缩，使 LES 松弛，达到治疗贲门失弛缓症的目的。

2. 内镜治疗

(1) 内镜下肉毒杆菌毒素注射治疗。其作用机制是阻止神经末梢乙酰胆碱的释放，从而使肌肉松弛。

(2) 内镜下扩张治疗。其原理是通过外力强行过度扩张，将 LES 肌纤维延伸拉长，造成部分平滑肌松弛或断裂而失去张力，从而降低食管下端括约肌静息压（lower esophageal sphincter pressure，LESP），改善食管下端括约肌松弛力，达到治疗目的。

(3) 内镜下微波治疗。该方法利用微波的作用破坏部分 LES，使之松弛而达到治疗目的。

3. 外科手术治疗

Heller 手术是外科手术治疗贲门失弛缓症的基本术式。

(二) 中医治疗

1. 中药治疗

痰气交阻证用启膈散加减；痰热互结证用下陷胸汤加减；瘀血内阻证用血府逐瘀汤加减；津亏热结证用沙参麦门冬汤加减；脾胃虚弱证用小建中汤加减。

2. 埋线特色疗法

(1) 主穴

星状神经节、足三里、中脘、胃俞、内关。

(2) 定点

星状神经节点：第六颈椎横突前结节略下方处。

足三里：在小腿前外侧，当犊鼻下 3 寸，距胫骨前缘一横指（中指）。

内关点：当曲泽与大陵的连线上，腕横纹上 2 寸，掌长肌腱与桡侧腕屈肌腱之间。

胃俞点：第十二胸椎棘突下旁开 1.5 寸。

中脘点：前正中线上，脐中上 4 寸。

(3) 疗程

3 次 1 疗程。同时可配合背俞穴，如膈俞等。

【参考文献】

[1] 黄秀强，曲波，李惠．贲门失弛缓症的病因及发病机制研究进展［J］．胃肠病学和肝病学杂志，2016，25（1）：97－100.

[2] 李柯蓓，施瑞华．贲门失弛缓症的治疗进展［J］．世界华人消化杂志，2009，

17 (23): 2333 – 2337.

四、典型病例

姓名	胡某	性别	男	年龄	54
民族	汉族	婚姻	已婚	职业	教师
出生年月日	1962年8月15日	出生地	贵州省黔西县	节气	芒种
记录医师	唐卫峰	记录日期	2016年6月9日		

主诉：吞咽困难10年，加重2年。

现病史：患者自述自幼吃饭快速，咀嚼较少，喜欢边吃饭边喝水。10年前吃饭时偶尔出现吞咽短暂阻滞，5年前进食后阻滞感加重，发作时间每周数次，遂就诊于“毕节地区医院”，行胃镜检查示：未见食管及胃异常现象，给予“开胸顺气丸”口服（具体剂量不详），上述症状未见明显缓解。2年前患者纳差，吃干饭吞咽困难，需喝水、用手捶击前胸后背才能吞下，惧怕进食，长期吃稀饭为主，继而出现体重下降，就诊于“贵州省人民医院”“华西医科大附属医院”“第三军医大”，行“胃镜”“钡餐”“胸部CT”等检查，结果示：食管体部见轻微扩张，贲门轻微狭窄，余未见异常。建议行经口内镜下肌切开术或球囊扩张治疗。患者为保守治疗前来就诊。入院症见：进食吞咽困难，消瘦，面色萎黄，心烦易怒，失眠，精神差，舌红瘦小，脉弦细。

既往史：否认高血压、糖尿病、脑梗、冠心病等慢性疾病史。否认伤寒、结核、乙肝等急慢性传染病史。13年前行胆囊切除术，否认外伤史及输血史。否认药物及食物过敏史。预防接种史不详。

个人史：生长于原籍，否认疫区居留史，否认特殊化学品及放射线接触史。吸烟25年，1~2包/天，饮酒30年，1~3两/日。

婚育史：24岁结婚，育有1子，配偶及儿子体健。

家族史：父于2003年因心梗去世，母81岁健在，否认家族遗传史及传染病史。

专科情况：吞咽困难，吃干饭哽在食管上段难以下咽，须喝水（汤）或者捶打前胸后背才能缓慢下咽，无呛咳、恶心、胸痛、背痛，偶尔有吐泡沫状清水，惧怕吃饭，纳差，精神差，心烦易怒，失眠多梦。

辅助检查：2013年5月毕节地区医院胃镜、CT检查食管、贲门未见异常。2015年贵州省人民医院头部、颈部CT未见异常；吞钡造影阳性；CT、核磁检查未见异常；胃镜示：胆汁反流。2016年3月华西医科大及第三军医大检查结果与贵州省人民医院检查结果相符。随机血糖5.8mmol/L，心电图示窦性心律。

诊断：贲门失弛缓症；失眠。

治疗过程：

采用星状神经节埋线（因患者恐针，拒绝多穴位治疗）。

第一次治疗

（1）体位

患者取仰卧位，肩下垫一薄枕，使头尽量后仰，以充分暴露颈部。面向上方，颏部抬向前。口微张开以减小颈前肌张力，且易触及 C_6 横突。操作者位于患者的右侧。

（2）定位

环状软骨水平，胸锁乳突肌内侧缘，中线旁开 1.5cm，胸锁关节上约 2.5cm 处。

（3）定点

术者左手拇指在“定位”处接触皮肤，轻轻接压，从患者可以接受为度，当触及颈动脉搏动时，把颈动脉控制在指腹下，将胸锁乳突肌，颈总动脉、颈内静脉推向外侧，使之与气管、食管分开，向下按压，可触及的抵抗感。此为 C_6 横突前结节，标记之，此为进针点。

（4）穿刺方法

术区碘状常规消毒，戴无菌手套，术者左手四指与拇指分开，四指抵于薄枕或者紧靠于患者颈部，做卡颈状动作，以确保操作时押手的相对稳定；拇指在“定位”处再次作“定点”时的动作，以确保“进针点”的准确性，然后松开拇指，使拇指轻轻触及皮肤；右手执针，针斜口面对拇指，针尖触及“进针点”皮肤，拇指与针尖同时向下移动，拇指将胸锁乳突肌、颈总动脉、颈内静脉推向外侧，触及颈动脉搏动，确认已经把颈动脉控制在指腹下；继续向下移动，当到达 C_6 横突前结节时有明显的抵抗感，稍作停顿后，左手拇指固定，右手向下快速突破，针尖所到之处即为 C_6 横突前结节；退针 0.5cm，右手持针固定不动，左手拇指轻轻抬起，以颈部皮肤随之而起为度，此时标志穿刺获得成功；最后，埋线、出针，按压片刻，创可贴贴敷即可。

治疗后的 1 小时患者出现数年未有过的饥饿感，家人予蛋炒饭一碗，患者不到 10 分钟吃完，进食期间未饮水，咀嚼后顺畅进入食管。次日早上患者主动告知昨晚 11 点就有睡意，上床不到 10 分钟就睡着了，一觉睡到早上 6 点多。嘱其少吃多餐，细嚼慢咽，饮食清淡，减少烟酒。

第二次治疗

治疗方法同前。

治疗后患者自述每日 3 ~ 4 餐，每餐 2 小碗饭或 1 碗面或米粉，未出现吞咽障碍，晚上 10 点左右入睡，早上 6 ~ 7 点自然醒来，心情舒畅，体重增加了 2.5kg，面有光泽，精神佳。

第三次治疗

治疗方法同前。

此后患者主动要求按时治疗，巩固疗效，共治疗6次两个疗程，截止到2016年10月3日结束治疗，不定期回访无反复。体重恢复到59kg。饮食、睡眠，精神俱佳。

经验体会：吞咽动作是指食团由舌背经咽和食管进入胃的过程。舌背上的食团由于舌肌收缩贴靠硬腭，将食团经咽峡推向咽腔，此时软腭抬起，咽后壁向前，阻断口咽部和鼻咽部的交通，防止食团进入鼻咽部，舌骨被肌肉收缩而上提并带动喉向前上方移动，舌根被提向后上方，会厌下落，遮盖喉口，因而，当食团经过咽腔的一瞬间呼吸停止。食团进入咽和食管，由于肌肉由上向下依次收缩推动食团下行，最后通过贲门入胃。整个吞咽过程包括两个阶段：第一阶段是舌、腭肌肉有意识地收缩压挤食团经咽峡入咽腔；第二阶段是食团由咽经食管入胃，完全是反射性活动。

吞咽动作为延髓等高级神经中枢所支配，Ⅸ、Ⅹ、Ⅻ脑神经对吞咽尤为重要。吞咽困难可分为机械性与运动性两类：①机械性吞咽困难：指吞咽食物的腔道发生狭窄引起的吞咽困难，以食管腔狭窄为主。正常食管壁具有弹性，管腔直径可扩张4cm以上，各种炎症与梗阻性疾病使管腔扩张受限时就会出现吞咽困难，这类吞咽困难在临床上常见，例如食管受到化学性灼伤后，因瘢痕形成等原因可使食管因高度狭窄而致吞咽困难；食管癌时可因癌肿浸润，堵塞食管腔而致食管狭窄，表现为进行性吞咽困难。②运动性吞咽困难：指随意控制的吞咽动作（始动因素）发生困难和随后一系列反射运动障碍而发展到吞咽困难，包括支配吞咽动作中枢神经受损害和参与吞咽的肌肉的器质性损害或功能失调，最常见的是各种原因导致的延髓性麻痹（球麻痹）食管吞咽肌麻痹等。星状神经节支配的器官包括脑膜、眼、耳、咽喉等，作用机制涉及植物神经系统、内分泌系统和免疫系统。该患者由于自主神经功能紊乱引起噎哽、失眠等症状，经星状神经节埋线治疗后取得了奇效。

（刘文韬　唐卫峰　杨才德）

第九节　肠易激综合征

肠易激综合征（irritable bowel syndrome，IBS）是一种以腹痛或腹部不适伴排便习惯改变为特征而无器质性病变的常见功能性肠病。在欧美国家成人患病率为10%～20%，我国为10%左右。患者以中青年居多，老年人初次发病者少见，男女比例约1∶2。

临床上，根据排便特点和粪便的性状可分为腹泻型、便秘型和混合型。西方国家便秘型多见，我国则以腹泻型为主。

一、临床表现

起病隐匿，症状反复发作或慢性迁延，病程可长达数年至数十年，但全身健康状况却不受影响。精神、饮食等因素常诱使症状复发或加重。最主要的临床表现是腹痛或腹部不适、排便习惯和粪便性状的改变。

几乎所有 IBS 患者都有不同程度的腹痛或腹部不适，部位不定，以下腹和左下腹多见，排便或排气后缓解。

腹泻型 IBS 常排便较急，粪便呈糊状或稀水样，一般每日 3～5 次，少数严重发作期可达十余次，可带有黏液，但无脓血。部分患者腹泻与便秘交替发生。便秘型 IBS 常有排便困难，粪便干结、量少，呈羊粪状或细杆状，表面可附黏液。常伴腹胀、排便不净感，部分患者同时有消化不良症状和失眠、焦虑、抑郁、头昏、头痛等精神症状。

一般无明显体征，可在相应部位有轻压痛，部分患者可触及腊肠样肠管，直肠指检可感到肛门痉挛、张力较高，可有触痛。

二、诊断

通常采用罗马Ⅲ诊断标准：

1. 病程 6 个月以上且近 3 个月来持续存在腹部不适或腹痛，并伴有下列特点中至少 2 项：①症状在排便后改善；②症状发生伴随排便次数改变；③症状发生伴随粪便性状改变。

2. 以下症状不是诊断所必备，但属常见症状，这些症状越多越支持 IBS 的诊断：①排便频率异常（每天排便 >3 次或每周 <3 次）；②粪便性状异常（块状/硬便或稀/水样便）；③粪便排出过程异常（费力、急迫感、排便不尽感）；④黏液便；⑤胃肠胀气或腹部膨胀感。

3. 缺乏可解释症状的形态学改变和生化异常。

三、治疗

（一）西医治疗

治疗目的是消除患者顾虑，改善症状，提高生活质量。治疗策略主要是积极寻找并去除促发因素和对症治疗，强调综合治疗和个体化的治疗原则。

1. 一般治疗

详细询问病史以求发现促发因素，并设法予以去除。告知患者 IBS 的诊断并详细解释疾病的性质，以解除患者顾虑和提高对治疗的信心，这是治疗最重要的一步。教育患者建立良好的生活习惯，饮食上避免诱发症状的食物，高纤维食物有助改善便秘。对伴有失眠、焦虑者可适当给予镇静药。

2. 药物对症治疗

（1）解痉药

抗胆碱药物可作为缓解腹痛的短期对症治疗。匹维溴铵为选择性作用于胃肠道平滑肌的钙通道阻滞剂，对腹痛亦有一定疗效，且不良反应少，用法为每次50mg，3次/日。

（2）止泻药

洛哌丁胺或地芬诺酯止泻效果好，适用于腹泻症状较重者，但不宜长期使用。轻症者宜使用吸附止泻药如蒙脱石、药用炭等。

（3）泻药

对便秘型患者酌情使用泻药，宜使用作用温和的轻泻剂以减少不良反应和药物依赖性。常用的有渗透性轻泻剂如聚乙二醇、乳果糖或山梨醇，容积性泻药如甲基纤维素等也可选用。

（4）抗抑郁药

对腹痛症状重，上述治疗无效且精神症状明显者可试用。临床研究表明这类药物甚至对不伴有明显精神症状者亦有一定疗效。

（5）肠道微生态制剂

如双歧杆菌、乳酸杆菌、酪酸菌等制剂，可纠正肠道菌群失调，对腹泻、腹胀有一定疗效。

3. 心理和行为疗法

症状严重而顽固，经一般治疗和药物治疗无效者应考虑予以心理行为治疗，包括心理治疗、认知疗法、催眠疗法和生物反馈疗法等。

（二）中医治疗

1. 中药治疗

寒邪内阻证用良附丸合正气天香散加减；湿热积滞证用大承气汤加减；饮食停滞证用枳实导滞丸加减；气机郁滞证用柴胡疏肝散加减；瘀血阻滞证用少腹逐瘀汤加减；中虚脏寒证用小建中汤加减。

2. 埋线特色疗法

（1）主穴

星状神经节、天枢、足三里、三阴交、上巨虚。

（2）定点

星状神经节点：第六颈椎横突前结节略下方处。

天枢点：肚脐旁开2寸。

足三里：在小腿前外侧，当犊鼻下3寸，距胫骨前缘一横指（中指）。

三阴交：在小腿内侧，当足内踝尖上3寸，胫骨内侧缘后方。

上巨虚点：足三里下3寸，距胫骨前缘一横指（中指）。

（3）疗程

3次1疗程，3～6疗程效佳。可配合采用俞募配穴法、合募配穴法。

【参考文献】

[1] 葛均波，徐永健．内科学．第8版[M]．北京：人民卫生出版社，2013.

四、典型病例

姓名	塔某	性别	男	年龄	42岁
民族	维吾尔族	婚姻	已婚	职业	农民
出生年月日	1975年5月10日	出生地	新疆阿图什	节气	立春
记录医师	刘建军	记录日期	2017年2月10日		

主诉：反复腹痛、腹泻3年，加重3天。

现病史：患者自诉于3年前因饮食不节，过多进食辛辣食品而开始出现上腹部疼痛，以脐周为甚，腹胀、腹泻，黄水样便，7～8次/日，无黑便，偶有黏液脓便，无恶心，呕吐，排便后腹胀、腹痛症状明显减轻，患者就诊于“新疆克州人民医院”住院治疗，诊断为“肠易激综合征”，给予解痉、止泻等对症治疗后好转，此后上述症状反复出现，且常因进食辛辣刺激食品后加重。3天前患者因进食辛辣食品后出现腹痛、腹泻后自行口服“蒙脱石散”症状未见明显缓解，遂来就诊，以“肠易激综合征”收住入院。入院症见：腹胀、腹痛、腹泻7～8次/天，排便后腹痛、腹胀症状明显减轻，精神欠佳，焦虑，饮食如常，睡眠欠佳，近期体重未见明显变化。

既往史：否认高血压、冠心病等慢性病史。否认结核、乙肝、伤寒等急慢性传染病史。否认外伤及输血史。否认药物及食物过敏史。预防接种史不详。

个人史：生长于新疆，无长期外地居住史，无疫区居留史，无特殊化学品及放射线接触史。无特殊不良嗜好。

婚育史：20岁结婚，婚后育有1子1女，配偶及子女均体健。

家族史：否认家族遗传病史及传染病史。

专科情况：腹部柔软，无膨隆，无腹肌紧张，无肠型及蠕动波。脐周轻微压痛。肝、脾肋下未触及肿大，腹壁反射存在，病理反射未引出。肠鸣音亢进，10次/分。

辅助检查：内镜检查示：结、直肠黏膜未见明显异常。便常规示：黄色软便，镜检未见异常，潜血试验（－）。电解质示：钾4.5mmol/L，钙2.5mmol/L，钠139mmol/

L，磷0.86mmol/L，镁1.0mmol/L，铁25μmol/L，锌21μmol/L。

诊断：肠易激综合征。

治疗过程：

第一次：2017年2月10日

（1）取穴

星状神经节+百会穴。

（2）定位及操作

①星状神经节：患者仰卧位，取胸锁关节上2.5cm、中线旁开1.5cm处双侧星状神经节点标记之，碘伏常规消毒，取7#埋线针刀，右手持针，左手拇指加压固定，刃口线与躯干纵轴平行，针体与皮肤垂直，快速刺入皮肤，直达第六颈椎横突前结节，旋转埋线后出针，术毕，压迫针眼止血，以创可贴贴敷针孔。

②百会：在顶中陷中，容豆许，去前发际五寸，后发际七寸。患者仰卧位，取百会穴标记之，碘伏常规消毒，取7#埋线针刀，右手持针，左手拇指加压固定，刃口线与躯干纵轴平行，针体与皮肤垂直，快速刺入头皮，倾斜针体至15°，将线带入，有酸、麻、胀、痛感即到达穴位，旋转埋线后出针，术毕，压迫针眼止血。

治疗后患者自诉腹痛稍有减轻，腹泻次数减少，3~4次/日，大便开始成形。

第二次：2017年2月16日

（1）取穴

止泻穴+足三里、天枢、内庭。

（2）定位

止泻穴：位于腹中线，当脐下2.5寸处。或于神阙与曲骨穴连线之中点取穴。

足三里：在小腿前外侧，当犊鼻下3寸，距胫骨前缘一横指（中指）。

天枢：在腹中部，距脐中2寸。

内庭：在足背当第二、三跖骨结合部前方凹陷处。

（3）操作

患者仰卧位，取止泻穴、双侧足三里、双侧天枢、双侧内庭标记，碘伏常规消毒，取7#埋线针刀，右手持针，左手拇指加压固定，刃口线与躯干纵轴平行，针体与皮肤垂直，快速刺入皮肤，术者感到酸、麻、胀、痛即到达穴位，旋转埋线后出针，术毕，压迫针眼止血，以创可贴贴敷针孔。

治疗后，腹胀、腹痛明显减轻，无其他不适。

第三次：2017年2月25日

取穴：星状神经节+止泻穴。

治疗操作同前。

治疗前患者自诉1周前因食辛辣刺激食品受凉后出现腹痛、肠鸣音亢进，无腹泻，但症状发作较前明显好转，当时自行热敷后症状能缓解。治疗后肠鸣音明显减少，腹痛消失。

第四次：2017 年 3 月 6 日

取穴：星状神经节 + 大肠俞 + 三焦俞。

治疗操作同前。

治疗前患者自诉腹痛症状消失、大便次数恢复正常，大便成形，半月内症状无反复。

经验体会：肠易激综合征是一种以腹痛或腹部不适伴排便习惯改变为特征而无器质性病变的常见功能性肠病。病因和发病机制尚不清楚，目前认为是多种因素和多种发病机制共同作用的结果，包括：①胃肠动力学异常。结肠电生理研究显示，IBS 以便秘、腹痛为主者 3 次/分钟的慢波频率明显增加；腹泻型 IBS 高幅收缩波明显增加。对各种生理性和非生理性刺激（如进食、肠腔扩张、肠内容物以及某些胃肠激素）的动力学反应过强，并呈反复发作过程。②内脏感觉异常。直肠气囊充气实验表明，IBS 患者充气疼痛阈值明显低于对照组。大量研究发现，IBS 患者对胃肠道充盈扩张、肠平滑肌收缩等生理现象敏感性增强，易产生腹胀、腹痛。③肠道感染治愈后。其发病与感染的严重性及应用抗生素时间均有一定相关性。④胃肠道激素。研究还发现某些胃肠道肽类激素如缩胆囊素等可能与 IBS 症状有关。⑤精神心理障碍。大量调查表明，IBS 患者焦虑、抑郁积分显著高于正常人，对应激反应更敏感和强烈。

肠易激综合征在中医上属泄泻的范畴，多以腹痛、腹泻、里急后重为主要表现。持续或反复发作超过 2 个月以上者为久泻，多因腹泻日久，脾肾虚弱，或肝脾不和所致，起病缓慢，病程较长。泄泻的主要病变部位在脾胃与大、小肠，此外，与肝、肾关系密切。治疗以运脾化湿为原则。

刺激星状神经节的作用主要有中枢神经作用和周围神经作用两个方面。星状神经节通过调节丘脑的机能以维护内环境的稳定，使机体的自主神经功能、内分泌功能和免疫功能保持正常。星状神经节属于交感神经节，其作用的发挥常常与副交感神经交互。星状神经节治疗肠易激综合征的机理，可能有两个方面，一是其中枢作用对人体内环境稳定的总体影响和调整；二是激发交感与副交感对肠道的针对性调节作用，故可取得良好的疗效。

（刘文韬　刘建军　杨才德）

第十节　单纯性膈肌痉挛

单纯性膈肌痉挛俗称呃逆病或胃神经症，属膈肌功能障碍性疾病，系呃逆，即吸气时声门突然闭合产生一种呃声。这种膈肌异常的收缩运动是由于迷走神经和膈神经受到刺激所引起。临床上呃逆是一种症状，引起呃逆的原因很多，如平常进食过快，进刺激性食物和吸入冷空气等产生膈肌痉挛，轻者间断打嗝，重者可连续呃逆或呕逆、腹胀、腹痛，个别小便失禁。

一、临床表现及诊断

1. 多见于青壮年，女性多于男性。常有进食过冷、过热、过于辛辣，或情志郁怒等诱因。

2. 以呃逆为主症，呃声频频，呈持续状态不能自制，可伴呕吐，情绪紧张，胸膈、脘腹间疼痛，或有嗳气、纳呆，甚则厌食或拒食、不寐等症。

3. 偶发呃逆，或病危胃气将绝时之呃逆，均属短暂症状，不列为呃逆病。

4. X 线钡餐及胃镜等检查无器质性病变征象。

二、治疗

（一）西医治疗

1. 一般疗法

对呃逆持续时间长，久不缓解的病人可试行屏气，饮冷开水或采用重复呼吸等方法。

2. 药物疗法

（1）华蟾素

取 2.4mL 每天 2 ~ 3 次肌注，一般注射 1 ~ 2 天，2 ~ 3 天内多可停止。

（2）利多卡因

首次将 100mg 利多卡因加入莫菲管中静滴，然后用 10% 葡萄糖 500mL 加入利多卡因 500mg，30 ~ 40 滴/分钟维持静滴，半小时后效果不佳者，可再从莫菲管中加入 100mg，待呃逆控制后，维持 1 ~ 2 天。

（3）东莨菪碱

0.3 ~ 0.6mg，每 6 ~ 12 小时肌注 1 次直至呃逆停止为止，多数病人于 3 ~ 7 天内停止。

（4）其他药物

肌注氯丙嗪、甲氧氯普胺（胃复安）、地西泮及苯妥英钠等药缓解呃逆。

3. 体外膈肌起搏治疗方法

以中等量刺激每分钟 9 次，每次治疗 30 ~ 50 分钟直至呃逆停止。亦有病人需连续数天治疗方愈。

对于继发于其他器质性疾病的呃逆，则应针对器质性疾病进行病因治疗。

（二）中医治疗

1. 针刺疗法

针刺少商穴、迎香穴、双侧膈俞穴，也可同时针刺足三里、三阴交，配内关穴、太冲穴。

2. 穴位注药疗法

（1）用5mL注射器7号针头抽取维生素$B_1$100mg及维生素$B_6$50mg，垂直刺入内关穴，有针感后，回抽无血即快速注药，每穴注射2mL，无效者于2小时后重复1次。

（2）5mL注射器抽取阿托品0.5mg后，用7号针头垂直刺入足三里穴1.5～2cm，经强激刺病人感到酸胀后，缓注0.25mg，同法再于另一侧足三里穴进行。

（3）同上述方法还可用维生素K_3、普鲁卡因、异丙嗪等药物注射。

3. 辨证处方

胃中寒冷证用丁香散加减；胃火上逆证用竹叶石膏汤加减；气机郁滞证用五磨饮子加减；脾胃阳虚证用理中丸加减；胃阴不足证用益胃汤合橘皮竹茹汤加减。

4. 埋线特色疗法

（1）主穴

星状神经节、乳突下、膈俞、胃俞、内关、足三里。

（2）定点

星状神经节点：第六颈椎横突前结节略下方处。

乳突下点：乳突尖下方、寰椎横突前缘处。

膈俞点：膈俞点：第七胸椎棘突下旁开1.5寸。

胃俞点：第十二胸椎棘突下旁开1.5寸。

内关点：当曲泽与大陵的连线上，腕横纹上2寸，掌长肌腱与桡侧腕屈肌腱之间。

足三里：在小腿前外侧，当犊鼻下3寸，距胫骨前缘一横指（中指）。

（3）疗程

3次1疗程，3～6疗程效佳。

三、典型病例

姓名	雒某	性别	女	年龄	38岁
民族	汉族	婚姻	已婚	职业	无
出生年月日	1978年2月18日	出生地	甘肃秦安	节气	寒露
记录医师	王双平	记录日期	2016年10月10日		

主诉：胃脘部不适，呃逆频作1个月。

现病史：患者自诉1个月前因与家人生气而出现胃中不适，胁肋胀痛继而呃逆不止。遂就诊于甘肃省中医院，行胃镜检查示：慢性浅表性胃炎改变。诊断为：①慢性浅表性胃炎；②单纯性膈肌痉挛综合征。给予汤药治疗（具体用药处方不详）。经治疗近1个月，症状缓解不明显。患者为进一步诊治遂来就诊，入院症见：胃脘部不适，喉如物梗，呃逆频作，自觉有一股气自腹中冲逆而出，致喉间呃呃连声，时响声雷动而不能自止。昼轻夜重，伴心烦不眠，痞满、纳呆，两肋胀痛，大便两日一行。患者面色青黄，形体消瘦。舌质淡，苔薄黄，脉寸、关弦，两尺沉细。

既往史：既往体健。否认高血压、冠心病等慢性病史。否认结核、乙肝、伤寒等急慢性传染病史。否认外伤及输血史。否认药物及食物过敏史。预防接种史不详。

个人史：出生于甘肃秦安县。长期在兰州生活，未到过疫区。生活、工作及居住条件尚可，无特殊嗜好。未闻及有工业粉尘、放射性物质等接触史，预防接种史不详。

月经史：14岁初潮，经期3~5天，月经周期25~28天，末次月经时间为2016年9月24日。平素月经量、色正常，无异味、无白带异常。

婚育史：25岁结婚，育有1子。配偶及儿子均体健。

家族史：父母健在。未闻及有其他家族相关遗传病史。

专科情况：一般情况良好，生命体征平稳。腹部柔软，无膨隆，腹肌不紧张，无肠型及蠕动波。上腹部轻微压痛。肝、脾肋下未触及肿大，墨菲氏征（-）。肠鸣音亢进，5~6次/分。

辅助检查：2016年9月6日于甘肃省中医院行电子胃镜查示：黏膜红黄相间，黏膜皱襞肿胀、增粗伴充血，表面粗糙，黏液减少。提示：慢性浅表性胃炎改变。2016年10月10日心电图示：窦性心律78次/分，心电轴不偏，正常心电图。腹部彩超示：肝、胆、脾、胰未见明显异常。血、尿、粪常规未见明显异常。

诊断：①中医诊断：胃痛（肝胃不和）；呃逆（肝郁气滞，胃气上逆）。②西医诊断：慢性浅表性胃炎；单纯性膈肌痉挛。

治疗过程：

第一次：2016年10月10日

（1）取穴

星状神经节+公孙、膻中、中脘、足三里、攒竹、内关。

（2）体位

常取仰卧位，使枕部与背部处于同一高度或将一薄枕置于双肩下，使头尽量后仰，以充分暴露颈部。面向上方，颏部抬向前。口微张开以减小颈前肌张力，且易触及第六颈椎横突。操作者应位于病人的右侧。

（3）定位

环状软骨水平，胸锁乳突肌内侧缘，中线旁开约1.5cm，胸锁关节上平约2.5cm处。

（4）定点

术者左手拇指在“定位”处接触皮肤，轻轻按压，以病人可耐受为度，当触及颈动脉搏动时，把颈动脉控制在指腹下，将胸锁乳突肌、颈总动脉、颈内静脉推向外侧，使之与气管、食管分开，向下按压，可触及明显的抵抗感，此为C_6横突前结节，标记之，此为进针点。

（5）操作

术区消毒。戴无菌手套。术者左手四指与拇指分开，四指抵于薄枕或者紧靠于患者颈部，做卡颈状动作，以确保操作时押手的相对稳定；拇指在“定位”处再次做“定点”时的动作，以确保“进针点”的准确性，然后松开拇指，使拇指轻轻触及皮肤；右手持针，针斜口面对拇指，针尖触及“进针点”皮肤，拇指与针尖同时向下移动，拇指将胸锁乳突肌、颈总动脉、颈内静脉推向外侧，触及颈动脉搏动，确认已经把颈动脉控制在指腹下；继续向下移动，当到达C_6横突前结节时有明显的抵抗感，稍做停顿后，左手拇指固定，右手向下快速突破，针尖所到之处即为C_6横突前结节；退针0.5cm，右手持针固定不动，左手拇指轻轻抬起，以颈部皮肤随之而起为度，此时标志穿刺获得成功；最后，埋线、出针，按压片刻，创可贴贴敷即可。其余穴位采用线体对折旋转埋线术。

患者治疗后1周来诊诉：胃脘部不适、胁肋部胀痛明显减轻；呃逆次数有所减少，不再呃呃连声；心烦不眠，痞满、纳呆等症改善。

第二次：2016年10月24日

星状神经节埋线治疗方法同前；穴位埋线治疗方法同前。

胃脘部不适、胁肋部胀痛明显减轻；偶发呃逆；心烦不眠，痞满、纳呆等症改善。

第三次：2016年11月7日

星状神经节埋线治疗方法同前；穴位埋线治疗方法同前。

治疗后20余天进行电话随访。患者自诉胃脘部不适、胁肋部胀痛消失；仅在生气时呃逆发作；心烦不眠，痞满、纳呆等症明显改善。嘱其畅情志、调饮食。

经验体会：单纯性膈肌痉挛又称呃逆，主要表现为，在不由自主的急促吸气后，声门突然关闭，以至于发出一种特有的声音，这种声音连续出现，就是呃逆。呃逆的发生是膈肌痉挛所致。原因在于直接支配膈肌的是膈神经或迷走神经。此神经来自第三、四颈椎脊髓根的神经节（此处称呃逆中枢，此中枢还受延髓控制）。凡有影响上述部位的某种因素存在，即可引起膈神经或迷走神经反射，导致膈肌痉挛，发生呃逆。

中医学认为，呃逆是由于气机不畅、胃气上逆动膈而成。与肝失条达、脾不健运、胃失和降、肺失宣降等有密切关联。多因手术造成内脏损伤，破血动气，导致精气内耗、津液亏损、气机不畅、运化输布失常、痰气交阻等，从而使胃气升降失调而造成胃气上逆，呃逆频作。星状神经节从位置来说属足阳明胃经，可舒肝和胃，降逆止呃。为治疗人体阴阳失衡，气机紊乱的要穴。

用埋线干预该神经节，简单有效。患者痛苦小，易于接受，顺应性好。可使阴平阳秘，呃逆自止。膻中穴为气之会穴，刺膻中穴具有理气、宽胸、利膈、解郁的作用；中脘穴为胃之募穴，有和胃降气化痰之功，二穴相济，起到了肃降胃气、宽胸利膈之功。攒竹穴是足太阳膀胱经穴，足太阳膀胱经与手太阳小肠经通于目内眦，针刺攒竹穴是通过邻经取穴，达到治疗本经循行所及的远隔部位的组织、器官、脏腑的病症。内关通阴维，公孙通冲脉，共同会合于心、胸、胃，有降逆止呕、消食导滞的作用；足三里，胃之下合穴，是全身强壮穴之一，主要作用为调胃肠、降气逆、泻热、补虚益气。诸穴合用则理气调中、降逆止呃，则呃逆可消。

手卡指压式星状神经节埋线术治疗膈肌痉挛，其机制是长效刺激星状神经节，抑制颈胸交感神经节前和节后纤维，抑制交感神经支配的组织、器官的交感活动效应，干扰膈神经冲动，同时亦能调理下丘脑和自主神经功能，改善由于自主神经功能紊乱引起的膈肌痉挛状态，从而治疗呃逆。

（刘文韬　王双平　杨才德）

第十一节　慢性腹泻

腹泻是指排便次数增多（>3 次/日），粪便量增加（>200 克/日），粪质稀薄（含水量>85%）。腹泻可分为急性和慢性两类，病史短于3周者为急性腹泻，超过3周或长期反复发作者为慢性腹泻（chronic diarrhea），是临床上多种疾病的常见症状。

一、诊断

慢性腹泻的原发疾病或病因诊断须从病史、症状、体征、实验室检查中获得依据。可从起病及病程、腹泻次数及粪便性质、腹泻与腹痛的关系、伴随症状和体征、缓解与加重的因素等方面收集临床资料。这些临床资料有助于初步区别腹泻源于小肠抑或结肠。慢性腹泻应与大便失禁区别，后者为不自主排便，一般由支配肛门直肠的神经肌肉性疾病或盆底疾病所致。

二、治疗

（一）西医治疗

治疗主要针对病因，但相当部分的腹泻需根据其病理生理特点给予对症和支持治疗。

（二）中医治疗

1. 中药治疗

寒湿内盛证用藿香正气散加减；湿热伤中证用葛根芩连汤加减；食滞肠胃证用保和丸加减；脾胃虚弱证用参苓白术散加减；肾阳虚衰证用四神丸加减；肝气乘脾证用痛泻要方加减。

2. 埋线特色疗法

（1）取穴

星状神经节、天枢、足三里、三阴交、上巨虚。

（2）定点

星状神经节点：第六颈椎横突前结节略下方处。

天枢点：肚脐旁开2寸。

足三里：在小腿前外侧，当犊鼻下3寸，距胫骨前缘一横指（中指）。

三阴交：在小腿内侧，当足内踝尖上3寸，胫骨内侧缘后方。

上巨虚点：足三里下3寸，距胫骨前缘一横指（中指）。

（3）疗程

3次1疗程，3~6疗程效佳。可配合采用俞募配穴法、合募配穴法。

【参考文献】

[1] 葛均波，徐永健．内科学．第8版［M］．北京：人民卫生出版社，2013.

三、典型病例

姓名	刘某	性别	男	年龄	34岁
民族	汉族	婚姻	已婚	职业	医生
出生年月日	1982年9月2日	出生地	淄博博山	节气	雨水
记录医师	刘文韬	记录日期	2016年12月15日		

主诉：反复腹泻10年余。

现病史：患者自诉10年来，反复腹泻，每日大便3~4次，每于饮食不节，偏食偏嗜或是腹部受凉后加重，脐周偶有腹痛，偶有恶心、呕吐，无头痛、头晕，无心悸、气短，无尿频、尿急、尿痛等症，自行口服“蒙脱石散”“庆大霉素”等治疗后可缓解。近1个月，患者自觉腹泻加重，现为明确诊断及进一步治疗前来就诊。初步诊断为“慢性腹泻”。患者自发病以来，精神状态差，食欲减退，睡眠可，小便如常，近期体重稍有减轻。

既往史：平素体健。既往无慢性病史。否认伤寒、结核、乙肝等慢性传染病史。

否认手术史、外伤史及输血史。否认药物及食物过敏史。预防接种史不详。

个人史：生长于原籍，无疫区居留史，无特殊化学品及放射线接触史。无吸烟饮酒等不良嗜好。无地方病居住史。

婚育史：26岁结婚，育有1子，配偶及儿子均体健。

家族史：否认家族遗传病史及传染病史。

体格检查：体温36.7℃，脉搏80次/分，呼吸20次/分，血压120/75mmHg，神志清，精神好，脊柱呈生理弯曲，无畸形，全身各关节无压痛、反跳痛，脊柱无叩击痛，口唇无发绀，听诊双肺呼吸音清，双肺未闻及干湿性啰音，心率80次/分，律齐，心音有力，各瓣膜听诊区未闻及病理性杂音，双肾区无叩击痛，双下肢无水肿，生理反射存在，病理反射未引出。双侧直腿抬高试验阴性。

专科情况：脐周压痛，墨菲氏征阴性，麦氏点无压痛、反跳痛。

辅助检查：大便常规：脂肪滴少许；血常规：正常。

诊断：慢性腹泻。

治疗过程：

第一次：2016年12月15日

（1）取穴

星状神经节+胃俞、大肠俞、天枢、足三里、阳陵泉。

（2）操作

患者仰卧位，取胸锁关节上2.5cm、中线旁开1.5cm处双侧星状神经节点标记之，碘伏常规消毒，取7#埋线针刀，右手持针，左手拇指加压固定，刃口线与躯干纵轴平行，针体与皮肤垂直，快速刺入皮肤，直达第六颈椎横突前结节，埋线后出针，术毕，压迫针眼止血，以创可贴贴敷针孔。

患者取相应体位，用PGA线体对折旋转埋线术，取7#埋线针刀，右手持针，左手拇指加压固定，进行胃俞透大肠俞的穿刺，埋入4-0线3cm，埋入后出针，压迫针眼止血，以创可贴贴敷针孔。

用PGA线体对折旋转埋线术，取7#埋线针刀，右手持针，左手拇指加压固定，进行天枢的穿刺，埋入4-0线1.5cm，埋入后出针，压迫针眼止血，以创可贴贴敷针孔。

用PGA线体对折旋转埋线术，取7#埋线针刀，右手持针，左手拇指加压固定，进行足三里（双侧）、阳陵泉（双侧）的穿刺，埋入4-0线1.5cm，埋入后出针，压迫针眼止血，以创可贴贴敷针孔。

治疗后患者自诉腹泻次数减少，大便仍不成形。

第二次：2016年11月16日

（1）取穴

星状神经节+胃俞、大肠俞、天枢、足三里、阳陵泉、太冲。

（2）操作

星状神经节埋线操作方法同前；太冲（双侧）的埋线穿刺方法同足三里、阳陵泉。

治疗后患者自诉腹泻次数减少，大便仍成形。

经验体会：慢性腹泻（chronic diarrhea）是指排便次数增多（>3次/日），粪便量增加（>200克/日），粪质稀薄（含水量>85%）。腹泻可分为急性和慢性两类，病史短于3周者为急性腹泻，超过3周或长期反复发作者为慢性腹泻，是临床上多种疾病的常见症状。

腹泻的病因包括：①全身性疾病：糖尿病腹泻与胃肠道自主神经病变有关；甲状腺功能亢进症由于肠道蠕动快，消化吸收不良而出现大便频繁甚至腹泻，大便一般呈糊状，含较多未消化食物；慢性肾功能不全（尿毒症）；自身免疫性疾病例如系统性红斑狼疮、硬皮病、贝赫切特综合征等。②肝、胆、胰腺疾病：肝炎、肝硬化、肝癌；慢性胰腺炎、胰腺癌；胆囊切除术后。③胃肠道疾病：胃肠道肿瘤；炎症性肠病；功能性肠易激综合征、功能性腹泻；感染性肠结核、阿米巴肠病、慢性菌痢、真菌感染；药源性多种药物或药物间相互作用可以引发慢性腹泻。

正常人每日约有9L液体进胃肠道，其中2L来自食物和饮料，而其余为消化道分泌液。每日通过小肠吸收5～8L，有1～2L液体进入结肠，而结肠有每日吸收3～5L水分的能力，因此，每日粪中水分仅100～200mL。在病理状态下，进入结肠的液体量超过结肠的吸收能力，或（和）结肠的吸收容量减少时便产生腹泻。

星状神经节发出分支参与肠道交感神经节的构成，刺激星状神经节对自主神经是一种激活锻炼疗法，兼有调整自主神经功能的作用，可改善肠道的血液循环、腺体分泌，抑制痛觉传导，从而纠正肠道功能紊乱。

（冯广君　刘文韬　杨才德）

第十二节　慢性胃炎

胃黏膜呈非糜烂的炎性改变，如黏膜色泽不均、颗粒状增殖及黏膜皱襞异常等；组织学以显著炎症细胞浸润、上皮增殖异常、胃腺萎缩及瘢痕形成等为特点。病变轻者不需治疗，当有上皮增殖异常、胃腺萎缩时应积极治疗。幽门螺杆菌（Hp）感染是最常见的病因。

一、临床表现

大多数患者无明显症状。可表现为中上腹不适、饱胀、钝痛、烧灼痛等，也可呈食欲不振、嗳气、泛酸、恶心等消化不良症状。体征多不明显，有时上腹轻压痛。恶性贫血者常有全身衰弱、疲软，可出现明显的厌食、体重减轻、贫血，一般消化道症状较少。

二、诊断

胃镜及组织学检查是慢性胃炎诊断的关键。临床症状程度和慢性胃炎组织学之间没有明显联系。病因诊断除通过了解病史外，可进行下列实验室检测：

1. Hp 检测。

2. 血清抗壁细胞抗体、内因子抗体及维生素 B_{12}水平测定有助于诊断自身免疫性胃炎（正常人空腹血清维生素 B_{12}的浓度为 300～900ng/L）。

三、治疗

大多数成人胃黏膜均有非活动性、轻度慢性浅表性炎症，可被视为生理性黏膜免疫反应，不需要药物治疗。如慢性胃炎波及黏膜全层或呈活动性，出现癌前状态如肠上皮化生、假幽门腺化生、萎缩及不典型增生可予短期或长期间歇治疗。

（一）西医治疗

1. 对因治疗

（1）Hp 相关胃炎

常用的联合方案有：1 种 PPI +2 种抗生素或 1 种铋剂 +2 种抗生素，疗程 7～14 天。

（2）十二指肠 - 胃反流

可使用助消化、改善胃肠动力等药物。

（3）自身免疫

可考虑使用糖皮质激素。

（4）胃黏膜营养因子缺乏

补充复合维生素等，改善胃肠营养。

2. 对症治疗

可用药物适度抑制或中和胃酸、缓解症状、保护胃黏膜的药物；恶性贫血者需终生注射维生素 B_{12}。

3. 患者教育

食物应多样化，避免偏食，注意补充多种营养物质；不吃霉变食物；少吃熏制、腌制、富含硝酸盐和亚硝酸盐的食物，多吃新鲜食品；避免过于粗糙、浓烈、辛辣食物及大量长期饮酒、戒烟；保持良好心理状态及充分睡眠。

（二）中医治疗

1. 中药治疗

寒邪客胃证用香苏散合良附丸加减；饮食伤胃证用保和丸加减；肝气犯胃证用柴

胡疏肝散加减；湿热中阻证用清中汤加减；瘀血停胃证用失笑散合丹参饮加减；胃阴亏损证用一贯煎合芍药甘草汤加减；脾胃虚寒证用黄芪建中汤加减。

2. 埋线特色治疗

（1）主穴

星状神经节、乳突下、足三里、内关、胃俞。

（2）定点

星状神经节点：第六颈椎横突前结节略下方处。

乳突下点：乳突尖下方、寰椎横突前缘处。

足三里：在小腿前外侧，当犊鼻下3寸，距胫骨前缘一横指（中指）。

内关点：当曲泽与大陵的连线上，腕横纹上2寸，掌长肌腱与桡侧腕屈肌腱之间。

胃俞点：第十二胸椎棘突下旁开1.5寸。

（3）疗程

3次1疗程，3~6疗程效佳。同时可配合募穴、背俞穴治疗。

四、典型病例

姓名	张某	性别	男	年龄	67岁
民族	汉族	婚姻	已婚	职业	农民
出生年月日	1949年10月12日	出生地	青海大通	节气	霜降
记录医师	张红年	记录日期	2016年11月1日		

主诉：间断上腹痛8年，加重1周。

现病史：患者自诉8年来，上腹部疼痛时发时止。每于饮食不节，偏食、偏嗜或是腹部受凉后，上腹部出现烧灼样疼痛，并伴有呕吐、反酸等症状。每年平均发作3~4次，每次能持续10~20天。自发病以来，无头痛、头晕；无心悸、气短；无腹泻；无尿频、尿急、尿痛等症。发病后患者未予重视，自行口服“奥美拉唑”“西咪替丁”等治疗胃痛的药物。近1周，患者自觉上腹部疼痛伴饱胀感较前明显加重，口服药物不能立刻缓解，尤以饮食不当或是受凉后疼痛明显加重，并伴有呕吐、反酸等症状，“大通县人民医院”检查示C_{14}升高。患者为进一步诊治，遂来就诊。诊断为“慢性胃炎”。患者自发病以来，精神状态差，食欲减退，睡眠可，大小便如常，近期体重未见明显变化。

既往史：既往缺铁性贫血病史。否认高血压、糖尿病、冠心病等慢性病史。否认伤寒、结核、乙肝等慢性传染病史。否认手术史、外伤史及输血史。否认药物及食物过敏史。预防接种史不详。

个人史：生长于原籍，无疫区居留史，无特殊化学品及放射线接触史。无吸烟饮酒等不良嗜好。无地方病居住情况。

婚育史：育有 3 子 1 女，配偶及子女均体健。

家族史：否认家族遗传病史及传染病史。

专科情况：体温 36.7℃，脉搏 82 次/分，呼吸 19 次/分，血压 120/70mmHg，患者声音低微，上腹部喜按，舌质淡，苔薄白，脉沉迟。

辅助检查：随机血糖 4.2mmol/L。

诊断：慢性胃炎；缺铁性贫血。

治疗过程：

第一次：2016 年 11 月 1 日

（1）取穴

星状神经节 + 中脘、上脘、胃俞、脾俞、足三里、阳陵泉。

（2）操作

患者仰卧位，取胸锁关节上 2.5cm、中线旁开 1.5cm 处双侧星状神经节点标记之，碘伏常规消毒，取 7#埋线针刀，右手持针，左手拇指加压固定，刃口线与躯干纵轴平行，针体与皮肤垂直，快速刺入皮肤，直达第六颈椎横突前结节，埋线后出针，术毕，压迫针眼止血，以创可贴贴敷针孔。

将其余穴位标记之，用 PGA 线体行对折旋转埋线术。

第二次：2016 年 11 月 16 日

取穴：星状神经节 + 中脘、上脘、胃俞、脾俞、足三里、阳陵泉、太冲。

操作：手卡指压式星状神经节埋线术操作同前，穴位埋线操作同前。

治疗后患者自诉胃部没有不适，饭量增加，不口服胃药也无任何不适感。

第三次：2016 年 12 月 4 日

取穴：星状神经节。

操作：手卡指压式星状神经节埋线术操作同前。

治疗后患者精气神十足，饭量恢复正常。

经验体会：胃是人体极其重要的脏器，所谓“人之所受气者，谷也。谷之所注者，胃也。胃者，水谷气血之海也”，都说明胃气的盛衰，关系到人体的生命活动及其存亡。所以，脾和胃被合认为“后天之本”。

但就胃的功能来讲，其作用为“主受纳、腐熟水谷”，也就是说胃接受和容纳食物，将这些食物初步消化成食糜，后将食糜推行下降至小肠，进一步地消化吸收。当胃的这些功能正常就使人的生命生生不息，故有“有胃气则生，无胃气则死”之说。

引起胃病的原因也是多方面的。从中医角度看，多见于饮食不节，偏食偏嗜，七情内伤，外邪直侵以及热病所伤。胃病的常见病型有：胃阴不足、食滞胃脘、胃寒、胃热等。中医诊治多采用中药治疗，或是中药治疗加传统针灸的方法。长期口服中药，容易导致患者见药无法下咽、反胃等，以致治疗中途停止。传统针灸由于配穴等原因，须短期进行多次治疗才能发挥作用，容易让一些患者见针怕针，不敢进行二次治疗。而星状神经节配合腧穴进行穴位埋线，每隔 15 天操作一次，简单方便，疼痛创伤小且无不良反应，容易被患者所接受。

从西医角度看，胃炎指的是任何病因引起的胃黏膜炎症，常伴有上皮损伤和细胞再生。分为：急性胃炎、慢性胃炎、特殊胃炎。对于本例疾病慢性胃炎，我国于 2006 年达成的中国慢性胃炎共识意见中采纳了国际新悉尼系统的分类方法，根据病理组织学改变和病变在胃的分布部位，并结合可能病因将其分为：非萎缩性胃炎、萎缩性胃炎（自身免疫性胃炎）和特殊类型三大类。根据炎症分布的部位，可再分为胃窦胃炎、胃体胃炎和全胃炎。由幽门螺杆菌感染引起的慢性胃炎呈世界范围分布，我国属幽门螺杆菌感染率高的国家，估计人群中幽门螺杆菌感染率为 40% ~70%。幽门螺杆菌感染的胃炎多数患者无症状，有症状者表现为上腹疼痛不适、上腹胀、嗳气、恶心等消化不良症状。有症状者的治疗事实上属于功能性消化不良的经验性治疗，多以抑酸或抗酸药、促胃肠动力药、胃黏膜保护药等，长期服药会对患者身心都造成很大影响，而星状神经节配合腧穴进行穴位埋线每隔 15 天操作一次，简单方便，疼痛创伤小且无不良反应，容易被患者所接受。

星状神经节埋线作为治疗慢性胃炎的主要用穴，可以通过调节丘脑的机能维护内环境的稳定，让免疫功能保持正常；刺激交感神经，抑制 H^+、HCl^+ 过多的分泌对胃黏膜的损害，调节内分泌功能，降低患者血中皮质醇、血管紧张素的含量以降低患者的疼痛感，改善自主神经系统功能，从而达到治疗的目的。

（冯广君　张红年　杨才德）

第十三节　肥胖症

肥胖症（obesity）指体内脂肪堆积过多和（或）分布异常、体重增加，是遗传因素、环境因素等多种因素相互作用所引起的慢性代谢性疾病。超重和肥胖症在全球流行，已成为严峻的公共卫生危机之一。2010 年国际肥胖症研究协会报告显示，全球超重者近 10 亿，肥胖症患者 4.75 亿，每年至少有 260 万人死于肥胖及其相关疾病，在西方国家成年人中，约有半数人超重和肥胖。我国肥胖症患病率也迅速上升，《2010 年国民体质监测公报》显示，我国成人超重率为 32.1%，肥胖率为 9.9%。肥胖症作为代谢综合征的主要组分之一，与多种疾病如 2 型糖尿病、血脂异常、高血压、冠心病、卒中、肿瘤等密切相关。肥胖症及其相关疾病可损害患者身心健康，使生活质量下降，预期寿命缩短。肥胖可作为某些疾病的临床表现之一，称为继发性肥胖症，约占肥胖症的1%。

一、临床表现

肥胖症可见于任何年龄，女性较多见。多有进食过多和（或）运动不足病史。常有肥胖家族史。轻度肥胖症多无症状。中重度肥胖症可引起气急、关节痛、肌肉酸痛、体力活动减少以及焦虑、忧郁等。临床上肥胖症、血脂异常、脂肪肝、高血压、冠心病、糖耐量异常或糖尿病等疾病常同时发生，即代谢综合征。肥胖症还可伴随或并发睡眠中阻塞性呼吸暂停、胆囊疾病、高尿酸血症和痛风、骨关节病、静脉血栓、生育功能受损（女性出现多囊卵巢综合征）以及某些癌肿（女性乳腺癌、子宫内膜癌，男性前列腺癌、结肠和直肠癌等）发病率增高等，且麻醉或手术并发症增多。肥胖可能参与上述疾病的发病，至少是其诱因和危险因素，或与上述疾病有共同的发病基础。肥胖症及其一系列慢性伴随病、并发症严重影响患者健康、正常生活及工作能力和寿命。严重肥胖症患者精神方面付出很大代价，自我感觉不良及社会关系不佳，受教育及就业困难。

二、诊断

详细询问病史，包括个人饮食、生活习惯、体力活动量、肥胖病程、肥胖家族史等。引起肥胖的药物应用史，有无心理障碍等，引起继发性肥胖疾病史如皮质醇增多症、甲状腺功能减退症等。

肥胖症的评估包括测量身体肥胖程度、体脂总量和脂肪分布，其中后者对预测心血管疾病危险性更为准确。常用测量方法：①体重指数（body mass index，BMI）：测量身体肥胖程度，BMI（kg/m^2）=体重（kg）/［身高（m）］^{2}，BMI是诊断肥胖症最重要的指标。②理想体重（ideal body weight，IBW）：可测量身体肥胖程度，但主要用于计算饮食中热量和各种营养素供应量。IBW（kg）=身高（cm）-105或IBW（kg）=［身高（cm）-100］×0.9（男性）或0.85（女性）。③腰围或腰/臀比（waist/hip ratio，WHR）：反映脂肪分布情况。受试者站立位，双足分开25~30cm，使体重均匀分配。腰围测量髂前上棘和第十二肋下缘连线的中点水平，臀围测量环绕臀部的骨盆最突出点的周径。目前认为测定腰围更为简单可靠，是诊断腹部脂肪积聚最重要的临床指标。④CT或MRI：计算皮下脂肪厚度或内脏脂肪量，是评估体内脂肪分布最准确的方法，但不作为常规检查。⑤其他：如身体密度测量法、生物电阻抗测定法、双能X线吸收法（DEXA）测定体脂总量等。

对肥胖症的并发症及伴随病也须进行相应检查，如糖尿病或糖耐量异常、血脂异常、高血压、冠心病、痛风、胆石症、睡眠中呼吸暂停以及代谢综合征等应予以诊断以便给予相应治疗。

三、治疗

（一）西医治疗

治疗的两个主要环节是减少热量摄取及增加热量消耗。强调以行为、饮食、运动为主的综合治疗，必要时辅以药物或手术治疗。继发性肥胖症应针对病因进行治疗。各种并发症及伴随病应给予相应处理。

结合患者实际情况制定合理减肥目标极为重要，体重过分和（或）迅速下降而不能维持往往使患者失去信心。一般认为，肥胖患者体重减轻5%～10%就能明显改善各种与肥胖相关的心血管病危险因素以及并发症。

常用疗法有行为治疗、医学营养治疗、体力活动和体育运动、药物治疗、外科治疗等。

（二）中医治疗

1. 中药治疗

脾虚湿阻证用参苓白术散或选用健脾汤加减；胃热湿阻证用小承气汤加减；肝瘀气滞用逍遥散加减；脾肾两虚用真武汤加减；阴虚内热证用大补阴丸加减。

2. 埋线特色疗法

（1）主穴

星状神经节、乳突下、丰隆、足三里、内关。

（2）定点

星状神经节点：第六颈椎横突前结节略下方处。

乳突下点：乳突尖下方、寰椎横突前缘处。

丰隆点：位于小腿前外侧，外踝尖上8寸，胫骨前缘外二横指（中指）处。内与条口相平，当外膝眼（犊鼻）与外踝尖连线的中点。

足三里：在小腿前外侧，当犊鼻下3寸，距胫骨前缘一横指（中指）。

内关点：当曲泽与大陵的连线上，腕横纹上2寸，掌长肌腱与桡侧腕屈肌腱之间。

（3）疗程

3次1疗程，3～6疗程效佳。可配合局部取穴。

【参考文献】

[1] 葛均波，徐永健．内科学．第8版［M］．北京：人民卫生出版社，2013．

四、典型病例

【病例一】

姓名	韩某	性别	男	年龄	30岁
民族	汉族	婚姻	已婚	职业	干部
出生年月日	1986年10月20日	出生地	山东淄博	节气	冬至
记录医师	刘文韬	记录日期	2016年12月23日		

主诉：肥胖10年余。

现病史：患者自诉于10余年前无明显诱因逐渐出现体重增加，伴乏力、嗜睡，活动后易多汗，无头痛、头晕，无胸闷、胸痛，无心悸、气短，无恶心、呕吐，无腹痛、腹泻，无尿频、尿急、尿痛等症，发病后患者未予重视，未行任何检查及治疗。现为明确诊断及治疗前来就诊。患者自发病以来，精神尚可，食欲尚可，睡眠可，大小便如常，近期体重无明显变化。

既往史：平素体健。既往体健。否认高血压、糖尿病、冠心病等慢性病史。否认伤寒、结核、乙肝等慢性传染病史。否认手术史、外伤史及输血史。否认药物及食物过敏史。预防接种史不详。

个人史：生长于原籍，否认疫区居留史，否认特殊化学品及放射线接触史。吸烟每日约20支，饮酒每天白酒约半斤。

婚育史：27岁结婚，婚后育有1子，配偶及儿子均体健。

家族史：父母健在。否认家族遗传病史及传染病史。

体格检查：神志清，精神好，中心性肥胖，脊柱呈生理弯曲，无畸形，全身各关节无压痛反跳痛，脊柱无叩击痛，口唇无发绀，听诊双肺呼吸音清，双肺未闻及干湿性啰音，心率：89次/分，律齐，心音有力，各瓣膜听诊区未闻及病理性杂音，双肾区无叩击痛，双下肢无水肿，生理反射存在，病理反射未引出。双侧直腿抬高试验阴性。

专科情况：身高1.78m，体重112kg，体重指数（BMI）35.44kg/m^2。

辅助检查：血常规：未见异常；心电图：未见异常；粪便检查：未见明显异常。

诊断：肥胖症。

治疗过程：

第一次：2016年12月23日

（1）取穴

星状神经节+中脘、下脘、天枢、气海、关元、丰隆。

（2）操作

患者仰卧位，取胸锁关节上2.5cm、中线旁开1.5cm处双侧星状神经节点标记之，碘伏常规消毒，取7#埋线针刀，右手持针，左手拇指加压固定，刃口线与躯干纵轴平行，针体与皮肤垂直，快速刺入皮肤，直达第六颈椎横突前结节，埋线后出针，术毕，压迫针眼止血，以创可贴贴敷针孔。

其余腧穴采用线体对折旋转埋线术。

20天后回访病人，体重降为106kg。

第二次：2017年1月11日

取穴及操作同前。

14天后回访病人，体重降为102kg。

经验体会：肥胖症指体内脂肪堆积过多及（或）分布异常，体重增加，是常见的营养障碍性疾病，是遗传因素和环境因素共同作用的结果。肥胖可作为某些疾病的临床表现之一，称为继发性肥胖症。肥胖症与多种疾病如血脂异常、高血压、冠心病、糖耐量异常或糖尿病等有密切关系，因此积极预防和治疗肥胖症极为重要。肥胖症可见于任何年龄，女性较多见。多有进食过多及（或）运动不足病史。常有肥胖家族史。据统计现在我国有肥胖症人数为3000万。

全球因病而死亡的患者中有15%～20%合并肥胖症。肥胖症是心血管疾病，特别是冠状动脉供血不足的发作原因。许多高血压的病人同时也是肥胖症患者。肥胖症患者血浆甘油三酯等含量增高，高密度脂蛋白粒子浓度低下，当其体重恢复正常水平以后，血浆中甘油三酯及脂蛋白的浓度往往恢复正常水平。糖尿病特别是晚发性糖尿病与肥胖症有直接关系，肥胖症患者血液内胰岛素浓度比正常人高。

我国成人超重和肥胖界限建议（中国肥胖问题工作组，2002），我国成人BMI 18.5～23.9为正常范围，<18.5为体重过低，≥ 24为超重，≥ 28为肥胖。

西医学认为肥胖的发病原因很多，包括了遗传因素、环境因素及个人生活因素等，虽然引起肥胖的原因很多，但其中核心的一条是体内能量代谢失调。肥胖多伴有神经－内分泌功能紊乱，各种激素尤其是胰岛素、性激素、肾上腺皮质激素、瘦素等异常。埋线治疗肥胖特别是星状神经节埋线治疗肥胖是针对病因，从神经－内分泌系统进行根本性的调节。

祖国医学认为，肥胖是脾失健运、痰湿中阻而致，直接原因为“饮食不节，入多出少”，导致脂肪在体内堆积，但其内在的原因多为脏腑功能失调所致，主要与脾、胃、肝、肾相关，尤以脾胃失常为关键。李东垣认为“脾胃俱旺，则能食而肥”，《丹溪心法》进一步指出“肥人多痰湿”。

星状神经节埋线治疗可抑制交感神经兴奋传递，抑制肾素、醛固酮分泌，松弛小动脉的平滑肌，扩张血管，降低外周血管阻力；其次可调节自主神经、内分泌系统功能，增进机体内部稳定状态，使兴奋水平降低，改善自主神经系统功能，达到减肥目的。

在星状神经节埋线的基础上配合胃经、任脉等处穴位，增强健脾、和胃、化湿的作用，取得了更好的疗效。

【病例二】

姓名	贺某	性别	男	年龄	19
民族	汉族	婚姻	未婚	职业	无
出生年月	1998年2月12日	出生地	贵州贵阳	节气	春分
记录医师	唐卫峰	记录日期	2016年5月30日		

主诉：肥胖10年，乳房发育5年。

现病史：患者母亲代述，患者五岁开始长胖。上学后，随着年龄增长，智力发育缓慢，勉强上完九年义务教育后辍学在家，日常生活不能自理，沉溺于手机游戏中。2012年身高1.42m，体重76kg，乳房发育且下垂如哺乳期妇女，皮肤白嫩光滑，生殖器短小，每晚遗尿4～5次。经贵阳妇幼保健院B超等检查后诊断为“发育障碍症”。建议其到重庆或北京行乳房切除术。因家庭经济困难无法就医，放弃治疗。2013年5月因遗尿加重前来就诊，服中药“缩泉饮”加味，两个月后遗尿痊愈。给予“辣木籽打粉冲服，1克/次、2次/日”，至2014年1月体重稳定在65kg，身高1.46m，生殖器仍未发育，乳房发育未改善。2016年5月30日再次就诊，双侧乳房长24cm，精神萎靡，纳差，二便可。舌小色淡苔白，脉沉细。

既往史：否认高血糖、高血压、冠心病、甲亢等慢性病史，否认结核、乙肝、伤寒等急慢性传染病史。否认外伤及输血史。否认药物及食物过敏史。预防接种史不详。

个人史：生长于原籍。无长期外地居住史，无疫区居留史，无特殊化学品及放射线接触史，无特殊不良嗜好。

婚育史：未婚未育。

家族史：父母健在，父身高1.55m，体重70kg。其母1.52m，体重52kg，素体健，34岁怀患者，孕四个月时患“副伤寒”，高热不退，治疗期间，医生建议放弃胎儿，未听建议，保留了胎儿，怀孕九个月时剖腹产下6.3斤男婴，新生儿科初步评定为健康男婴。家族无其他遗传病史。

专科情况：BMI 43.33，全身皮肤白嫩光滑，四肢未见体毛，向心性肥胖，双侧腋窝未触及肿大淋巴结，口唇无发绀，甲状腺未触及，乳房对称等大，乳晕淡粉色，长24cm，可触及乳核（大小3～5cm），无触及性溢乳，阴茎长2cm，睾丸大如金橘。呼吸音清，心率79次/分，律齐，各瓣膜听诊区未闻及病理杂音，肝、脾肋下未触及，肝、脾、肾区无叩击痛，双下肢无浮肿，生理反射存在，病理反射未引出。

辅助检查：随机血糖5.8mmol/L，雌二醇296pmol/L，血清甘油三酯2.9mmol/L，心电图示：窦性心律，血常规未见异常。

诊断：肥胖症；发育异常；男性乳腺发育症。

治疗过程：

第一次治疗

（1）取穴

星状神经节+百会、内关、关元、气海、命门、水沟、脾俞、肾俞、天枢、曲骨、阴陵泉、水分、三焦俞、中极、足三里、三阴交、膀胱俞、太溪、八髎穴。

（2）操作

患者仰卧位，取胸锁关节上2.5cm，中线旁开1.5cm，双侧星状神经节点标记之。碘伏常规消毒。取7#埋线针刀，针刀前端穿入4-0PGA线体。右手持针，左手拇指加压固定。刃口线与躯干纵轴平行，针尖触及“进针点”皮肤，拇指与针尖同时向下移动，拇指将胸锁乳突肌、颈总动脉、颈内静脉推向外侧，触及颈动脉搏动。确认已经把颈动脉控制在指腹下后快速进针，刺入皮肤直达C_6横突前结节，埋线后出针，术毕。压迫针眼止血，以创可贴贴敷针孔。

其余穴位以碘伏常规消毒，取7#埋线针刀，右手持针，左手拇指加压固定，刃口线与身体纵轴平行，针体与皮肤垂直，快速刺入皮肤，直达病灶或骨面，埋线后旋转出针，术毕，压迫针眼止血，以创可贴贴敷针孔。

治疗后患者精神转佳，每天能早睡早起，按时一日三餐，体重下降2.5kg、乳房长度23cm。

第二次治疗

取穴、操作方法同第一次治疗。

治疗后患者精神睡眠佳，饭量增加。每天早上七点钟起床后自愿到小区花园运动。体重61kg，身高1.51m，双乳房体积变小，长度20cm，早晨小便前有勃起，阴茎长4.2cm。

第三次治疗

取穴及操作同第一次治疗。

治疗后患者体重58kg，身高1.52m。双乳继续变小，长度18cm，阴茎4.5cm，仍有晨勃。四肢、腋下、外阴部有少许体毛。

连续治疗五个疗程后，患者体重51kg，身高1.57m。双乳缩小至乒乓球大小，乳晕变至淡褐色，阴茎长7.8cm。睾丸大如核桃，体毛浓密，出现一次遗精。现口服“汉武神液”，10毫升/次，晚饭前、睡前各服一次，巩固疗效。

经验体会： 男性肥胖使脑垂体后叶脂肪化，不能释放雄性激素，并会出现小睾丸、小阴茎症。男性乳腺发育症是常见的临床问题。一般认为男性一生除了三种情况（新生儿期的一过性乳腺增生，青春期乳腺增大和偶尔发生在老年男性的乳腺增生）外，可触摸到乳腺组织即视为异常。男子出现单侧或双侧可触及的乳腺组织，呈圆盘状结节或弥散性增大，有时可伴有乳头和乳晕增大，局部可感隐痛不适或触痛，少数患者在挤压乳头时可见白色少量分泌物溢出。以星状神经节为主的穴位埋线治疗减肥，能调整人体的代谢功能和内分泌功能，促进脂肪分解，达到减肥降脂的效果。

星状神经节属于交感神经系统，支配着机体最重要的器官（大脑、心脏等），埋线有助于维持机体内环境的稳定性，使许多自主神经失调疾病得到纠正。

目前，多认为星状神经节埋线作用主要有中枢神经和周围神经作用两个方面。其通过调节丘脑的机能以维护内环境的稳定，使机体的自主神经功能、内分泌功能和免疫功能保持正常。自主神经系统与内分泌系统是紧密联系的。交感神经的紧张程度影响多种内分泌腺的分泌。星状神经节埋线使交感神经的紧张度降低，减少对内分泌腺的影响，而达到降脂减肥，增强免疫功能之作用。下丘脑－垂体轴受中枢神经系统控制，对其功能失调的治疗，以调节大脑间脑系统自主神经功能紊乱为主。干预星状神经节，能够抑制交感神经节前纤维和节后神经元的兴奋传导，可以恢复交感神经活性增高而造成的交感和迷走平衡的破坏，解除交感神经的持续紧张和功能亢进，维持下丘脑－垂体调节内环境稳定，使大脑间脑自主神经保持正常。

中医认为，若先天发育不良，后天失养，即脾肾两虚。脑主真气而藏元神，并通过命门与肾结合形成肾间动气而激发心、肝、脾、肺之气，主导正常的生命活动。这就是现代中医学关于生命中枢的脑－肾学说。埋线水沟穴，可调节督脉之阳气而醒脑神，开清窍，脑之神气激发肾间动气，而使机体生命活动恢复。西医学研究表明，埋线水沟穴可改善脑及内脏血流量，兴奋中枢神经系统，改善心功能。内关主心病，心主神明，故有醒神之功。气海、关元、中极可补肾培元，益气固精，主治下元虚损。关元为任脉要穴，能温补肾阴，培补元气。命门、百会可温肾壮阳，升阳固脱。中极为膀胱的募穴，系任脉在脐下的部位，升肾气。曲骨是任脉与足厥阴支交会穴，阴根穴位于耻骨联合下缘 2.5cm 处之阴茎根部，是阴茎背神经分布的部位，此处既为任脉所经部位，又是肝经左右经脉环绕阴器的交会点，故利用曲骨透阴根穴以疏调任脉经气，加强总任阴经之作用，加强疏调肝、肾、脾经之力。三阴交补益三阴，清泻湿热；肾俞能温肾驱寒，调节水代谢，健脑益智；膀胱俞补肾生髓，诸穴合用，阴阳相配，共奏醒脑开窍，充盈肾气，调补脾肾，开窍醒神。利用 PGA 线的长效刺激，有效调节各个脏腑、经络气血的充盈。达到标本兼治的作用。

【病例三】

姓名	王某	性别	女	年龄	40岁
民族	汉族	婚姻	已婚	职业	会计
出生年月日	1976年6月15日	出生地	洛阳市	节气	大雪
记录医师	肖菊层	记录日期	2016年12月20日		

主诉：形体肥胖2年。

现病史：患者于2年前无明显诱因出现形体肥胖、头晕目眩、心悸少寐、面色苍白等症状，曾经给予口服“奥利司他120mg，每日2次或3次口服”，效果欠佳，呈进行性加重伴发肤不泽、唇甲不华、纳少腹胀、大便稀溏、神疲懒言症状，患者曾到社区医院就诊，给予健脾化湿中药（具体中药、剂量不详）煎剂400mL，每日1剂，分二次每次200mL口服治疗，症状未见好转，今日为中西医结合治疗前来门诊就诊。患者体重86kg，身高167cm，体重指数31，确诊为“肥胖症”。门诊以“肥胖症”收住针灸科。入院症见：体形肥胖、头晕目眩、心悸少寐、面色皖白、发肤不泽、唇甲不华、纳少腹胀、大便稀溏、神疲懒言、舌淡苔白、脉细弱。发病以来，神志清，精神差，纳少便溏。

既往史：既往体健，否认高血压、糖尿病、冠心病等慢性病史，否认肝炎、结核、伤寒等急慢性传染病史，否认重大外伤史及手术史，否认输血史，否认有药物及食物过敏史，预防接种史不详。

个人史：生于洛阳，长期居住于洛阳，否认有疫区、疫情、疫水接触史，否认有吸烟及饮酒史。

月经史：14岁来潮，经期4天，月经周期30天，末次月经2016年12月5日，月经周期规则，月经量中等，颜色正常，无血块，无痛经。

婚育史：25岁结婚，育有1子1女，子女体健。

家族史：否认有与本次疾病相关的家族遗传病史。

专科情况：身材外形矮胖、浑圆，脸部上窄下宽，双下颏，颈粗短，向后仰头枕部皮褶明显增厚，胸圆，肋间隙不显，双乳因皮下脂肪厚而增大；站立时腹部向前凸出于胸部平面，脐孔深凹，双大腿和上臂内侧上部和臀部外侧可见紫纹或白纹，手指、足趾粗短，手背因脂肪增厚而使掌指关节突出处皮肤凹陷，骨突不明显。

辅助检查：无。

诊断：肥胖症。

治疗过程：

第一次治疗

（1）取穴

星状神经节、脾俞、足三里、百会、气海、神门、阴陵泉、丰隆。

（2）操作

患者仰卧位，取胸锁关节上2.5cm、中线旁开1.5cm处双侧星状神经节点标记之，碘伏常规消毒，取7#埋线针刀，右手持针，左手拇指加压固定颈总动脉，刃口线与躯干纵轴平行，针体与皮肤垂直，快速刺入皮肤，直达第六颈椎横突前结节，埋线后出针，术毕，压迫针眼止血，以创可贴贴敷针孔。

其余腧穴采用线体对折旋转埋线术。每1次治疗疗程时间均为15天。

治疗后诸症减轻，体重减少1kg。

第二次治疗

取穴：星状神经节、脾俞、膈俞、膻中、足三里、百会、气海、中脘、水分、神门、阴陵泉、丰隆。

星状神经节埋线术操作同前，其余腧穴采用线体对折旋转埋线术。

通过第二次治疗，患者称重较之前减重3kg。

第三次治疗

取穴：星状神经节、脾俞、膈俞、膻中、足三里、百会、气海、中脘、水分、神门、阴陵泉、丰隆、心俞、胃俞、足临泣、神门。

操作同前。

通过第三次治疗，患者较之前体重减轻8kg，体重指数为28。随访未反弹。

经验体会：肥胖症是一组常见的代谢症候群，2007年世界卫生组织统计，中国人超重比率为28.9%，并且呈逐年上升趋势。当人体进食热量多于消耗热量时，多余的热量以脂肪的形式储存于体内，其量超过正常生理需要量，且达到一定值时遂演变为肥胖症。

当日进食热量超过消耗所需能量时，除以肝、肌糖原的形式储藏外，几乎完全转化为脂肪，储藏于全身脂库中，其中主要为甘油三酯。糖原储量有限，脂肪为人体热能的主要贮藏形式。如经常性摄入过多的中性脂肪及糖类，则使脂肪合成加快，成为肥胖症的外因，往往在活动过少的情况下，如停止体育锻炼，减轻体力劳动或疾病恢复期卧床休息、产后休养等出现肥胖。而在一般情况下，人体每日所进热量有差异，取决于年龄、性别、身高、劳动性等因素，由于正常神经内分泌的精密调节，使人体体重相对较稳定而不发生肥胖。

普通药物减肥方法存在着疗效较差，容易反弹，不良反应较多的弊端，而应用埋线减肥，其机理主要是调节人体的代谢功能和内分泌功能。常用的穴位在脾俞穴、膻中穴、足三里穴、膈俞穴、丰隆穴等。减肥对20～50岁的中青年肥胖者效果较好。因为在这个年龄阶段，人体发育比较成熟，各种功能也比较健全，通过埋线治疗，比较容易调整机体的各种代谢功能，促进脂肪分解，达到减肥降脂的理想效果。埋线后能够抑制胃肠蠕动，并有抑制胃酸分泌的作用，从而减轻饥饿感，达到减肥的目的。星状神经节埋线治疗能改善交感神经的紧张程度，并影响多种内分泌腺的分泌。因为通过埋线治疗，机体的内在功能不断调整，促使新陈代谢加快，能量不断消耗，而出现一些临床症状。等到机体重新建立平衡，这些症状就会消失。

（冯广君　刘文韬　唐卫峰　肖菊层　杨才德）

第十四节　甲状腺功能亢进症

甲状腺功能亢进症（hyperthyroidism）简称甲亢，是指甲状腺腺体本身产生甲状腺激素过多而引起的甲状腺毒症，其病因包括弥漫性毒性甲状腺肿（Graves disease，GD）结节性毒性甲状腺肿和甲状腺自主高功能腺瘤（Plummer disease）等。非甲状腺功能亢进类型包括破坏性甲状腺毒症（destructive thyrotoxicosis）和服用外源性甲状腺激素。由于甲状腺滤泡被炎症（例如亚急性甲状腺炎、无痛性甲状腺炎、产后甲状腺炎等）破坏，滤泡内储存的甲状腺激素过量进入循环引起的甲状腺毒症称为破坏性甲状腺毒症。后者甲状腺的功能并不亢进。甲亢的患病率为1%，其中80%以上是由Graves病引起。

一、临床表现

临床表现主要由循环中甲状腺激素过多引起，其症状和体征的严重程度与病史长短、激素升高的程度和患者年龄等因素相关。症状主要有：易激动、烦躁失眠、心悸、乏力、怕热、多汗、消瘦、食欲亢进、大便次数增多或腹泻、女性月经稀少。可伴发周期性瘫痪（亚洲、青壮年男性多见）和近端肌肉进行性无力、萎缩，后者称为甲亢性肌病，以肩胛带和骨盆带肌群受累为主。Graves病有1%伴发重症肌无力。少数老年患者高代谢症状不典型，相反表现为乏力、心悸、厌食、抑郁、嗜睡、体重明显减少，称之为“淡漠型甲亢”（apathetic hyperthyroidism）。Graves病患者体征主要有甲状腺肿大，突眼，胫前黏液性水肿等。

二、诊断

诊断的程序是：①甲状腺毒症的诊断：测定血清TSH、TT_4、FT_4、TT_3、FT_3的水平；②确定甲状腺毒症是否来源于甲状腺的功能亢进；③确定甲亢的原因，如GD、结节性毒性甲状腺肿、自主性高功能性甲状腺腺瘤等。

1. **甲亢的诊断**

①高代谢症状和体征；②甲状腺肿大；③血清 TT_4、FT_4 增高，TSH 减低。具备以上三项诊断即可成立。应注意的是，淡漠型甲亢的高代谢症状不明显，仅表现为明显消瘦或心房颤动，尤其在老年患者；少数患者无甲状腺肿大；T_3 型甲亢仅有血清 TT_3 增高。

2. **GD 的诊断**

①甲亢诊断确立；②甲状腺弥漫性肿大（触诊和 B 超证实），少数病例可以无甲状腺肿大；③眼球突出和其他浸润性眼征；④胫前黏液性水肿；⑤TRAb、TSAb、TPOAb 阳性。以上标准中，①②项为诊断必备条件，③④⑤项为诊断辅助条件。

三、治疗

（一）西医治疗

目前尚不能对 GD 进行病因治疗。三种疗法被普遍采用，即抗甲状腺药物（anti-thyroid drugs，ATD）^{131}I 和手术治疗。ATD 的作用是抑制甲状腺合成甲状腺激素，^{131}I 和手术则是通过破坏甲状腺组织，减少甲状腺激素的产生来达到治疗目的。美国治疗 GD 首选^{131}I，欧洲、日本和我国则首选抗甲状腺药物。

（二）中医治疗

1. **中药治疗**

气郁痰结用四海舒郁丸加减；气阴两虚证用牡蛎散合生脉饮加减；阳亢风动证用珍珠丸加减；肝胃火旺证用龙胆泻肝汤合清胃散加减；阴虚火旺证用知柏地黄丸合消瘰丸加减；肝郁脾虚证用柴胡疏肝散加减；痰结血瘀证用海藻玉壶汤加减；心肝阴虚证用天王补心丹合一贯煎加减。

2. **埋线特色疗法**

（1）主穴

星状神经节、内关、太冲、肝俞、心俞、膻中。

（2）定点

星状神经节点：第六颈椎横突前结节略下方处。

内关点：当曲泽与大陵的连线上，腕横纹上 2 寸，掌长肌腱与桡侧腕屈肌腱之间。

太冲点：位于足背侧，第一、二跖骨结合部之前凹陷处。

肝俞点：第九胸椎棘突下旁开 1.5 寸。

肾俞点：第二腰椎棘突下旁开 1.5 寸。

膻中点：前正中线上，两乳头连线的中点。

（3）疗程

3次1疗程，3～6个疗程效佳。

【参考文献】

［1］葛均波，徐永健．内科学．第8版［M］．北京：人民卫生出版社，2013.

四、典型病例

【病例一】

姓名	冯某	性别	男	年龄	47
民族	满	婚姻	已婚	职业	个体
出生年月日	1969年10月14日	出生地	辽宁本溪	节气	冬至
记录医师	冯广君	记录日期	2016年12月23日		

主诉：易饥怕热多汗1年余，伴突眼7个月。

现病史：患者于2015年7月无明显诱因出现易饥，逐渐消瘦，1年来体重减轻约10kg，伴怕热、多汗，无多饮、多尿，眼球突出，出汗多，夜间盗汗明显，睡眠差，夜尿频繁，无发热、咳嗽、胸痛等，到当地医院查眼眶CT示：左眼内、下直肌增粗改变，建议进一步检查甲状腺功能，以排除Graves眼病；进一步查甲功示：$FT_3$20.7pmol/L、$FT_4$73.7pmol/L、TSH 0.023mIU/L，诊断为“甲状腺功能亢进症”，遂到本钢总医院内分泌门诊就诊，查血常规无明显异常，予口服“甲巯咪唑10mg，1次/日”“左甲状腺素片半片，1次/2日”“地榆升白片2片，3次/日”治疗。现患者易饥、怕热等症状明显缓解，但患者自觉突眼症状无明显好转，感眼胀不适，伴复视，眼球活动受限，夜间睡眠差，为进一步治疗，今日就诊于内分泌门诊，以“甲状腺功能亢进症”“Graves眼病”收入院。患病以来精神、睡眠差，食欲可，二便正常，夜尿多，体重下降约10kg。

既往史：否认糖尿病、慢性支气管炎等慢性病史，否认结核、霍乱、伤寒、痢疾等传染病史，否认药物、食物过敏史，否认手术及外伤史，否认有输血及代血制品史，预防接种不详。

个人史：生长于原籍，无疫区、疫病接触史；无有毒物质及放射线接触史；嗜烟酒，生病以来烟酒已戒。

婚育史：已婚。育1女，配偶及女儿均体健。

家族史：父母健在，否认有明确家族性遗传性及传染性病史。

专科情况：头颅五官无畸形，眼睑无水肿下垂，双侧眼球突出，以左侧为甚，双眼巩膜无黄染，结膜无充血水肿，角膜透明，stewllwag 征阴性，无上睑挛缩、睑裂增宽，Von Graefe 征阴性，Joffroy 征阴性，Mobius 征阴性，瞳孔等大等圆，直径约 0.3cm，对光反射灵敏。颈软对称，气管无偏斜，无颈动脉异常搏动，未见颈静脉怒张，肝颈静脉回流征（-），双侧甲状腺Ⅰ度肿大，边界清楚，质软，无触痛，未闻及明显血管杂音，无细震颤。

辅助检查：2015 年 11 月 10 日于本钢总医院门诊查甲功示：游离三碘甲状腺原氨酸 4.27pmol/L，游离甲状腺素 16.15pmol/L，促甲状腺激素 0.007μIU/mL。2009 年 11 月 10 日查，甲状腺球蛋白抗体 4.9mg/L、甲状腺微粒体抗体 4.0%。2009 年 11 月 10 日血常规示：白细胞计数 $7.42\times10^{9}/L$，红细胞计数 $4.33\times10^{12}/L$，血红蛋白 131g/L，血小板计数 $194\times10^{9}/L$，NEUT $5.12\times10^{9}/L$。

诊断：甲状腺功能亢进症；Graves 眼病。

治疗过程：

第一次治疗

（1）抗甲状腺药物治疗

丙硫氧嘧啶，开始剂量一般为每天 300mg，视病情轻重介于 150～400mg，分次口服，一日最大量 600mg。

（2）穴位埋线

取肝俞、胆俞、合谷、足三里、天突、天容、间使、三阴交、气瘿、$C_{3\sim5}$夹脊穴并标记之，碘伏常规消毒，取 7#埋线针刀，右手持针，左手拇指加压固定，刃口线与躯干纵轴平行，针体与皮肤垂直，快速刺入皮肤，直达病灶或骨面后埋线，术毕，压迫针眼止血，以创可贴贴敷针孔。

治疗两周后，患者自诉症状较入院前明显减轻，睡眠较入院前无明显变化。

第二次治疗

病人因为担心药物的不良反应拒绝使用药物，故此两周后采用穴位埋线加星状神经节埋线治疗。穴位埋线同第一次，星状神经节埋线操作如下：

患者仰卧位，取胸锁关节上 2.5cm、中线旁开 1.5cm 处双侧星状神经节点标记之，碘伏常规消毒，取 7#埋线针刀，右手持针，左手拇指加压固定，刃口线与躯干纵轴平行，针体与皮肤垂直，快速刺入皮肤，直达第六颈椎横突前结节，埋线后出针，术毕，压迫针眼止血，以创可贴贴敷针孔。

治疗后患者自诉不适较上次明显改善，睡眠较前明显好转，眼部发胀感觉明显减轻。

第三次治疗

取穴及操作方法同前。

治疗后患者自诉眼胀较前改善很多。睡眠基本正常、夜尿 0～1 次、体重较前增加3kg。

第四次治疗

星状神经节埋线（门诊治疗），方法同前。

治疗后患者自诉睡眠较前进一步改善，入睡时间缩短。

第五次治疗

星状神经节埋线（门诊治疗），方法同前。

治疗后患者自诉睡眠较好，眼胀较前改善很多。睡眠基本正常、夜尿0～1次、体重较前增加3.5kg。

嘱咐病人三周后随诊以便决定后续治疗。

经验体会：甲状腺功能亢进症简称“甲亢”，是由于甲状腺合成、释放过多的甲状腺激素，造成机体代谢亢进和交感神经兴奋，引起心悸、出汗、进食和便次增多和体重减少的病症。多数患者还常常同时有突眼、眼睑水肿、视力减退等症状。

药物治疗适合甲亢孕妇、儿童、甲状腺轻度肿大的患者，治疗一般需要1～2年。不良反应包括粒细胞减少、药物过敏、肝功能受损、关节疼痛和血管炎、停药后复发率高。

放射碘治疗和手术治疗都属于破坏性治疗，适合甲状腺中度肿大或甲亢复发的患者，不宜用于患有甲状腺眼病的甲亢患者，孕妇和哺乳妇女禁用。

手术治疗适合甲状腺肿大显著、高度怀疑甲状腺恶性肿瘤或甲状腺肿大压迫气管引起呼吸困难者。

星状神经节埋线已广泛应用于头、颈及上肢等神经血管性疾病，因星状神经节埋线使交感神经张力降低，改善交感神经兴奋引起的循环障碍、痛觉过敏状态，扩张血管，使血管痉挛减轻，改善循环，消除神经水肿并压迫，有助于改善神经功能性病变，从而使症状缓解、消失，调整机体功能平衡。

甲亢属自身免疫性疾病。星状神经节埋线治疗甲亢，主要是由于可调节异常变化的内分泌系统，交感神经的紧张程度影响多种内分泌腺的分泌。同时改善局部血液循环，清除局部蓄积的、有毒的代谢产物。刺激信号传入丘脑，使促皮质素释放因子下调。

【病例二】

姓名	朱某	性别	女	年龄	52岁
民族	汉族	婚姻	已婚	职业	无
出生年月日	1964年11月30日	出生地	青海大通	节气	霜降
记录医师	张红年	记录日期	2016年11月1日		

主诉：心慌气短，烦躁易怒1年余。

现病史：患者自诉于就诊前1年无明显诱因出现怕热多汗、多食善饥、疲乏无力、心慌气短、体重下降等现象。自发病以来求诊于县医院，经化验后按照“甲状腺功能亢进症”进行治疗。长期口服“甲巯咪唑”“百乐眠”“水飞蓟胶囊”等药物。患者自觉服药期间心慌气短的现象有所改善，其余症状改善不明显，但是始终不能停药，若停药超过两天，即会出现胸闷、气短、失眠不安的现象。患者为求进一步诊治，遂来就诊。患者自发病以来，神志清楚，精神差，忧郁，时时自觉委屈，性格敏感，爱哭，易怒，话多。

既往史：既往有“慢性支气管炎”“急性心肌梗死”等病史。否认高血压、糖尿病等慢性病史。否认伤寒、结核、乙肝等慢性传染病史。否认外伤史及输血史。曾行剖腹产手术。否认药物及食物过敏史。预防接种史不详。

个人史：生长于原籍，无疫区居留史，无特殊化学品及放射线接触史，无吸烟饮酒等不良嗜好，无重大精神创伤史。

月经史：14岁初潮，月经周期稳定，经期3~5天，月经量尚可，现已进入绝经期。

婚育史：育有1子2女，配偶有2型糖尿病，孩子均体健。

家族史：否认家族特殊遗传病史及传染病史。

专科情况：体温36.6℃，脉搏90次/分，呼吸22次/分，血压120/70mmHg，体重：40kg，身高：1.58m。消瘦，触诊淋巴结无肿大，眼球微凸，甲状腺Ⅱ度肿大，质软，无结节，双侧扁桃体无肿大，未见颈静脉怒张，心前区无隆起，双手有细微震颤。患者舌红，脉细数。

辅助检查：随机血糖4.9mmol/L；外院甲功七项化验报告：游离三碘甲状原氨基>30.8pmol/L↑，参考范围（3.5~6.5），血清游离甲状腺素74.16pmol/L↑，参考范围（11.5~23.2），促甲状腺激素0.004μIU/mL↓，参考范围（0.55~4.78），微粒体抗体79.59%↑，参考范围<20，球蛋白抗体84.08%↑，参考范围<30，抗甲状腺过氧化物酶>600IU/mL↑，参考范围（5~34），促甲状腺素受体抗体15.51IU/L↑，参考范围（0.3~1.75），各项指标均有所增高。

诊断：甲状腺功能亢进症。

治疗过程：

第一次：2016年11月1日

（1）取穴

星状神经节+内关、太冲、膻中、心俞、肝俞。

（2）操作

患者仰卧位，取胸锁关节上2.5cm、中线旁开1.5cm处双侧星状神经节点标记之，碘伏常规消毒，取7#埋线针刀，右手持针，左手拇指加压固定，刃口线与躯干纵轴平行，针体与皮肤垂直，快速刺入皮肤，直达第六颈椎横突前结节，埋线后出针，术毕，压迫针眼止血，以创可贴贴敷针孔。

将内关、太冲、膻中标记之，采用PGA线体对折旋转埋线术。取7#埋线针刀，右手持针，左手拇指加压固定，进行穿刺，埋入4－0线1.5～2cm，埋入后出针，压迫针眼止血，创可贴贴敷针孔。

患者俯卧位，将心俞、肝俞标记之，用PGA线体对折旋转埋线术，取7#埋线针刀，右手持针，左手拇指加压固定，进行心俞、肝俞穴穿刺，埋入4－0线2cm，埋入后出针，压迫针眼止血，创可贴贴敷针孔。

治疗后患者自述心慌症状减轻，精神状况有改善，体重45kg，化验结果显示：$FT_3$12.66pmol/L↑，$FT_4$28.93pmol/L↑，TSH3UL 0.006μIU/mL↓，检查结果较前各项指标明显改善。

第二次：2016年11月16日

（1）取穴

星状神经节＋内关、太冲、膻中、心俞、肝俞、足三里、三阴交、太冲。

（2）操作

星状神经节、内关、太冲、心俞、肝俞、膻中埋线同前。

将足三里、三阴交、太冲标记之。用PGA线体对折旋转埋线术，取7#埋线针刀，右手持针，左手拇指加压固定，进行穿刺，埋入4－0线1.5～2cm，埋入后出针，压迫针眼止血，用创可贴贴敷针孔。

治疗后患者自述心情畅快许多，整体精神面貌较好，体重48kg，患者很开心。化验结果显示：$FT_3$5.12pmol/L，$FT_4$12.31pmol/L，TSH3UL 0.151μIU/mL↓，FT_3，FT_4指标趋于正常。

第三次：2016年12月10日

取穴及操作同前。治疗后患者能按时入睡，爱笑，体重52kg，多饮多食现象基本改善。化验结果显示：$FT_3$4.29pmol/L，$FT_4$10.9pmol/L↓，TSH3UL 5.876μIU/mL↑。

第四次：2017年1月4日

取穴：星状神经节。

治疗同前。治疗后心慌气短，失眠等症均消，偶有全身发热感，其余症状均趋于正常。此次患者没有化验。

经验体会：生活中甲亢的发病率呈不断上升的趋势，给人们的健康造成了严重的损害。甲状腺功能亢进症是指甲状腺腺体本身产生甲状腺激素过多而引起的甲状腺毒症。目前公认本病的发生与自身免疫有关，属于器官特异性自身免疫病。遗传因素、自身免疫因素、环境因素都参与了本病的发生。本病甲状腺毒症表现为：

高代谢综合征：患者常有疲乏无力，皮肤潮湿，怕热多汗，体重下降明显等。

精神神经系统：紧张焦虑，失眠不安，焦躁易怒，记忆力减退，手眼震颤，多言好动等。

心血管系统：心悸、气短，收缩压升高，舒张压降低，脉压增大，心动过速，心律失常等。

消化系统：稀便、排便次数增加，重者可有肝大、肝功能异常等。

造血系统：循环血淋巴细胞比例增加，单核细胞增加，白细胞总数增加，可伴发血小板减少性紫癜。大多数本病患者可有不同程度的甲状腺肿大，甲状腺肿为弥漫性、对称性，质地不等，无压痛，甲状腺处可闻及血管杂音，少数患者甲状腺可有不肿大。

甲亢的治疗方式为：口服药物 + ^{131}I 同位素放射疗法 + 手术治疗。西医口服药物常用的有硫脲类和咪唑类，口服药物主要用于病情轻、中度患者，及手术前和^{131}I 治疗前的准备，容易产生粒细胞减少，皮疹，中毒性肝病等不良反应，长期口服中药或是西药，容易出现漏服、不服等现象，容易影响效果。^{131}I 治疗甲亢后的主要并发症是甲状腺功能减退症。手术治疗通常为甲状腺次全切除术，主要并发症为手术损伤导致甲状旁腺功能减退症和喉返神经损伤。而星状神经节配合腧穴进行穴位埋线每隔 15 天操作一次，简单方便且无不良反应，患者不用担心不良反应而且没有并发症，还能调节机体内环境，患者乐于接受。

星状神经节埋线治疗可具有中枢神经作用和周围神经作用，可以通过调节丘脑的机能维护内环境的稳定，调节内分泌功能，使机体的自主神经功能、内分泌功能保持正常。星状神经节对于交感神经的兴奋引起的眼凸有抑制作用。而本病的发生与自身免疫有关，属于器官特异性自身免疫病，星状神经节埋线的作用涉及自主神经系统、内分泌系统和免疫系统，所以对本病有治疗作用。刺激星状神经节能使人体交感和副交感保持平衡，使自身免疫失调的机能趋于正常。

（刘文韬　冯广君　张红年　杨才德）

第十五节　桥本甲状腺炎

桥本甲状腺炎（Hashimoto thyroiditis，HT）又称为慢性淋巴细胞性甲状腺炎（chroniclymphocytic thyroiditis，CLT）、自身免疫性甲状腺炎（autoimmunethyroiditis，AIT），多见于中年妇女。目前认为本病与自身免疫有关，由于 T 淋巴细胞，尤其是抑制性 T 淋巴细胞的遗传性缺陷，导致甲状腺自身抗体的形成，抗体 - 抗原复合物可沉着于细胞基底膜上，激活 K 细胞而发挥其细胞毒性作用，造成自身甲状腺细胞破坏。

一、临床表现

本病一般发病缓慢，甲状腺肿为突出临床表现，少数患者可因甲状腺肿大迅速和甲状腺滤泡坏死而出现局部疼痛及压痛，暂时性的 T_3、T_4升高，同时伴有甲状腺毒症表现。桥本甲状腺炎绝大多数影响着甲状腺机能。

二、诊断

《中国甲状腺疾病指南》指出：凡是弥漫性甲状腺肿大，质地较韧，尤其是伴峡部锥体叶肿大者，不论甲状腺功能有否改变，都应怀疑桥本甲状腺炎；血清抗甲状腺球蛋白抗体（TGAb）和（或）甲状腺过氧化酶抗体（TPOAb）阳性，诊断即可成立；若临床症状不典型，必要时考虑行甲状腺细针穿刺细胞学检查；如果伴临床甲减或亚临床甲减，则有利于确诊桥本甲状腺炎。

三、治疗

（一）西医治疗

HT 没有特异性的治疗方法。鉴于过量碘摄入对桥氏甲状腺炎发生、发展有重要作用，建议患者低碘饮食，限制碘摄入量在安全范围（尿碘 100～200μg/L），阻止甲状腺自身免疫破坏进展。甲状腺功能正常、甲状腺较小，确诊后可不予治疗，定期随访观察。多数病人术后会发生不可逆甲状腺功能减低，有关文献报道桥本甲状腺炎术后最常见的并发症是低钙，发生率为 32%，一般应保守治疗。肿大的甲状腺存在压迫症状或 HT 甲状腺结节不能排除甲状腺恶性病变，应当采取手术治疗。

（二）中医治疗

1. 中药治疗

气郁痰阻证用四海疏郁丸加减；痰结血瘀证用海藻玉壶汤加减；肝火旺盛证用栀子清肝丸合消瘰丸加减；心肝阴虚证用天王补心丹或一贯煎加减。

2. 埋线特色治疗

（1）主穴

星状神经节、内关、三阴交、足三里、丰隆。

（2）定点

星状神经节点：第六颈椎横突前结节略下方处。

内关：曲泽与大陵的连线上，腕横纹上 2 寸，掌长肌腱与桡侧腕屈肌腱之间。

三阴交：在小腿内侧，当足内踝尖上 3 寸，胫骨内侧缘后方。

足三里：在小腿前外侧，当犊鼻下 3 寸，距胫骨前缘一横指（中指）。

丰隆点：位于小腿前外侧，外踝尖上 8 寸，胫骨前缘外二横指（中指）处。内与条口相平，当外膝眼（犊鼻）与外踝尖连线的中点。

（3）疗程

3次1疗程，3～6次效佳。嘱低碘饮食。

【参考文献】

[1] 张希平．桥本氏甲状腺炎合并结节诊断与治疗［D］．石家庄：河北医科大学，2014.

四、典型病例

姓名	包某	性别	女	年龄	67
民族	汉族	婚姻	已婚	职业	农民
出生年月日	1949年3月24日	出生地	甘肃定西	节气	立夏
记录医师	田瑞瑞	记录日期	2016年5月13日		

主诉：颈肩部疼痛伴左侧颈部肿物3个月。

现病史：患者于入院3个月前无明显诱因出现颈肩部疼痛，并触及颈部1肿物，吞咽时有异物感，易出汗、疲劳，畏寒、头痛、头晕，全身浮肿，胸闷、心慌、心悸，无发冷、发热，无恶心、呕吐，无突眼，就诊于当地县医院治疗效果欠佳。为进一步诊治，就诊于“甘肃省人民医院”查TRAb＞40IU/L，TG2.8ng/mL，TSH＞100mIU/L，T_3 0.45nmol/L，T_4 14.77nmol/L，FT_3 ＜1.54pmol/L，FT_4 ＜5.15pmol/L，TGAb 55.82IU/mL。甲状腺超声示：甲状腺体回声略增粗，甲状腺右侧叶钙化灶，诊断为“桥本甲状腺炎”，给予“左甲状腺素钠片”等药物治疗，患者症状减轻，但仍颈肩部疼痛，头痛、头晕，多汗、畏寒、心悸、乏力、纳差，为进一步诊治，遂来就诊，门诊以“颈部肿物待查”收住入院。患者自发病以来，精神差，食欲、睡眠差，便秘，小便如常，体重近期无明显变化。

既往史：否认糖尿病、高血压、冠心病等慢性病史，否认肝炎、结核、菌痢、伤寒等慢性传染病史，否认外伤史，2011年因胆结石行“胆囊切除术”，同年因子宫肌瘤行“子宫全切术”，有血制品使用史（具体不详），否认食物药物过敏史，预防接种史不详。

个人史：生长于原籍，无长期外地居住史，无疫区居留史，无特殊化学品及放射线接触史。无特殊不良嗜好

月经史：14岁月经初潮，月经周期28～30天，经期3～4天，48岁绝经。

婚育史：24岁结婚，孕3产3，现有1子2女，配偶及女儿均体健。

家族史：父母已故，具体原因不详，否认家族遗传性及传染病史。

专科情况：颈部不对称，无颈抵抗、颈项强直，双侧颈动脉搏动正常，颈静脉正常，气管居中，左侧甲状腺可触及肿大，腺体表面光滑，质软，腺体随吞咽动作上下移动，双侧甲状腺未闻及血管杂音。颈肩部广泛压痛，叩顶试验阳性，屈伸颈试验阳性，右侧旋颈试验阳性，左侧阴性，推头压肩试验阳性，臂丛神经牵拉试验阳性，舌淡苔白腻，脉弦涩。

辅助检查：促甲状腺素受体抗体 >40IU/L，甲状腺结合球蛋白 2. 8ng/mL，促甲状腺激素 >100mIU/L，三碘甲状腺原氨酸 30. 45nmol/L，甲状腺素 14. 77nmol/L，游离三碘甲状腺原氨酸 <1. 54pmol/L，游离甲状腺素 <5. 15pmol/L，甲状腺球蛋白抗体 55. 82IU/mL。甲状腺超声示：双侧甲状腺包膜光整，左叶厚 13mm，右叶厚 12mm，腺体回声增粗，右侧叶可见 2mm 强回声光斑，腺体血供不丰富。甲状腺体回声略增粗，甲状腺右侧叶钙化灶（甘肃省人民医院，2016 年 4 月 21 日）。

甲功三项：促甲状腺激素 >100mIU/L，三碘甲状腺原氨酸 0. 49nmol/L，甲状腺素 30. 14nmol/L（2016 年 5 月 3 日）。

甲功全项示：甲状腺球蛋白抗体 475IU/mL，抗甲状腺过氧化物酶抗体 >600. 0IU/mL，三碘甲状腺原氨酸 53ng/dL，甲状腺素 5. 3μg/dL，促甲状腺激素 >100. 0uIU/mL，游离三碘甲状腺原氨酸 1. 38pg/mL，游离甲状腺素 0. 62ng/dL。颈椎五位片示：C_5、C_6 椎体钩突关节变尖，第三、四、五椎间孔变小，颈椎退行性变（2016 年 5 月 24 日）。

甲功三项：促甲状腺激素 46. 5731mIU/L，三碘甲状腺原氨酸 1. 19nmol/L，甲状腺素 93. 56nmol/L（2016 年 6 月 16）。

甲功五项：促甲状腺激素 6. 8578mIU/L，三碘甲状腺原氨酸 1. 64nmol/L，甲状腺素 98. 34nmol/L，甲状腺球蛋白抗体 12. 9200IU/mL，抗甲状腺微粒（过氧化物酶）抗体 399. 6400IU/mL，甲状腺结合球蛋白 2. 6ng/mL（2016 年 7 月 19 日）。

诊断：桥本甲状腺炎；椎动脉型颈椎病。

治疗过程：

第一次：2016 年 5 月 14 日

（1）取穴

星状神经节 + 椎五针。

（2）操作

患者仰卧位，取胸锁关节上 2. 5cm、中线旁开 1. 5cm 处双侧星状神经节点标记之，碘伏常规消毒，取 7#埋线针刀，右手持针，左手拇指加压固定，刃口线与躯干纵轴平行，针体与皮肤垂直，快速刺入皮肤，直达第六颈椎横突前结节，埋线后出针，术毕，压迫针眼止血，以创可贴贴敷针孔。

俯卧位，取颈肩部阳性反应点标记之，碘伏常规消毒，取 7#埋线针刀，右手持针，左手拇指加压固定，刃口线与躯干纵轴平行，针体与皮肤垂直，快速刺入皮肤，直达病灶或骨面，埋线后行纵形切割、松解，有松动感后出针，术毕，压迫针眼止血，以创可贴贴敷针孔。

治疗后患者自诉颈肩部疼痛较前明显好转，畏寒、乏力较前好转，饮食、睡眠较前改善。甲功全项示：甲状腺球蛋白抗体 475U/mL，抗甲状腺过氧化物酶抗体 > 600.0U/mL，三碘甲状腺原氨酸 53ng/dL，甲状腺素 5.3μg/dL，促甲状腺激素 > 100.0μIU/mL，游离三碘甲状腺原氨酸 1.38pg/mL，游离甲状腺素 0.62ng/dL（2016 年 5 月 24 日）。

第二次：2016 年 5 月 29 日

（1）取穴

星状神经节 + 翳风、膻中、肝俞、肾俞、足三里。

（2）操作

俯卧位，取翳风穴、膻中穴、肝俞穴、肾俞穴及足三里穴点标记之，碘伏常规消毒，取 7#埋线针刀，右手持针，左手拇指加压固定，刃口线与躯干纵轴平行，针体与皮肤垂直，快速刺入皮肤，直达病灶或骨面，埋线后行纵形切割、松解，有松动感后出针，术毕，压迫针眼止血，以创可贴贴敷针孔。星状神经节埋线操作同前。

治疗后患者自诉颈肩部无明显疼痛，乏力明显好转，仍有畏寒，饮食、睡眠尚可，便秘。

第三次：2016 年 6 月 14 日

取穴及操作方法同第二次。

治疗后畏寒明显好转，无乏力，无自汗、饮食、睡眠尚可。复查甲功三项：促甲状腺激素 46.5731mIU/L，三碘甲状腺原氨酸 1.19nmol/L，甲状腺素 93.56nmol/L（2016 年 6 月 16 日）。

第四次：2016 年 6 月 29 日

取穴及操作方法同第三次。

治疗后畏寒明显好转，无乏力、自汗，饮食、睡眠尚可，大便较前好转。

第五次：2016 年 7 月 13 日

取穴：星状神经节。

操作方法同前。

治疗后患者无畏寒，无乏力，无自汗，饮食、睡眠尚可，大小便正常。复查甲功五项：促甲状腺激素 6.8578mIU/L，三碘甲状腺原氨酸 1.64nmol/L，甲状腺素 98.34nmol/L，甲状腺球蛋白抗体 12.9200IU/mL，抗甲状腺微粒（过氧化物酶）抗体 399.6400IU/mL，甲状腺结合球蛋白 2.6ng/mL（2016 年 7 月 19 日）。

经验体会：桥本甲状腺炎是一种自身免疫性甲状腺炎，本病是由日本人桥本于 1912 年发现，故以其名命名，称之为桥本甲状腺炎，简称桥本氏病。桥本氏病为一种自身免疫性甲状腺疾病。它的病理与免疫变化与 Graves 甲亢相似，即在遗传缺陷与遗传易感的基础上，因精神因素、过度劳累，感染与其他应激反应，环境污染，饮食结构不合理等均可引起患者自身免疫反应或加重自身免疫反应，诱发桥本氏甲状腺病。桥本氏病发病率很高，有文献报告，以几种抗体检测对某些地区的抗体做检查，发现有5%的患者有 HT。在我们自身的临床工作中，以几种抗体检测与甲状腺细胞学检查双指标进行统计，显示桥本氏病占甲状腺病门诊总量的38.9%。

目前多认为桥本氏病是典型的自身免疫系统疾病，是由多种原因导致机体免疫功能紊乱，机体产生了针对自身甲状腺的有毒物质——自身抗体，导致甲状腺细胞破坏，最终出现甲状腺功能减退。

星状神经节属颈部交感神经节，其节前纤维通过交通支入交感干到颈下、中或上神经节形成突触，节后纤维绕着颈外，颈内动脉分布到头部或经交通支连接颈丛或上颈部神经分布于颈部。星状神经节埋线术可增加同侧颈动脉、椎动脉的血流速度、血流量和血管直径，降低血管阻力，解除血管痉挛，改善营养状态和缺氧状态，同时还可以调节机体的整体免疫力及内分泌系统，从而起到治疗作用。刺激星状神经节治疗桥本甲状腺炎起到迅速缓解甲状腺炎引起的疼痛反应，调节甲状腺功能，增强机体防御免疫机能作用。如体液中 IgG、IgM 含量升高，肾上腺皮质系统功能增强，糖皮质激素分泌增多，提高淋巴细胞转化能力，改善血液、淋巴循环，促进甲状腺无菌性炎性反应的吸收和消散，从而加快了甲状腺肿大或结节的消退，解除局部疼痛，恢复甲状腺机能。

（马重兵　田瑞瑞　杨才德）

第十六节　2 型糖尿病

糖尿病（diabetes mellitus，DM）是一组由多病因引起的慢性高血糖为特征的代谢性疾病，是由于胰岛素分泌和（或）作用缺陷所引起。长期糖类以及脂肪、蛋白质代谢紊乱可引起多系统损害，导致眼、肾、神经、心脏、血管等组织器官慢性进行性病变、功能减退及衰竭；病情严重或应激时可发生急性严重代谢紊乱，如糖尿病酮症酸中毒（DKA）高渗高血糖综合征。

一、诊断

诊断标准	静脉血浆葡萄糖水平（mmol/L）
典型糖尿病症状（多尿、多饮、多食、体重下降）加上随机血糖	≥11.1
或加上 FPG 检测	≥7.0
葡萄糖负荷后 2 小时血糖检测无糖尿病症状者，需改日重复检查	≥11.1

二、治疗

（一）西医治疗

由于糖尿病的病因和发病机制尚未完全阐明，目前仍缺乏病因治疗。

糖尿病治疗的近期目标是通过控制高血糖和相关代谢紊乱以消除糖尿病症状和防止出现急性严重代谢紊乱；远期目标是通过良好的代谢控制达到预防及（或）延缓糖尿病慢性并发症的发生和发展，维持良好健康和学习、劳动能力，保障儿童生长发育，提高患者的生活质量、降低病死率和延长寿命。

近年循证医学的发展促进了糖尿病治疗观念的进步，糖尿病的控制已从传统意义上的治疗转变为系统管理，最好的管理模式是以患者为中心的团队式管理，团队主要成员包括全科和专科医师、糖尿病教员、营养师、运动康复师、患者及其家属等，并建立定期随访和评估系统。

近年临床研究证实：使新诊断的糖尿病患者达到良好血糖控制可延缓糖尿病微血管病变的发生、发展；早期有效控制血糖可能对大血管有较长期的保护作用（代谢记忆效应）；全面控制 2 型糖尿病（T2DM）的危险因素可明显降低大血管和微血管病变的发生风险和死亡风险。早期良好控制血糖尚可保护 B 细胞功能以及改善胰岛素敏感性，故糖尿病管理须遵循早期和长期、积极而理性、综合治疗和全面达标、治疗措施个体化等原则。国际糖尿病联盟（IDF）提出糖尿病综合管理五个要点（有“五驾马车”之称）：糖尿病教育、医学营养治疗、运动治疗、血糖监测和药物治疗。

应对血糖控制的风险与获益、可行性和社会因素等进行综合评估，为患者制定合理的个体化糖化血红蛋白（HbAlc）控制目标。对大多数非妊娠成人，HbAlc 的合理控制目标为 <7%；而对病程短、预期寿命长、无明显脑血管疾病（CVD）等患者，可考虑更严格的 HbAlc 目标；对于有严重低血糖病史、预期寿命有限、已有显著微血管或大血管并发症、糖尿病病程长的患者，应采用较为宽松的 HbAlc 目标。

1. 糖尿病健康教育

这是重要的基础管理措施，是决定糖尿病管理成败的关键。健康教育包括糖尿病防治专业人员的培训、医务人员的继续医学教育、患者及其家属和公众的卫生保健教育。每位糖尿病患者均应接受全面糖尿病教育，充分认识糖尿病并掌握自我管理技能。

2. 医学营养治疗

是糖尿病基础管理措施，是综合管理的重要组成部分。对医学营养治疗的依从性是决定患者能否达到理想代谢控制的关键影响因素。其主要目标是：纠正代谢紊乱、达到良好的代谢控制、减少 CVD 的危险因素、提供最佳营养以改善患者健康状况、减缓B细胞功能障碍的进展。总的原则是确定合理的总能量摄入，合理、均衡地分配各种营养物质，恢复并维持理想体重。

3. **运动治疗**

在糖尿病的管理中占重要地位，尤其对肥胖的T2DM患者，运动可增加胰岛素敏感性，有助于控制血糖和体重。根据年龄、性别、体力、病情、有无并发症以及既往运动情况等，在医师指导下开展有规律的合适运动，循序渐进，并长期坚持。运动前、后要监测血糖。运动量大或激烈运动时应建议患者调整食物及药物，以免发生低血糖。1型糖尿病（T1DM）患者为避免血糖波动过大，体育锻炼宜在餐后进行。血糖 > 14 ~ 16mmol/L、明显的低血糖症或者血糖波动较大、有糖尿病急性并发症和严重心、脑、眼、肾等慢性并发症者暂不适宜运动。

4. **病情监测**

包括血糖监测、其他CVD危险因素和并发症的监测。

血糖监测基本指标包括空腹血糖、餐后血糖和HbAlc。建议患者应用便携式血糖仪进行自我血糖监测（SMBG），指导调整治疗方案。持续血糖监测（CGM）可作为无症状低血糖和（或）频发低血糖患者SMBG的补充。HbAlc用于评价长期血糖控制情况，也是临床指导调整治疗方案的重要依据之一，患者初诊时都应常规检查，开始治疗时每3个月检测1次，血糖达标后每年也应至少监测2次。也可用糖化血清白蛋白来评价近2 ~ 3周的血糖控制情况。

患者每次就诊时均应测量血压；每年至少1次全面了解血脂以及心、肾、神经、眼底等情况，尽早给予相应处理。

5. **高血糖的药物治疗**

口服降糖药物主要有磺酰脲类、格列奈类、双胍类、噻唑烷二酮类、α－葡萄糖苷酶抑制剂和二肽基肽酶－Ⅳ抑制剂（DPP－Ⅳ抑制剂）。注射制剂有胰岛素及胰岛素类似物和胰高血糖素样肽－1受体激动剂（GLP－1受体激动剂）。在饮食和运动不能使血糖控制达标时应及时应用降糖药物治疗。

（二）中医治疗

1. **中药治疗**

上消：肺热津伤证用消渴方加减。

中消：胃热炽盛证用玉女煎加减。

下消：肾阴亏虚证用六味地黄丸加减；阴阳两虚证用金匮肾气丸加减。

2. **埋线特色疗法**

（1）主穴

糖五针——星状神经节、内关上、胰俞、关元、地机。

（2）定点

星状神经节点：第六颈椎横突前结节略下方处。

胰俞点：第八胸椎棘突下旁开 1.5 寸。

地机点：小腿内侧，当内踝尖与阴陵泉穴的连线上，阴陵泉穴下 3 寸。

关元点：在下腹部，前正中线上，当脐下 3 寸。

内关上点：当曲泽与大陵的连线上，腕横纹上 4 寸，掌长肌腱与桡侧腕屈肌腱之间。

（3）疗程

3 次 1 疗程，3～6 疗程效佳。可单侧交替取穴，每周治疗 1 次。嘱患者控制饮食，监测血糖及 HbAlc。

【参考文献】

[1] 中华医学会糖尿病学分会．中国 2 型糖尿病防治指南（2013 年版）[J]．中国糖尿病杂志，2014，8（22）：2－42.

[2] 葛均波，徐永健．内科学．第 8 版 [M]．北京：人民卫生出版社，2013.

三、典型病例

姓名	崔某	性别	女	年龄	53 岁
民族	汉族	婚姻	已婚	职业	无
出生年月日	1962 年 11 月 30 日	出生地	甘肃兰州	节气	寒露
记录医师	马列胜	记录日期	2016 年 10 月 8 日		

主诉：多饮、多食、多尿伴消瘦 10 年余。

现病史：患者于 10 年前无明显诱因出现多饮、多食、多尿，伴有消瘦，每日饮水量明显增多，饭量大增，夜尿频多，平均 10 次/晚左右，无排尿困难，无尿路刺激症状，体重由 70kg 渐降至 65kg，现约 60kg，查血糖偏高，诊断为“糖尿病”，曾服“二甲双胍”“格列美脲”治疗，未监测血糖，控制情况不详，3 天前在院留观，昨测空腹血糖 11.51mmol/L，总蛋白 54.2mmol/L，白蛋白 30.3mmol/L，BUN 15mmol/L，Cr 259μmol/L，CHO 7.8mol/L，随机血糖 15.2mmol/L 以上，门诊以“2 型糖尿病”收住院。病程中患者无胸闷、心悸，无头晕、头痛，无乏力、倦怠，胃纳无减退。

既往史：否认冠心病、高血压等慢性病史。否认病毒性肝炎、肺结核等传染性病史。否认有药物及食物过敏史。否认有手术、外伤史。否认输血史。否认有药物及食物过敏史。预防接种史不详。

个人史：出生并长于原籍，居住及生活环境良好。无酗酒、吸烟、吸毒等不良嗜好。否认到过传染病、地方病流行地区。否认有工业毒物、粉尘、放射性物质接触史。

月经史：13岁月经初潮，月经周期28～30天，经期4～5天，约48岁停经，既往月经规律，经量适当，无痛经史，无异常阴道流血史，白带正常。

婚育史：23岁结婚，婚后孕有2子，爱人及儿子均体健。

家族史：父母已故，否认家族遗传病史。

体格检查：体温37℃，脉搏80次/分，呼吸20次/分，血压136/80mmHg。神志清，精神可，消瘦貌，查体合作，对答切题，浅淋巴结无肿大，巩膜无黄染，瞳孔等大，光反射存在。心律80次/分，两肺呼吸音尚清，未闻啰音，腹无压痛，肝脾肋下未及，肾区无叩击痛，肠鸣音不活跃。四肢肌力5级，四肢肌张力正常。双下肢无水肿，病理反射未引出。

辅助检查：2016年10月8日查尿常规：尿液微混浊，葡萄糖2+，蛋白2+。2016年10月9日：空腹血糖11.51mmol/L，总蛋白54.2mmol/L，白蛋白30.3mmol/L，BUN 15mmol/L，Cr 259μmol/l，CHO 7.8mol/L，随机血糖15.2mmol/L以上。

诊断：2型糖尿病。

治疗过程：

第一次治疗

（1）药物治疗

患者继续口服二甲双胍片，1片3次/日；格列美脲1片，2次/日治疗。

（2）埋线治疗

患者仰卧位，取胸锁关节上2.5cm、中线旁开1.5cm处双侧星状神经节点标记之，碘伏常规消毒，取7#埋线针刀，右手持针，左手拇指加压固定，刃口线与躯干纵轴平行，针体与皮肤垂直，快速刺入皮肤，直达第六颈椎横突前结节，埋线后出针，术毕，压迫针眼止血，创可贴贴敷针孔。监测患者血糖变化。

治疗后患者自诉精神较前好转，1周后测空腹血糖9.8mmol/L，餐后2小时血糖11.2mmol/L。2周后测空腹血糖8.8mmol/L，餐后2小时血糖10.8mmol/L。

第二次治疗

（1）药物治疗

患者继续口服二甲双胍片0.5片，3次/日、格列美脲1片，1次/日治疗。

（2）埋线治疗（门诊治疗）

取穴脾俞、肾俞、中脘、关元、足三里、三阴交进行埋线治疗，星状神经节埋线治疗同前。监测患者血糖变化。

治疗后患者自诉精神明显好转，饮食可，夜尿平均2次/晚左右，埋线后1周后测空腹血糖7.6mmol/L，餐后2小时血糖10.8mmol/L。2周后测空腹血糖7.4mmol/L，餐后2小时血糖10.4mmol/L。

第三次治疗

（1）药物治疗

患者停服二甲双胍片，继续口服格列美脲1片，1次/日治疗。

（2）埋线治疗（门诊治疗）

患者仰卧位，取胸锁关节上2.5cm、中线旁开1.5cm处双侧星状神经节点标记之，碘伏常规消毒，取7#埋线针刀，右手持针，左手拇指加压固定，刃口线与躯干纵轴平行，针体与皮肤垂直，快速刺入皮肤，直达第六颈椎横突前结节，埋线后出针，术毕，压迫针眼止血，创可贴贴敷针孔。

取穴脾俞、肾俞、中脘、关元、足三里、太溪穴进行埋线治疗，监测患者血糖变化。

治疗后患者自诉精神明显好转，饮食可，夜尿平均2次/晚左右。埋线后1周后测空腹血糖6.8mmol/L，餐后2小时血糖9.8mmol/L。2周后测空腹血糖6.6mmol/L，餐后2小时血糖10.2mmol/L。

第四次治疗

患者停所有药物治疗。

星状神经节埋线治疗及配穴治疗方法同前（门诊治疗）。

治疗后患者自诉精神明显好转，饮食可，夜尿平均1次/晚左右，埋线后1周后测空腹血糖5.9mmol/L，餐后2小时血糖9.8mmol/L。2周后测空腹血糖6.1mmol/L，餐后2小时血糖8.9mmol/L。

第五次治疗

星状神经节埋线治疗及配穴治疗方法同前（门诊治疗）。

治疗后患者自诉精神明显好转，饮食可，夜尿平均1次/晚左右。埋线后1周后测空腹血糖6.1mmol/L，餐后2小时血糖9.8mmol/L。2周后测空腹血糖5.6mmol/L，餐后2小时血糖9.2mmol/L。

经验体会：埋线治疗糖尿病，有很好的临床效果。在治病求本上相对优于其他治疗手段，而近期、远期疗效都比较好，临床上根据症状辨证取穴配穴进行标本兼治，经过6~8次埋线治疗后，进行血糖、尿糖化验检查会有奇迹般的疗效出现，同时全身不舒适的症状也得到调节和改善。但在临床上，一般埋线两三次就有很好的疗效，根据病情轻重和病程时间长短，对重型糖尿病埋线10多次的治疗程序，定能收到理想的疗效。由于糖尿病是一种严重性内分泌失调、消耗性疾病，内脏肺、脾、肝、肾严重受到燥热耗伤，津液不布，肺、胃失濡养；肝、肾失滋润耗伤。埋线疗法治疗本病，最大的优势有：一是线体埋入体内长效刺激穴位，疏通经气，畅通气血，平衡阴阳，扶正祛邪，改善脏腑功能紊乱；二是线体在体内吸收过程中产生物理、生理、化学良性调节效应，提高人体免疫功能，补充机体能量，增强体质，抵抗疾病，达到防病治病的目的。

星状神经节埋线治疗2型糖尿病的机理，可能是通过刺激星状神经节可使交感神经兴奋传递受阻，抑制下丘脑－腺垂体－肾上腺皮质功能，减少体内糖原分解，调节胰岛素分泌水平，从而有效地控制血糖。

（刘文韬　马列胜　杨才德）

第十七节　不安腿综合征

不安腿综合征（restless legs syndrome，RLS）是指在静息或夜间睡眠时出现双下肢难以名状的感觉异常和不适感，以及强烈的活动双下肢的愿望，睡眠中下肢频繁活动或躯干辗转反侧，症状于活动后缓解，停止后又再次出现。

根据有无原发疾病分为原发性和继发性RLS两种类型。原发性RLS可能与遗传以及中枢机制有关。继发性RLS的原因多样，包括脊髓小脑共济失调、腓骨肌萎缩症、帕金森病、缺铁性贫血、尿毒症、妊娠等。

一、临床表现

任何年龄均可发病，中老年多见。主要症状包括下肢远端难以名状的不适感，例如虫蠕动感、刺痛感、肿胀感、麻木感等，以及强烈的活动双腿的愿望。下肢活动后不适感得以部分或完全缓解。80%表现有周期性肢动（periodic limb movement，PLM，重复刻板的髋－膝－踝的三联屈曲以及跗趾背伸）。症状在觉醒和睡眠的移行过程中最为严重，绝大多数患者有入睡困难、觉醒次数增多等。

二、诊断

诊断依据包括：①强烈的活动双下肢的愿望以及显著的下肢不适感；②安静休息时出现，夜间睡眠时加重；③活动后部分或完全缓解。

三、治疗

（一）西医治疗

1. RLS可能原因的治疗：补充铁剂、改善下肢血液循环等，疼痛患者可以镇痛治疗。
2. 保证高睡眠质量。
3. 其他药物：苯二氮䓬类药物如氯硝西泮、阿普唑仑等仍然是RLS最为常用的药物。也有报道外源性阿片类药物、丙戊酸有效。

（二）中医治疗

1. 中药治疗

气血虚弱证用八珍汤加减；肝肾亏虚证用六味地黄丸合补肝汤加减；瘀血阻络证用桂枝茯苓丸加减；寒湿痹阻证用附子汤加减；湿热下注证用四妙散加减。

2. 埋线特色疗法

（1）主穴

星状神经节、阳陵泉、足三里、三阴交、太溪。

（2）定点

星状神经节点：第六颈椎横突前结节略下方处。

阳陵泉点：在小腿外侧，当腓骨头前下方凹陷处。即皮下为腓骨长肌、趾长伸肌。

足三里：在小腿前外侧，当犊鼻下3寸，距胫骨前缘一横指（中指）。

三阴交：在小腿内侧，当足内踝尖上3寸，胫骨内侧缘后方。

太溪点：位于足内侧，当内踝尖与跟腱之间的凹陷中。

（3）疗程

3次1疗程，3～6疗程效佳。

四、典型病例

姓名	热某	性别	女	年龄	47岁
民族	维吾尔族	婚姻	已婚	职业	干部
出生年月日	1970年3月5日	出生地	新疆阿图什	节气	大寒
记录医师	刘建军	记录日期	2017年1月20日		

主诉：双下肢酸胀不适1个月。

现病史：患者自诉1个月前无明显诱因出现双下肢强烈的不适感，两腿部强烈的不适感，每天夜间22时至凌晨2时明显加重，以致无法入睡，不得不起床捶腿，甚至下地不停地走动才能感觉舒服些，夜间痛苦异常，终日烦躁，疲惫不堪，曾在克州人民医院门诊就诊，门诊给予腰椎CT示：$L_{3\sim4}$、$L_{4\sim5}$椎间盘轻度膨出。故门诊以“腰肌劳损”收治，给予输液（具体药物不详）、理疗等对症治疗，出院后症状稍缓解，但时而反复。近期患者上述症状加重，故来就诊，门诊以“不安腿综合征”收治，入院症见：精神一般，饮食可，睡眠差，舌胖大，舌尖红，苔白水滑，脉滑。

既往史：否认高血压、冠心病等慢性病史。否认结核、乙肝、伤寒等急慢性传染病史。否认外伤及输血史。否认药物及食物过敏史。预防接种史不详。

个人史：生长于新疆，无长期外地居住史，无疫区居留史，无特殊化学品及放射线接触史。无特殊不良嗜好。

婚育史：20 岁结婚，配偶体健，育有 1 男 1 女，均体健。

家族史：否认家族遗传病史及传染病史。

专科情况：四肢肌力 5 级，肌张力正常。Babinski 征（－），Oppenheim（－），Gordon（－），Chaddock（－）。脑膜刺激征：颈项强直（－），Kernig 征（－），Brudzinski（－）。

辅助检查：①腰椎间盘 CT 平扫示：$L_{3\sim4}$、$L_{4\sim5}$椎间盘轻度膨出。②心电图示：窦性心律。③凝血四项示：PT－S14.9S，PT－INR 1.12，APTT 43.10S，FIB 2.45g/L，TT 24.60S。

诊断：不安腿综合征。

治疗过程：

第一次：2017 年 1 月 20 日

（1）取穴

损五针＋臀五针。

（2）定位

损五针：后正中线腰椎最痛一点，以及腰椎棘突旁左右阳性点各两个。

臀五针：髂前上棘后缘约 2cm，髂骨嵴中点下方约 3cm，髂前、髂后上棘连线中点，环跳穴及股骨大转子上点。

（3）操作

患者俯卧位，取损五针和臀五针标记之，碘伏常规消毒，取 7#埋线针刀，右手持针，左手拇指加压固定，刃口线与躯干纵轴平行，针体与皮肤垂直，快速刺入皮肤，直达病灶或骨面，埋线后行纵形切割、松解，有松动感后出针，术毕，压迫针眼止血，创可贴贴敷针孔。

治疗后患者自诉腰部明显有轻松感，但小腿酸胀感仍旧。

第二次：2017 年 2 月 5 日

治疗前，患者自诉腰部酸痛症状消失，自觉行走轻松。但夜间小腿仍旧酸胀不适，无处安放。

（1）取穴

臀五针＋星状神经节、足三里、阳陵泉。

（2）操作

患者俯卧位，取臀五针标记之，碘伏常规消毒，取 7#埋线针刀，右手持针，左手拇指加压固定，刃口线与躯干纵轴平行，针体与皮肤垂直，快速刺入皮肤，直达病灶或骨面，埋线后行纵形切割、松解，有松动感后出针，术毕，压迫针眼止血，创可贴贴敷针孔。

星状神经节用手卡指压式埋线手法，碘伏常规消毒，取7#埋线针刀、4－0PGA线体，右手持针，左手拇指加压固定，刃口线与躯干纵轴平行，针体与皮肤垂直，快速刺入皮肤，直达第六颈椎横突前结节，埋线后出针，术毕，压迫针眼止血，创可贴贴敷针孔。

其余腧穴采用线体对折旋转埋线术。

治疗后患者自诉双下肢小腿酸胀感稍缓解。

第三次：2017年2月20日

治疗前，患者自诉夜间小腿酸胀不适症状有明显改善，睡眠也有所好转。

取穴：星状神经节＋足三里、解溪、阳陵泉。

星状神经节埋线治疗方法同前；其余腧穴采用线体对折旋转埋线术。

治疗后患者自诉双下肢小腿酸胀不适感消失，只遗留埋线后的针感。

第四次：2017年3月7日

取穴：星状神经节＋足三里。

治疗方法同前。

治疗后，患者自诉双下肢小腿酸胀不适感已经完全消失，夜间也能安然入睡，小腿肌肉跳动感消失。

第五次：2017年3月22日

治疗前，患者万分欣喜，将近两个疗程的治疗完全解决了患者的不适症状，但为了不再复发，要求连续巩固治疗一疗程。

取穴：星状神经节。埋线操作方法同前。

为巩固治疗，患者要求加强治疗，故再次给予星状神经节埋线，治疗后患者自诉治疗前不适症状完全消失，睡眠好，精神佳，无反复。

经验体会：不安腿综合征主要表现为静息状态下双下肢难以形容的感觉异常与不适，有活动双腿的强烈愿望，患者不断被迫敲打下肢以减轻痛苦，常在夜间休息时加重。此病在文献记录中较少，但早在《灵枢》《素问》中“胫酸”“髓酸”的记载都与本病表现类似。《伤寒杂病论》中亦有相似的描述如“血痹”“痉病”“腿挛急”等。现代多认为不安腿综合征属于中医的“痹病”范畴，其基本病因病机为正虚邪恋，局部经气不利，肌肉筋脉失养。不安腿症状具有典型的“旦慧昼安，夕加夜甚”特点，在诊断上多按国际不安腿综合征研究组（international RLS study group，IRLSSG）于2003年修订的RLS诊断标准，包括：①强烈活动双腿的愿望，常伴有各种不适的感觉症状；②静息时出现或加重；③活动后部分或完全缓解；④傍晚和夜间加重。支持诊断证据包括：阳性家族史；周期性肢体运动（periodic limb movement，PLM）；多巴胺能药物治疗有效。

推测本病与交感神经系统有密切关系，即与交感神经和副交感神经失衡、交感神经系统的功能亢进有关，通过刺激星状神经节使交感神经功能受到抑制，自主神经功能紊乱得到恢复，患者临床症状得到改善。另外，刺激星状神经节可改善血液流变学指标，包括降低全血黏度及红细胞比积等，从而使血液循环加快，刺激星状神经节还可产生与静注前列腺素 E_1 一样的扩血管作用，使血流量增加，RLS 患者的下肢血液循环障碍得以改善，症状得到缓解。同时，刺激星状神经节后患者血浆中的前列腺素（prostaglandin，PG）和去甲肾上腺素（norepinephrine，NE）水平均明显下降，使疼痛区域的血流量增加，局部蓄积的有毒物质得以清除，刺激星状神经节还可明显降低疼痛患者血中皮质醇、醛固酮、5-HT、血管紧张素Ⅱ、P 物质等的含量，增强 T 细胞的活性，从而消除局部组织和神经炎症反应，促进受损神经修复，缓解疼痛。

（冯广君　刘建军　杨才德）

第十八节　癫痫

由不同病因所引起脑部神经元高度同步化异常放电所导致，由不同症状和体征组成的发作性、短暂性、通常也是刻板性的临床现象称为癫痫发作。由于癫痫发作的起源不同、传播过程不一致，其临床表现可为感觉、运动、自主神经、意识、精神、记忆、认知或行为异常。反复癫痫发作的慢性脑部疾病称为癫痫。

癫痫发作不仅可引起脑部神经元的坏死或病理性凋亡及神经生物改变，而且，还常常引起患者及家属严重的心理障碍。癫痫患者经常具有的耻辱感、不合群、活动受限、过度保护或孤独感是临床上最为常见的社会心理问题。

一、临床表现

人类癫痫有两个特征，即脑电图上的痫样放电和癫痫的临床发作，而癫痫的临床发作又有两个主要特征：①共性：即所有癫痫发作都有的共同特征，即发作性、短暂性、重复性、刻板性。发作性指癫痫突然发生，持续一段时间后迅速恢复，间歇期正常；短暂性指患者发作持续的时间都非常短，数秒、数分钟，除癫痫持续状态外，很少超过 5 分钟；重复性指癫痫都有反复发作的特征，仅发作一次不宜轻易地诊断为癫痫；刻板性指就某一患者而言，多次发作的临床表现几乎一致。②个性：即不同类型癫痫所具有的特征，是一种类型的癫痫区别于另一种类型的主要依据。如全身强直-阵挛性发作的特征是意识丧失、全身强直性收缩后有阵挛的序列活动；失神发作的特征是突然发生、迅速终止的意识丧失；自动症的特征是伴有意识障碍的，看似有目的，实际无目的的行动，发作后遗忘是自动症的重要特征。

二、诊断

癫痫诊断须遵循三步原则。

（一）首先确定是否是癫痫

人类癫痫有两个特征，即脑电图上的痫样放电和癫痫的临床发作，而病史是诊断癫痫的主要依据，需要通过病史了解：①发作是否具有癫痫发作的共性；②发作表现是否具有不同发作类型的特征，如全身强直-阵挛性发作的特征是意识丧失、全身抽搐，如仅有全身抽搐而无意识丧失则需考虑假性发作或低钙性抽搐，不支持癫痫的诊断；失神发作的特征是突然发生、突然终止的意识丧失，一般不出现跌倒，如意识丧失时伴有跌倒，则晕厥的可能性比失神发作的可能性大；自动症的特征是伴有意识障碍的，看似有目的，实际无目的的异常行为，如发作后能复述发作的细节也不支持癫痫自动症的诊断。脑电图上的痫样放电是癫痫重要的诊断佐证，同时尚需除外其他非癫痫性发作性疾病。

（二）明确癫痫发作类型及是否是癫痫综合征

在肯定是癫痫后还需仔细区别癫痫发作的类型及明确是否是癫痫综合征。癫痫发作类型是一种由独特病理生理机制和解剖基础所决定的发作性事件，是一个具有病因、治疗和预后含义的诊断。不同类型的癫痫需用不同方法进行治疗，发作类型诊断错误，可能导致药物治疗的失败，如将自动症诊断为失神发作选用卡马西平治疗就可能加重病情。癫痫综合征则是由一组体征和症状组成的特定癫痫现象，它所涉及的不仅仅是发作类型，还包含着其特殊的病因、病理、预后、转归，选药上也与其他癫痫不同，需仔细鉴别。

（三）确定癫痫的病因

如是继发性癫痫，还需确定癫痫的病因。为探讨脑部疾病的性质，可考虑进行头颅 CT、磁共振、同位素脑扫描或脑血管造影等检查。由于磁共振较 CT 更敏感，因而高度怀疑是继发性癫痫者，尤其是有局灶性神经系统定位体征的难治性癫痫应该首先考虑进行磁共振检查。

三、治疗

（一）西医治疗

癫痫治疗的目标应该是完全控制癫痫发作，没有或只有轻微的药物不良反应，尽可能少地影响患者的生活质量。

有明确病因者应首先行病因治疗，如颅内肿瘤，需用手术方法切除新生物；寄生虫感染者，则需用抗寄生虫的方法进行治疗。

无明确病因，或虽有明确病因了但不能根除病因者，需考虑药物治疗。

（二）中医治疗

1. 中药治疗

痰火扰心证用生铁落饮加减；痰热瘀结证用癫狂梦醒汤加减；火盛阴伤证用二阴煎合琥珀养心丹加减。

2. 埋线特色疗法

（1）主穴

乳突下、星状神经节、癫痫穴、鸠尾、丰隆。

（2）定点

乳突下点：乳突尖下方、寰椎横突前缘处。

星状神经节点：第六颈椎横突前结节略下方处。

癫痫穴：背部正中线，第一胸椎棘突与尾骨端连线的中点，相当于第九或者第十一胸椎棘突尖处。

鸠尾点：位于脐上7寸，剑突下半寸。

丰隆点：位于小腿前外侧，外踝尖上8寸，胫骨前缘外二横指（中指）处。内与条口相平，当外膝眼（犊鼻）与外踝尖连线的中点。

（3）疗程

3次1疗程，3~6疗程效佳。同时可配合相应背俞穴治疗。

四、典型病例

【病例一】

姓名	曹某	性别	女	年龄	17岁
民族	汉族	婚姻	未婚	职业	学生
出生年月日	1999年1月21日	出生地	四川内江	节气	白露
记录医师	陈恒	记录日期	2016年10月13日		

主诉：反复双眼凝视、意识障碍16年余。

现病史：患者16年前从高处摔下，外伤后出现双眼凝视、意识障碍伴四肢抽动，牙关紧闭，口角有泡沫溢出，数分钟后停止。无畏寒发热。抽搐停止后患者意识渐恢复。在当地医院诊断为：①脑外伤；②继发性癫痫，治疗后（具体不详）症状好转出院。15年前无明显诱因再次出现上述症状，反复发作，每周发作2~3次，每次持续数十秒至数分钟不等。患者家属带患儿四处求医（具体诊治不详），上述症状发作间隔时间从数天到数月不等。2年前患儿无明显诱因再次出现上述症状频繁发作，每1~2天发作1次，月经期间发作更频繁，每天发作一到数次。1天前患者无明显诱因出现双眼凝视、意识障碍伴四肢抽动，牙关紧闭，口角有泡沫溢出，抽搐持续2分钟后停止。无大小便失禁，无畏寒发热，抽搐停止后患者意识渐恢复，精神差。今为进一步诊治遂前来就诊。患病以来饮食、睡眠可，二便正常。

既往史：平素体健。否认高血压、糖尿病、冠心病等慢性病史。否认伤寒、结核、乙肝等慢性传染病史。否认手术史、输血史。否认药物及食物过敏史。预防接种史不详。

个人史：生长于原籍，否认疫区居留史，否认特殊化学品及放射线接触史。无吸烟饮酒等不良嗜好。

月经史：13 $\frac{5\sim7}{28\sim30}$ 2016.10.11，月经量适中，无痛经。

婚育史：未婚未育。

家族史：独生子女，父母健在。否认家族遗传病史及传染病史。

专科情况：患者为右利手，神清，对答欠切题，反应迟钝，记忆力、理解力、计算力、判断力、定向力正常。双侧额纹对称，双侧瞳孔等大等圆，直径3.0mm，对光反射灵敏，双侧眼球各向运动可，无眼震。双侧鼻唇沟对称，口角无歪斜。余各项检查未见明显异常。

辅助检查：头颅CT（自贡市第一人民医院，2015年8月1日）：陈旧性脑外伤。脑电图（自贡市第四人民医院，2015年10月1日）：正常脑电图。

诊断：脑外伤；继发性癫痫。

治疗过程：

第一次治疗

（1）取穴

星状神经节+内关、申脉、照海。

（2）操作

其中星状神经节用手卡指压式埋线手法，患者仰卧位，取胸锁关节上2.5cm、中线旁开1.5cm处双侧星状神经节点标记之，碘伏常规消毒，取7#埋线针刀，右手持针，左手拇指加压固定，刃口线与躯干纵轴平行，针体与皮肤垂直，快速刺入皮肤，直达第六颈椎横突前结节，埋线后出针，术毕，压迫针眼止血，创可贴贴敷针孔。

其余均采用线体对折旋转埋线术，行松解术。

术后告知患者注意事项及15天后做第二次治疗。

随访患者自诉癫痫发作间隔时间延长，3～4天发作一次。

第二次治疗

取穴及操作同前。

术后告知患者注意事项及15天后做第三次治疗。

随访患者自诉癫痫发作间隔时间延长，6～7天发作一次。

第三次治疗

取穴及操作方法同前。

术后告知患者注意事项及15天后做第四次治疗。

随访患者自诉癫痫发作间隔时间延长，10～14天发作一次。

第四次治疗

取穴及操作方法同前。

随访患者自诉癫痫发作间隔时间延长，20～30天发作一次。

术后告知患者调饮食，畅情志，适量运动，防受凉感冒。不适随访。

经验体会：癫痫其俗称为羊癫风，癫痫病发作时，脑部兴奋性过高的神经元突然、过度地重复放电，导致脑功能突发性、暂时性紊乱，临床表现为短暂的感觉障碍、肢体抽搐、意识丧失、行为障碍或自主神经功能异常。可分大发作、小发作、局限性发作和精神运动性发作等，具有间歇性、短时性和刻板性的共同特点。癫痫系多种原因引起脑部神经元群阵发性异常放电所致的发作性运动、感觉、意识、精神、自主神经功能异常的一种疾病，分为原发性，继发性癫痫和隐源性癫痫。原发性癫痫也叫特发性癫痫，无器质性病变并具有遗传倾向。继发性癫痫或症状性癫痫，也叫有明确病因和脑器质性病变的癫痫。引起此类癫痫的疾患很多，主要分以下两类：一是脑内疾患。各种各样脑病，如颅脑外伤等引起的癫痫；二是脑外疾患。隐源性癫痫就是虽然经过目前各种方法检查也找不出原因，癫痫发作为疾患的唯一症状。癫痫病治疗方法，一是发作期的治疗（迅速控制抽搐）：①癫痫大发作时，宜采用苯妥英钠；②精神运动性发作时，宜采用卡马西平；③小发作时，宜采用乙琥胺；④持续状态时，宜采用地西泮，二是手术治疗，三是中医治疗。

刺激星状神经节，能够抑制交感神经后纤维兴奋传导，从而抑制下丘脑自主神经中枢神经元放电活动的高频发放。同时，癫痫患者存在内在的细胞免疫功能紊乱，其单核－巨噬细胞及T淋巴细胞处于激活状态，阻断了交感神经节后纤维对免疫功能起重要作用的淋巴组织，达到治疗癫痫的目的。

此外，除使用星状神经节外还配合内关、申脉、照海，以协同起效。

【病例二】

姓名	李某	性别	男	年龄	14
民族	汉族	婚姻	未婚	职业	学生
出生年月日	2002年1月5日	出生地	甘肃永登	节气	寒露
记录医师	任永祥	记录日期	2016年10月11日		

主诉：发作性意识丧失、肢体抽搐2年。

现病史：患者于入院前2年，晨起无明显诱因突然出现意识不清，呼之不应，四肢不自主抽搐，双眼上翻，症状持续约2分钟后缓解，无大小便失禁，无肢体无力、麻木，无视物模糊，无恶心、呕吐，醒后患者乏力、呆滞。急送至永登县中医院，行头颅CT未见明显异常，诊断为“癫痫”，建议转院治疗。遂送至兰大二院癫痫病科住院治疗（具体治疗及用药不详），好转后，出院长期口服药物“左乙拉西坦片1片，bid”。近2年来患者症状时有发作，持续时间2~5分钟，频率2~3个月1次。近半年来，患者发作频率增加，1个月1次，且醒后患者乏力、呆滞持续时间较前延长。为求进一步治疗，遂来就诊，以“癫痫”收住院。入院症见：神志清，精神差，乏力，饮食、睡眠差，小便正常，大便干。

既往史：“癫痫”病史2年，长期口服药物治疗。否认高血压、糖尿病、冠心病等慢性病史。否认肝炎、伤寒、结核等传染病史，否认手术、外伤、输血史，否认药物及食物过敏史。预防接种史不详。

个人史：生于并长期居住原籍，无吸烟饮酒史。无地方病居住情况。否认毒物接触史。无特殊不良嗜好。

婚育史：未婚未育。

家族史：父母健在，体健。否认家族遗传病史。

专科情况：神清，精神差。对答欠切题，反应迟钝，记忆力、计算力、理解力、判断力差，定向力正常。双侧额纹对称，双侧瞳孔等大等圆，直径3.0mm，双侧瞳孔对光反射灵敏，双侧眼球各向运动可，无震颤。双侧鼻唇沟对称，口角无㖞斜，伸舌居中，双侧软腭上抬可，双侧咽反射灵敏，饮水试验1级。双侧颜面、四肢针刺痛觉对称。四肢肌张力正常，腱反射（++），四肢肌力5级，双侧上肢Hoffmann征（-），双侧下肢Babinski征、Oppenheim征、Gordon征、Chaddock征（-）。双侧指鼻试验、快速轮替实验、跟膝腱实验稳准。颈抵抗一横指，双侧Kerning征、Brudzinski征（-）。

辅助检查：血常规：血红蛋白151g/L。肝功、肾功：直接胆红素9.26μmol/L，尿酸593μmol/L，AST/ALT10.94，碱性磷酸酶316U/L。头颅MRI：①颅脑MRI平扫、

Flair 序列未见明显异常；②轻度筛窦及蝶窦炎（2014 年 10 月 31 日，兰大二院）。脑电图：轻 - 中度异常脑电图；背景 2 波欠规则且略慢，稍多慢波；可见一次广泛性棘慢复合波节伴暴发（2014 年 10 月 31 日，兰大二院）。ECT：脑血流灌注断层显像未见明显异常（2015 年 2 月 4 日，兰大二院）。

诊断：癫痫小发作；短暂性脑缺血；筛窦及蝶窦炎；高尿酸血症。

治疗过程：

第一次：2016 年 10 月 12 日

（1）取穴

星状神经节 + 内关、膻中、足三里、丰隆、太冲。

（2）操作

患者仰卧位，取胸锁关节上 2.5cm、中线旁开 1.5cm 处双侧星状神经节点标记之，碘伏常规消毒，取 7#埋线针刀，右手持针，左手拇指加压固定，刃口线与躯干纵轴平行，针体与皮肤垂直，快速刺入皮肤，直达第六颈椎横突前结节，埋线后出针，术毕，压迫针眼止血，创可贴贴敷针孔。

其余穴位采用线体对折旋转埋线术。

治疗后患者及家属诉：夜间睡眠明显改善，呼吸频率平稳，乏力较前稍有改善，期间癫痫无发作。

第二次：2016 年 10 月 28 日

星状神经节及配穴埋线方法同前。同时给予中药汤剂（镇肝息风汤加减）口服，1 日 2 次。

治疗后患者及家属诉：乏力明显改善，失神症状较前明显改善，大便已正常，期间癫痫未发作。

第三次：2016 年 11 月 13 日

星状神经节及配穴埋线方法同前。同时给予中药汤剂（涤痰汤加减）口服，1 日 2 次。

治疗后患者及家属诉：头痛、头昏症状明显改善，且感记忆力、计算力、理解力、判断力较前好转，期间癫痫未发作。

第四次：2016 年 11 月 30 日

星状神经节及配穴埋线方法同前。同时给予中药汤剂（六味地黄汤加减）口服，1 日 2 次。

治疗后患者及家属诉：症状明显好转，期间癫痫未发作。

经验体会：星状神经节埋线术有效地抑制了大脑某个区域的异常放电，可提高体内抗氧化指标，降低自由基含量，针刺使血液内各种成分不同程度地被激活，而刺激星状神经节埋线扩张血管，改善局部血流，增加局部氧含量及被激活的清除酶含量，起到抑制和阻断自由基连锁反应和减少清除酶消耗的作用，同时又将局部产生的大量自由基分解、代谢、清除，从理论上讲可减轻癫痫病灶周围半暗带的神经细胞缺血性损害并促进其生理机能的恢复，防止其异常放电。

（冯广君　陈恒　任永祥　杨才德）

第十九节　良性阵发性位置性眩晕

良性阵发性位置性眩晕（BPPV）是一常见的内耳机械性疾患，占所有眩晕症的20%左右，也是约半数耳源性眩晕症的原因。此病虽然为耳科疾病，但常在神经科首诊，且多误诊为椎－基底动脉供血不足、颈性眩晕而延误了治疗。

一、临床表现

BPPV的临床表现有5个特征。①潜伏期：头位变化后1～4秒钟才出现眩晕；②旋转性：眩晕具明显的旋转感，患者视物旋转或闭目有自身旋转感；③短暂性：眩晕在不到1分钟内自行停止；④转换性：头回到原来位置可再次诱发眩晕；⑤疲劳性：多次头位变化后，眩晕症状逐渐减轻。

BPPV又分为后半规管性BPPV（PC－BPPV）、水平半规管性BPPV（HC－BPPV）及混合性PBBV（C－BPPV），即同时性PC－BPPV和HC－BPPV。后半规管性BPPV在临床上最常见，水平半规管性BPPV次之，而混合性BPPV少见。

二、诊断

BPPV的诊断完全依据于典型的临床表现和Dix－Hallpike测试结果阳性。

Dix－Hallpike测试：患者坐于检查台上，在检查者帮助下迅速取仰卧悬头位，并向一侧偏45°，PC－BPPV者，头转向患侧时经数秒潜伏期后出现短暂眩晕和垂直旋转性眼震，反复试验有疲劳性。

此外还有仰卧侧头位试验：患者坐于检查台上，迅速取平卧位，随即头向一侧转90°，HC－BPPV者立刻出现剧烈旋转性眩晕和水平向性眼震。

三、治疗

（一）西医治疗

BPPV的治疗以管石复位治疗为主。该疗法的有效率为71%～92%。针对受累不同的半规管分为两种复位法。

1. Epley 手法（针对后半规管耳石症）

①患者坐于治疗台上，在治疗者帮助下迅速取仰卧悬头位，并向患侧扭转 45°；②头逐渐转正，然后继续向健侧偏 45°；③将患者头部连同身体向健侧翻转，使其侧卧于治疗台上，头部偏离仰卧位达 135°；④坐起，头前倾 20°。完成上述 4 个步骤为 1 个治疗循环，每一体位待眼震消失后再保持 1 分钟。

2. Barbecue 翻滚法（针对水平半规管耳石症）

①患者坐于治疗台上，在治疗者帮助下迅速平卧，头向健侧扭转 90°；②身体向健侧翻转，使面部朝下；③继续朝健侧方向翻转，使侧卧于患侧；④坐起。完成上述 4 个步骤为 1 个治疗循环，每一体位待眼震消失后再保持 1 分钟。

多数研究者的经验是转动角度大、速度快、引发出眼震则效果好。初次治疗无效者，可反复多做，效果亦好。传统的管石复位治疗要求患者在治疗后 2 天内不能躺下，以避免耳石碎片流回半规管。但近来也有报道在治疗后患者躺下也有与传统方法相同的疗效。采用特殊的转椅缓慢转动可以避免治疗时发生眩晕。用振荡器振动乳突部，可使耳石碎片从膜或管壁上脱落或崩裂，有助于碎片转出半规管。有报道对经管石复位治疗无效者行 Semont 法锻炼，疗效与管石复位治疗相当，但此法患者常常难以接受。各种治疗无效者可考虑行半规管阻断术治疗。

（二）中医治疗

1. 中药治疗

肝阳上亢证用天麻钩藤饮加减；气血亏虚证用归脾汤加减；肾精不足证用左归丸加减；痰湿中阻证用半夏白术天麻汤加减；瘀血阻窍证用通窍活血汤加减。

2. 埋线特色疗法

（1）主穴

星状神经节、定晕穴、肝俞、内关、丰隆。

（2）定点

星状神经节点：第六颈椎横突前结节略下方处。

定晕穴：风池穴上 1 寸。

内关点：当曲泽与大陵的连线上，腕横纹上 2 寸，掌长肌腱与桡侧腕屈肌腱之间。

肝俞点：第九胸椎棘突下旁开 1.5 寸。

丰隆点：位于小腿前外侧，外踝尖上 8 寸，胫骨前缘外二横指（中指）处。内与条口相平，当外膝眼（犊鼻）与外踝尖连线的中点。

（3）疗程

3 次 1 疗程，3 ~ 6 疗程效佳。

四、典型病例

姓名	白某	性别	女	年龄	53岁
民族	汉族	婚姻	已婚	职业	公务员
出生年月日	1963年3月23日	出生地	甘肃酒泉	节气	处暑
记录医师	马重兵	记录日期	2016年8月24日		

主诉：头晕、恶心、呕吐5天余。

现病史：患者于就诊前5天无明显诱因出现头晕、恶心、呕吐，头晕呈天旋地转，不能改变体位，转头或稍活动头晕加重，伴恶心、呕吐，呕吐物为胃内容物，无头痛，无黑蒙，无听力下降，无耳鸣、耳聋，无意识丧失，无大小便失禁，无胸闷气短，无腹痛、腹泻，遂就诊与当地医院，给予“长春西汀注射液”静脉输入及“氟桂利嗪胶囊”口服治疗（具体剂量不详），上述症状稍缓解。患者及家属为进一步诊治，遂来就诊，自发病以来，神志清楚，精神差，饮食、睡眠尚可，大小便正常，近期体重未见明显变化。

既往史：既往体健，否认高血压、糖尿病、冠心病等慢性病史，否认肝炎、结核、伤寒等慢性传染病史及接触史，否认重大外伤史，否认手术及输血史，否认食物及药物过敏史，预防接种史不详。

个人史：生长于原籍，无长期外地居住史，无疫区居留史，无特殊化学品及放射线接触史。无特殊不良嗜好。

月经史：13岁月经初潮，月经周期28～30天，经期4～5天，既往月经规律，经量适当，无痛经史，无异常阴道流血史，白带正常。

婚育史：已婚，婚后孕有1子，配偶及儿子均体健。

家族史：否认家族遗传病史及传染病史。

体格检查：体温36.3℃，脉搏72次/分，呼吸18次/分，血压92/62mmHg，神志清楚，精神差，双侧瞳孔等大等圆，对光反射灵敏，水平眼震。口唇无发绀，全身皮肤黏膜及巩膜无黄染。颈软，无抵抗。心率72次/分，律齐，各瓣膜听诊区未闻及病理性杂音。双肺呼吸音清，未闻及明显干湿性啰音。腹平软，无压痛反跳痛及肌紧张，肝、脾肋下未触及，移动性浊音阴性。双下肢无水肿。生理反射对称存在，病理反射未引出。

辅助检查：头颅CT示：脑实质未见明显异常。

诊断：良性阵发性位置性眩晕。

治疗过程：

第一次治疗

（1）取穴

星状神经节＋枕外隆凸下2cm阳性点、枕大神经点、枕小神经点。

（2）操作

星状神经节用手卡指压式埋线手法，患者仰卧位，取胸锁关节上2.5cm、中线旁开1.5cm处双侧星状神经节点标记之，碘伏常规消毒，取7#埋线针刀，右手持针，左手拇指加压固定，刃口线与躯干纵轴平行，针体与皮肤垂直，快速刺入皮肤，直达第六颈椎横突前结节，埋线后出针，术毕，压迫针眼止血，创可贴贴敷针孔。

其余反应点均采用线体对折旋转埋线术，行松解术。

治疗结束后，患者无特殊不适，嘱患者调饮食，畅情志，适量运动。

第二次治疗

取穴：星状神经节＋枕外隆凸下2cm阳性点、枕大神经点、枕小神经点、足三里、丰隆、太溪、太冲。

操作手法同前。

患者自诉治疗后，头晕症状较前明显缓解。

门诊继续治疗2次后，患者头晕症状再无发作。

经验体会：良性阵发性位置性眩晕（BPPV）是一种在头位改变时以短暂眩晕发作为主要表现的内耳半规管疾病，该病发病率高，占所有周围性眩晕的17%～20%。该病是由于椭圆囊中变性耳石脱落到半规管，并随头位改变在半规管中不断移动而引起一系列临床表现。由于半规管与椭圆囊之间的空间解剖关系以及耳石比重远大于内淋巴液的缘故，致使脱落的耳石最容易沉积到后半规管，有时会进入水平半规管，极罕见的情况下才会进入前半规管。故各类BPPV患者中以后半规管BPPV最常见，水平半规管BPPV次之，而前半规管BPPV最少见。

目前认为主要存在两种类型的耳石症：壶腹嵴顶耳石症和半规管耳石症。前者认为变性耳石脱落后黏附于半规管壶腹嵴，后者认为变性耳石颗粒并非黏附于半规管壶腹嵴，而是悬浮于半规管长臂的内淋巴中。用半规管耳石症可以很好地解释BPPV的各大临床特点即变位性眩晕发作、潜伏期、短暂性、互换性和疲劳性。

用半规管耳石症可以很好地解释BPPV的各大临床症状：①变位性眩晕。只有当头位改变时，才会引起耳石移位与壶腹嵴偏移，才会出现眩晕症状，而当头位不动时无壶腹嵴偏移不出现症状。变位性（positioning）更强调从一个位置向另一个位置的改变过程，与位置性（positional）只强调处于某一位置含义相比，用变位性来形容本病应该更加贴切；②潜伏期。头位改变引起耳石移动，再带动壶腹嵴偏移，克服这些惯性需要一定的时间，一般经过1～5秒的潜伏期才出现眩晕症状；③短暂性。当头部不动后，耳石相应停止移动而使内淋巴停止流动，壶腹嵴回到原位，毛细胞放电频率恢复正常，眩晕症状消失；④互换性。表现为在相反的两个方向运动时均可引起眩晕发作。如后半规管 BPPV，躺下时，耳石从壶腹处沿重力方向向半规管开口处移动，引起远离壶腹运动，兴奋受累的后半规管壶腹嵴毛细胞导致眩晕发作。当坐起时，头部回复直立位，耳石再次沿着重力方向由半规管向壶腹处移动，带动内淋巴液向壶腹运动，抑制受累后半规管壶腹嵴的毛细胞，对侧半规管的兴奋性相对增强，临床再次出现眩晕发作，不过此时的眼震方向与前一次相反；⑤疲劳现象。多次变换头部位置后，耳石沉积在半规管中的位置相对比较分散，当耳石再移动时，对壶腹嵴拉动作用减弱，导致壶腹嵴偏移程度减小，致临床眩晕症状减轻。⑥伴有与受累半规管空间位置关系一致的特征性眼震。后半规管出现向地、旋转、向上性眼震，水平半规管出现水平向地（或离地）性眼震，前半规管出现向下性眼震（旋转向地或旋转离地）。

BPPV 是临床上常见的前庭神经功能障碍的疾病，临床上多见晨起床时突发眩晕、恶心、呕吐等不适，再次行转头、低头、卧床等动作引起头位变化时引起眩晕反复发作，并伴有严重的自主神经功能症状。可自发性缓解，眩晕程度重时常影响患者的生活。

椭圆囊斑由耳石膜和感觉上皮组成，耳石膜内有许多碳酸钙结晶，耳石含大量钙离子，酷似骨组织，是一动态结构，维持迷路内离子环境的动态平衡。在囊斑周围的移行细胞和暗细胞表面可见脱落的耳石碎片，正常状态下脱落的耳石被暗细胞吸收。BPPV 时由于各种病变引起耳石脱落增加和（或）暗细胞吸收减少，导致脱落的耳石不断增多并移位至半规管，而半规管中暗细胞数量明显少于椭圆囊，导致耳石在半规管中不断聚集。若耳石累积到一定的数量，移动时产生的拉动力达到壶腹嵴毛细胞的刺激阈值，临床即出现眩晕发作。

星状神经节埋线治疗良性位置性发作性眩晕机制，可能与刺激星状神经节后能够改善患者脑部前中后动脉、椎动脉、颈动脉、臂动脉的血流速度、血管腔径、血流量以及血管阻力，维持下丘脑垂体激素平衡，从而调节机体自主神经系统、内分泌系统、免疫系统有关。

（冯广君　马重兵　杨才德）

第二十节　特发性面神经麻痹

特发性面神经麻痹又称 Bell 麻痹（Bell palsy），是因茎乳孔内面神经非特异性炎症所致的周围性面神经麻痹。

一、临床表现

任何年龄均可发病，以 20～40 岁最为常见，男性略多。绝大多数为一侧性，双侧者甚少。发病与季节无关，通常急性起病，表现为口角㖞斜、流涎、讲话漏风、吹口哨或发笑时尤为明显，可于48小时内达到高峰。有的患者在起病前几天有同侧耳后、耳内、乳突区或面部的轻度疼痛。体格检查时，可见患侧面部表情肌瘫痪，额纹消失、眼裂扩大、鼻唇沟平坦、口角下垂、面部被牵向健侧。面部肌肉运动时，因健侧面部的收缩牵引，使上述体征更为明显。患侧不能作皱额、蹙眉、闭目、露齿、鼓气和吹口哨等动作。闭目时瘫痪侧眼球转向内上方，露出角膜下的白色巩膜，称贝尔现象（Bell phenomenon）。鼓气和吹口哨时，因患侧口唇不能闭合而漏气。进食时，食物长时间滞留于患侧的齿颊间隙内，并常有口水自该侧淌下。泪点随下睑外翻，使泪液不能正常吸收而致外溢。

不同部位的面神经损害出现不同临床症状：①膝状神经节前损害，因鼓索神经受累，出现舌前2/3味觉障碍；镫骨肌分支受累，出现听觉过敏，过度回响。②膝状神经节病变除表现有面神经麻痹、听觉过敏和舌前2/3味觉障碍外，还有耳郭和外耳道感觉迟钝、外耳道和鼓膜上出现疱疹，称亨特综合征（Hunt's syndrome），系带状疱疹病毒感染所致。③茎乳孔附近病变，则出现上述典型的周围性面瘫体征和耳后疼痛。

面神经麻痹患者通常在起病后1～2周内开始恢复，大约80%的患者在几周及1～2个月内基本恢复正常。1/3患者为部分性麻痹，2/3为完全性麻痹。在后者中，约有16%不能恢复。面神经炎如果恢复不完全，常可伴发瘫痪肌的挛缩、面肌痉挛或联带运动。瘫痪肌的挛缩，表现为患侧鼻唇沟加深、口角反牵向患侧、眼裂缩小。临床常见的联带征系指患者瞬目时即发生患侧上唇轻微颤动；露齿时患侧眼睛不自主闭合；试图闭目时患侧额肌收缩；进食咀嚼时，患侧流泪伴颞部皮肤潮红、局部发热及汗液分泌等表现。这些现象可能是由于病损后再生的神经纤维长入邻近其他神经纤维通路而支配原来属于其他神经纤维的效应器所致。

二、诊断

根据起病形式和典型的临床特点，周围性面瘫的诊断并不困难，但需与能引起周围性面瘫的其他疾病相鉴别。

1. **吉兰巴雷综合征**

有肢体对称性下运动神经元瘫痪，常伴有双侧周围性面瘫及脑脊液蛋白-细胞分离现象。

2. **莱姆病**

伯氏螺旋体感染导致的面神经麻痹，多经蜱叮咬传播，伴慢性游走性红斑或关节炎史。可应用病毒分离及血清学试验证实。

3. **糖尿病性神经病变**

常伴其他脑神经麻痹，以动眼、外展及面神经麻痹居多，可单独发生。

4. **继发性面神经麻痹**

腮腺炎或腮腺肿瘤、颌后化脓性淋巴结炎、中耳炎及麻风均可累及面神经，但多有原发病的特殊表现。

5. **后颅窝病变**

桥小脑角肿瘤、多发性硬化、颅底脑膜炎及鼻咽癌颅内转移等原因所导致的面神经麻痹，大多起病较慢，有其他脑神经受损或原发病的特殊表现。

三、治疗

（一）西医治疗

应设法促使局部炎症、水肿及早消退，并促进面神经功能的恢复。

1. **皮质激素**

可用地塞米松5～10mg/d静脉注射；或泼尼松20～30mg/d，早一次顿服，1周后渐停用；由带状疱疹引起者，用皮质激素联合阿昔洛韦（acyclovir，ACV）0.2g，每日5次，连服7～10天。

2. **B族维生素**

维生素$B_1$100mg，维生素B_{12}500μg，肌肉注射，每日1次。

3. **理疗及针刺治疗**

茎乳突附近给予热敷，或红外线照射或短波透热疗法。针灸宜在发病1周后进行。

4. **物理治疗**

患者自己对镜用手按摩瘫痪面肌，每日数次，每次5～10分钟。当神经功能开始恢复后，患者可对镜练习瘫痪的各单个面肌的随意运动。

5. **保护暴露的角膜及预防结膜炎**

保护暴露的角膜及预防结膜炎，可采用眼罩、滴眼药水、涂眼药膏等方法。

6. **手术治疗**

面神经减压手术对部分患者有效。对长期不愈者可考虑面－舌下神经、面－副神经吻合术，但疗效不肯定。

（二）中医治疗

1. **中药治疗**

风邪入络证用牵正散加减；气血虚弱证用八珍汤加减；据“气为血之帅，血为气之母”“治风先治血，血行风自灭”等理论酌加活血化瘀药及虫类药如全蝎、僵蚕、地龙等。

2. 埋线特色疗法

(1) 主穴

蝶腭神经节、星状神经节、翳风、颊车、合谷。

(2) 定点

蝶腭神经节点：颧弓下缘、下颌骨乙状切迹内、髁突与冠突之间略下方1～2cm处。

星状神经节点：第六颈椎横突前结节略下方处。

翳风点：在颈部，耳垂后方，乳突下端前方凹陷中。

颊车点：下颌角前上方，耳下大约一横指处，咀嚼时肌肉隆起时出现的凹陷处。

合谷点：在手背第一、二掌骨间，当第二掌骨桡侧的中点处。

(3) 疗程

3次1疗程，3～6疗程效佳。

四、典型病例

【病例一】

姓名	李某	性别	男	年龄	32岁
民族	汉族	婚姻	已婚	职业	无
出生年月日	1983年11月25日	出生地	甘肃白银	节气	立秋
记录医师	马列胜	记录日期	2016年8月20日		

主诉：右侧口眼㖞斜1个月。

现病史：患者自诉1个月前感冒后出现右侧头痛、头晕，继之自觉右侧面部板滞，出现右侧口角向左侧㖞斜、右眼睑闭合不全，鼓腮、吹口哨漏气，右口角进食夹饭。病来无发热，无心慌、胸闷，无耳痛、耳鸣、耳聋及肢体麻木无力等症。遂就诊于当地医院（具体治疗不详），患者头痛、头晕症状消失，但右侧口眼㖞斜症状无缓解。为进一步治疗，今来就诊，门诊遂以“右侧面神经麻痹”收入院。入院时见：右面部板滞，额纹变浅，无流泪，右侧鼻唇沟变浅，右侧口角向左侧㖞斜、右眼睑闭合不全，鼓腮、吹口哨漏气，右眼裂扩大。患者发病以来，食纳尚可，大小便如常。

既往史：否认高血压、糖尿病等慢性病史，否认有肝炎、结核等传染病史。否认曾有药物、食物、花粉等过敏史。否认手术及输血史。预防接种史不详。

个人史：生于白银，长期在当地生活，未到过疫区。生活、居住条件尚可，无特殊嗜好。无工业粉尘、放射物质等接触史。

婚育史：30结婚，育有1女，配偶及女儿均体健。

家族史：父母健在，无家族遗传病史。

专科情况：舌前2/3味觉减退，舌淡紫，苔薄白，脉细涩。右侧额纹消失，右眼睑闭合不全，右侧鼻唇沟变浅，口角歪向左侧，鼓腮试验（+），示齿试验（+），抬眉试验（+）。

辅助检查：暂无。

诊断：面神经麻痹。

治疗过程：

第一次治疗

（1）针刺治疗

疏经活血通络，取攒竹、鱼腰、阳白、四白、颧髎、颊车、地仓、翳风、下关、太阳、牵正、水沟、合谷、太冲、足三里。合谷、太冲用泻法，足三里用补法，余用平补平泻，中强刺激手法，1日1次，每次留针40分钟，起针后配合闪罐法。

（2）口服神经营养代谢药物

维生素 B_1、维生素 B_2、维生素 B_{12}、甲钴胺等。

治疗后患者自觉右侧面部板滞、右侧口角向左侧㖞斜、右眼睑闭合不全及鼓腮、吹口哨漏气较前略有好转，右眼裂扩大无明显好转。

第二次治疗

针刺治疗方法同前。同时给予益气活血、化瘀通络的中药汤剂，方用补阳还五汤加减，处方如下：

黄芪30g　党参15g　当归20g　川芎20g

赤芍20g　桃仁20g　红花20g　地龙15g

全蝎12g　僵蚕15g　鸡血藤20g　炮附子12g（先煎）

上药共12味，煎取450mL，每日1剂，分3次服。

治疗后右侧面部板滞、右侧口角向左侧㖞斜较前明显好转，右眼睑仍闭合不全，鼓腮、吹口哨略有漏气，右眼裂扩大症状略有缓解。

第三次治疗

普通针刺方法同上。

星状神经节埋线治疗：患者仰卧位，取胸锁关节上2.5cm、中线旁开1.5cm处双侧星状神经节点标记之，碘伏常规消毒，取7#埋线针刀，右手持针，左手拇指加压固定，刃口线与躯干纵轴平行，针体与皮肤垂直，快速刺入皮肤，直达第六颈椎横突前结节，埋线后出针，术毕，压迫针眼止血，创可贴贴敷针孔。

治疗后患者自觉右侧面部板滞及口眼㖞斜症状较前进一步减轻，右侧额纹显现，用力闭眼尚不能完全闭合，面部静止时稍不对称，以说话时为甚，进食夹饭症状较前明显缓解。

第四次治疗

星状神经节埋线操作方法同前。

治疗后患者自觉右侧面部板滞症状较前进一步缓解，联带运动减弱，上额运动可，用力闭眼不能完全闭合，面部静止时不对称，以说话时为甚，舌前味觉减退、说话漏风、进食夹饭症状已明显改善。

第五次治疗

治疗方法同第四次。

治疗后患者自觉右侧面部板滞症状基本消失，联带运动减弱，上额运动可，用力闭眼可完全闭合，面部静止时对称，舌前味觉减退、说话漏风、进食夹饭症状已基本消失。

经验体会：特发性面神经麻痹（idiopathic facial nerve palsy）也称 Bell 麻痹，是常见的脑神经单神经病变，为面瘫最常见的原因，国外报道发病率在（11.5 ~ 53.3）/10 万。该病确切病因未明，可能与病毒感染或炎性反应等有关。临床特征为急性起病，多在 3 天左右达到高峰，表现为单侧周围性面瘫，无其他可识别的继发原因。该病具有自限性，但早期合理的治疗可以加快面瘫的恢复，减少并发症。

临床主要表现为单侧周围性面瘫，如受累侧闭目、皱眉、鼓腮、示齿和闭唇无力，以及口角向对侧㖞斜；可伴有同侧耳后疼痛或乳突压痛。根据面神经受累部位的不同，可伴有同侧舌前 2/3 味觉消失、听觉过敏、泪液和唾液分泌障碍。个别患者可出现口唇和颊部的不适感。当出现瞬目减少、迟缓、闭目不拢时，可继发同侧角膜或结膜损伤。

星状神经节埋线能够抑制交感神经节前和节后纤维，增加颈动脉及椎动脉支配区的血流，解除其血管痉挛，消除神经鞘水肿，改善神经的营养状态，可防止继发性神经变性。同时能够调节自主神经系统、内分泌系统、免疫系统功能达到治疗面神经麻痹的目的。

面神经是以运动为主的混合性周围神经，其损伤后的修复是一个复杂的过程，有许多分子参与其中。迄今已被发现的有细胞类因子、黏附分子以及神经营养分子类。神经营养因子在神经再生、突触形成以及神经损伤修复过程中都承担着极其重要的作用，胶质细胞源性神经营养因子（GDNF）作为目前发现的活性最强的运动神经细胞性营养因子同样在神经损伤修复过程中有着重要作用。面瘫早期刺激星状神经节，能增强面神经核 GDNF 的表达，且 GDNF 在早期对面神经细胞的保护作用最重要，其能发挥神经营养作用从而减少面神经细胞的死亡。

【病例二】

姓名	王某	性别	男	年龄	38 岁
民族	汉族	婚姻	未婚	职业	无
出生年月日	1978 年 10 月 10 日	出生地	甘肃张掖	节气	寒露
记录医师	陆天宝	记录日期	2016 年 10 月 20 日		

主诉：左侧面瘫复发 2 月余。

现病史：患者自诉 3 年前曾患左侧面瘫，经张掖市中医院门诊针灸等治疗基本治愈。2 个月前晨起后又出现左侧口角向右侧㖞斜、左侧额纹消失不能皱眉、左侧耳朵周围疼痛、左侧面部板滞不能自如活动、左眼睑闭合不全并且流泪、鼓腮和吹口哨左口角漏气、进食左侧夹饭，到当地医院行针灸、口服维生素 B_1、维生素 B_2、维生素 B_{12}、甲钴胺等治疗 20 天后（具体不详），患者左侧耳朵周围疼痛症状消失，但左侧口眼㖞斜、左侧额纹消失不能蹙眉等症状无缓解。为进一步治疗，今来就诊。入院时见：左侧口角向右侧㖞斜、左侧额纹消失不能皱眉、左侧面部板滞不能自如活动、左眼睑闭合不全并且流泪、鼓腮和吹口哨左口角漏气、左侧鼻唇沟变浅、左眼眼裂扩大。病后无发热，无心慌、胸闷，无耳痛、耳鸣、耳聋及肢体麻木无力等症。食纳尚可，大小便如常。

既往史：患者自诉 3 年前曾患面瘫。否认高血压、糖尿病等慢性病史，否认有肝炎、结核等传染病史。否认手术及输血史。否认曾有药物、食物、花粉等过敏史。预防接种史不详。

个人史：生于张掖，长期在当地生活，未到过疫区。生活、居住条件尚可，无特殊嗜好。未闻及有工业粉尘、放射物质等接触史。

婚育史：未婚未育。

家族史：父母健在，未闻及家族遗传病史。

专科情况：舌前 2/3 味觉减退，舌淡紫，苔薄白，脉细涩。左侧额纹消失，左眼睑闭合不全，左侧鼻唇沟变浅，口角㖞向右侧，鼓腮试验（+），示齿试验（+），抬眉试验（+）。心、肺、腹部检查无异常，脊柱四肢无畸形压痛，生理反射正常存在，病理反射未引出。

诊断：面瘫（面神经麻痹）。

治疗过程：

第一次治疗

（1）取穴

星状神经节 + 蝶腭神经节 + 局部穴位。

（2）操作

手卡指压式星状神经节埋线：患者仰卧位，取胸锁关节上 2.5cm、中线旁开 1.5cm 处双侧星状神经节点标记之，碘伏常规消毒，取 7#埋线针刀，右手持针，左手拇指加压固定，刃口线与躯干纵轴平行，针体与皮肤垂直，快速刺入皮肤，直达第六颈椎横突前结节，埋线后出针，术毕，压迫针眼止血，创可贴贴敷针孔。

三点一线式蝶腭神经节埋线：患者仰卧位，在左侧颧弓下缘与下颌骨冠突后缘交界处的体表投影点常规消毒，并戴无菌手套。左手（拇指）按在左下颌骨乙状切迹内（相当于“下关”穴位置），指尖处即为进针点。右手持针，针刺方向与额状面呈 15°与矢状面呈 75°，与水平面呈 15°，总的进针方向为前内上。触摸同时，让患者头向对侧适当倾斜，并稍许向后仰，将神经节、进针点、术者视线三点连成一线，快速突破，缓慢推进，探索进针，当患者感鼻内有喷水样感后埋线、出针，术毕，压迫针眼止血，创可贴贴敷针孔。

取左侧攒竹、鱼腰、阳白、颧髎、颊车、地仓、翳风、下关、太阳、牵正、合谷（双）、太冲（双）、足三里（双）穴位埋线，方法同上，术毕，压迫针眼止血，创可贴贴敷针孔。

治疗后患者自觉左侧面部板滞大为好转，左侧口角向右侧㖞斜程度减轻，左眼睑能闭合但不严，左侧鼻唇沟变深，左额纹出现，能蹙眉，鼓腮、吹口哨左口角漏气好转，右眼裂扩大症状大有缓解。

第二次治疗

取穴：星状神经节 + 蝶腭神经节。

埋线治疗方法同前。

第三次治疗

取穴：星状神经节。

埋线治疗方法同上。

治疗后患者自觉侧面部板滞及口眼㖞斜症状较前进一步减轻，左侧额纹显现，用力闭眼尚不能完全闭合，面部静止时稍不对称，以说话时为甚，进食夹饭症状较前明显缓解。

第四次治疗

取穴：星状神经节。

治疗方法同前。

治疗后患者自觉左侧面部板滞症状基本消失，左侧口角不㖞斜面部静止时对称，左眼用力闭眼可完全闭合，左侧鼻唇沟变深，左额纹出现，能皱眉，鼓腮、吹口哨左口角不漏气，进食夹饭症状消失，舌前味觉正常。

经验体会：面神经炎俗称面神经麻痹（即面神经瘫痪）“歪嘴巴”“吊线风”，是以面部表情肌群运动功能障碍为主要特征的一种疾病。它是一种常见病、多发病，不受年龄限制。一般症状是口眼㖞斜，患者往往连最基本的抬眉、闭眼、鼓腮等动作都无法完成。引起面神经炎的病因有多种，临床上根据损害发生部位可分为中枢性面神经炎和周围性面神经炎两种。中枢性面神经炎病变位于面神经核以上至大脑皮层之间的皮质延髓束，通常由脑血管病、颅内肿瘤、脑外伤、炎症等引起。周围性面神经炎病损发生于面神经核和面神经。

临床表现多表现为病侧面部表情肌瘫痪，前额皱纹消失、眼裂扩大、鼻唇沟平坦、口角下垂。在微笑或露齿动作时，口角下坠及面部㖞斜更为明显。病侧不能作皱额、蹙眉、闭目、鼓气和噘嘴等动作。鼓腮和吹口哨时，因患侧口唇不能闭合而漏气。进食时，食物残渣常滞留于病侧的齿颊间隙内，并常有口水自该侧淌下。由于泪点随下睑外翻，使泪液不能正常引流而外溢。

星状神经节埋线具有中枢作用和周围作用，可维持自主神经、内分泌、免疫功能正常，抑制交感神经使其支配区域的血管运动、肌肉紧张，可解除面部血管及神经的痉挛，使头面部血管扩张，改善局部血流量，从而改善面神经微循环。尽早改善微循环、消除局部水肿是治疗 Bell 氏面瘫的主要方法。

【病例三】

姓名	吉某	性别	女	年龄	51
民族	土族	婚姻	已婚	职业	农民
出生年月日	1965 年 12 月 15 日	出生地	甘肃天祝	节气	立冬
记录医师	任永祥	记录日期	2016 年 11 月 7 日		

主诉：右侧口眼㖞斜 1 个月。

现病史：患者于入院前 1 个月，因受凉感冒后突发口眼㖞斜，讲话漏风，不能鼓气，舌麻木、口流涎，右眼闭合不全，右侧面部疼痛、麻木，伴头痛、头晕，无耳鸣，无发热、寒战，无咳嗽、咳痰，无恶心、呕吐，无意识障碍、失语，无抽搐、黑蒙、一过性晕厥等不适，在天祝县人民医院就诊，以“面神经麻痹”住院治疗（具体不详）后症状未见明显缓解。为求进一步治疗，遂来就诊，查头颅核磁示：①脑内 MRI 平扫未见异常；②右侧上额窦局限性炎性改变。以“面神经麻痹”收住入院，症见：神志清，精神差，头疼、头晕，右侧颜面麻木，右侧眼睑抬举无力，右眼涩痛鼻唇沟变浅，人中沟变浅，口角下垂，歪向左侧，吃饭夹，鼓腮漏气，睡眠差，饮食差，大、小便正常。

既往史：2011 年在武威市肿瘤医院行胆囊摘除术，术后恢复良好。2014 年在兰州陆军总医院行乳腺癌手术，术后恢复良好。否认肝炎、结核、伤寒等传染病史，否认高血压、糖尿病、冠心病等遗传病史，否认外伤、输血史，否认药物、食物过敏史。预防接种史不详。

个人史：生于并长期居住原籍，无吸烟饮酒史。无疫区居住史。否认毒物接触史。无特殊不良嗜好。

月经史：14 岁初潮，经期 3 ~5 天，月经周期 25 ~28 天，50 岁绝经。平素月经正常，无异味及白带异常等症状。

婚育史：已婚，育 1 子 1 女，配偶及子女均体健。

家族史：父母去世，具体原因不详。家族其余成员具体情况不详。否认家族遗传病史。

专科情况：右面部麻木，右侧眼睑抬举无力，人中沟变浅，鼻唇沟变浅，口角下垂、歪向左侧，吃饭夹饭，鼓腮漏气。

辅助检查：血、尿、便常规未见明显异常。心电图：窦性心律，正常心电图。胸片：心、肺、膈未见明显异常。头颅核磁示：①脑内 MRI 平扫未见异常；②右侧上额窦局限性炎性改变。颈椎核磁示：①颈椎生理曲度变直；② $C_{2\sim3}$、$C_{3\sim4}$椎间盘轻度突出。

诊断：面神经麻痹；额窦炎（右侧）；颈椎病。

治疗过程：

第一次：2016 年 11 月 8 日

（1）取穴

星状神经节 + 椎五针、地仓、颊车。

（2）操作

①星状神经节埋线：患者取枕平卧，取胸锁关节上 2.5cm、中线旁开 1.5cm 处双侧星状神经节点标记之，碘伏常规消毒，取 7#埋线针刀，右手持针，左手拇指加压固定，刃口线与躯干纵轴平行，针体与皮肤垂直，快速刺入皮肤，直达第六颈椎横突前结节，埋线后出针，术毕，压迫针眼止血，创可贴贴敷针孔。

②取颈部椎五针中枢中点，双侧枢外点，双侧项 A 点标记之，碘伏常规消毒，取 7 #埋线针刀，右手持针，左手拇指加压固定，刃口线与躯干纵轴平行，针体与皮肤垂直，快速刺入皮肤，直达病灶或骨面，埋线后行松解，有松动感后出针，术毕，压迫针眼止血，创可贴贴敷针孔。

③地仓透颊车，地仓点常规消毒，取 7#埋线针刀，右手持针，左手用提捏进针法，平刺，得气后，旋转针体 360°，缓慢退出针身，创可贴贴敷针孔。

治疗后患者自诉：头疼、头晕、夜间睡眠明显改善，吃饭夹饭、鼓腮漏气症状消失。

第二次：2016 年 11 月 24 日

方案：星状神经节 + 蝶腭神经节 + 百会透四神聪 + 翳风 + 中药汤剂。

星状神经节操作方法同前。

蝶腭神经节埋线：患者仰卧位，在左侧颧弓下缘与下颌骨冠突后缘交界处的体表投影点常规消毒，并戴无菌手套，左手（拇指）按在左下颌骨乙状切迹内（相当于“下关”穴位置），指尖处即为进针点。右手持针，针刺方向与额状面呈 15°，与矢状面呈 75°，与水平面呈 15°，总的进针方向为前内上。触摸同时，让患者头向对侧适当倾斜，并稍许向后仰，将神经节、进针点、术者视线三点连成一线，快速突破，缓慢推进，探索进针，当患者感鼻内有喷水样感后埋线、出针。术毕，压迫针眼止血，以创可贴贴敷针孔。

百会透四神聪 + 翳风等穴位，其中透刺采用平刺法，翳风穴使用线体对折旋转埋线术。同时给予中药汤剂（补阳还五汤加减）口服，1 日/剂，分 2 次服，7 剂/疗程。

治疗后患者自诉：头疼、头晕症状缓解，右侧颜面麻木消失，右侧眼睑抬举无力，睡眠可，饮食可。患者症状较前明显改善，但由于错过最佳治疗时间，病程相对较长，仍感觉面部肌肉僵硬、不自然。

第三次：2016 年 12 月 15 日

方案：星状神经节 + 蝶腭神经节 + 中药汤剂。

治疗方法同前。

治疗后，患者自诉上述诸症状均已消失，基本痊愈，面部感觉良好，无特殊不适。

经验体会：面神经是以运动神经为主的混合神经，主要支配面部表情肌和传导舌前 2/3 的味觉及支配舌下腺、下颌下腺和泪腺的分泌。面神经核位于脑桥，分为上下两部分，上部分受双侧大脑皮质运动区的支配，并发出运动纤维支配同侧颜面上半部的肌肉，核的下半部分仅受对侧大脑皮质的支配，并发出运动纤维支配同侧颜面下半部的肌肉。面神经麻痹表现为病侧面部表情肌麻痹，额纹消失或表浅，不能皱额蹙眉，眼裂不能闭合或闭合不全，试闭眼时，瘫痪侧眼球向上方转动，露出白色巩膜，称贝尔现象。病侧鼻唇沟变浅，口角下垂，面颊部被牵向健侧，闭眼、露齿、鼓颊、吹口哨等动作失灵，或完全不能完成。因颊肌瘫痪而食物易滞留于病侧齿颊之间。泪点随下睑而外翻，使泪液不能正常吸收而致外溢。如侵及鼓索神经时，会出现舌前 2/3 味觉障碍。面神经麻痹分为中枢性和周围性两种，此病例属于周围性面神经麻痹。

周围性面神经麻痹，主要表现为病侧面部肌肉运动障碍，发生口眼㖞斜。中医认为本病多由络脉空虚，风寒风热之邪乘虚侵袭面部筋脉，以致气血阻滞，肌肉纵缓不收而成面瘫。周围性面神经麻痹通常发病较急，单侧受累，于数小时或 1 ~3 天内达高峰。究其原因，西医认为骨质的面神经管刚能容纳面神经，如果受冷、病毒感染和自主神经不稳，可致神经营养血管收缩、缺血而毛细血管扩张，组织水肿，使面神经受压、水肿、脱髓鞘乃至轴突变性，从而出现相应面神经失支配的各种症状表现。面神经麻痹病因学中的血管痉挛学说认为，血管神经功能紊乱使位于茎乳孔部位的小动脉痉挛，引起面神经原发性缺血，继之静脉充血、水肿，水肿又压迫面神经导致继发性缺血。目前对急性面神经炎的治疗原则是尽早采取措施改善局部血液循环，及时消除面神经的炎症和水肿，改善骨性卡压，以促进面神经功能的恢复。

尽早改善微循环，消除局部水肿是治疗 Bell 氏面瘫的主要方法。星状神经节埋线具有中枢作用和周围作用，可维持自主神经、内分泌、免疫功能正常，抑制交感神经使其支配区域的血管运动、肌肉紧张，可解除面部血管及神经的痉挛，使头面部血管扩张，改善局部血流量，从而改善面神经微循环。

面神经是以运动为主的混合性周围神经，其损伤后的修复是一个复杂的过程，许多分子参与其中。迄今已被发现的有细胞类因子，黏附分子以及神经营养分子类。神经营养因子在神经再生、突触形成以及神经损伤修复过程中都承担着极其重要的作用，胶质细胞源性神经营养因子（GDNF）作为目前发现的活性最强的运动神经细胞性营养因子同样在神经损伤修复过程中有着重要作用。面瘫早期刺激星状神经节，能增强面神经核 GDNF 的表达，且 GDNF 在早期对面神经细胞的保护作用最重要，其能发挥神经营养作用从而减少面神经细胞的死亡。

（冯广君　马列胜　陆天宝　任永祥　杨才德）

第二十一节　三叉神经痛

三叉神经分布区内反复发作的阵发性、短暂、剧烈疼痛而不伴三叉神经功能破坏的症状，称三叉神经痛（trigeminal neuralgia）。常于 40 岁后起病，女性较多。

一、临床表现

三叉神经痛为骤然发生的剧烈疼痛，但严格限于三叉神经感觉支配区内。发作时患者常紧按患侧面部或用力擦面部减轻疼痛，可致局部皮肤粗糙，眉毛脱落。有的在发作时不断做咀嚼动作，严重者可伴有同侧面部肌肉的反射性抽搐，所以又称“痛性抽搐”。每次发作仅数秒钟至 1 ~ 2 分钟即骤然停止，间歇期正常。发作可由 1 日数次至 1 分钟多次。发作呈周期性，持续数周、数月或更长，可自行缓解。病程初期发作较少，间歇期较长。随病程进展，间歇期逐渐缩短。

疼痛常自一侧的上颌支（第二支）或下颌支（第三支）开始，随病程进展可影响其他分支。其中眼支起病者极少见。极个别患者可先后或同时发生两侧三叉神经痛。临床上，患者面部某个区域可能特别敏感，易触发疼痛，如上下唇、鼻翼外侧、舌侧缘等，这些区域称之为“触发点”。此外，在三叉神经的皮下分支穿出骨孔处，常有压痛点。发作期间面部的机械刺激，如说话、进食、洗脸、剃须、刷牙、打哈欠，甚至微风拂面皆可诱发疼痛。

二、诊断

典型的原发性三叉神经痛，根据疼痛发作部位、性质、触发点的存在，神经系统检查有无阳性体征，结合起病年龄，不难做出诊断。早期易误认为牙痛，一部分患者已多次拔牙而不能使疼痛缓解。副鼻窦炎、偏头痛、下颌关节炎、舌咽神经痛等也应与三叉神经痛相鉴别。继发性三叉神经痛发病年龄常较轻，有神经系统阳性体征。应作进一步检查以明确诊断。对部分患者，尚需做葡萄糖耐量试验以排除糖尿病性神经病变的可能。

三、治疗

（一）西医治疗

继发性三叉神经痛者应针对病因治疗。原发性三叉神经痛目前还缺乏绝对有效的治疗方法，治疗原则以止痛为目的，药物治疗为主，无效时可用神经阻滞疗法或手术治疗。

1. 药物治疗

药物治疗是基本治疗，适用于初患、年迈或合并有严重内脏疾病、不宜手术及不能耐受者。

（1）卡马西平

卡马西平是首选治疗药物。首剂100mg，每日2次，以后每天增加100mg，直到疼痛停止（最大量不应超过1000mg/d）。以后逐渐减少，确定最低有效量作为维持剂量服用。有效率可达70%～80%，若出现眩晕、步态不稳、白细胞减少等不良反应需停药。孕妇忌用。

（2）苯妥英钠

开始剂量0.1g，每日3次，如无效可加大剂量，每日增加0.1g（最大量不超过0.6g/d）。如产生中毒症状（如头晕、步态不稳、眼球震颤等）应立即减量到中毒反应消失为止。如仍有效，即以此为维持量。疼痛消失后，逐渐减量。

（3）巴氯芬或阿米替林

卡马西平和苯妥英钠无效者可选择巴氯芬5～10mg，每日3次；或阿米替林25～50mg，每日2次，以提高疗效。

（4）加巴喷丁

开始剂量0.1g，每日3次，可逐渐加大剂量，最大量0.9g/d。单独使用或与其他药物合用，效果较好。常见不良反应有头晕、嗜睡，可逐渐耐受。

(5) 氯硝西泮

初始剂量 1mg/d，逐渐增加到 4～8mg/d。注意有嗜睡以及步态不稳等不良反应，尤其老年患者偶见短暂性精神异常，停药后可以缓解。

2. 神经阻滞疗法

适用于药物治疗无效或有明显不良反应、拒绝手术治疗或不适于手术治疗者。方法是取无水酒精或其他化学药物如甘油、维生素 B_{12} 等直接注入三叉神经分支或半月神经节内，使之发生凝固性坏死，阻断神经传导，可使局部感觉丧失而获止痛效果。阻滞疗法简易安全，但疗效不持久。

3. 半月神经节射频热凝治疗

适用于长期用药无效或无法耐受者。射频通过机体时电磁波能转为热能，产生热效应和热电凝。可选择性破坏三叉神经痛觉纤维，基本不损害触觉纤维而达到止痛作用。

4. 手术治疗

适用于药物和神经阻滞治疗无效者，对血管压迫所致三叉神经痛效果较好。手术治疗可能失败、易复发、可伴有并发症。主要的手术治疗方法有：①微血管减压术（microvascular decompression）；②颅外三叉神经周围支切断术；③颅内三叉神经周围支切断术；④三叉神经感觉根部分切断术；⑤三叉神经脊髓束切断术。

(二) 中医治疗

1. 中药治疗

风寒证用川芎茶调散加减；风热证用菊花茶调散加减；气血虚弱证用八珍汤加减；肝阳上亢证用天麻钩藤饮加减。

2. 埋线特色疗法

(1) 主穴

星状神经节、蝶腭神经节、乳突下、扳机点、合谷。

(2) 定点

星状神经节点：第六颈椎横突前结节略下方处。

蝶腭神经节点：颧弓下缘、下颌骨乙状切迹内、髁突与冠突之间略下方 1～2cm 处。

乳突下点：乳突尖下方、寰椎横突前缘处。

合谷点：在手背第一、二掌骨间，当第二掌骨桡侧的中点处。

扳机点：三叉神经痛发作时的激发点。

(3) 疗程

3 次 1 疗程，3～6 疗程效佳。

四、典型病例

姓名	王某	性别	女	年龄	64岁
民族	汉族	婚姻	已婚	职业	无
出生年月日	1951年4月19日	出生地	定西临洮	节气	立夏
记录医师	周勇	记录日期	2015年5月6日		

主诉：左侧面部不适7月余。

现病史：患者自诉于本次入院前7个月，无明显诱因出现左侧面部不适，伴眼部肿胀，间断性牙痛，有时说话、洗脸、刷牙时均可诱发，患者病程中无脱发，无口干、眼干，无光过敏，无腹痛、腹泻，无皮疹，无手指、足趾麻木及皮肤苍白、发绀。患者遂就诊于当地医院，具体检查不详，诊断为"三叉神经痛"，给予药物治疗（具体不详），疗效欠佳。现患者自诉面部不适症状加重，常有头晕、头痛并伴有双上肢的麻痛感，夜间睡眠受影响，无明显发热症状，无心前区疼痛症状。现患者为求进一步诊治前来就诊，门诊以"三叉神经痛"收住入院。患者自发病以来，精神可、食欲可、睡眠差，大小便如常，近期体重无明显变化。

既往史：既往颈椎病史2年余。否认高血压、糖尿病、冠心病等慢性病史。否认结核、乙肝、伤寒等急慢性传染病史。否认外伤及输血史。否认药物及食物过敏史。预防接种史不详。

个人史：生长于原籍，无长期外地居住史，无疫区居留史，无特殊化学品及放射线接触史。无特殊不良嗜好。

月经史：13岁月经初潮，月经周期28～30天，经期4～5天，既往月经规律，经量适中，无痛经史，无异常阴道流血史，白带正常，约45岁停经。

婚育史：20岁结婚，婚后孕有2女1子，配偶体健，子女均体健。

家族史：父母去世，具体原因不详。否认家族遗传病史及传染病史。

专科情况：患者额部皮肤皱纹相同，无变浅，无消失，眉目外侧对称，无下垂。抬眉运动、皱眉运动正常。双侧眼裂对称，眼睑无抽搐、无肿胀，眼结膜无充血、溃疡，无流泪，无耳鸣、听力下降。双面颊部对称，无感觉减退。左侧下唇部及颏部皮肤受触后可引发疼痛感向左侧耳前放射，张口时左侧耳前区域疼痛感并局部压痛阳性，VAS评分4分。

辅助检查：2015年5月7日兰州大学第二医院头颅MRI示：①左侧基底节区陈旧性腔隙灶；②双侧半卵圆中心轻度脱髓鞘改变；③双侧三叉神经脑池段神经－血管解除征象，右侧为著，请结合临床。随机血糖10.7mmol/L。心电图示：窦性心律80次/分，电轴左偏（17°），心肌供血不足。

诊断：三叉神经痛；混合型颈椎病。

治疗过程：

第一次治疗

（1）取穴

颈五针（$C_{4\sim5}$棘突左右各旁开2cm、$C_{4\sim5}$棘间隙）+椎五针（枢中点、两侧枢外点、两侧项A点）+星状神经节。

（2）操作

①患者俯卧位，取颈五针及椎五针阳性点标记，碘伏常规消毒，取7#埋线针刀，右手持针，左手拇指加压固定，刃口线与躯干纵轴平行，针体与皮肤垂直，快速刺入皮肤，直达病灶或骨面，埋线后行纵形切割、松解，有松动感后出针，术毕，压迫针眼止血，创可贴贴敷针孔。

②星状神经节埋线，患者取枕平卧，取胸锁关节上2.5cm、中线旁开1.5cm处双侧星状神经节点标记之，碘伏常规消毒，取7#埋线针刀，右手持针，左手拇指加压固定，刃口线与躯干纵轴平行，针体与皮肤垂直，快速刺入皮肤，直达第六颈椎横突前结节，术毕，压迫针眼止血，创可贴贴敷针孔；嘱患者平静呼吸，观察生命体征。

治疗后患者自诉头晕头痛症状明显减轻；左侧面部胀痛感较前有缓解。

第二次治疗

（1）取穴

枕五针（项中点，项A点，项B点）+星状神经节。

（2）操作

患者俯卧位，取枕五针点标记，碘伏常规消毒，取7#埋线针刀，右手持针，左手拇指加压固定，刃口线与躯干纵轴平行，针体与皮肤垂直，快速刺入皮肤，直达病灶或骨面，埋线后行纵形切割、松解，有松动感后出针，术毕，压迫针眼止血，创可贴贴敷针孔。

星状神经节埋线操作同前。治疗结束后嘱患者平静呼吸，监测生命体征。

治疗后患者自诉头痛症状消失，眼干涩较前明显减轻；左面部胀痛感继续减轻；洗脸、刷牙时偶有不适。

第三次治疗

取穴：椎五针（枢中、两侧枢外点）+颈五针（颈中点、关节柱点）。

取颈部阳性反应点操作，方法同前。

治疗后患者自诉头晕、头痛、眼干涩及颈部不适感消失。左侧面部不适感基本消失，说话、洗脸、刷牙等未诱发左侧面部不适。

第四次治疗

取穴：星状神经节。

埋线治疗方法同前。

治疗后患者自诉左侧面部已无不适，现夜间睡眠佳，夜间持续睡眠时间约 6 小时。

第五次治疗

取穴：星状神经节

治疗方法同前。

治疗后患者自诉无不适，现夜间睡眠佳。

经验体会：原发性三叉神经痛是头面部疼痛常见病，中老年发病率较高，发病机制目前尚无定论，由于病因不清，故到目前为止没有特别有效的根治手段。单纯药物治疗适用于发病初期，长期服药不仅效果欠佳，且可出现神经系统损害，因而临床无十分满意的治疗药物。射频热凝术是一种较好的方法，穿刺及操作有一定的难度，穿刺造成的疼痛与痉挛可使穿刺失败，热凝时的烧灼感造成的疼痛可使患者不能忍受而终止治疗。药物加针灸可缓解疼痛，但停药停针后容易复发。为解决这一难题，目前我们采用星状神经节埋线技术，埋线疗法是针灸医学治疗模式的一次重大改进，这种刺激方式是长效的，通过埋植 PGA 线体的方式代替传统的间隙针刺模式，同样可获得一种持续长效的刺激效果，埋线可使刺激长达 2 周甚至更长时间，达到了长期针灸的治疗作用。星状神经节埋线已广泛应用头、颈及上肢等神经血管性疾病的疗法，能改善交感神经兴奋引起的循环障碍、神经卡压及痛觉过敏症状，使头面部血管扩张，减轻血管痉挛，改善脑循环，消除神经压迫，从而改善神经功能，从而使三叉神经痛的症状减轻。

【参考文献】

[1] 刘俊杰，赵俊．现代麻醉学．第 2 版 [M]．北京：人民卫生出版社，1994. 557.

[2] 李春明，李忠铭，钱志强．射频热凝治疗原发性三叉神经痛 [J]．中国微创外科杂志，2011，11 (8)：759 – 760.

[3] 肖军，刘建国．星状神经节阻滞治疗原发性三叉神经痛疗效观察 [J]．宁夏医学杂志，2001，23 (06)：348 – 349.

[4] 杨才德，雒成林．穴位埋线疗法 [M]．北京：中国中医药出版社，2015.

[5] 赵俊．星状神经节阻滞 [J]．疼痛学杂志，1993. 1 (4)：157.

[6] 赵秋鹤，康麟，杨立．星状神经节阻滞结合三叉神经阻滞治疗原发性三叉神经痛的疗效观察 [J]．世界最新医学信息文摘：电子版，2013 (12)：159 – 160.

（冯广君　周勇　杨才德）

第二十二节　失眠

失眠（insomnia）是最常见的睡眠障碍，是由于入睡或睡眠持续困难所导致的睡眠质量和时间下降，不能满足正常生理和体能恢复的需要，影响其正常的社会功能的一种主观体验。

随着社会竞争加剧，失眠患病者越来越多，欧美患病率为20%～30%，我国尚缺乏相关流行病学资料。

一、临床表现

多见于青壮年，儿童罕见。男女均可发病，女性更多。表现为入睡困难、易醒、早醒和醒后再入睡困难等。日间困倦、体力下降，伴有焦虑、紧张、不安、情绪低落等，严重者有心率加快、体温升高、周围血管收缩等自主神经紊乱症状。多数患者因过度关注自身的睡眠问题产生焦虑，而焦虑又可加重失眠，导致症状的恶性循环。

二、诊断

有多种不同的失眠诊断标准，符合以下条件者可诊断为失眠：①失眠主诉，包括入睡困难（30分钟不能入睡），易醒（超过2次），多梦，早醒或醒后入睡困难（30分钟不能再入睡）等。②社会功能受损，白天头昏乏力、疲劳思睡、注意力涣散、工作能力下降。③上述症状每周出现3次以上，持续至少1个月。④多导睡眠图提示，失眠潜伏期大于30分钟，夜间觉醒时间超过30分钟，睡眠总时间少于每夜6小时。

依据失眠症状持续的时间可分为：①短暂失眠通常持续数日。可由突发性的应激（如突发的脑血管事件）或服用中枢性兴奋药（苯丙胺、哌甲酯等）引起。②长期失眠持续3周以上，可见于帕金森综合征、痴呆、神经变性疾病等慢性神经系统疾病。

失眠可以伴有焦虑和情感障碍，辨别它们症状的主次和先后有助于鉴别诊断。失眠中一种严重疾患——致死性家族性失眠症（fatal familial insomnia，FFI）需要注意鉴别。FFI为常染色体显性遗传病，是由编码朊蛋白等位基因第178位点基因的突变所致，多为致死性。随着病程的进展，患者总睡眠时间逐渐减少，数月内出现完全不能睡眠，镇定催眠药无效；随后患者表现为一种梦样睡眠状态，最后昏迷、死亡。

三、治疗

（一）西医治疗

失眠症的治疗包括心理辅导和药物治疗。

1. **睡眠卫生教育和心理辅导**

睡眠卫生知识教育，可以帮助养成良好的睡眠习惯，消除对失眠症状的关注和恐惧，是失眠治疗的基础。一些患者的失眠可能是源于或伴发焦虑和抑郁等心理障碍，相应的心理辅导和心理治疗十分重要。

2. **药物治疗**

应用促进睡眠药物要注意药物依赖和停药症状反弹，遵从个体化和按需用药（as needed treatment）原则，以低剂量、间断、短期给药为主，长期用药者应注意逐渐停药。治疗失眠的药物主要有苯二氮䓬类、吡唑嘧啶类、吡咯环酮类、GABA 受体激动药及其再摄取抑制药等，以及其他有助于睡眠的药物（包括抗抑郁药物）等。临床应该针对不同的失眠类型选择合适的药物：对入睡困难的患者，可以选用短半衰期镇静催眠药，如唑吡坦、三唑仑及水合氯醛。对维持睡眠困难的患者，应该选用延长 NREM 睡眠第 3、4 期和 REM 睡眠期的药物，上半夜易醒者可选用咪哒唑仑、三唑仑、阿普唑仑等，下半夜易醒者可选用艾司唑仑、氯硝西泮和氟西泮等，对晨间易醒者可以选用长或中半衰期的镇定催眠药，如地西泮、艾司唑仑、氯硝西泮和氟西泮等。合并抑郁者可以选用增加睡眠的抗抑郁药物，如米氮平等。

（二）中医治疗

传统医药广泛应用在失眠治疗中，基于辨证的中医中药治疗有助于失眠的症状改善。

1. **中药治疗**

肝火扰心证用龙胆泻肝汤加减；痰热扰心证用黄连温胆汤加减；心脾两虚证用归脾汤加减；心肾不交证用六味地黄丸合交泰丸加减；心胆气虚证用安神定志丸合酸枣仁汤加减。

2. **埋线特色疗法**

（1）主穴

星状神经节、安眠穴、内关、心俞、三阴交。

（2）定点

星状神经节点：第六颈椎横突前结节略下方处。

安眠穴：位于项部，当翳风穴和风池穴连线的中点。

内关点：当曲泽与大陵的连线上，腕横纹上 2 寸，掌长肌腱与桡侧腕屈肌腱之间。

心俞点：第五胸椎棘突下旁开 1.5 寸。

三阴交：在小腿内侧，当足内踝尖上 3 寸，胫骨内侧缘后方。

（3）疗程、

3 次 1 疗程，3 ~ 6 疗程效佳。

四、典型病例

姓名	刘某	性别	女	年龄	61岁
民族	汉族	婚姻	已婚	职业	农民
出生年月日	1955年3月11日	出生地	甘肃永昌	节气	立冬
记录医师	陆天宝	记录日期	2016年11月18日		

主诉：间断失眠3年余，加重1周。

现病史：患者长期失眠，自述自3年前开始出现失眠至今时断时续，每晚睡眠不足4小时，并且多梦、易醒，白天精神差，记忆力减退，伴有尿频、尿急，夜尿频多。失眠后口服“安神补脑液”“朱砂安神丸”均无大的效果，后中药口服（具体不详）亦无良好疗效。近1周失眠加重，每晚睡眠不足3小时。患者自发病以来，精神可、食欲可，常入睡困难，易醒且醒后不易再入睡，多梦，夜间持续睡眠约3小时，大小便如常，近期体重无明显变化。

既往史：既往患糖尿病10年，口服“二甲双胍（2次/日、2片/次）”“消渴丸（3次/日、8粒/次）”，血糖控制尚可。高血压病史1年，血压最高达158/95mmHg。否认冠心病等慢性病史。否认结核、乙肝、伤寒等急慢性传染病史。否认外伤及输血史。2016年6月行阑尾切除手术。否认药物及食物过敏史。预防接种史不详。

个人史：生长于原籍，无疫区居留史，无特殊化学品及放射线接触史，无吸烟饮酒不良嗜好。

月经史：15岁月经初潮，月经周期28～30天，经期4～5天，既往月经规律，经量适当，无痛经史，无异常阴道流血史，白带正常，约48岁停经。

婚育史：24岁结婚，婚后孕有1子1女，配偶及子女均体健。

家族史：否认家族遗传病史及传染病史。

体格检查：腹部平坦柔软，无皮损、结节及黄染，肠鸣音无亢进，无反跳痛及腹肌紧张，肝脾肋下未及，莫菲氏症（－），移动性浊音（－），无肝脾肾区叩痛，双下肢活动可，肌力正常，生理反射存在，病理反射未引出。

辅助检查：随机血糖9.7mmol/L；生化全项：血清尿酸500μmol/L，血清甘油三酯2.29mmol/L；血常规、凝血四项、粪便常规检查未见明显异常。

诊断：失眠；2型糖尿病；高血压Ⅰ级（中危组）。

治疗过程：

第一次治疗

（1）取穴

眠五针（星状神经节、安眠、内关、心俞、三阴交）。

（2）操作

患者仰卧位，取胸锁关节上 2.5cm、中线旁开 1.5cm 处双侧星状神经节点标记之，碘伏常规消毒，取 7#埋线针刀，右手持针，左手拇指加压固定，刃口线与躯干纵轴平行，针体与皮肤垂直，快速刺入皮肤，直达第六颈椎横突前结节，埋线后出针，术毕，压迫针眼止血，创可贴贴敷针孔。

其余穴位采用线体对折旋转埋线术，后用创可贴贴敷针孔。

治疗后患者自述，睡眠较前有改善，入睡困难症状减轻，夜间持续睡眠时间约 5 小时。

第二次治疗

取穴：糖五针（星状神经节、胰俞、地机、关元、内关上）。

操作同前。

治疗后患者自诉睡眠较以前更好，夜尿减少至 3 次左右，入睡后不易醒，一次能睡约 6 个小时才醒，血糖下降为 7.5mmol/L。

第三次治疗

取穴：星状神经节 + 压五针。

星状神经节埋线术操作同前。再取另一侧颈动脉窦点（星状神经节的另一侧）、曲池、颈降压点、太冲、足三里穴位埋线，治疗方法同前。

治疗后患者自诉睡眠较前进一步改善，入睡时间缩短，几乎不做梦，夜间持续睡眠时间约 6 小时，夜尿减少至 1 次左右，醒后可再次入睡，血压下降为 130/85mmHg。

第四次治疗

取穴：双侧星状神经节。

操作同前。

治疗后患者自诉睡眠较好，入睡易，夜间持续睡眠时间约 7 小时，醒后可再次入睡。十天后回访患者自诉睡眠佳，易入睡，持续睡眠时间仍约 7 小时，梦少，精神佳。

经验体会：中医认为失眠主要是肝肾阴虚导致的肾气肾精亏虚所致，当然还有很多原因可以导致失眠：一是肝郁化火，多由恼怒烦闷而生；二是痰热内扰，常由饮食不节，暴饮暴食，恣食肥甘生冷或嗜酒成癖，导致肠胃受热，痰热上扰；三是阴虚火旺，多因身体虚精亏，纵欲过度；四是心脾两虚，由于年迈体虚，劳心伤神或久病大病之后；五是心胆气虚，由于突然受惊。

失眠多由于内、外环境变化的刺激，引起高级中枢神经系统特别是自主神经功能失调、人体内环境失衡的一种临床表现，患者极其痛苦，严重影响患者的生活质量和身心健康。刺激星状神经节能够调节自主神经系统、内分泌系统和免疫系统功能。该治疗对维持内环境的稳定，纠正自主神经系统功能失调可发挥独特的功效，可使所支配范围内的脏器血管扩张，可直接导致脑血流量增加，活化脑细胞功能。

星状神经节埋线一是通过线体吸收刺激可抑制交感神经、调节自主神经功能和缓解临床症状；二是调节围绕于椎－基底动脉、大脑后动脉的交感神经丛，可改善脑血流，增强大脑神经组织有氧代谢，增加大脑皮层神经细胞能量储备，促进大脑皮质内抑制过程的恢复，对最高中枢－下丘脑起着积极的双向调节作用，对垂体激素的分泌也产生明显影响，特别是对松果体分泌褪黑素节律有重要的调节作用，所以星状神经节埋线可直接调节自主神经系统，激活人体正常功能，从而调节睡眠。

（冯广君　陆天宝　杨才德）

第二十三节　类风湿关节炎

类风湿关节炎（rheumatoid arthritis，RA）是以侵蚀性、对称性多关节炎为主要临床表现的慢性、全身性自身免疫性疾病。确切发病机制不明，基本病理改变为滑膜炎、血管翳形成，并逐渐出现关节软骨和骨破坏，最终可能导致关节畸形和功能丧失。早期诊断、早期治疗至关重要。本病呈全球性分布，是造成人类丧失劳动力和致残的主要原因之一。

一、临床表现

流行病学资料显示，RA可发生于任何年龄，80%发病在35～50岁，女性患者约3倍于男性。RA的临床个体差异大，从短暂、轻微的少关节炎到急剧、进行性多关节炎及全身性血管炎表现均可出现，常伴有晨僵。RA多以缓慢隐匿的方式起病，在出现明显关节症状前可有数周的低热，少数患者可有高热、乏力、全身不适、体重下降等症状，以后逐渐出现典型关节症状。少数则急剧起病，在数天内出现多个关节症状。

（一）关节

可分滑膜炎症状和关节结构破坏的表现，前者经治疗后有一定可逆性，但后者一经出现很难逆转。

1. 晨僵

早晨起床后关节及其周围僵硬感，称“晨僵”（morning stiffness）。持续时间超过1小时者意义较大。晨僵出现在95%以上的RA患者中。它常被作为观察本病活动的指标之一，只是主观性很强。其他病因的关节炎也可出现晨僵，但不如本病明显和持久。

2. 关节痛与压痛

关节痛往往是最早的症状，最常出现的部位为腕、掌指、近端指间关节，其次是足趾、膝、踝、肘、肩等关节。多呈对称性、持续性，但时轻时重，疼痛的关节往往伴有压痛，受累关节的皮肤可出现褐色色素沉着。

3. 关节肿

多因关节腔内积液或关节周围软组织炎症引起，病程较长者可因滑膜慢性炎症后的肥厚而引起肿胀。凡受累的关节均可肿胀，常见的部位与关节痛部位相同，亦多呈对称性。

4. 关节畸形

鉴于较晚期患者，关节周围肌肉的萎缩、痉挛则使畸形更为严重。最为常见的关节畸形是腕和肘关节强直、掌指关节的半脱位、手指向尺侧偏斜和呈“天鹅颈（swan neck)”样及“纽扣花样（boutonniere)”表现。重症患者关节呈纤维性或骨性强直而失去关节功能，致使生活不能自理。

5. 特殊关节

（1）颈椎

颈椎的可动小关节及周围腱鞘受累出现颈痛、活动受限，有时甚至因颈椎半脱位而出现脊髓受压。

（2）肩、髋关节

其周围有较多肌腱等软组织包围，因此很难发现肿。最常见的症状是局部痛和活动受限，髋关节往往表现为臀部及下腰部疼痛。

（3）颞颌关节

出现于1/4的RA患者，早期表现为讲话或咀嚼时疼痛加重，严重者有张口受限。

6. 关节功能障碍

关节肿痛和结构破坏都会引起关节的活动障碍。美国风湿病学会将因本病而影响生活的程度分为四级。Ⅰ级：能照常进行日常生活和各项工作；Ⅱ级：可进行一般的日常生活和某种职业工作，但参与其他项目活动受限；Ⅲ级：可进行一般的日常生活，但参与某种职业工作或其他项目活动受限；Ⅳ级：日常生活的自理和参与工作的能力均受限。

（二）关节外表现

1. 类风湿结节

此为本病较常见的关节外表现，可见于20%～30%的患者，多位于关节隆突部及受压部位的皮下，如前臂伸面、肘鹰嘴突附近、枕、跟腱等处。其大小不一，结节直径由数毫米至数厘米，质硬、无压痛，对称性分布。此外，几乎所有脏器如心、肺、眼等均可累及。其存在提示有本病的活动。

2. 类风湿血管炎

RA患者系统性血管炎少见，体格检查能观察到的有指甲下或指端出现的小血管炎，少数引起局部组织的缺血性坏死。眼受累多为巩膜炎，严重者因巩膜软化而影响视力。RF 阳性的患者可出现亚临床型的血管炎，如无临床表现的皮肤和唇腺活检可有血管壁免疫物质的沉积，亚临床型血管炎的长期预后尚不明确。

3. 肺

肺受累很常见，其中男性多于女性，有时可为首发症状。

（1）肺间质病变

此为最常见的肺病变，见于约 30% 的患者，主要表现为活动后气短、肺纤维化，肺功能和肺影像学如肺部高分辨 CT 有助于早期诊断。

（2）结节样改变

肺内出现单个或多个结节，为肺内的类风湿结节表现。结节有时可液化，咳出后形成空洞。

（3）Caplan 综合征

尘肺患者合并 RA 时易出现大量肺结节，称之为 Caplan 综合征，也称类风湿性尘肺病。临床和胸部 X 线表现均类似肺内的类风湿结节，数量多，较大，可突然出现并伴关节症状加重。病理检查结节中心坏死区内含有粉尘。

（4）胸膜炎

见于约 10% 的患者。为单侧或双侧性的少量胸腔积液，偶为大量胸腔积液。胸水呈渗出性，糖含量很低。

（5）肺动脉高压

一部分是肺内动脉病变所致的肺动脉高压，另一部分为肺间质病变引起的肺动脉高压。

4. 心脏受累

RA 患者可以出现心脏受累，心包炎最常见，多见于 RF 阳性、有类风湿结节的患者，但多数患者无相关临床表现。通过超声心动图检查约 30% 的患者出现小量心包积液。

5. 胃肠道

患者可有上腹不适、胃痛、恶心、纳差、甚至黑粪，多与服用抗风湿药物，尤其是非甾体抗炎药有关，很少由 RA 本身引起。

6. 肾

本病的血管炎很少累及肾，偶有轻微膜性肾病、肾小球肾炎、肾内小血管炎以及肾脏的淀粉样变等报道。

7. 神经系统

神经受压是 RA 患者出现神经系统病变的常见病因。如正中神经在腕关节处受压可出现腕管综合征。多数患者随着炎症减轻神经症状能逐渐好转，但有时需要手术减压治疗。脊髓受压表现为渐起的双手感觉异常和力量的减弱，腱反射多亢进，病理反射阳性。多发性单神经炎则因小血管炎的缺血性病变所造成。

8. **血液系统**

患者的贫血程度通常和病情活动度相关，尤其是和关节的炎症程度相关。RA 患者的贫血一般是正细胞正色素性贫血，本病出现小细胞低色素性贫血时，贫血可因病变本身或因服用非甾体抗炎药而造成胃肠道长期少量出血所致；此外，与慢性疾病性贫血的发病机制有关，在患者的炎症得以控制后，贫血也可得以改善。在病情活动的 RA 患者常见血小板增多，与疾病活动度相关，病情缓解后可下降。

Felty 综合征是指 RA 患者伴有脾大、中性粒细胞减少，有的甚至有贫血和血小板减少。RA 患者出现 Felty 综合征时并非都处于关节炎活动期，其中很多患者合并有下肢溃疡、色素沉着、皮下结节、关节畸形，以及发热、乏力、食欲减退和体重下降等全身表现。

9. **干燥综合征**

部分患者常有口干、眼干症状，30% ~40% 的 RA 患者可继发干燥综合征，需结合自身抗体诊断。

二、诊断

RA 的诊断主要依靠临床表现、实验室检查及影像学检查。①关节内或周围晨僵持续至少 1 小时；②至少同时有 3 个关节区软组织肿或积液；③腕、掌指、近端指间关节区中，至少 1 个关节区肿；④对称性关节炎；⑤有类风湿结节；⑥血清 RF 阳性（所用方法正常人群中不超过 5% 阳性）；⑦X 线片改变（至少有骨质疏松和关节间隙狭窄）。符合以上 7 项中 4 项者可诊断为 RA（要求①～④项病程至少持续 6 周）。

三、治疗

（一）西医治疗

目前 RA 不能根治，治疗的主要目标是达到临床缓解或疾病低活动度，临床缓解的定义是没有明显的炎症活动症状和体征。应按照早期、达标、个体化方案治疗原则，密切监测病情，减少致残。

治疗措施包括：一般性治疗、药物治疗、外科手术治疗等，其中以药物治疗最为重要。

1. **一般性治疗**

包括患者教育、休息、关节制动（急性期）、关节功能锻炼（恢复期）、物理疗法等。卧床休息只适宜于急性期、发热以及内脏受累的患者。

2. **药物治疗**

根据药物性能，治疗 RA 的常用药物分为五大类，即非甾体抗炎药（NSAIDs）、改变病情抗风湿药（DMARDs）、糖皮质激素（glucocorticoid，GC）、植物药和生物制剂等。

（1）非甾体抗炎药

改善关节炎症状的常用药。

（2）改变病情抗风湿药

甲氨蝶呤（MTX）应作为 RA 的首选用药，并将它作为联合治疗的基本药物。常用此类药物还有来氟米特、柳氮磺吡啶、羟氯喹及氯喹等。

（3）糖皮质激素

本药具有强大的抗炎作用，能迅速缓解关节肿痛症状和全身炎症，GC 治疗 RA 原则是小剂量、短疗程。

（4）生物制剂靶向治疗

目前使用最普遍的是 TNF－α 拮抗剂、IL－6 拮抗剂。

（5）植物药制剂

已有多种治疗 RA 的植物制剂，如雷公藤总苷、青藤碱、白芍总苷等。

3. 外科手术治疗

包括关节置换和滑膜切除手术，前者适用于较晚期有畸形并失去功能的关节，后者可以使病情得到一定的缓解。

（二）中医治疗

1. 中药治疗

风寒湿痹：行痹用防风汤加减；痛痹用乌头汤加减；着痹用薏苡仁汤加减。

风湿热痹用白虎加桂枝汤合宣痹汤加减。

痰瘀痹阻证用双合汤加减。

肝肾两虚证用补血荣筋丸加减。

2. 埋线特色疗法

（1）主穴

星状神经节、乳突下、膈俞、脾俞、肾俞。

（2）定点

星状神经节点：第六颈椎横突前结节略下方处。

乳突下点：乳突尖下方、寰椎横突前缘处。

膈俞点：第七胸椎棘突下旁开 1.5 寸。

脾俞点：第十一胸椎棘突下旁开 1.5 寸。

肾俞点：第二腰椎棘突下旁开 1.5 寸。

（3）疗程

3 次 1 疗程，3～6 疗程效佳。

四、典型病例

姓名	赵某	性别	女	年龄	39 岁
民族	汉族	婚姻	未婚	职业	自由职业
出生年月日	1978 年	出生地	河南省信阳市	节气	夏至
记录医师	童迅	记录日期	2017 年 6 月 25 日		

主诉：双膝关节疼痛伴活动受限 2 年，加重 1 个月。

现病史：患者自诉 2 年前无明显诱因出现全身关节多处关节疼痛、肿胀，其中以双膝关节出现肿疼严重，到郑州协和医院就诊，诊断为“类风湿性关节”给予药物长期口服治疗（具体不详），症状有所缓解。2 年来间断性服药（具体不详），症状时轻时重，未重视。1 个月前，再次出现双膝关节局部肿痛，自感关节发热，活动受限，不能下蹲，晨起关节僵硬，疼痛明显，活动后稍减轻，口服药物不能很好地控制症状。3 天前上述症状明显加重，门诊以“类风湿关节炎”收入治疗，患者自发病以来神志清楚，精神欠佳，饮食尚可，大小便正常。

既往史：既往患有“类风湿关节炎”24 年，双侧股骨头坏死 11 年余，口服药物维持（药物不详）。否认高血压、糖尿病、冠心病等慢性病史。否认结核、乙肝、伤寒等急慢性传染病史。否认外伤及输血史。否认药物及食物过敏史。预防接种史不详。

个人史：生长于原籍，无长期外地居住史，无疫区居留史，无特殊化学品及放射线接触史。无特殊不良嗜好。

婚育史：未婚，18 岁月经初潮，月经周期 28 ~ 30 天，经期 5 ~ 7 天，既往月经规律，经量适当，白带正常。

家族史：父亲身体良好，母亲六年前中风瘫痪在床（具体不详），兄妹 4 人，其他均体健。否认家族遗传病史及传染病史。

专科情况：双侧肩关节外展及背伸受限，双侧腕关节肿胀，皮温稍高，关节压痛明显，双侧近端指间关节屈曲畸形，关节肿胀有压痛，双侧膝关节肿胀，压痛，膝关节屈膝和下蹲困难受限，双侧髋关节活动受限，双下肢外展和内收受限，“4”字试验阳性。

辅助检查：心电图：窦性心律，随机血糖 4. 9mmol/L，DR 显示：①双侧股骨头缺血性坏死；②双侧髋关节骨性关节炎；③双侧膝关节骨性关节炎。

诊断：类风湿关节炎；双侧股骨头缺血性坏死。

治疗过程：

第一次治疗

（1）取穴

星状神经节 + 膝五针 + 腘五针。

（2）操作

给予手卡指压式星状神经节埋线术，患者仰卧位，取胸锁关节上2.5cm、中线旁开1.5cm处双侧星状神经节点标记之，碘伏常规消毒，取7#埋线针刀，右手持针，左手拇指加压固定，刃口线与躯干纵轴平行，针体与皮肤垂直，快速刺入皮肤，直达第六颈椎横突前结节，埋线后出针，术毕，压迫针眼止血，创可贴贴敷针孔。

仰卧和俯卧位时，取右侧血海点、梁丘点、内外膝眼点、腘肌点、腓骨头点、鹅足点及腓内、外点标记之，碘伏行常规消毒，取7#埋线针刀，右手持针，左手拇指加压固定，刃口线与躯干纵轴平行，针体与皮肤垂直，快速刺入皮肤，直达病灶或骨面，局部有酸胀感后埋线、松解出针，术毕，压迫针眼止血，创可贴贴敷针孔。配上局部穴位火针点刺。

治疗后患者自诉右侧膝关节内有发热感，局部冰冷感明显好转，膝关节活动度增大，行走疼痛减轻，与左侧对比明显好转。

第二次治疗

（1）取穴

星状神经节+膝五针+腘五针+臀五针。

（2）操作

星状神经节、膝五针、腘五针治疗同前，另取髂前点、环跳穴点、臀中点、臀上点、股骨大转子上点标记之，碘伏常规消毒，取7#埋线针刀，右手持针，左手拇指加压固定，刃口线与躯干纵轴平行，针体与皮肤垂直，快速刺入皮肤，直达病灶或骨面，埋线后行纵形切割、松解，有松动感后出针，术毕，压迫针眼止血，创可贴贴敷针孔。配上局部穴位火针点刺。

治疗后患者自诉与右侧对比，现双侧膝关节的冰冷感明显减轻，关节活动度明显增大，晨起关节僵硬明显减轻。

第三次治疗

方案：星状神经节+膝五针+腘五针+臀五针+火针+中药。

治疗方法同前。配上中药乌头汤合独活寄生汤加减，水煎服一日一剂，一日三次，每次150mL。

治疗后患者自诉与左侧对比，现双侧膝关节的冰冷感消失，关节活动度明显增大，晨起关节僵硬明显减轻。嘱咐患者后续以埋线、火针、中药继续调理。

经验体会：类风湿关节炎（rheumatoid arthritis，RA）是一种病因未明的慢性、以炎性滑膜炎为主的系统性疾病。其特征是手、足小关节的多关节、对称性、侵袭性关节炎症，经常伴有关节外器官受累及血清类风湿因子阳性，可以导致关节畸形及功能丧失。我国RA的患病率为0.3%～0.4%，美国该病患者约占人群的1%，女性发病率较男性高2～3倍。各年龄组人群均可发病，但25～50岁为本病的好发年龄。临床表现多由1～2个关节开始发病，女性多开始于掌指或指间小关节；而男性多先由膝、踝、髋等单关节起病。通常在几周或几个月内隐匿起病，先有几周到几个月的疲倦乏力、体重减轻、低热和手足麻木刺痛等全身症状。

星状神经节埋线治疗类风湿关节炎，可能与长效刺激星状神经节调节机体免疫系统功能有关，通过对其功能的调节，降低了机体对免疫复合物的反应，同时减少了免疫复合物的形成。从而改变了因免疫异常引起的机体组织自我消化自我破坏的状况。同时，长效刺激星状神经节后局部血管扩张，血流增加，促进了炎症的吸收，减少了致痛物质的释放，可能也是其治疗该病的机理之一。

（马重兵　童迅　杨才德）

第二十四节　强直性脊柱炎

强直性脊柱炎（ankylosing spondylitis，AS）是脊柱关节炎常见的临床类型，以中轴关节受累为主，可伴发关节外表现，严重者可发生脊柱畸形和关节强直，是一种慢性自身炎症性疾病。

一、临床表现

多数起病缓慢而隐匿。男性较多见，且一般病情较重。发病年龄多在20～30岁。16岁以前发病者称幼年型AS，晚发型的AS常指40岁以后发病者，且临床表现常不典型。

（一）症状

早期首发症状常为下腰背痛伴晨僵。也可表现为单侧、双侧或交替性臀部、腹股沟向下肢放射的酸痛等。症状在夜间休息或久坐时较重，活动后可以减轻。对非甾体抗炎药反应良好。

一般持续大于3个月。晚期可有腰椎各方向活动受限和胸廓活动度减少。随着病情进展，整个脊柱常自下而上发生强直。

最典型和常见的表现为炎性腰背痛。其他部位附着点炎多见于足跟、足掌部的疼痛，也见于膝关节、胸肋连接、脊椎骨突、髂嵴、大转子和坐骨结节等部位。

部分患者首发症状可以是下肢大关节如髋、膝或踝关节痛，常为非对称性、反复发作与缓解，较少伴发骨关节破坏。幼年起病者尤为常见，可伴或不伴有下腰背痛。

关节外症状：30%左右的患者可出现反复的葡萄膜炎或虹膜炎。1%～33%的患者可出现升主动脉根和主动脉瓣病变以及心传导系统异常；少见的有肾功能异常、间质性肺炎、下肢麻木、感觉异常及肌肉萎缩和淀粉样变。

晚期病例常伴骨密度下降甚至严重骨质疏松，易发生骨折。

（二）体征

常见体征为骶髂关节压痛，脊柱前屈、后伸、侧弯和转动受限，胸廓活动度减低，枕墙距>0 等。

二、诊断

1. 临床标准

①腰痛、晨僵3个月以上，活动改善，休息无改善；②腰椎额状面和矢状面活动受限；③胸廓活动度低于相应年龄、性别的正常人。

2. 放射学标准

0级为正常；Ⅰ级为可疑；Ⅱ级为轻度异常，可见局限性侵蚀、硬化，但关节间隙正常；Ⅲ级为明显异常，存在侵蚀、硬化、关节间隙增宽或狭窄、部分强直等1项或1项以上改变；Ⅳ级为严重异常，表现为完全性关节强直。双侧≥Ⅱ级或单侧Ⅲ～Ⅳ级骶髂关节炎。

3. 诊断

①肯定AS：符合放射学标准和1项（及以上）临床标准者；②可能AS：符合3项临床标准，或符合放射学标准而不伴任何临床标准者。

三、治疗

（一）西医治疗

总体原则包括：①AS是一种多种临床表现并具有潜在严重后果的疾病，需要在风湿科医生协调下做多学科联合治疗；②AS的主要治疗目标是通过控制症状和炎症来最大程度地提高生活质量，避免远期关节畸形，保持社交能力；③AS的治疗目的是在医生和患者共同决策下对患者进行最好的照顾；④同时兼顾药物和非药物治疗。

1. 非药物治疗

AS的非药物治疗基础是患者教育和规律的锻炼及物理治疗，锻炼尤其针对脊柱、胸廓、髋关节活动等锻炼更为有效。晚期的患者还需注意立、坐、卧正确姿势；睡硬板床、低枕，避免过度负重和剧烈运动。

2. 药物治疗

（1）非甾体抗炎药（NSAIDs）

推荐NSAIDs药物作为有疼痛和晨僵的AS患者的一线用药；对于有持续活动性症

状的患者倾向于用 NSAIDs 维持治疗。

（2）控制疾病抗风湿药（DMARDs）

没有足够证据证实 DMARDs 包括柳氮磺吡啶和甲氨蝶呤对 AS 中轴病有效；对外周关节炎患者可考虑应用柳氮磺吡啶。

（3）抗 TNF 拮抗剂治疗

对于持续高疾病活动性的患者，无论是否应用传统治疗，都应该给予抗 TNF 治疗。

（4）糖皮质激素

对眼急性葡萄膜炎、肌肉关节的炎症可考虑予以局部直接注射糖皮质激素。

（5）其他

疑难病例也有使用沙利度胺和帕米磷酸钠等药物治疗。

3. 外科治疗

对于髋关节病变导致难治性疼痛或关节残疾及有放射学证据的结构破坏，无论年龄多大都应该考虑全髋关节置换术。对有严重残疾的患者可以考虑脊柱矫形术。在急性脊柱骨折 AS 患者中应该进行脊柱手术。

（二）中医治疗

1. 中药治疗

风寒湿痹：行痹用防风汤加减；痛痹用乌头汤加减；着痹用薏苡仁汤加减。

风湿热痹用白虎加桂枝汤合宣痹汤加减。

痰瘀痹阻证用双合汤加减。

肝肾两虚证用补血荣筋丸加减。

2. 埋线特色疗法

（1）主穴

星状神经节、乳突下、脊中点、关节突点、横突点。

（2）定点

星状神经节点：第六颈椎横突前结节略下方处。

乳突下点：乳突尖下方、寰椎横突前缘处。

脊中点：脊椎棘突之间点。

关节突点：脊椎关节突关节点。

横突点：脊椎横突尖点以及脊椎横突之间阳性点。

（3）疗程

3 次 1 疗程，3～6 疗程效佳。

四、典型病例

姓名	王某	性别	男	年龄	22岁
民族	汉族	婚姻	未婚	职业	学生
出生年月日	1995年	出生地	河南省洛阳市	节气	夏至
记录医师	童迅	记录日期	2017年6月25日		

主诉：腰部僵硬伴右髋部疼痛3个月，加重半月。

现病史：患者自诉3个月前无明显诱因出现腰部僵硬伴右髋部疼痛，疼痛逐渐加重，活动时疼痛明显，休息后可缓解，期间到“河南科技大学第一附属医院”就诊，经诊断为“强直性脊柱炎、双侧股骨头缺血性改变”，打针吃药（具体不详）治疗后疗效不佳。半月前，患者自感腰部僵硬明显加重，伴髋关节活动受限，不能下蹲，为求诊疗，特来门诊以“强直性脊柱炎”“右侧股骨头坏死”收入治疗，治疗期间精神尚可，食欲佳，大小便正常。

既往史：否认高血压、糖尿病、冠心病等慢性病史。否认结核、乙肝、伤寒等急慢性传染病史。否认外伤及输血史。否认药物及食物过敏史。预防接种史不详。

个人史：生长于原籍，无长期外地居住史，无疫区居留史，无特殊化学品及放射线接触史。有吸烟史4年，每天吸10支。

婚育史：未婚未育。

家族史：父母健在，姐弟3人，排行老3，其余体健。否认家族遗传病史及传染病史。

专科情况：颈部僵硬，活动度尚可，腰椎棘突和椎旁压痛明显，双侧腹股沟内侧中点压痛明显，未触及腹股沟淋巴结肿大。右侧下肢较左侧肌肉轻度萎缩。左侧髋关节活动正常，右髋关节屈曲30°，内收10°，外展5°，内旋5°，外旋30°。托马斯征R（+），“4”字试验（+），盆骨挤压试验（+），右侧膝关节活动受限。

辅助检查：心电图：窦性心律。随机血糖5.2mmol/L。颈胸腰椎DR：①双髋关节病变；②双侧股骨头缺血样改变；③双侧骶髂关节融合，考虑强直性脊柱炎；④颈、胸、腰椎退行性改变。

诊断：强直性脊柱炎；双侧股骨头缺血性坏死。

治疗过程：

第一次治疗

（1）穴位埋线治疗

①取穴：星状神经节+突五针+臀五针。

②操作：患者仰卧位，给予患者行星状神经节埋线术。取胸锁关节上2.5cm、中线旁开1.5cm处双侧星状神经节点标记之，碘伏常规消毒，取7#埋线针刀，右手持针，左手拇指加压固定，刃口线与躯干纵轴平行，针体与皮肤垂直，快速刺入皮肤，直达第六颈椎横突前结节，埋线后出针，术毕，压迫针眼止血，创可贴贴敷针孔。

仰卧和俯卧位时，取$L_{2\sim5}$关节突关节点、病盘棘突间隙腰中点、髂前点、臀中点、臀上点、环跳点、股骨大转子上点标记之，碘伏行常规消毒，取7#埋线针刀，右手持针，左手拇指加压固定，刃口线与躯干纵轴平行，针体与皮肤垂直，快速刺入皮肤，直达病灶或骨面，局部有酸胀感后埋线、松解出针，术毕，压迫针眼止血，创可贴贴敷针孔。

（2）艾灸治疗

给予艾灸治疗，以实木八孔艾灸盒，艾灸分成短节，酒精灯点燃艾灸置于灸盒，放置于腹部和腰骶部，艾灸1小时。

治疗后患者自诉腰部和右侧下肢有发热感，臀部特别明显，感觉有血流通过，腰部的强直较前有所好转、右侧髋关节行走时疼痛减轻。

第二次治疗

（1）取穴

星状神经节+突五针+臀五针+配穴。

（2）操作

星状神经节及灸法操作方法同前。

仰卧和俯卧位时，取患侧$L_{4\sim5}$关节突关节点、腰中点、髂前点、臀中点、臀上点、股骨大转子上点、肾俞、关元、气海、足三里标记之，采用线体对折旋转埋线术。

治疗后患者自诉臀部有发热感，腰部的强直好转、右侧髋关节行走时疼痛减轻。

第三次治疗

穴位埋线方法同第二次。配合中药蠲痹汤合壶公妙剂散加减，水煎服，1日1剂，1日3次，每次150mL。

治疗后患者自诉腰部的强直好转、右侧髋关节行走时疼痛明显减轻。嘱咐患者后续以埋线、中药继续调理。

经验体会：1973年研究发现了AS与HLA－B27相关，之后随着对AS认识的不断加深，使得AS从类风湿关节炎中分离出来，称为脊柱关节炎的范畴。目前一般认为女性AS发病率较男性低，男女之比为（2～3）：1，女性外周关节受累、颈椎和上背部疼痛更为多见，临床症状较轻，预后良好。脊柱关节炎（Spondyloarthritis）是一组有着共同临床特征的疾病，既往称为脊柱关节病或血清阴性脊柱关节病，包括AS、反应性关节炎、银屑病关节炎、炎性肠病性关节炎、幼年脊柱关节病以及未分化型脊柱关节病，该组疾病HLA－B27基因阳性率高，有家族聚集现象，累及中轴及以下肢为主的关节，有肌腱端炎及一些特征性的关节外表现。这一组疾病都可能逐渐发展为AS。发病原因，遗传基因和环境因素在本病的发病中发挥作用。已证实AS的发病和HLA－B27密切相关，并有明显家族聚集倾向。正常人群的HLA－B27阳性率因种族和地区不同差别很大，我国为6%～8%，可是我国AS患者的HLA－B27的阳性率为90%左右。另有资料显示，AS的患病率在患者家系中为4%，在HLA－B27阳性的AS患者一级亲属中高达11%～25%，这提示HLA－B27阳性者或有AS家族史者患病的危险性增加。但是，大约80%的HLA－B27阳性者并不发生AS，以及大约10%的AS患者为HLA－B27阴性，这提示还有其他因素参与发病，如肠道细菌及肠道炎症。

星状神经节作用是调节交感神经和副交感神经，刺激中枢对神经系统进行调节，配上突五针和臀五针对局部的血供循环，改善竖脊肌、腰方肌、腰大肌、背阔肌、阔筋膜张肌、臀大肌、臀中肌、臀小肌、梨状肌对下肢静脉循环的卡压。杨才德教授近年来用手卡指压式星状神经节埋线术治疗有关自主神经系统、内分泌系统和免疫系统的疾病在临床上取得了较好的疗效。

一般认为，AS的发生与免疫介导机制、基因遗传、感染和环境因素等有关。其好发于青年人，男性患者居多，主要累及骶髂关节、脊柱和髋关节，严重者可致残。

星状神经节由$C_{6\sim7}$脊神经节构成的颈下神经节和T_1神经节融合而成，也包括T_2神经节和颈中神经节。长效刺激星状神经节能抑制其所支配区域的交感神经，与交感神经兴奋有关的病理变化可被阻断。以星状神经节为主埋线治疗AS可能与刺激星状神经节、调节与下丘脑的神经联系，通过调节丘脑－垂体－肾上腺轴恢复机体交感－副交感神经系统的平衡，进而恢复机体免疫功能的平衡。刺激星状神经节调节神经末梢递质的释放。多种神经递质可通过扩散影响免疫系统，如脑腓肽能增强免疫反应，β－内腓肽对免疫反应有双向调节作用。星状神经节是支配脑和脑膜、眼、耳、咽喉、舌、泪腺、腮腺、舌下腺、肩、上肢、心脏、大血管、气管、支气管、肺、胸臂及头颈部皮肤的主要交感节，故可调节颅内、上肢及心血管功能等。通过刺激星状神经节可抑制星状神经节的异常兴奋，使其节前、节后纤维的功能受抑制，支配区域的血管扩张、血流加速，改善循环从而达到治疗目的。

（马重兵　童迅　杨才德）

第二十五节　颈椎病

颈椎病是指颈椎骨质增生、颈项韧带钙化、颈椎间盘萎缩退化等改变，刺激或压迫颈部神经、脊髓、血管产生一系列症状和体征的综合征。中医学中没有颈椎病的病名，但其相关症状散见于痹病、痿病、项强、眩晕等方面的论述。

一、临床表现及诊断

1. 神经根型颈椎病

多数无明显外伤史。大多数患者逐渐感到颈部单侧局限性痛，颈根部呈电击样向肩、上臂、前臂乃至手指放射，且有麻木感，或以疼痛为主，或以麻木为主。疼痛呈酸痛、灼痛或电击样痛，颈部后伸、咳嗽，甚至增加腹压时疼痛可加重。上肢沉重，酸软无力，持物易坠落。部分患者可有头晕、耳鸣、耳痛、握力减弱及肌肉萎缩，此类患者的颈部常无疼痛感觉。

临床检查：颈部活动受限、僵硬，颈椎横突尖前侧有放射性压痛，患侧肩胛骨内上部也常有压痛点，部分患者可摸到条索状硬结，受压神经根皮肤节段分布区感觉减退，腱反射异常，肌力减弱。$C_{5\sim6}$椎间病变时，刺激C_6神经根引起患侧拇指或拇、食指感觉减退；$C_{6\sim7}$椎间病变时，则刺激C_7神经根而引起食、中指感觉减退。臂丛神经牵拉试验阳性，椎间孔挤压试验阳性。

X线检查：颈椎正侧位、斜位或侧位过伸、过屈位X线片可显示椎体增生，钩椎关节增生，椎间隙变窄，颈椎生理曲度减小、消失或反角，轻度滑脱，项韧带钙化和椎间孔变小等改变。

神经根型颈椎病应与尺神经炎、胸廓出口综合征、腕管综合征等疾病作鉴别。

2. 脊髓型颈椎病

缓慢进行性双下肢麻木、发冷、疼痛，走路欠灵、无力，打软腿、易绊倒，不能跨越障碍物。休息时症状缓解，紧张、劳累时加重，时缓时剧，逐步加重。晚期下肢或四肢瘫痪，二便失禁或尿潴留。

临床检查：颈部活动受限不明显，上肢活动欠灵活，双侧脊髓传导束的感觉与运动障碍，即受压脊髓节段以下感觉障碍，肌张力增高，反射亢进，锥体束征阳性。

影像学检查：X线摄片显示颈椎生理曲度改变，病变椎间隙狭窄，椎体后缘唇样骨赘，椎间孔变小。CT检查可见颈椎间盘变性，颈椎增生，椎管前后径缩小，脊髓受压等改变。MRI检查可显示受压节段脊髓有信号改变，脊髓受压呈波浪样压迹。

脊髓型颈椎病应与脊髓肿瘤、脊髓空洞症等疾病做鉴别。

3. 椎动脉型颈椎病

主要症见单侧颈枕部或枕顶部发作性头痛、视力减弱、耳鸣听力下降、眩晕，可见猝倒发作。常因头部活动到某一位置时诱发或加重，头颈旋转时引起眩晕发作是本病的最大特点。椎动脉血流检测及椎动脉造影可协助诊断，辨别椎动脉是否正常，有无压迫、迂曲、变细或阻滞。

X线检查：可显示椎节不稳及钩椎关节侧方增生。

椎动脉型颈椎病应除外眼源性、耳源性眩晕及脑部肿瘤等疾病。

4. 交感神经型颈椎病

主要症见头痛或偏头痛，有时伴有恶心、呕吐，颈肩部酸困疼痛，上肢发凉、发绀，视物模糊，眼窝胀痛，眼睑无力，瞳孔扩大或缩小，常有耳鸣、听力减退或消失。心前区持续性压迫痛或钻痛，心律不齐，心跳加速。头颈部转动时症状可明显加重，压迫不稳定椎体的棘突可诱发或加重交感神经症状。

单纯交感神经型颈椎病诊断较为困难，应注意与冠状动脉供血不全、神经官能症等疾病作鉴别。

二、治疗

（一）药物治疗

1. 西药治疗

药物治疗可选择性应用止痛剂、镇静剂、维生素（如维生素 B_1、维生素 B_{12}），对症状的缓解有一定的效果。

2. 中药治疗

风寒湿痹：行痹用防风汤加减；痛痹用乌头汤加减；着痹用薏苡仁汤加减。

风湿热痹用白虎加桂枝汤合宣痹汤加减。

痰瘀痹阻证用双合汤加减。

肝肾两虚证用补血荣筋丸加减。

（二）物理治疗

1. 理筋手法

理筋手法是治疗颈椎病的重要方法，能使部分患者较快缓解症状。

2. 牵引治疗

通常用枕颌带牵引法。

3. 埋线特色疗法

（1）主穴

星状神经节。颈型颈椎病用项五针；椎动脉型颈椎病用椎五针；神经根型颈椎病用颈五针；交感神经型颈椎病用椎五针 + 项五针。

（2）定点

星状神经节点：第六颈椎横突前结节略下方处。

（3）疗程

3 次 1 疗程，3 ~ 6 疗程效佳。

三、典型病例

【病例一】

姓名	朱某	性别	男	年龄	40岁
民族	汉族	婚姻	已婚	职业	工人
出生年月日	1976年10月20日	出生地	甘肃民勤	节气	立冬
记录医师	侯玉玲	记录日期	2016年11月15日		

主诉：颈痛2年，加重伴头痛、头晕半年。

现病史：患者自诉于入院2年前无明显诱因出现颈部疼痛不适，疼痛呈间断性困痛，劳累后疼痛明显加重，休息后症状稍缓解，无双上肢麻木等不适，无头痛、头晕，无恶心、呕吐，无胸闷、气短，无发热、咳嗽，无晕厥及黑蒙，无眼球震颤，无视物模糊及视物旋转，无踩棉花感及全身紧缩感。患者发病后未予重视，自服止痛药物后疼痛可好转（具体用药及剂量均不详）。于入院半年前患者自觉颈部疼痛明显加重，伴头晕、头痛，并出现胸闷、气短等不适，遂来就诊，门诊行颈椎五位片示：颈椎序列整齐，生理曲度异常，$C_{5\sim6}$椎体前后缘变尖，C_5椎体前缘骨赘形成，双侧$C_{3\sim4}$、$C_{4\sim5}$椎间孔变窄，部分椎小关节变尖，项韧带钙化。意见：颈椎退行性变。经查体后以“交感神经型颈椎病”收住入院。患者自发病以来，神清、精神差，乏力，食欲、睡眠差，大小便正常，近期体重无明显变化。

既往史：既往体健，否认糖尿病、高血压、冠心病等慢性病史。否认伤寒、结核、肝炎、痢疾等慢性传染病史。否认外伤史及输血史。否认药物及食物过敏史。预防接种史不详。

个人史：生长于原籍，否认疫区居留史，否认特殊化学品及放射线接触史。无吸烟饮酒等不良嗜好。

婚育史：25岁结婚，育有2子，配偶及儿子均体健。

家族史：否认家族遗传病史及传染病史。

专科情况：脊柱呈生理弯曲，无畸形，颈部有广泛压痛，叩顶试验阳性，臂丛神经牵拉试验阳性，推头压肩试验阳性，旋颈试验阳性。生理反射存在，病理反射未引出。

辅助检查：随机血糖4.6mmol/L。血常规、生化全项未见明显异常。心电图示：①窦性心律；②电轴正常；③正常心电图。胸部正位片示：双肺上野见条索状的结节影。颈椎五位片示：颈椎序列整齐，生理曲度异常，$C_{5\sim6}$椎体前后缘变尖，C_5椎体前缘骨赘形成，双侧$C_{3\sim4}$、$C_{4\sim5}$椎间孔变窄，部分椎小关节变尖，项韧带钙化。意见：

颈椎退行性变。

诊断：交感神经型颈椎病。

治疗过程：

第一次治疗

（1）取穴

星状神经节+椎五针+项五针。

（2）操作

星状神经节用手卡指压式埋线手法，患者仰卧位，取胸锁关节上2.5cm、中线旁开1.5cm处双侧星状神经节点标记之，碘伏常规消毒，取7#埋线针刀，右手持针，左手拇指加压固定，刃口线与躯干纵轴平行，针体与皮肤垂直，快速刺入皮肤，直达第六颈椎横突前结节，埋线后出针，术毕，压迫针眼止血，创可贴贴敷针孔。

椎五针、项五针中的双侧项A点、枢中点、枢外点及肩胛内角点均采用线体对折旋转埋线术。

治疗后患者头晕症状缓解、睡眠明显改善，精神状况较入院时好转。

第二次治疗

取穴：星状神经节+枕五针。

星状神经节操作方法同前；枕五针中的项中点、项A点、项B点穴位均采用线体对折旋转埋线术。

治疗后患者自诉头晕头痛症状明显缓解，胸闷、气短症状好转，睡眠已改善，乏力等症状较前改善。嘱患者适当功能锻炼。

第三次治疗

取穴：星状神经节+椎五针+项五针。

操作方法同前。

治疗后患者自诉头晕头痛症状消失，全身乏力症状明显改善，时有胸闷、气短等不适。

第四次治疗（门诊治疗）

取穴：星状神经节。

埋线方法同前。

治疗后患者自诉全身症状明显改善，胸闷、气短症状好转。

经验体会：交感神经型颈椎病是指由于椎间盘退变和阶段性不稳定等因素，从而对颈椎周围的交感神经末梢造成刺激，产生交感神经功能紊乱。由于颈交感神经的分布范围极为广泛，当颈部的骨骼或软组织发生病变，刺激相应交感神经会出现不同的症状。①刺激分布到头部、颈部和上肢的交感神经，会使患者出现头部疼痛及颈部肌肉僵硬；②颈交感神经还分布到咽部和心脏，大多数患者会出现心慌，咽部不适；

③颈内动脉周围的交感神经，伴随动脉的分支，分布到眼神经，支配扩瞳肌和上睑的平滑肌，可出现眼部发干，发涩感；④椎动脉周围的交感神经，进入颅内后伴随迷路动脉，分布到两耳，出现耳鸣，听力减退；⑤分布到脊膜和脊髓，可产生肢体麻木无力的症状。由于交感神经具有解剖和功能的特殊性和多样性，交感神经型颈椎病的症状多样，特异性不强，因此交感神经型颈椎病的诊治针对性不强，是临床治疗的复杂难治疾病。

有研究认为交感神经型颈椎病发病机制包括以下两方面：①交感神经受压机制研究认为，受压机制是指颈椎骨质退变增生时，压迫横突孔内的椎神经，使椎神经从内的交感神经受到激惹，发生椎动脉分布区域缺血性改变所致头晕、耳鸣、视物模糊等交感神经相关症状；②颈椎失稳机制认为：颈椎不稳及钩椎关节退变引起异常的牵张和局部创伤性炎症，刺激了分布于上述钩椎关节囊、颈椎小关节、颈椎后韧带等结构内的交感神经末梢，引发了一系列症状。

星状神经节埋线其主要作用分中枢和周围两方面。中枢作用主要在下丘脑，调节自主神经系统、内分泌系统和免疫系统的功能，有助于维持机体内环境的稳定，保持心血管功能的正常。周围作用是支配区内的交感神经节前和节后纤维，使交感神经支配血管功能、腺体分泌、肌肉运动、支气管平滑肌收缩以及痛觉传导受到抑制。研究表明，反复刺激星状神经节对自主神经是一种复活锻炼，可以恢复由于交感神经活性增高而造成交感－迷走平衡的破坏，还对交感－肾上腺系统的兴奋具有一定的抑制作用。星状神经节埋线通过调节机体自主神经系统、内分泌系统和免疫系统，有助于机体内环境的稳定，是许多功能失调疾病的有效治疗手段之一。目前临床应用广泛，疗效确切。长效刺激星状神经节可以有效抑制交感神经的高兴奋性，降低交感神经的紧张度，对交感神经型颈椎病患者，采用交感神经节治疗，是一项针对性很强的对症治疗手段。

【病例二】

姓名	陈某	性别	女	年龄	32 岁
民族	汉族	婚姻	已婚	职业	农民
出生年月日	1983 年 11 月 16 日	出生地	湖南平江	节气	立秋
记录医师	方小五	记录日期	2016 年 8 月 21 日		

主诉：颈项僵硬 2 月余，伴头晕、恶心 1 周。

现病史：患者 2 个月前无明显诱因出现颈项僵硬，头痛、头晕，心悸、气短，恶心、呕吐，近 1 周内症状加重。曾经做过浮针、按摩、熏蒸，症状未见明显减轻，且持续加重，随后出现左上肢放射痛、麻。为进一步诊治，遂来就诊，经检查：颈项僵硬伴左上肢痛麻，颈椎功能活动受限，颈椎棘突旁有局限压痛，颈部有条索状结节粘连，臂丛神经牵拉试验（+），叩顶试验（-），双上肢无痛麻，初步诊断为“椎动脉型颈椎病”。患者发病以来，精神一般，食欲差，睡眠可，大小便如常，近期体重无明显变化。

既往史：平素体健。否认糖尿病、冠心病等慢性病史。否认伤寒、结核、乙肝等慢性传染病史。否认手术史、外伤史及输血史。否认药物及食物过敏史。预防接种史不详。

个人史：生长于原籍，否认疫区居留史，否认特殊化学品及放射线接触史。无吸烟饮酒等不良嗜好。

月经史：14 岁月经初潮，经期 7 天，月经周期 30 天，既往月经规律，经量适中，有痛经史。无异常阴道流血史，白带正常。

婚育史：22 岁结婚，婚后育有 2 女，配偶及女儿均体健。

家族史：父母健在。否认家族遗传病史及传染病史。

专科情况：体温 36℃，脉搏 80 次/分，呼吸 20 次/分，血压 120/70mmHg，脊柱呈生理弯曲，无畸形，颈项僵硬伴左上肢痛、麻，颈椎功能活动受限，颈椎棘突旁有局限压痛，颈部有条索状结节粘连，臂丛神经牵拉试验（+），叩顶试验（-），双上肢无痛麻。

辅助检查：随机血糖 5.8mmol/L；心电图示：窦性心律，正常心电图；尿常规未见明显异常；彩色多普勒示：双侧椎-基底动脉供血不足；颈椎 X 线示：颈椎骨质增生。

诊断：颈椎病（椎动脉型）。

治疗过程：

第一次治疗

（1）取穴

星状神经节 + 椎五针。

（2）操作

患者仰卧位，取胸锁关节上 2.5cm、中线旁开 1.5cm 处双侧星状神经节点标记之，碘伏常规消毒，取 7#埋线针刀，右手持针，左手拇指加压固定，刃口线与躯干纵轴平行，针体与皮肤垂直，快速刺入皮肤，直达第六颈椎横突前结节，埋线后出针，术毕，压迫针眼止血，创可贴贴敷针孔。

椎五针定位：枕外隆突正中和向下 2.5cm，旁开 2.0cm 处，左右各一点为项 A 点，第二枢椎棘突中间一点，及左右 2cm 处各一点，枢外点，碘伏常规消毒，取 7#埋线针刀，右手持针，左手拇指加压固定，刃口线与躯干纵轴平行，针体与皮肤垂直，快速刺入皮肤，直达病灶或骨面，埋线后行纵形切割、松解，有松动感后出针，术毕，压迫针眼止血，创可贴贴敷针孔。

治疗后患者自诉头晕头痛明显减轻，无恶心、呕吐、心悸、气短。

第二次治疗

取穴及操作同前。

治疗后患者自诉无头晕、头痛，无恶心、呕吐，无心悸、气短，无旋转。

第三次治疗

取穴：星状神经节。

埋线方法同前。

治疗后患者症状消失，可以正常生活。

经验体会：颈椎病是泛指颈段脊柱病变后所表现的临床症状和体征。是一种多发病，在40～60岁为高发年龄，70岁以后发病率为100%，但现在已经在逐步向年轻化发展。颈椎病的发生与颈椎的急慢性损伤、职业特点及个人的体质包括遗传特质有密切的关系，此外个人的生活习惯及饮食习惯对其有着一定的影响。颈椎病的治疗是一个综合性的治疗过程，日常的保护预防非常重要。颈肩部酸痛是颈椎病常见的症状之一，出现颈肩酸痛大多数是由于肩局部骨或软组织疾病引起的。神经根型颈椎病患者上肢无力症状更加明显，患者往往是有上肢运动障碍的表现。出现头晕的症状主要是由于病变压迫椎动脉所致，患者会出现头晕、黑蒙等症状，严重者会感觉房屋旋转，重者会有恶心呕吐、晕倒、卧床不起。如果颈椎病病变累及交感神经会出现头晕、头痛、视力模糊、耳鸣等。

颈椎病分六型，分别为颈型颈椎病、神经根型颈椎病、脊髓型颈椎病、椎动脉型颈椎病、交感神经型颈椎病、混合型颈椎病。而由于颈部交感神经受激惹致椎动脉受累可引起眩晕、视力模糊等症状，称之为椎动脉型颈椎病、椎动脉压迫综合征、颈性眩晕、椎动脉缺血综合征、椎－基底动脉供血不足等。椎动脉型颈椎病较之脊髓型颈椎病略为多见，因其中大多系由于椎节不稳所致，易经非手术疗法治愈或好转，故住院及需手术者较少。星状神经节穴位埋线每隔15天操作一次，简单方便且无不良反应。

星状神经节是由下颌交感神经与第一胸交感神经融合而成的哑铃状神经节。成年人星状神经节长度为1.5cm，宽0.5cm，厚0.3cm。星状神经节的解剖毗邻前侧为颈总动脉、颈内静脉、迷走神经、喉返神经及颈静脉鞘，后内侧为颈长肌，后外侧为臂丛神经，前外侧为前斜角肌及疏松结缔组织，下部为胸膜顶。刺激星状神经节可消除交感神经过度兴奋，消除功能亢进，解除自主神经功能紊乱所引起的颅内外血管舒缩功能障碍，缓解血管痉挛，增加血液循环，使其支配区内血管扩张，使颈总动脉及椎动脉血流速度和血流量增加，改善头部组织血流供应。

星状神经节接受来自T_1（有些也接受T_2）神经的白交通支，星状神经节常与膈神经、迷走神经或喉返神经有交通；星状神经节发出分支上行至$C_{6\sim8}$的灰交通支，到椎动脉丛并可进入颅内，下行至锁骨下动脉丛、颈下心神经。星状神经节是支配脑和脑膜、眼、耳、咽喉、舌、泪腺、腮腺、舌下腺、肩、上肢、心脏、大血管、气管、支气管、肺、胸臂及头颈部皮肤的主要交感节，故可调节颅内、上肢及心血管功能等。通过针刺或针刀刺激星状神经节可抑制星状神经节的异常兴奋，使其节前、节后纤维的功能受抑制，支配区域的血管扩张、血流加速，同时解除周围肌肉的粘连对交感神经的压迫刺激，从而相应抑制了椎动脉痉挛，使椎－基底动脉供血得以改善，并可抑制颈胸部组织及内脏的痛觉传导，以及增强其对自主神经系统、内分泌系统和免疫系统的调节作用。

埋线针刀具有针刺即刻及长效针刺作用，在治疗椎动脉型颈椎病时刺激颈肩部穴位，从整体出发进行治疗；同时又有西医学外科手术刀的作用，对粘连软组织松解和瘢痕组织进行切割后，可以改善肌肉组织病理状态和椎－基底动脉供血，使临床症状消失，达到治疗目的。

【病例三】

姓名	韩某	性别	女	年龄	34 岁
民族	汉族	婚姻	已婚	职业	教师
出生年月日	1982 年 11 月 29 日	出生地	甘肃永昌	节气	芒种
记录医师	杨吉祥	就诊日期	2016 年 6 月 12 日		

主诉：头晕、恶心伴上肢麻木 2 月余。

现病史：患者自诉于入院前 2 个月无明显诱因出现头疼、头晕、恶心、双上肢麻木及疼痛，受凉及劳累后疼痛稍加重，发病后患者未予重视。2016 年 6 月 10 日在永昌县医院作颈部核磁提示“颈椎间盘突出压迫硬膜囊”，患者自觉较前明显加重，受凉及劳累后疼痛明显加重，并伴有上肢麻木。现为进一步诊治，遂来就诊，门诊经查体后以“混合型颈椎病”收住入院。患者自发病以来，精神尚可，食欲尚可，睡眠可，大小便如常，近期体重无明显变化。

既往史：平素体健。否认高血压、糖尿病、冠心病等慢性病史。否认伤寒、结核、乙肝等慢性传染病史。否认药物及食物过敏史。预防接种史不详。

个人史：生长于原籍，否认疫区居留史，否认特殊化学品及放射线接触史。无吸烟饮酒等不良嗜好。

月经史：15 岁初潮，月经周期 28～30 天，经期 5 天，量不多，色正常，无血块。

婚育史：22 岁结婚，婚后育有 2 子，配偶及孩子均体健。

家族史：父母健在。否认家族遗传病史及传染病史。

体格检查：体温 36.7℃，脉搏 80 次/分，呼吸 20 次/分，血压 120/70mmHg，神志清，精神好，中心性肥胖，脊柱呈生理弯曲，无畸形，全身各关节无压痛反跳痛，脊柱无叩击痛，口唇无发绀，听诊双肺呼吸音清，双肺未闻及干湿性啰音。心率：80次/分，律齐，心音有力，各瓣膜听诊区未闻及病理性杂音。双侧胸廓对称无畸形，语音震颤无增强及减弱。双肾区无叩击痛，双下肢无水肿，生理反射存在，病理反射未引出。双侧直腿抬高试验阴性。

专科情况：颈部、左右肩胛部周围广泛压痛，压颈试验阳性，臂丛牵拉试验阳性，双上肢肌力正常，上肢感觉正常，双下肢肌力正常。

辅助检查：随机血糖6.6mmol/L，血清尿酸500μmol/L，血清甘油三酯2.29mmol/L，心电图示：①窦性心律+异位搏动；②电轴正常；③偶发室上性早搏，血常规、凝血四项、粪便常规检查未见明显异常。

诊断：混合型颈椎病；高尿酸血症。

治疗过程：

第一次：2016年6月12日

（1）取穴

枕五针（项中点、左右项A点、左右项B点）+椎五针（左右项A点、左右枢外点、枢中点）。

（2）操作

患者俯卧位，取枕部及颈部阳性反应点标记之，碘伏常规消毒，取7#埋线针刀，右手持针，左手拇指加压固定，刃口线与躯干纵轴平行，针体与皮肤垂直，快速刺入皮肤，直达病灶或骨面，埋线后行纵形切割、松解，有松动感后出针，术毕，压迫针眼止血，创可贴贴敷针孔。

治疗后患者自诉头疼，头晕明显缓减，上肢麻木无明显变化。

第二次：2016年6月27日

（1）取穴

项五针（项中点、左右枢外点、左右肩胛点）+颈五针（颈中点、4个关节柱点）+星状神经节。

（2）操作

患者仰卧位，取胸锁关节上2.5cm、中线旁开1.5cm处双侧星状神经节点标记之，碘伏常规消毒，取7#埋线针刀，右手持针，左手拇指加压固定，刃口线与躯干纵轴平行，针体与皮肤垂直，快速刺入皮肤，直达第六颈椎横突前结节，埋线后出针，术毕，压迫针眼止血，创可贴贴敷针孔。

俯卧位，取枕部及颈部阳性反应点标记之，碘伏常规消毒，取7#埋线针刀，右手持针，左手拇指加压固定，刃口线与躯干纵轴平行，针体与皮肤垂直，快速刺入皮肤，直达病灶或骨面，埋线后行纵形切割、松解，有松动感后出针，术毕，压迫针眼止血，创可贴贴敷针孔。

治疗后患者自诉头疼，头晕症状消失，上肢麻木明显缓减。

第三次：2016 年 7 月 15 日

（1）取穴

颈五针（颈中点、4 个关节柱点）＋星状神经节。

（2）操作

星状神经节埋线方法同前。

俯卧位，取颈部阳性反应点标记之，碘伏常规消毒，取 7#埋线针刀，右手持针，左手拇指加压固定，刃口线与躯干纵轴平行，针体与皮肤垂直，快速刺入皮肤，直达病灶或骨面，埋线后行纵形切割、松解，有松动感后出针，术毕，压迫针眼止血，创可贴贴敷针孔。

治疗后患者头疼、头晕、上肢麻木症状全部消失。回访患者自诉半年没有复发。

经验体会：颈椎病又称颈椎综合征，是颈椎骨关节炎，增生性颈椎炎，颈神经根综合征，颈椎间盘脱出症的总称，是一种以退行性病理改变为基础的疾患，主要由于颈椎长期劳损，骨质增生，或椎间盘脱出，韧带增厚，致使颈椎脊髓，神经根或椎动脉受压，出现一系列功能障碍的临床综合征。表现为颈椎间盘退变本身及其引发的一系列病理改变，如椎节失稳或松动、髓核突出或脱出、骨刺形成、韧带增厚和继发的椎管狭窄等，刺激或压迫了邻近的神经根、脊髓、椎动脉及颈部交感神经等组织，并引起各种症状和体征。颈椎病可分为颈型颈椎病、神经根型颈椎病、脊髓型颈椎病、椎动脉型颈椎病、交感神经型颈椎病、混合型颈椎病。主要的临床表现为颈背部疼痛、僵硬，上肢麻木，头痛，头晕，恶心，猝然跌倒，心慌，无汗或多汗，下肢无力。颈椎病的常用的治疗方法有药物治疗、运动治疗、牵引治疗、手法按摩推拿疗法、理疗、手术治疗。

星状神经节是由下颌交感神经与第一胸交感神经融合而成的哑铃状神经节。成年人星状神经节长度为 1.5cm，宽 0.5cm，厚 0.3cm。星状神经节的解剖毗邻前侧为颈总动脉、颈内静脉、迷走神经、喉返神经及颈静脉鞘，后内侧为颈长肌，后外侧为臂丛神经，前外侧为前斜角肌及疏松结缔组织，下部为胸膜顶。刺激星状神经节可消除交感神经过度兴奋，消除功能亢进，解除自主神经功能紊乱所引起的颅内外血管舒缩功能障碍，缓解血管痉挛，增加血液循环，使其支配区内血管扩张，使颈总动脉及椎动脉血流速度和血流量增加，改善头部组织血流供应。

星状神经节接受来自 T_1（有些也接受 T_2）神经的白交通支，星状神经节常与膈神经、迷走神经或喉返神经有交通；星状神经节发出分支上行至 $C_{6\sim8}$的灰交通支，到椎动脉丛并可进入颅内，下行至锁骨下动脉丛、颈下心神经。星状神经节是支配脑和脑膜、眼、耳、咽喉、舌、泪腺、腮腺、舌下腺、肩、上肢、心脏、大血管、气管、支气管、肺、胸臂及头颈部皮肤的主要交感节，故可调节颅内、上肢及心血管功能等。通过针刺或针刀刺激星状神经节可抑制星状神经节的异常兴奋，使其节前、节后纤维的功能受抑制，支配区域的血管扩张、血流加速，同时解除周围肌肉的粘连对交感神经的压迫刺激，从而相应抑制了椎动脉痉挛，使椎－基底动脉供血得以改善，并可抑制颈胸部组织及内脏的痛觉传导，以及增强其对自主神经系统、内分泌系统和免疫系统的调节作用。

埋线针刀具有针刺即刻及长效针刺作用，在治疗颈椎病时刺激颈肩部穴位，从整体出发进行治疗；同时又有西医学外科手术刀的作用，对粘连软组织松解和瘢痕组织进行切割后，可以改善肌肉组织病理状态和椎－基底动脉供血，临床症状消失，达到治疗目的。

（冯广君　侯玉玲　方小五　杨吉祥　杨才德）

第二十六节　痛经

痛经（dysmenorrhea）为最常见的妇科症状之一，指行经前后或月经期出现下腹部疼痛、坠胀，伴有腰酸或其他不适，症状严重影响生活质量者。痛经分为原发性和继发性两类，原发性痛经指生殖器官无器质性病变的痛经，占痛经90%以上；继发性痛经指由盆腔器质性疾病引起的痛经。本节仅叙述原发性痛经。

一、临床表现

主要特点为：①原发性痛经在青春期多见，常在初潮后1～2年内发病；②疼痛多自月经来潮后开始，最早出现在经前12小时，以行经第一日疼痛最剧烈，持续2～3日后缓解，疼痛常呈痉挛性，通常位于下腹部耻骨上，可放射至腰骶部和大腿内侧；③可伴有恶心、呕吐、腹泻、头晕、乏力等症状，严重时面色发白、出冷汗；④妇科检查无异常发现。

二、诊断

根据月经期下腹坠痛，妇科检查无阳性体征，临床即可诊断。继发性痛经常在初潮后数年方出现症状，多有妇科器质性疾病史或宫内节育器放置史，妇科检查有异常发现，必要时可行腹腔镜检查加以鉴别。

三、治疗

（一）西医治疗

应重视心理治疗，说明月经时的轻度不适是生理反应，消除紧张和顾虑可缓解疼痛。足够的休息和睡眠、规律而适度的锻炼、戒烟均对缓解疼痛有一定的帮助。疼痛不能忍受时可辅以药物治疗。

药物治疗方法，一是口服前列腺素合成酶抑制剂，通过抑制前列腺素合成酶的活性，减少前列腺素产生，防止过强子宫收缩和痉挛，从而减轻或消除痛经。该类药物治疗有效率可达80%。月经来潮即开始服用药物效果佳，连服2～3日。常用的药物有布洛芬、酮洛芬、甲氯芬那酸、双氯芬酸、甲芬那酸、萘普生。布洛芬（ibuprofen）200～400mg，每日3～4次，或酮洛芬（ketoprofen）50mg，每日3次。二是口服避孕药，通过抑制排卵减少月经血前列腺素含量。适用于要求避孕的痛经妇女，疗效达90%以上。

（二）中医治疗

1. 中药治疗

寒凝血瘀证用少腹逐瘀汤加减；气滞血瘀证用膈下逐瘀汤加减；肾虚血瘀证用仙灵化瘀汤加减；湿热瘀阻证用清热调血汤加减。

2. 埋线特色疗法

（1）主穴

星状神经节、乳突下、十七椎、次髎、三阴交。

（2）定点

星状神经节点：第六颈椎横突前结节略下方处。

乳突下点：乳突尖下方、寰椎横突前缘处。

次髎点：在髂后上棘与后正中线之间，适对第二骶后孔。

十七椎下：在腰部，当后正中线上，第五腰椎棘突下，俯卧取之。

三阴交：在小腿内侧，当足内踝尖上3寸，胫骨内侧缘后方。

（3）疗程

3次1疗程，3～6疗程效佳。

【参考文献】

[1] 谢幸，苟文丽．妇产科学．第8版［M］．北京：人民卫生出版社，2013.

四、典型病例

【病例一】

姓名	伏某	性别	女	年龄	27岁
民族	汉族	婚姻	未	职业	职员
出生年月日	1989年12月19日	出生地	甘肃会宁	节气	冬至
记录医师	李登科	记录日期	2016年12月22日		

主诉：间断腹痛13年，加重1周。

现病史：患者平素月经规律，初潮14岁，经期7～8天，月经周期28天，2016年8月23日，月经量中，色暗红，无血凝块，痛经病史10余年，白带正常，无异味，无尿频、尿急、尿痛，无肛门坠胀及里急后重感，于1个月前到门诊就诊，行B超检查未见明显异常，后于私人门诊口服中药调理（具体不详），上述症状稍有缓解，但时有反复。近1周以来，经期腹痛加重，经量正常，自服用中药无缓解，为进一步治疗前来就诊。由门诊以“原发性痛经”收住院。自发病以来，精神欠佳、食欲、睡眠尚可，二便正常，体重无明显减轻。

既往史：既往体健。否认高血压、冠心病等慢性病史。否认结核、乙肝、伤寒等急慢性传染病史。否认手术外伤及输血史。否认药物及食物过敏史。预防接种史不详。

个人史：生长于原籍，无长期外地居住史，无疫区居留史，无特殊化学品及放射线接触史。无特殊不良嗜好。

月经史：14岁月经初潮，月经周期28～30天，经期7～8天，既往月经规律，经量适当，痛经史10余年，无异常阴道流血史，白带正常。

婚育史：未婚未育。

家族史：父母、兄弟体健。否认家族遗传病史及传染病史。

专科情况：外阴发育正常，呈未婚、未产式，阴道畅，宫颈无糜烂，肥大，无抬举痛，未见赘生物，子宫前位，增大如孕6周，质中，活动好，无压痛，双侧附件区未及包块，无压痛。

辅助检查：2016年9月10日于兰大一院行彩超示，未见明显异常。

诊断：原发性痛经。

治疗过程：

第一次：2016年12月22日

（1）取穴

经五针（星状神经节、十七椎、乳突下、次髎、三阴交）。

（2）操作

患者仰卧位，取胸锁关节上2.5cm、中线旁开1.5cm处双侧星状神经节点标记之，碘伏常规消毒，取7#埋线针刀，右手持针，左手拇指加压固定，刃口线与躯干纵轴平行，针体与皮肤垂直，快速刺入皮肤，突破即可，埋线后出针，术毕，压迫针眼止血，创可贴贴敷针孔。

俯卧位，取十七椎、次髎标记之，碘伏常规消毒，取7#埋线针刀，右手持针，左手拇指加压固定，刃口线与躯干纵轴平行，针体与皮肤垂直，快速刺入皮肤，倾斜针身将线体放置两侧肌肉，回提针具行纵形切割、松解，有松动感后出针，术毕，压迫针眼止血，创可贴贴敷针孔。

取三阴交、乳突下标记之，碘伏常规消毒，取7#埋线针刀，右手持针，左手拇指加压固定，刃口线与躯干纵轴平行，快速刺入皮肤，进针后得气旋转埋线出针，术毕，压迫针眼止血，创可贴贴敷针孔。

治疗后患者自诉腹部疼痛不适症状较入院前明显减轻。

第二次：2017 年 1 月 7 日

取穴：星状神经节＋十七椎。

操作同前。

治疗后患者自诉两次经行期间均未出现明显疼痛，睡眠质量更加高，面部皮肤亦光滑。

经验体会：痛经是一种妇科常见的症状，指的是在月经来潮时出现小腹部痉挛性疼痛，痛经可分为原发性痛经与继发性痛经，原发性痛经又称功能性痛经，是指无生殖器官器质性病变者，从月经初潮时即有痛经以后每次来潮均出现反复疼痛。流行病学研究表明，原发性痛经是目前妇科最常见疾病，约有 50% 生育期的妇女曾经发生过痛经，我国痛经发病率为 33.19%，其中严重影响工作者占 13.55%，该病也是影响妇女正常工作和生活质量的常见原因。

目前，临床上的治疗主要由药物治疗和针灸治疗。口服药物，非甾体抗炎药（NSAIDs）是临床治疗原发性痛经最常用的药物，该类药物通过减少前列腺素的合成而缓解由前列腺素引起的子宫痉挛性收缩，另外 NSAIDs 还能减少月经量。这两个机制是 NSAIDs 治疗原发性痛经的主要作用。环氧化酶 2（COX－2）抑制剂亦被公认为治疗原发性痛经的专药之一。针灸治疗原发性痛经的方法多种多样，针刺、电针、埋线、穴位注射、刺络放血、梅花针叩刺均有较好的临床疗效。

研究发现，原发性痛经疼痛的发生多与子宫痉挛性收缩、缺血、内分泌激素失调等有关。前列腺素 PG 是广泛存在于动物和人体内一组重要的组织激素。研究表明，子宫内膜细胞产生 $PGF2_{\alpha}$过多会引起原发性痛经。PG 在体内合成中有多种代谢物，但目前认为与疼痛有关的主要是前列腺素 $F2_{\alpha}$（$PGF2_{\alpha}$）等。$PGF2_{\alpha}$可刺激经前子宫肌层使之收缩，在分泌期时，其升高更明显，致使疼痛加剧。而且，月经前前列腺素释放主要在经期 48 小时内，痛经症状亦以此段时间最为明显。有实验证实，针灸对下丘脑－垂体－卵巢生殖生理内分泌机能轴具有良性调整作用，而且能够调节女性分泌期子宫前列腺素 $PGF2_{\alpha}$合成和分泌，解除或减弱子宫平滑肌异常收缩，从而达到消除或减轻疼痛的目的。而三阴交、关元、次髎等穴，其调节 $PGF2_{\alpha}$能力更强。研究表明，针灸治疗痛经可调整大脑皮质的兴奋状态，缓解精神紧张因素；可通过激活内源性镇痛系统而发挥止痛作用；还可通过下丘脑－垂体轴的影响，调节相关激素的水平，调节内分泌系统，改善卵巢功能，抑制前列腺素的分泌，缓解子宫内血管痉挛。

通过星状神经节埋线治疗痛经，在抑制交感神经过度兴奋、减少患者体内前列腺素释放的同时，能对自主神经系统、内分泌系统和免疫系统起到良好的调节作用，有利于下丘脑神经内环境的稳定。而正常的月经周期主要依靠大脑皮层－下丘脑－垂体－卵巢－子宫之间的功能协调来实现。

【病例二】

姓名	杜某	性别	女	年龄	21 岁
民族	汉族	婚姻	未婚	职业	自由
出生年月日	1995 年 7 月 24 日	出生地	成都新都	节气	处暑
记录医师	童迅	记录日期	2016 年 9 月 2 日		

主诉：痛经 6 年余，加重半年。

现病史：患者自述6 年多前月经初潮时即出现腹部隐痛，经期正常。于4 年前因夏季过多吃冰冻西瓜出现经期异常，每月经期推后 7 天左右，经量明显减少，伴有经期小腹疼痛及腰痛，平素白带量多而清稀。于 4 年前行 B 超检查：前位子宫，大小正常，双侧附件区无压痛。半年前上述症状加重，经多方中西医调理治疗，疼痛未见缓解，疗效不佳。现患者每月经期腹痛、腰痛剧烈，加重半年，面色淡白，平素胃脘隐痛，饮食尚可，睡眠差、易醒，四肢冰冷，冬季尤甚。大便溏稀，小便量少，舌淡白，苔白腻，边齿痕，脉沉细。

既往史：否认高血压、糖尿病、冠心病等慢性病史。否认结核、乙肝、伤寒等急慢性传染病史。否认外伤及输血史。否认药物及食物过敏史。预防接种史不详。

个人史：生长于原籍，无长期外地居住史，无疫区居留史，无特殊化学品及放射线接触史。无特殊不良嗜好。

月经史：14 岁月经初潮，月经周期 28 ~ 30 天，经期 5 ~ 7 天，既往月经规律，经量适当，无异常阴道流血史，白带量多清稀。

婚育史：未婚未育。

家族史：父母健在。否认家族遗传病史及传染病史。

专科情况：腹肌紧张，少腹部压痛明显，患者拒按，无反跳痛，肝脾未触及，墨菲氏征阴性，麦氏点无压痛、反跳痛。于 4 年前在外院行妇科 B 超检查：前位子宫，大小正常，双侧附件区无压痛。

辅助检查：心电图：窦性心律；随机血糖 4. 7mmol/L；B 超：前位子宫，大小正常，双侧附件区无压痛。

诊断：原发性痛经。

治疗过程：

第一次治疗

（1）取穴

星状神经节 + 关元、气海、中极、十七椎、次髎、水道。

（2）操作

患者仰卧位，患者行星状神经节埋线术。取胸锁关节上 2.5cm、中线旁开 1.5cm 处双侧星状神经节点标记之，碘伏常规消毒，取 7#埋线针刀，右手持针，左手拇指加压固定，刃口线与躯干纵轴平行，针体与皮肤垂直，快速刺入皮肤，直达第六颈椎横突前结节，埋线后出针，术毕，压迫针眼止血，创可贴贴敷针孔。

仰卧和俯卧位时，取其余穴位标记之，碘伏行常规消毒，取 7#埋线针刀，右手持针，左手拇指加压固定，刃口线与躯干纵轴平行，针体与皮肤垂直，快速刺入皮肤，直达穴位，局部有酸胀感后埋线出针，术毕，压迫针眼止血，创可贴贴敷针孔。

治疗后患者自诉咽部和腹部、下肢有酸胀感，与治疗前腹痛略有减轻、月经量少而有血块、色黑。

第二次治疗

（1）埋线治疗

①取穴：星状神经节 + 百会、气海、关元、中极、肝俞、肾俞、归来、水道、足三里、三阴交。

②操作：星状神经节埋线术治疗同上。

仰卧和俯卧位时，取其余穴位标记之，碘伏常规消毒，取 7#埋线针刀，右手持针，左手拇指加压固定，刃口线与躯干纵轴平行，针体与皮肤垂直，快速刺入皮肤，局部有胀感时埋线后行纵形切割、松解，有松动感后出针，术毕，压迫针眼止血，创可贴贴敷针孔。

（2）艾灸治疗

给予艾灸治疗，以实木八孔艾灸盒，艾灸分成短节，酒精灯点燃艾灸置于灸盒，放置于腹部和腰部、骶部。

治疗后患者自诉腰部和腹部有胀感，与治疗前腹痛较前减轻，月经量略有增多而有血块、色黑。

第三次治疗

治疗方案同前。

治疗后患者自诉腰部和腹部有胀感，与治疗前腹痛较前明显减轻，月经量略有增多而有少量血块、色深红。

第四次治疗

给予中药调理，药方以少腹逐瘀汤加麻黄、黄芪而成，水煎服，1 日 1 剂，1 日 3

次，每次 150mL。余治疗同前。

治疗后患者自诉腰部和腹部有胀感，现与治疗前腹痛基本无痛、月经量正常、色质正常，嘱咐患者后续以中药和埋线继续调理。

经验体会：痛经为最常见的妇科症状之一，指行经前后或月经期出现下腹部疼痛、坠胀，伴有腰酸或其他不适，症状严重影响生活质量者。痛经分为原发性痛经和继发性两类，原发性痛经指生殖器官无器质性病变的痛经；继发性痛经指由盆腔器质性疾病，如子宫内膜异位症、子宫腺肌病等引起的痛经。

原发性痛经在青春期多见，常在初潮后 1 ~ 2 年内发病。伴随月经周期规律性发作的以小腹疼痛为主要症状。继发性痛经症状同原发性痛经，由于内膜异位引起的继发性痛经常常进行性加重。疼痛多自月经来潮后开始，最早出现在经前 12 小时，以行经第一日疼痛最剧烈，持续 2 ~ 3 日后缓解。疼痛常呈痉挛性。一般不伴有腹肌紧张或反跳痛。可伴有恶心、呕吐、腹泻、头晕、乏力等症状，严重时面色发白、出冷汗。

通过星状神经节埋线治疗痛经，在抑制交感神经过度兴奋、减少患者体内前列腺素释放的同时，能对自主神经系统、内分泌系统和免疫系统起到良好的调节作用，有利于下丘脑神经内环境的稳定。而正常的月经周期主要依靠大脑皮层 - 下丘脑 - 垂体 - 卵巢 - 子宫之间的功能协调来实现。因此，刺激星状神经节通过阻断疼痛传导通路和疼痛恶性循环，抑制交感神经紧张，抑制前列腺素等炎症介质的产生，改善血液循环，增加下丘脑血流，从而维持垂体激素平衡，实现对痛经的较好治疗。

（刘文韬　李登科　童迅　杨才德）

第二十七节　多囊卵巢综合征

多囊卵巢综合征（polycystic ovarian syndrome，PCOS）是一种最常见的妇科内分泌疾病之一。在临床上以雄激素过高的临床或生化表现、持续无排卵、卵巢多囊改变为特征，常伴有胰岛素抵抗和肥胖。其病因至今尚未阐明，目前研究认为，其可能是由于某些遗传基因与环境因素相互作用所致。因 Stein 和 Leventhal 于 1935 年首先报道，故又称 Stein - Leventhal 综合征。

一、临床表现

PCOS 多起病于青春期，主要临床表现包括月经失调、雄激素过量和肥胖。

1. 月经失调

此为最主要症状。多表现为月经稀发（周期 35 日至 6 个月）或闭经，闭经前常有经量过少或月经稀发。也可表现为不规则子宫出血，月经周期或经期或经量无规律性。

2. 不孕

生育期妇女因排卵障碍导致不孕。

3. 多毛、痤疮

是高雄激素血症最常见表现。出现不同程度多毛，以性毛为主，阴毛浓密且呈男性型倾向，延及肛周、腹股沟或腹中线，也有上唇细须或乳晕周围有长毛出现等。油脂性皮肤及痤疮常见，与体内雄激素积聚刺激皮脂腺分泌旺盛有关。

4. 肥胖

50%以上患者肥胖（体重指数≥25kg/m^2），且常呈腹部肥胖型（腰围/臀围≥0.80）。肥胖与胰岛素抵抗、雄激素过多、游离睾酮比例增加及与瘦素抵抗有关。

5. 黑棘皮症

阴唇、颈背部、腋下、乳房下和腹股沟等处皮肤皱褶部位出现灰褐色色素沉着，呈对称性，皮肤增厚，质地柔软。

二、诊断

PCOS的诊断为排除性诊断。目前较多采用的诊断标准是欧洲生殖和胚胎医学会与美国生殖医学会2003年提出的鹿特丹标准：①稀发排卵或无排卵；②高雄激素的临床表现和（或）高雄激素血症；③卵巢多囊改变：超声提示一侧或双侧卵巢直径2～9mm的卵泡≥12个，和（或）卵巢体积≥10mL；④3项中符合2项并排除其他高雄激素病因，如先天性肾上腺皮质增生、库欣综合征、分泌雄激素的肿瘤等。

三、治疗

（一）西医治疗

1. 调整生活方式

对肥胖型多囊卵巢综合征患者，应控制饮食和增加运动以降低体重和缩小腰围，可增加胰岛素敏感性，降低胰岛素、睾酮水平，从而恢复排卵及生育功能。

2. 药物治疗

常用方法是：①调节月经周期，如口服避孕药；②降低血雄激素水平，如地塞米松、环丙孕酮、螺内酯等；③改善胰岛素抵抗，如二甲双胍；④诱发排卵，如氯米芬等。

3. 手术治疗

常见如腹腔镜下卵巢打孔术、卵巢楔形切除术等。

（二）中医治疗

1. 中药治疗

肾虚痰湿证用肾气丸合二陈汤加减；痰湿阻滞证用苍附导痰汤合佛手散加减；肝经湿热证用龙胆泻肝汤加减。

2. 埋线特色疗法

（1）主穴

星状神经节、乳突下、次髎、子宫、丰隆。

（2）定点

星状神经节点：第六颈椎横突前结节略下方处。

乳突下点：乳突尖下方、寰椎横突前缘处。

子宫点：在下腹部，中极旁开 3 寸。

次髎点：在髂后上棘与后正中线之间，适对第二骶后孔。

丰隆点：丰隆点：位于小腿前外侧，外踝尖上 8 寸，胫骨前缘外二横指（中指）处。内与条口相平，当外膝眼（犊鼻）与外踝尖连线的中点。

（3）疗程

3 次 1 疗程，3～6 疗程效佳。可配合相关背俞穴进行治疗。

【参考文献】

［1］谢幸，苟文丽．妇产科学．第 8 版［M］．北京：人民卫生出版社，2013.

四、典型病例

姓名	郭某	性别	女	年龄	24
民族	汉族	婚姻	否	职业	教师
出生年月日	1992 年 12 月 30 日	出生地	贵州	节气	大雪
记录医师	唐卫峰	记录日期	2016 年 6 月 8 日		

主诉：月经周期延长 7 年余。

现病史：患者自诉于就诊前 7 年余无明显诱因出现月经周期延长，近两个月经周期 45～66 天，经期 4～5 天，月经量少，色淡，伴小腹疼痛，手脚冰凉，偶有头晕，乏力，无头痛，无胸闷、气短，无恶心、呕吐，无腹痛、腹泻，无尿频、尿急、尿痛，遂就诊于当地医院，行性激素检查示：雌二醇 271.10pg/mL，促卵泡素 2.25mIU/mL，促黄体素 5.31mIU/mL，睾酮 0.15ng/mL，诊断为“多囊卵巢综合征”，给予“妇科再造胶囊”“定坤丹”“当归丸”“安宫黄体酮片”（具体剂量不详）口服治疗，上述症状未见明显缓解，患者为进一步诊治，遂来门诊就诊。自发病以来，患者神志清楚，精神差，饮食尚可，睡眠差，大小便正常，近期体重未见明显变化。

既往史：否认甲亢、糖尿病、高血压、冠心病等慢性病史，否认肝炎、结核、伤寒等急慢性传染病史。否认手术史、外伤史及输血史。否认药物及食物过敏史。预防接种史不详。

个人史：生长于原籍。否认疫区居留史。否认有毒物及特殊化学品及放射线接触史。无烟酒嗜好。

月经史：14 岁初潮，周期为 30 ~ 66 天，经期 4 ~ 5 天，末次月经 2016 年 4 月 28 日，月经量少，色淡，伴经期小腹剧痛。

婚育史：未婚未育。

家族史：父母健在，否认家族遗传病在史及传染病史。

专科情况：外阴发育正常，成未婚、未产式，阴道通畅，宫颈光滑，子宫后位，增大如孕六周，质中，活动好，无压痛，双侧附件区未扪及包块，无压痛。

辅助检查：随机血糖：5. 1mmol/L，心电图示：①窦性心律；②正常心电图，尿常规未见异常，尿 HCG（ - ），B 超示：多囊卵巢。

诊断：多囊卵巢综合征。

治疗过程：

第一次：2016 年 6 月 8 日

（1）取穴

星状神经节 + 中脘、关元、归来、血海、三阴交、太冲、脾俞、次髎。

（2）操作

患者仰卧位，取胸锁关节上 2. 5cm，中线旁开 1. 5cm 处，双侧星状神经节点标记之，碘伏常规消毒，戴无菌手套，打开 4 - 0 PGA 线体，打开 7#埋线针刀，将 3cm 线段放入埋线针刀前端 1. 5cm，另外 1. 5cm 留在针体之外，备用。右手持针，左手拇指固定，右手向下快速突破，针尖所到之处即为 C_6 横突前结节；退针 0. 5cm，右手持针固定不动，左手拇指轻轻抬起，以颈部皮肤随之而起为度，埋线、出针，按压片刻，贴创可贴即可。

其余穴位按针灸取穴标准标点定位，碘伏常规消毒，以 4 - 0 PGA 线体对折旋转埋线。

治疗 10 天后患者自述手脚冰凉缓解，余无任何不良反应。

第二次：2016 年 6 月 28 日

取穴：星状神经节、下脘、气海、大横、带脉、足三里、太溪、肝俞、肾俞。

操作方法如前。

治疗后月经于 7 月 6 日来潮，经色鲜红，无血块，小腹轻微胀痛。

第三次：2016 年 7 月 15 日

取穴及操作方法如前。

治疗后，月经第 16 天监测到优质排卵，月经色、量可，未见小腹疼痛，手脚温暖，精神、睡眠、饮食俱佳。

第四次：2016 年 8 月 4 日

取穴及操作方法如前。

治疗后，睡眠、饮食正常，患者精神状态明显好转。连续 5 个月治疗后，月经周期为 28～32 日，量、色均正常范围。

经验体会：多囊卵巢综合征是由于下丘脑－垂体－卵巢轴激素分泌紊乱导致的疾病，患者通常表现为闭经、卵巢不能产生成熟卵泡。通常 FSH 基值偏低而 LH 浓度升高，LH/FSH≥2～3，血清 T 浓度增高，E2 浓度正常或偏高。可能诱因是由于精神紧张、药物作用以及某些疾病等的影响，使下丘脑分泌促性腺激素释放激素失去周期性，以致垂体分泌的促性腺激素比例失调，造成卵泡虽然发育但不成熟、也不排卵，成为囊状卵泡，长时间就生成很多囊状卵泡，最后卵巢就形成了葡萄状的多囊卵巢。

星状神经节属于交感神经系统，在解剖学上与腹腔神经节、腰交感神经节并列，支配着机体最重要的器官（大脑、心脏等）。动物实验发现，颈交感神经干离断可使丘脑下部的恒常性维持机能受到有益的影响，如改变异常分泌的 GnRH 及 LH、FSH，调节血清中生长激素、催产素、生长激素释放激素、甲状腺释放激素和生长激素释放激素抑制激素的水平。刺激星状神经节能调节中枢神经系统、内分泌系统、免疫系统等全身各部位。下丘脑－垂体－卵巢轴受中枢神经系统控制，对其功能失调的治疗，以调节大脑间脑系统自主神经功能紊乱为主。干预星状神经节，能够抑制交感神经节前纤维和节后神经元的兴奋传导，可以恢复交感神经活性增高而造成的交感和迷走平衡的破坏，解除交感神经的持续紧张和功能亢进，维持下丘脑－垂体调节内环境稳定，使大脑间脑自主神经保持正常。下丘脑－垂体－卵巢轴是一个完整而协调的神经内分泌系统，其任何环节功能失调导致各种激素的分泌及相互调节异常，将抑制垂体及卵巢雌、孕激素的形成，最终引起排卵异常，这种现象即内分泌紊乱。同时，刺激星状神经节可以扩张血管，增加脑血流量，其作用超过任何药物。下丘脑血流增加，影响下丘脑－垂体轴激素的分泌和释放，有助于维持垂体激素平衡，进而调节异常变化的内分泌系统。另外反馈性调节也是可能机制之一，垂体的各种靶腺上也有交感神经分支支配，交感神经末梢释放的去甲肾上腺素直接作用于靶腺上的肾上腺素能受体，促使靶腺激素的合成和释放。

多囊卵巢综合征类似于中医古籍中关于月经后期的记载，其基本病机以肝肾脾虚为本，痰湿郁火为标。肝肾脾虚，冲任气血，涩少而不通，而致月经稀少、延后、甚至经闭。治疗主要运用脾经、肾经、肝经之穴，达到健脾补肾，调和冲任之功。中脘为胃之募穴，乃八会之腑会，有健脾和胃、化湿导滞、理气化痰之效。气海为肓之原穴，针之可调理胃肠，补气健脾。关元为任脉与足三阴经的交会穴，长于补益肾气，培元固脱，调经止带。归来行气疏肝，调经止带，益气升提，主治经闭、痛经。血海属足太阴脾经，具有活血化瘀、补血养血、引血归经之功，主治月经不调、经闭、痛经等。足三里为胃经之合穴，配三阴交、肾俞、气海、关元有调理肝脾、调和脾胃、温阳散寒、补益气血之功。肾俞补肾益气。太溪益肾纳气。太冲健脾化湿，健腰调经，主治月经不调、痛经。诸穴合用，中西结合，效专力宏。

（刘文韬　唐卫峰　杨才德）

第二十八节　更年期综合征

更年期综合征（MPS），指妇女绝经前后出现性激素波动或减少所致的一系列以自主神经系统功能紊乱为主，伴有神经心理症状的一组症候群。绝经可分为自然绝经和人工绝经两种。自然绝经指卵巢内卵泡用尽，或剩余的卵泡对促性腺激素丧失了反应，卵泡不再发育和分泌雌激素，不能刺激子宫内膜生长，导致绝经。人工绝经是指手术切除双侧卵巢或用其他方法停止卵巢功能，如放射治疗和化疗等。单独切除子宫而保留一侧或双侧卵巢者，不作为人工绝经。

一、临床表现

更年期综合征中最典型的症状是潮热、潮红。多发生于45～55岁，大多数妇女可出现轻重不等的症状，有人在绝经过渡期症状已开始出现，持续到绝经后2～3年，少数人可持续到绝经后5～10年症状才有所减轻或消失。人工绝经者往往在手术后2周即可出现更年期综合征，术后2个月达高峰，可持续2年之久。

（一）月经周期改变

月经周期改变是更年期出现最早的临床症状，分为3种类型：

1. 月经周期延长，经量减少，最后绝经。

2. 月经周期不规则，经期延长，经量增多，甚至大出血或出血淋漓不断，然后逐渐减少而停止。

3. 月经突然停止，较少见。由于卵巢无排卵，雌激素水平波动，易发生子宫内膜癌。对于异常出血者，应行诊断性刮宫，排除恶变。

（二）血管舒缩症状

临床表现为潮热、出汗，是血管舒缩功能不稳定的表现，是更年期综合征最突出的特征性症状。潮热起自前胸，涌向头颈部，然后波及全身，少数妇女仅局限在头、颈和乳房。在潮红的区域患者感到灼热，皮肤发红，紧接着爆发性出汗。持续数秒至数分钟不等，发作频率每天数次至 30 ~ 50 次。夜间或应激状态易促发。此种血管功能不稳定可历时 1 年，有时长达 5 年或更长。

二、诊断

1. 病史

仔细询问症状、治疗所用激素、药物；月经史、绝经年龄；婚育史；既往史，是否切除子宫或卵巢，有无心血管疾病史、肿瘤史及家族史。

2. 体格检查

包括全身检查和妇科检查。对复诊 3 个月未行妇科检查者，必须进行复查。

3. 实验室检查

激素水平的测定。

三、并发症

1. 自主神经系统功能紊乱伴有神经心理症状的症候群

精神神经症状：临床特征为更年期首次发病，多伴有性功能衰退，可有 2 种类型：兴奋型；抑郁型。

2. 泌尿生殖道症状

可出现外阴及阴道萎缩；膀胱及尿道的症状；子宫脱垂及阴道壁膨出。

3. 心血管症状

部分患者有假性心绞痛，有时伴心悸、胸闷。少数患者出现轻度高血压，特点为收缩压升高、舒张压不高，阵发性发作，血压升高时出现头昏、头痛、胸闷、心悸。

4. 骨质疏松

妇女从更年期开始，骨质吸收速度大于骨质生成，促使骨质丢失而骨质疏松。

四、治疗

（一）西医治疗

1. 精神心理治疗

心理治疗是更年期综合征治疗的重要组成部分，可辅助使用自主神经功能调节药物，如谷维素、地西泮（安定）有助于调节自主神经功能。还可以服用维生素 B_6、复合维生素 B、维生素 E 及维生素 A 等。给病人精神鼓励，解除疑虑，建立信心，促使健康的恢复。

2. **激素替代疗法（HRT）**

更年期综合征主要是由卵巢功能衰退，雌激素减少引起，HRT 是为解决这一问题而采取的临床医疗措施，科学、合理、规范的用药并定期监测，HRT 的有益作用将超过其潜在的害处。

3. **其他**

防治骨质疏松可选用钙剂、维生素 D、降钙素、双磷酸盐等。

（二）中医治疗

1. **中药治疗**

肝肾阴虚证用一贯煎、六味地黄汤加味，或左归饮加味；心肾不交证用黄连阿胶汤或天王补心丹加减；肝气郁结证用柴胡疏肝散或丹栀逍遥散加减；脾肾阳虚证用无比山药丸、参苓白术散加减，或右归饮加减；肾阴阳俱虚证用二仙汤加减。

2. **埋线特色疗法**

（1）主穴

星状神经节、乳突下、脾俞、肾俞、太冲。

（2）定点

星状神经节点：第六颈椎横突前结节略下方处。

乳突下点：乳突尖下方、寰椎横突前缘处。

脾俞点：第十一胸椎棘突下旁开 1.5 寸。

肾俞点：第二腰椎棘突下旁开 1.5 寸。

太冲点：位于足背侧，第一、二跖骨结合部之前凹陷处。

（3）疗程

3 次 1 疗程，2 个疗程效佳。同时可配合辨证选穴。

五、典型病例

姓名	仲某	性别	女	年龄	48 岁
民族	汉族	婚姻	已婚	职业	教师
出生年月日	1967 年 8 月 12 日	出生地	甘肃酒泉市	节气	大暑
记录医师	杨永兵	记录日期	2016 年 5 月 15 日		

主诉：潮热伴心烦、心悸 3 个月，加重 1 周。

现病史：患者于 3 个月前出现潮热、面部潮红、心烦、心悸、失眠、多梦，劳累和生气后加重，无尿频、尿急、尿痛，无后背放射痛，无腹痛、腹泻，无气短、恶心、呕吐等症。于2个月前主因“潮热伴心烦、心悸、失眠”在嘉峪关市建设街卫生服务中心就医，诊断为“更年期综合征”，给予中成药“延更丹”口服一次20丸，一日2次，服药2周症状缓解，继续服药2周后，病情好转，再未服药。近1周，患者再次出现潮热、脸红发热，测体温36.5℃，心悸、失眠，生气后加重，无后背放射痛，无气短、恶心、呕吐等症。为进一步诊治，遂来就诊，患者自发病就以来精神可、食欲可、睡眠差、睡后易做梦，小便正常，大便干，2～3日行一次，近期体重无明显变化。

既往史：否认高血压病、糖尿病、冠心病等慢性病史。否认伤寒、结核、乙肝等慢性传染病史。否认手术史、外伤史及输血史。否认药物及食物过敏史。预防接种史不详。

个人史：出生于甘肃省酒泉市，自幼随父母来嘉峪关市生活，无长期外地居住史，无疫区居留史，否认特殊化学品及放射线接触史。无吸烟饮酒等不良嗜好。

月经史：13岁月经初潮，月经周期28～30天，经期4～5天，既往月经规律，经量适当，无痛经史，白带正常，48岁停经。

婚育史：24岁结婚，婚后育有1女，配偶及女儿均体健。

家族史：父母去世，具体原因不详，否认家族遗传病史及传染病史。

专科情况：体温36.4℃，脉搏88次/分，呼吸22次/分，血压125/80mmHg，主要表现为上半身潮热、面部潮红、心烦、心悸、失眠、多梦，劳累和生气后加重。口唇无发绀，无后背放射痛，听诊双肺呼吸音清，双肺未闻及干湿性啰音，心率88次/分，律齐，各瓣膜听诊区未闻及病理性杂音。

辅助检查：LH 200U/L，FSH 65U/L，空腹血糖5.9mmol/L，心电图示为正常心电图。

诊断：更年期综合征；失眠。

治疗过程：

第一次：2016年5月15日

（1）取穴

主穴：星状神经节、肾俞、命门、关元。

配穴：心俞、肝俞、三阴交、足三里、气海、中脘。

（2）操作

患者仰卧位，取胸锁关节上2.5cm、中线旁开1.5cm处双侧星状神经节点标记，碘伏常规消毒，取7#3.4cm埋线针刀，右手持针，左手拇指加压固定，刃口线与躯干纵轴平行，针体与皮肤垂直，快速刺入皮肤，直达第六颈椎横突前结节，旋转针体360°出针，术毕，压迫针眼止血，创可贴贴敷针孔。

其余穴位采用线体对折旋转埋线术。

穴位埋线治疗一次后，患者自诉心烦、心悸、失眠稍有好转，潮热、面部潮红没有改善。

第二次：2016 年 5 月 29 日

主穴：星状神经节、肾俞、命门、关元。

配穴：心俞、肝俞、三阴交、足三里、气海、中脘、曲池、大椎。

治疗操作同前。

第二次治疗后患者潮热、面部潮红、心烦、心悸、多梦较前有所改善，睡眠明显好转，现在每晚可以持续睡 4 ~5 个小时，患者精神好、食欲好。

第三次：2016 年 6 月 15 日

主穴：星状神经节、肾俞、命门、关元。

配穴：心俞、肝俞、三阴交、足三里、气海、中脘、曲池、大椎。

治疗操作同前。

第三次治疗后患者已无潮热、面部潮红、心烦、心悸、多梦等症状，睡眠佳，现在每晚可以持续睡 6 ~7 个小时，患者精神好、食欲好。

第四次：2016 年 6 月 30 日

为了巩固疗效又给患者做了一次穴位埋线治疗，同第三次治疗方法一样。

经过治疗 4 次后，患者已痊愈。

疗程：两周一次，三次一个疗程，治疗一个疗程，巩固一次。

经验体会：更年期综合征（menopausal syndrome，MPS）又称围绝经期综合征，指妇女绝经前后出现性激素波动或减少所致的一系列以自主神经系统功能紊乱为主，伴有神经心理症状的一组症候群。绝经可分为自然绝经和人工绝经两种。自然绝经指卵巢内卵泡用尽，或剩余的卵泡对促性腺激素丧失了反应，卵泡不再发育和分泌雌激素，不能刺激子宫内膜生长，导致绝经。人工绝经是指手术切除双侧卵巢或用其他方法停止卵巢功能，如放射治疗和化疗等。

更年期综合征多发生于 45 ~55 岁，90% 的妇女可出现轻重不等的症状，有人在绝经过渡期症状已开始出现，持续到绝经后 2 ~3 年，少数人可持续到绝经后 5 ~10 年症状才有所减轻或消失。

更年期综合征的治疗方法包括药物治疗、心理精神治疗和雌性激素疗法。①药物治疗：临床医生通常会根据患者的病情选择适当的药物来进行治疗。此外，为了能够有效地遏制骨质疏松症的发展并降低骨折率，医生也会选用一些能够提高骨骼强硬度，以及有遏制骨质疏松的药物；②心理精神治疗：更年期女性心身保健是全社会的任务；③雌性激素疗法：在进行更年期综合征的治疗时，医生通常建议口服药物，摒弃皮下埋植和肌注，局部用药仅限于老年性阴道炎，且不宜长期应用。

西医学对发病机制的认识：更年期综合征是由于女性卵巢功能衰退及其功能失调，

导致性激素分泌减少，机体内分泌重新调整过程中患者不能适应，而引发的以自主神经紊乱为主伴有神经精神症状的一组症候群，临床主要表现为月经紊乱、潮热汗出、心烦失眠、烦躁易怒、疲倦乏力等。目前认为，卵巢功能衰退是该病的最主要原因。

穴位埋线可有效调节性腺轴，延缓卵巢衰老，对治疗更年期综合征具有良好的效果。中医学认为，更年期综合征的主要临床表现为潮热汗出、心烦失眠、感觉异常、阴道干燥等症状，属阴虚火旺、痰瘀互结、经脉闭阻所致，为本虚标实之证。究其病机，不外乎虚、火、瘀三个方面，虚即肝肾阴虚、精血不足、冲任失养；火即阴虚火旺、虚火上炎、扰乱心神、灼伤津液；瘀即痰瘀互结、闭阻经脉、气血不得运行。以补益肝肾、滋阴降火为大法，首选肾俞、命门、关元等穴以补肾填精、培补先天之本；配以心俞、肝俞滋阴养血、宁心安神；加用三阴交以降火除烦，从而达到标本兼治之功。治疗选取大椎、关元、气海、中脘、肾俞、曲池、足三里等穴。肾俞为肾之精气汇聚输注之处，可补益肾气，使肾气充则精血旺，关元、气海为任脉经穴，可暖下焦，温养冲任；足三里为胃经合穴，配合中脘补益胃气以资气血生化之源，气血充足，胞宫得养，冲任自调；大椎为诸阳之会，配合曲池以疏散热邪。诸穴配伍，标本兼治，调整脏腑，平衡阴阳。线体在穴位内慢慢软化、溶解、吸收的过程对穴位产生一种柔和而持久的刺激，从而达到长期治疗的目的。通过临床观察发现，穴位埋线能有效改善更年期患者临床症状，明显降低 FSH、LH 水平，延缓卵巢的功能衰退。同时，本疗法无雌激素的不良反应，长期使用本疗法对更年期综合征患者子宫内膜厚度无明显影响，进一步证明了其使用的安全性和可靠性。

星状神经节埋线治疗可以调节内分泌系统、免疫系统和自主神经系统功能，并改善脑血液循环，是机体保持平衡，从而改善内分泌系统病症。应用星状神经节埋线术起效迅速，改善症状快，从内分泌系统和神经系统调节身体平衡，使疗效持久，病情稳定。

（刘文韬　杨永兵　杨才德）

第二十九节　慢性前列腺炎

慢性前列腺炎（chronic prostatitis，CP）是指前列腺在病原体或某些非感染因素作用下，患者出现以骨盆区域疼痛或不适、排尿异常等症状为特征的一组疾病。CP 尤其是非细菌性前列腺炎（nonbacterial prostatitis，NBP）发病机制、病理生理学改变还不十分清楚。

一、临床表现

患者表现为不同程度的尿频、尿急、尿痛、尿不尽感、尿道灼热，于晨起、尿末或排便时尿道有少量白色分泌物流出；会阴部、外生殖器区、下腹部、耻骨上区、腰骶及肛周坠胀疼痛不适。还可有排尿等待、排尿无力、尿线变细或中断及排尿时间延长等。部分患者还可出现头晕、乏力、记忆力减退、性功能异常、射精不适或疼痛和精神抑郁等症状。

二、诊断

在诊断慢性前列腺炎时，推荐应用 NIH - CPSI 进行症状评估。NIH - CPSI 主要包括三部分内容，有 9 个问题（0 ~ 43 分）。第一部分评估疼痛部位、频率和严重程度，由问题 1 ~ 4 组成（0 ~ 21 分）；第二部分为排尿症状，评估排尿不尽感和尿频的严重程度，由问题 5 ~ 6 组成（0 ~ 10 分）；第三部分评估对生活质量的影响，由问题 7 ~ 9 组成（0 ~ 12 分）。配合局部体检，实验室检查，包括尿常规及尿沉渣检查、前列腺液检查、病原学检查等，配合辅助检查有主要有 B 超、尿流率、尿动力学、膀胱镜、尿道镜、CT 和 MRI 检查等。

三、治疗

新的 NIH 分类法将慢性前列腺炎分为 4 型：Ⅱ型（慢性细菌性前列腺炎），ⅢA 型（非细菌性炎症性），ⅢB 型（非细菌性非炎症性），Ⅳ型（无症状炎症性）。临床可根据不同分型选用适合的方法进行治疗。

（一）一般治疗

健康教育、心理和行为辅导均有积极作用。患者应戒酒，忌辛辣刺激食物，避免憋尿、久坐，注意保暖，加强体育锻炼。应避免不洁性行为和频繁性兴奋，鼓励适度的性生活。热水坐浴有助于缓解疼痛症状，但未生育者要注意长期热水坐浴对睾丸生精功能的不良作用。规律的前列腺按摩治疗也可明显缓解患者的不适症状。生物反馈治疗对盆底会阴肌肉紧张、痉挛所引起的盆底、会阴部不适和疼痛也有良好的缓解作用。

（二）药物治疗

1. 西药治疗

最常用的 3 种药物是抗生素、α - 受体阻滞剂和非甾体抗炎镇痛药，其他药物对缓解症状也有不同程度的疗效。

（1）抗生素

目前，在治疗前列腺炎的临床实践中，最常用的一线药物是抗生素，但目前只发现约 5% 的慢性前列腺炎患者有明确的细菌感染。

Ⅱ型：根据细菌培养结果选择前列腺腺体内药物浓度较高的敏感抗生素，常用的抗生素是氟喹诺酮类、磺胺类等药物，其间应对患者进行阶段性的疗效评价。疗效不满意者，可改用其他敏感抗生素。不推荐前列腺内注射抗生素的治疗方法。

ⅢA型：抗生素治疗本病大多为经验性治疗，理论基础推测某些常规培养目前未能检测出的病原体导致了该型炎症的发生。因此，推荐先口服氟喹诺酮类抗生素2～4周，然后根据疗效反馈决定是否继续抗生素治疗，只有在患者的临床症状确实减轻时，才建议继续应用抗生素，推荐的总疗程为4～6周。部分患者可能存在沙眼衣原体、解脲支原体或人型支原体等病原体感染，可以口服大环内酯类等抗生素治疗。

ⅢB型：不推荐使用抗生素治疗。

（2）α－受体阻滞剂

能松弛前列腺和膀胱等部位的平滑肌而改善下尿路症状和疼痛，因而成为治疗Ⅱ型或Ⅲ型前列腺炎的基本药物。可根据患者的个体差异选择不同的α－受体阻滞剂。治疗中应注意该类药物导致的眩晕和体位性低血压等不良反应。α－受体阻滞剂可与抗生素合用治疗ⅢA型前列腺炎，合用疗程应在6周以上。

（3）非甾体抗炎镇痛药

此为治疗Ⅲ型前列腺炎相关症状的经验性用药，其主要目的是缓解疼痛和不适。

（4）其他药物

还可根据临床情况选用植物药、M－受体阻滞剂、抗抑郁药及抗焦虑药等。

2. 中药治疗

膀胱湿热证用八正散加减；肺热壅盛证用清肺饮加减；肝郁气滞证用沉香散加减；浊瘀阻塞证用代抵挡丸加减；脾气不升证用补中益气汤合春泽汤加减；肾阳衰惫证用济生肾气丸加减。

（三）物理治疗

1. 热疗

主要利用多种物理方法所产生的热力作用，促进前列腺组织血液循环，有利于消除组织水肿、缓解盆底肌肉痉挛，有一定的缓解症状作用。经尿道、会阴途径应用微波、射频、激光等物理手段缺乏循证医学证据的支持。对于未婚及未生育者不推荐。

2. 前列腺按摩

前列腺按摩可促进前列腺血液循环、腺体排空，促进引流，进而缓解慢性前列腺炎患者的症状，故推荐为Ⅱ、Ⅲ型前列腺炎的辅助疗法，联合其他治疗可有效缩短病程。

3. **埋线特色治疗**

（1）主穴

列五针（乳突下、星状神经节、会阴、中极、次髎）。

（2）定点

乳突下点：乳突尖下方、寰椎横突前缘处。

星状神经节点：第六颈椎横突前结节略下方处。

会阴穴：阴囊根部与肛门连线的中点。

中极穴：在下腹部，前正中线上，当脐中下4寸。

次髎点：在髂后上棘与后正中线之间，适对第二骶后孔。

（3）疗程

3次1疗程，3～6疗程效佳。嘱患者畅情志，适劳逸。

【参考文献】

［1］中国中西医结合学会男科专业委员会．慢性前列腺炎中西医结合诊疗指南（试行版）［J］．中国中西医结合杂志，2007，27（11）：1052－1056.

四、典型病例

姓名	黄某	性别	男	年龄	59岁
民族	汉族	婚姻	已婚	职业	工人
出生年月日	1958年10月16日	出生地	四川省	节气	小寒
记录医师	童迅	记录日期	2017年1月12日		

主诉：尿频、尿急、尿痛10年余，加重半年。

现病史：患者于就诊前10年无明显诱因出现尿频、尿急、尿痛，遂就诊于当地医院门诊，给予输液（具体药物药量不详）治疗，上述症状未见明显缓解。10余年中上述症状反复发作，发作时症状轻重不一。患者于就诊前半年尿痛症状加重，出现排尿疼痛、有灼热感，伴便秘，下腹部及肛门部胀疼不适，未给予特殊治疗。偶见头痛、头晕，腹部坠胀疼痛，排便时尿道口有灼热感、尿痛，伴有乳白色分泌物溢出，大便干燥，3天1次。尿频、尿痛、尿急，有乳白色分泌液，无血尿。为进一步就诊，以“慢性前列腺炎”收入门诊治疗。患者自发病以来神志、精神尚可，饮食较差，睡眠时间较短，近期体重无明显变化。

既往史：否认高血压、糖尿病、冠心病等慢性病史，否认肝炎、结核、伤寒等慢性传染病史及接触史，否认重大外伤史，否认手术及输血史，否认食物及药物过敏史，预防接种史不详。

个人史：生于原籍，久居当地，未到过疫区及牧区，无污水接触史，平常生活、饮食规律，无烟酒嗜好，生活环境尚可，无有毒有害物质接触史。否认有冶游史。

婚育史：已婚，育有 1 女，均体健。

家族史：父母亲健在，身体良好。否认家族遗传病史。

体格检查：体温 36.6℃，脉搏 72 次/分，呼吸 26 次/分，血压 120/82mmHg。神志清，精神尚好，自动体位，营养稍差，发育正常，查体合作。皮肤黏膜：详看专科情况。全身浅表淋巴结均未触及肿大。头颅大小正常，无畸形，巩膜无黄染，双侧瞳孔等大等圆，对光反射灵敏。耳郭无畸形，听力正常。鼻腔通畅，鼻中隔不偏，鼻唇沟对称，口唇红润，伸舌居中，咽部无充血，扁桃体无肿大。颈软，无抵抗，颈静脉无怒张，甲状腺无肿大，气管居中。胸部胸廓无畸形，两侧对称。未触及胸膜摩擦感，两肺叩诊清音，听诊呼吸音清，未闻及干湿性啰音。心前区无隆起，未触及心前震颤及心包摩擦感，心界不大，心率 72 次/分，律齐，心音有力，各瓣膜听诊区未闻及杂音。腹部平软全腹无压痛，无反跳痛，未触及包块，肝、脾肋下未触及，墨菲氏征阴性，脊柱四肢无畸形。神经系统：生理反射存在，病理反射未引出。

专科情况：外生殖器发育正常，无畸形，尿道口无红肿；前列腺指检：两侧前列腺壁包膜平滑，2 度均匀肿大。

辅助检查：心电图：窦性心律，随机血糖 4.7mmol/L，B 超：前列腺增大并局部钙化。

诊断：慢性前列腺炎。

治疗过程：

第一次治疗

（1）取穴

星状神经节＋关元、气海、中极、肾俞、膀胱俞、秩边、承山、次髎、水道。

（2）操作

患者仰卧位，取胸锁关节上 2.5cm、中线旁开 1.5cm 处双侧星状神经节点标记之，碘伏常规消毒，取 7#埋线针刀，右手持针，左手拇指加压固定，刃口线与躯干纵轴平行，针体与皮肤垂直，快速刺入皮肤，直达第六颈椎横突前结节，埋线后出针，术毕，压迫针眼止血，创可贴贴敷针孔。

仰卧和俯卧位时，取其余标记之，碘伏行常规消毒，取 7#埋线针刀，右手持针，左手拇指加压固定，刃口线与躯干纵轴平行，针体与皮肤垂直，快速刺入皮肤，缓慢进针，局部有酸胀感后旋转埋线出针，术毕，压迫针眼止血，创可贴贴敷针孔。

治疗后患者自诉腹部、下肢有酸胀感，尿频稍好转、尿痛以减轻、尿急无变化，以无乳白色脓液，无血尿。

第二次治疗

（1）埋线治疗

星状神经节埋线操作同前。

仰卧和俯卧位时，取百会、气海、关元、中极、脾俞、肾俞、归来、水道、足三里、太溪，采用线体对折旋转埋线术。

（2）艾灸治疗

给予艾灸治疗，以实木八孔艾灸盒，艾灸分成短节，酒精灯点燃艾灸置于灸盒，放置于腹部和腰部、骶部。

治疗后患者自诉腰部和腹部有胀感，夜尿次数较前减少，无尿痛，尿急稍好转。

第三次治疗

仰卧和俯卧位时，取百会、关元、中极、水道、归来、肺俞、三焦俞、肾俞、命门、膀胱俞、血海、肾关，采用线体对折旋转埋线术。

余治疗同前。

治疗后患者自诉腰部和腹部有胀感，与治疗前小便：尿频次数明显减少、尿痛以无、尿急以好转。

第四次治疗

仰卧和俯卧位时，取百会、关元、中极、水道、归来、曲骨、肺俞、肾俞、膀胱俞、足三里、三阴交，采用线体对折旋转埋线术。

配合中药调理，药方以补中益气汤合五苓散加减，水煎服，1 日 1 剂，1 日 3 次，每次 150mL。

余治疗同前。

治疗后患者自诉腰部和腹部有胀感，尿频基本治愈，尿痛已无，尿急明显好转。

后续嘱病人行埋线及中药巩固治疗。

经验体会：慢性前列腺炎指各种病因引起前列腺组织的慢性炎症，是泌尿外科最常见疾病。包括慢性细菌性前列腺炎和非细菌性前列腺炎两部分。其中慢性细菌性前列腺炎主要为病原体感染，以逆行感染为主，病原体主要为葡萄球菌属，常有反复的尿路感染发作病史或前列腺按摩液中持续有致病菌存在。非细菌性前列腺炎是多种复杂的原因和诱因引起的炎症、免疫、神经内分泌参与的错综的病理变化，导致以尿道刺激症状和慢性盆腔疼痛为主要临床表现，而且常合并精神心理症状的疾病，临床表现多样。病程缓慢，迁延不愈。

星状神经结治疗可以调节内分泌系统、免疫系统和自主神经系统功能，调节机体内环境稳定，从而使许多自主神经失调疾病得到纠正。前列腺症状属一种不定陈述综合征，主要与交感神经有密切关系，即与交感神经过度紧张和副交感神经平衡紊乱、交感神经的亢进状态有关。星状神经节埋线术可调节交感神经紧张的恶性循环，改善血液循环状态；增强免疫系统，加强防御机能，在治疗慢性前列腺炎的同时，恢复自主神经功能。

（马重兵　童迅　杨才德）

第三十节　勃起功能障碍

勃起功能障碍（Erectile Dysfunction ED）既往称之阳痿，指男子在性刺激下持续地不能达到或维持足够硬度的阴茎勃起，以完成满意性交，病程在 3 个月以上方能临床诊断勃起功能障碍。本病是成年男子的常见病、多发病。据统计，40～70 岁男子中有 52% 患有不同程度的 ED。ED 患病人数虽然很多但寻求医生诊治的 ED 患者仍不到 10% 。许多患者受传统思想观念的影响而羞于启齿，ED 虽不危及生命，但影响男子身心健康并影响夫妻感情和家庭和睦。

一、诊断

（一）病史

1. 性生活史

勃起功能障碍的诊断主要基于患者的主诉，但多数患者难于启齿，选择一个宽松而且能保护患者隐私的就诊环境，告知患者 ED 是一种常见疾病，说明 ED 常和心血管疾病有很多共同的危险因素，如高血压、血脂异常和吸烟等，诊治 ED 有可能发现临床尚无症状但正在进展的疾病（如冠心病等）线索，并强调目前有许多治疗 ED 有效的、简便的方法可供选择，让病人能够坦然地与医生讨论勃起功能障碍，也可给有一定文化程度的患者提供一张性功能问卷，使患者在与医生交谈前有时间单独回答有关问题，便于医生进一步了解患者的性生活史，通过与患者接触，了解患者的需求、期望及对各种治疗方法的意向，同时，应尽可能让患者的配偶参与到 ED 患者的诊断、评估和治疗中来。

性生活史应着重了解：①ED 起病情况、病程、进展及严重程度夜间或晨起勃起状况，自我刺激及视听觉性刺激诱导后有无勃起等；②性欲如何；③勃起硬度及勃起维持时间；④射精是否存在异常；⑤有无性高潮；⑥性交引起的生殖器疼痛等。

2. 既往病史、用药史及不良生活方式

多数 ED 与一种或多种慢性疾病、药物及生活方式密切相关。有些病例可同时存在几种病因或危险因素。

（二）特殊检查及评估

特殊检查用于口服药物无效而需实行相应有创治疗，患者要求明确 ED 原因，涉及法律与交通事故鉴定等。根据需要选择性进行相关特殊检查，特殊检查包括：①夜间阴茎勃起检测；②阴茎海绵体注射血管活性药物试验；③阴茎彩色超声多普勒检查；④阴茎海绵体灌注造影术，必要时海绵体测压；⑤选择性阴茎动脉造影术；⑥神经系统检查，如阴茎感觉阈值测定、球海绵体反射潜伏时间、阴茎海绵体肌电图、躯体感觉诱发电位及括约肌肌电图等；⑦阴茎海绵体核素显像。

二、治疗

（一）西医治疗

ED 的理想治疗原则：安全、有效、简便及经济。

1. 矫正危险因素，加强原发病治疗

通常在采取直接的治疗方法同时设法矫正可改变的危险因素和原发病（糖尿病、高血压、血脂异常等）这对患者至关重要。

2. 性咨询和性教育

可配合进行性咨询和性教育。

3. 口服药物

口服药物的优点是无创，使用方便，易被多数患者接受，目前作为治疗勃起功能障碍的第一线疗法。

口服药物按作用机制可分成：

（1）中枢诱发剂，主要作用于中枢神经系统诱发勃起，如阿扑吗啡、睾酮制剂。

（2）外周诱发剂，主要作用于外周诱发勃起，如育亨宾、酚妥拉明等。

（3）中枢调节剂，改善中枢神经系统内环境增进勃起，如美舒郁、酚妥拉明及安雄等。

（4）外周调节剂，改善局部/系统内环境，增进勃起，如西地那非类及美舒郁等。

4. 真空负压勃起装置与缩窄环

真空负压缩窄环装置适用于不想采用药物治疗及药物治疗禁忌的患者。使用时将空心圆柱体套于阴茎根部通过负压将血液吸入阴茎海绵体内，然后用橡皮圈束于阴茎根部阻断静脉回流来维持阴茎勃起。优点：无创、经济、可反复使用；不良反应有：阴茎疼痛、麻木、青紫及射精困难等。

5. 阴茎海绵体药物注射疗法

一线疗法无效或有不良反应也可选择采用阴茎海绵体药物注射作为第二线治疗方法。

血管活性药物可直接松弛阴茎海绵体平滑肌，而使阴茎勃起。常用药物有前列腺

素 E_1、罂粟碱及酚妥拉明等。最近多采用前列腺素 E_1，可单一给药，也可联合用药，对多数患者疗效确切。

不良反应有注射部位疼痛持续或异常勃起，及长期使用后可能引起海绵体纤维化。

6. 手术治疗

（1）血管手术

包括阴茎动脉重建术及静脉结扎手术，适用经特殊检查证实的部分年轻人血管性ED治疗，但需要严格掌握手术适应证。

（2）阴茎假体植入

阴茎假体植入手术是通过阴茎海绵体内手术植入勃起装置，来辅助阴茎勃起完成性交的半永久性治疗方法，适用于各种方法治疗无效的重度ED患者。该种创伤性治疗方法，为不可逆性最终治疗选择，术前除了要考虑到手术并发症（感染糜烂及副损伤等）和机械性并发症外，还要考虑到患者对价格的承受能力，一般并发症发生率为5%～10%。

（二）中医治疗

1. 中药治疗

命门火衰证用赞育丸加减；心脾亏虚证用归脾汤加减；肝郁不舒证用逍遥散加减；惊恐伤肾证用启阳娱心丹加减；湿热下注证用龙胆泻肝汤加减。

2. 埋线特色治疗

（1）取穴

性五针（乳突下、星状神经节、次髎、举阳、阳痿）。

（2）定点

乳突下点：乳突尖下方、寰椎横突前缘处。

星状神经节点：第六颈椎横突前结节略下方处。

次髎点：在髂后上棘与后正中线之间，适对第二骶后孔。

举阳穴：秩边与环跳连线中点（约当梨状肌下口处）。

阳痿穴：肾俞上2.5寸，后正中线旁开1寸。

（3）疗程

3次1疗程，常规治疗3～6疗程。嘱患者畅情志，适劳逸。

【参考文献】

[1] 朱积川．男子勃起功能障碍诊治指南［J］．中国男科学杂志，2004，18（1）：68－72.

三、典型病例

【病例一】

姓名	郑某	性别	男	年龄	52岁
民族	回族	婚姻	已婚	职业	农民
出生年月日	1964年9月1日	出生地	甘肃临夏	节气	霜降
记录医师	祁文	记录日期	2016年11月3日		

主诉：阴茎勃起无力伴腰酸3年，加重1月余。

现病史：患者自诉于入院前3年无明显诱因出现腰酸乏力，失眠多梦，阴茎勃起无力，但有晨勃，无法进入阴道进行正常性生活。心有余而力不足，心中想但越想越无法插入，次次失败，虽经配偶多次做思想工作，但无果。造成夫妻感情紧张，求医于小诊所，服用“还少丸”“固精补肾片”等，上述症状未见明显好转。近一个月来，上述症状加重，服用中药方剂，具体不详，主要是红参、鹿茸等补肾类药，效果不理想。现来求诊，欲行针灸治疗，以“男性病（阳痿）”收治。患者自发病以来，精神差，食欲好，常失眠，大小便如常。

既往史：平素体健。否认糖尿病、冠心病等慢性病史。否认伤寒、结核、乙肝等慢性传染病史。否认手术史、外伤史及输血史。否认药物及食物过敏史。预防接种史不详。

个人史：生长于原籍，否认疫区居留史，否认特殊化学品及放射线接触史。无吸烟饮酒等不良嗜好。

婚育史：18岁结婚，婚后育有1子2女，配偶及子女均体健。

家族史：父母健在。否认家族遗传病史及传染病史。

专科情况：体温36.3℃，脉搏86次/分，呼吸20次/分，血压141/90mmHg，脊柱呈生理弯曲，无畸形，腰部有轻微压痛，脊柱无叩击痛，双肾区无叩击痛，双下肢无水肿，生理反射存在，病理反射未引出。口唇无发绀，听诊双肺呼吸音清，双肺未闻及干湿性啰音。心率86次/分，律齐，心音有力，各瓣膜听诊区未闻及病理性杂音，

辅助检查：随机血糖4.4mmol/L；生化全项：血清尿酸380μmol/L，血清甘油三酯2.15mmol/L；心电图示：①窦性心律+偶发期前收缩，②电轴正常，③异常心电图；血常规、粪便常规检查未见明显异常；B超：前列腺无增生、肥大，肾无结石。

诊断：勃起功能障碍（阳痿）

治疗过程：

第一次治疗

应患者要求，先行针灸治疗。

患者卧位，75%酒精常规消毒后，取毫针刺气海、关元、中极、足三里、阳陵泉、三阴交、太溪、太冲透涌泉、肾俞、命门、长强、百会、曲骨。得气后以平补平泻法留针30分钟，10分钟行针一次。

治疗3天后患者自诉阴茎能勃起，但进入阴道抽动数下即射精。

第二次治疗

因患者由于工作繁忙，不能按疗程行针灸治疗，经与患者沟通，行穴位埋线治疗。

（1）取穴

星状神经节＋气海、关元、中极、足三里、三阴交、太溪、肾俞、命门、长强、百会、曲骨。

（2）操作

患者仰卧位，取胸锁关节上2.5cm、中线旁开1.5cm处双侧星状神经节点标记之，碘伏常规消毒，取7#埋线针刀，右手持针，左手拇指加压固定，刃口线与躯干纵轴平行，针体与皮肤垂直，快速刺入皮肤，直达第六颈椎横突前结节，埋线后出针，术毕，压迫针眼止血，创可贴贴敷针孔。

各个配穴用记号笔标记之，碘伏常规消毒，分别取7#埋线针刀和一段2cm的PGA线，用线体对折旋转埋线法将线体埋入穴位后出针，压迫针眼止血并用创可贴贴敷针孔。

嘱患者埋线治疗2周做1次，3天不能洗澡，预防感染。

治疗后患者自诉身体无任何不适，但第二天打电话述说埋线后阴茎勃起明显，性生活非常满意。

第三次治疗

为巩固疗效，患者要求再治疗一次。星状神经节埋线治疗同前。

治疗后该患者性功能恢复，腰酸乏力消失，睡眠佳，精力旺盛。

经验体会：阳痿又称勃起功能障碍，是指在有性欲要求时，阴茎不能勃起或勃起不坚，或者虽然有勃起且有一定的硬度，但不能保持性交的足够时间，因而妨碍性交或不能完成性交。阳痿分先天性和病理性两种，前者不多见，不易治愈；后者多见，而且治愈率高。

阳痿又称“阳事不举”，是最常见的男子性功能障碍性疾病。国内有关调查表明，发生率随年龄的增长而上升，男子在50岁以后多发，64～70岁达高峰。多数为功能性，少数为器质性。阳痿患者大多数伴有不同程度的心理性因素。

中医认为，阳痿的主要病理机制是肾之精气亏虚或（和）气血不利、肝失疏泄。

治疗当以培肾固本，疏调肝气为主。故以穴位埋线的长效针灸刺激作用来平衡阴阳，协调脏腑，促进宗筋功能。选穴中，以太冲、涌泉疏调肝气，培肾固本；太溪培元益肾健腰；曲骨加强总任阴经之作用，并加强疏调肝、肾、脾经之力。中极、关元、气海补肾元，益气固精；命门、百会温肾壮阳，升阳固脱；三阴交贯通肝、脾、肾三经，调理三阴之虚实，补益三阴。数穴同用，使勃起恢复正常。

星状神经节是人体重要的交感神经节之一，其作用涉及自主神经系统、心血管系统、内分泌系统和免疫系统。此方法有助于维持机体内环境的稳定性，使许多自主神经失调性病症得到纠正。其通过调节丘脑的机能以维护内环境的稳定，使机体的自主神经功能、内分泌功能和免疫功能保持正常。其外周分布区域的交感神经纤维支配的心血管运动、腺体分泌、肌肉紧张、支气管收缩及痛觉传导也受到抑制。交感神经节是功能相同的交感神经元在中枢以外的周围部位集合而成的结节状构造。人体在正常情况下，功能相反的交感和副交感神经处于相互平衡制约中。在这两个神经系统中，当一方起正作用时，另一方则起负作用，很好的平衡协调和控制身体的生理活动。

手卡指压式星状神经节埋线术治疗性功能障碍可能是：一方面通过抑制中枢和外周交感神经活动，将处于病理性亢进状态的交感神经兴奋性调节至正常水平，从而有效地抑制应激性刺激引起的下丘脑交感神经中枢的过度兴奋。另一方面调节交感与副交感神经系统之间达到一个新的平衡。其可能机制为：①降低下丘脑多巴胺、去甲肾上腺素等神经递质的水平，使之与5－羟色胺之间达到新的平衡，中枢神经系统重新恢复平衡和协调。②降低交感神经的兴奋性，使其所支配器官平滑肌松弛、蠕动减弱，延长了泌精过程，减轻射精紧迫感，推迟达到射精阈值的时间。③外周交感神经的活动的抑制，将处于病理性亢进的交感神经活动调节至正常水平并维持其稳态，从而使副交感神经的兴奋性得以恢复。副交感神经兴奋对神经元型NOS的活性具有促进作用，NO的合成增加，因此提高了NO的释放量，泌精和射精器官的平滑肌松弛而延缓射精。NO亦是诱导阴茎勃起的重要的神经递质，NO的释放增加有助于改善阴茎勃起，降低阴茎勃起的阈值，拉宽了与射精阈值之间的距离，从而需要更强的刺激才能达到射精的阈值而诱发射精，并降低射精的紧迫感。

【病例二】

姓名	闫某	性别	男	年龄	46岁
民族	汉族	婚姻	已婚	职业	工人
出生年月日	1970年12月20日	出生地	甘肃永昌	节气	立冬
记录医师	杨吉祥	记录日期	2016年11月19日		

主诉：阴茎勃起不全半年，加重1周。

现病史：患者于入院前半年无明显诱因出现阴茎不能勃起，偶有勃起不坚或坚而不久，无尿频、尿急、尿痛，无腹痛、腹泻，无头晕，无心悸、气短，无恶心、呕吐等症。患者未予重视，未行特殊检查及治疗。近1周，患者于性生活时阴茎不能勃起症状加重，以至于不能圆满进行正常的性生活。现患者为求进一步治疗前来就诊，经查体后以“性功能障碍”收住入院。患者自发病以来，精神可、食欲可、睡眠差，常入睡困难，易醒且醒后不易再入睡，多梦，夜间持续睡眠约2小时，大小便如常，近期体重无明显变化。

既往史：平素体健。否认高血压、糖尿病、冠心病等慢性病史，否认伤寒、结核、乙肝等慢性传染病史。无手术史、输血史、药物及食物过敏史。预防接种史不详。

个人史：生长于原籍，无长期外地居住史，无疫区居留史，无特殊化学品及放射线接触史。无特殊不良嗜好。

婚育史：20岁结婚，婚后孕有2子，儿子均体健。

家族史：父母去世，具体原因不详。否认家族遗传病史及传染病史。

体格检查：脊柱呈生理弯曲，无畸形，腰部、脊柱无叩击痛，双肾区无叩击痛，双下肢无水肿，生理反射存在，病理反射未引出。

辅助检查：①腰椎间盘CT平扫示：腰椎序列整齐，生理曲度存在，诸椎体及附件骨质密度减低，椎体缘见明显骨质增生，其椎体间隙未见明显变窄；$L_{4\sim5}$、$L_5\sim S_1$椎间盘见真空现象，诸椎体骨皮质连续，附件骨骨质结构完整，椎旁软组织未见明显异常，椎间小关节面骨质硬化，关节间隙不对称，部分椎间小关节见气体密度影，骨性椎管无狭窄，诊断意见：$L_{4\sim5}$、$L_5\sim S_1$椎间盘及部分椎间小关节变性；腰椎退行性变。②骨盆正位片示：骨盆骨质完整、骨皮质连续，诸关节结构正常、间隙清晰，双侧骶髂关节下缘变尖，所见腰椎边缘变尖。诊断意见：骨盆骨质结构未见明显异常；双侧骶髂关节骨质增生；腰椎骨质增生。

诊断：勃起功能障碍；腰椎间盘突出症。

治疗过程：

第一次：2016年11月20日

（1）取穴

星状神经节+足三里、关元、三阴交、太溪、肾俞。

（2）操作

患者仰卧位，取胸锁关节上2.5cm、中线旁开1.5cm处双侧星状神经节点标记之，碘伏常规消毒，取7#埋线针刀，右手持针，左手拇指加压固定，刃口线与躯干纵轴平行，针体与皮肤垂直，快速刺入皮肤，直达第六颈椎横突前结节，埋线后出针，术毕，压迫针眼止血，创可贴贴敷针孔。

其余穴位用PGA线体对折旋转埋线法。

十五天后回访，患者自诉不能勃起症状较治疗前稍有改善，不充分勃起时间较前有所延长。

第二次：2016 年 12 月 26 日

取穴：星状神经节 + 中极、阳陵泉、命门、长强、百会、曲骨、太冲、阴根穴。

星状神经节埋线操作同前；其余穴位用 PGA 线体对折旋转埋线法。

十五天后回访，患者自诉已能勃起，坚硬程度较前明显增加，勃起时间较前亦延长。

第三次：2017 年 1 月 11 日

取穴及操作同前。

治疗后患者自诉勃起功能障碍较前进一步改善。

经验体会：中医认为，阴茎勃起功能是充盛的肾气在肝的疏泄作用下直达外窍的结果，阴茎内通于精室，为肾之窍，又为足厥阴肝经的络属，故肾之精气亏虚或气血不利，肝失疏泄是阳痿的主要病理机制。治疗当以培肾固本，疏调肝气为主。太冲为足厥阴肝经的输穴、原穴，涌泉为足少阴肾经的井穴。太冲透涌泉，能利用 PGA 线体的长效刺激，充分发挥透穴法平衡阴阳，协调脏腑的功能，增强太冲、涌泉疏调肝气，培肾固本的作用。太溪为足少阴肾经之输穴、原穴，有较强的培元益肾健腰之功。二穴同用，可使肾气充盛，肝气疏调有度。曲骨是任脉与足厥阴肝经的交会穴，阴根穴位于耻骨联合下缘约 2.5cm 处之阴茎根部，是阴茎背神经分布的部位，此处既为任脉所经部位，又是肝经左右经脉环绕阴器的交会点，故利用曲骨透阴根穴以疏调任脉经气，加强总任阴经之作用，加强疏调肝、肾、脾经之力。中极、关元可补肾培元，益气固精。命门、百会可温肾壮阳，升阳固脱。三阴交是贯通肝、脾、肾三经之要穴，可调理三阴之虚实，补益三阴，清泄湿热。诸穴合用，阴阳相配，刚柔相济，相得益彰，恢复作强之官的功能。又因精血同源，气血同根，使曲骨透阴根穴能有效调整阴茎气血的充盈度。如是，数穴同用，充盛之肾气在肝的疏泄下随欲而达阴茎，使勃起恢复正常。

从西医学角度分析，阳痿的病因主要分为心理性和器质性两大类，但绝大多数器质性阳痿患者伴有不同程度的心理性因素，心理性和器质性因素常互为因果。故在积极治疗器质性病变的同时，也应积极进行心理治疗。在治疗过程中，除嘱病人进行坐浴及提肛锻炼，加强阴部肌肉的力量，改善阴部血液供应，提高神经敏感度外，还嘱病人在施行阴茎刺激法时，可进行意境想象，再加上对病人适当进行性生理与心理方面的知识宣传，综合效果令人满意。多数患者反映，此法可明显解除其紧张或忧郁的情绪，加深夫妻之间的感情沟通，阳痿向愈之速可明显加快。

目前多认为勃起功能障碍的病因与精神神经因素、神经系统病变、交感神经的紧张程度有关，星状神经节治疗可降低交感神经的紧张性。星状神经节是人体重要的交感神经节之一，其作用涉及自主神经系统、心血管系统、内分泌系统和免疫系统。此方法有助于维持机体内环境的稳定性，使许多自主神经失调性病症得到纠正。其通过调节丘脑的机能以维护内环境的稳定，使机体的自主神经功能、内分泌功能和免疫功能保持正常。其外周分布区域的交感神经纤维支配的心血管运动、腺体分泌、肌肉紧张、支气管收缩及痛觉传导也受到抑制。交感神经节是功能相同的交感神经元在中枢以外的周围部位集合而成的结节状构造。人体在正常情况下，功能相反的交感和副交感神经处于相互平衡制约中。在这两个神经系统中，当一方起正作用时，另一方则起负作用，很好的平衡协调和控制身体的生理活动。手卡指压式星状神经节埋线术治疗性功能障碍可能是通过协调交感神经和副交感神经平衡，一方面调节患者情绪及心理功能，另一方面通过神经纤维传入下丘脑，影响副交感神经功能，从而使性器官腺体分泌增加，血管充盈，达到治疗目的。

（马重兵　祁文　杨吉祥　杨才德）

第三十一节　早泄

早泄（premature ejaculation，PE）是一种常见的男性性功能障碍，18～65 岁男性中，发病率为20%～30%，病因不明，不仅影响患者的性生活，还影响患者的情绪，甚至导致心理疾病，但是只有很少的患者（9%）寻求治疗。指南推荐国际性医学会（The International Society for Sexual Medicine，ISSM）以循证为基础的全新定义（原发性和继发性）：①射精总是或者几乎总是发生在阴茎插入阴道之前或者插入阴道后约 1 分钟内（原发性），或临床上射精潜伏时间显著而令人苦恼地减少，大约或者不足 3 分钟（继发性）；②在所有或者几乎所有的阴道插入后射精无法延迟/控制；③产生消极后果：如苦恼、烦恼、挫折感、避免性接触。

不同组织给出 PE 的定义略有不同，但概括起来都包含以下 3 点：较短的射精潜伏时间、较差的射精控制以及消极的情绪结果。

一、诊断

基于患者的病史和性生活史进行论断。按照病史可将早泄分为原发性或继发性，在诊断时应注意 PE 为境遇性（特定环境或特定伴侣）还是持续出现。应特别注意射精潜伏期、性刺激强弱、对生活质量的影响以及有无不当使用药物和毒品。

应注意区分 PE 和勃起功能障碍（erectile dysfunction，ED）。许多 ED 患者，因为勃起障碍的焦虑而引起继发性 PE。还有些患者，将过早射精后的阴茎疲软视为 ED，实际是 PE。PE 诊断四要素为：阴茎插入阴道内的射精潜伏期（intravaginal ejaculation latency，IELT）、射精控制力、苦恼及与射精功能障碍有关的人际交往困难。

二、治疗

（一）心理/行为疗法

行为治疗主要包括Semans的“动－停”法和Masters和Johnson改进的“挤捏法”。

1. “动－停”法

伴侣帮助刺激阴茎，患者感到有射精冲动时即示意停止，待冲动消失后重新开始。

2. “挤捏法”

在患者射精前，伴侣用手挤压龟头。

以上方法通常都需3个循环后再完成射精。

3. 性交前自慰

适用于青年男性。手淫射精后阴茎脱敏，导致显著的射精延迟。如果存在与PE相关的心理因素如焦虑，则需相应治疗。总体上，心理/行为治疗的短期有效率为50%～60%，但是因为研究中缺乏对照组使得行为治疗的有效性缺乏数据支持。而且一项随机双盲交叉研究的结果提示，药物治疗（如氯丙咪嗪、舍曲林、帕罗西汀和西地那非等）延长IELT的效果显著优于心理/行为治疗；而且，临床经验提示心理/行为治疗的长期疗效不确定。心理/行为治疗联合药物的价值更大。在一项前瞻性、随机对照研究中，心理/行为治疗联合达泊西汀的效果显著优于单用达泊西汀治疗原发性早泄的效果。

（二）药物治疗

1. 西医治疗

药物治疗包括按需服用达泊西汀（一个快速起效的SSRI，唯一被批准用于PE治疗的药物）或别的未被批准的抗抑郁药，如每日应用的SSRI及氯丙咪嗪，这些药不适用于按需服用。对于所有的用于早泄治疗的抗抑郁药物，停药后早泄会复发。

2. 中药治疗

肝经湿热证用龙胆泻肝汤加减；阴虚火旺证用知柏地黄丸加减；心脾亏损证用归脾汤加减；肾气不固证用金匮肾气丸加减。

（三）埋线特色疗法

1. 取穴

性五针（乳突下、星状神经节、次髎、举阳、阳痿）。

2. 定点

乳突下点：乳突尖下方、寰椎横突前缘处。

星状神经节点：第六颈椎横突前结节略下方处。

次髎点：在髂后上棘与后正中线之间，适对第二骶后孔。

举阳穴：秩边与环跳连线中点（约当梨状肌下口处）。

阳痿穴：肾俞上2.5寸，后正中线旁开1寸。

3. 疗程

3次1疗程，3~6次效佳。同时，可配合背俞穴及远端选穴来治疗。嘱患者畅情志，适劳逸。

【参考文献】

[1] 杨林，贺大林.2015版欧洲性功能障碍指南最新简介——早泄［J］.现代泌尿外科杂志，2016，21（9）：717－719.

三、典型病例

姓名	豆某	性别	男	年龄	23岁
民族	汉族	婚姻	已婚	职业	农民
出生年月日	1993年12月3日	出生地	甘肃临夏	节气	秋分
记录医师	祁文	记录日期	2016年10月3日		

主诉：早泄3月余。

现病史：患者自诉于入院前3个月结婚，与妻子为琐事发生口角后，即感性生活无法完成，伴心悸，脾气暴躁，患者未予重视。1个月前出现腰困，易出汗、乏力，阴茎勉强勃起，但持续时间仅有1~2分钟，勉强能插入阴道或无法插入阴道即射精，没有晨勃，心情急躁，性格有抑郁倾向。求医于个体诊所，服用“壮腰健肾丸”“参茸固精片”“男宝”等，上述症状未见明显缓解。遂求诊于针灸科，以“男性性功能障碍（早泄）”收住入院。诊见：脉弦细，舌质暗红。自发病以来，神志清楚，精神状态差，饮食尚可，睡眠差，大小便如常，近期体重未见明显变化。

既往史：既往“甲肝”病史5年。否认高血压、糖尿病、冠心病等慢性病史。否认外伤史及输血史。1年前行包皮环切术。否认药物及食物过敏史。预防接种史不详。

个人史：生长于原籍，否认疫区居留史，否认冶游史。有吸烟、饮酒等嗜好。

婚育史：23岁结婚，未育。配偶体健。

家族史：父母健在。否认家族遗传病史及传染病史。

体格检查：体温36℃，脉搏78次/分，呼吸19次/分，血压110/85mmHg，口唇无发绀，听诊双肺呼吸音清，双肺未闻及干湿性啰音。心率78次/分，律齐，心音弱，各瓣膜听诊区未闻及病理性杂音。脊柱呈生理弯曲，无畸形，脊柱无叩击痛，双肾区无叩击痛，双下肢无水肿，生理反射存在，病理反射未引出。

辅助检查：血常规均正常，随机血糖 4mmol/L，生化全项亦正常，心电图示：①窦性心律；②电轴正常；③正常心电图，B 超：无异常。

诊断：男性性功能障碍（早泄）。

治疗过程：

第一次治疗

（1）取穴

星状神经节 + 长强、太溪、肾俞、关元、中极、三阴交、肝俞、胆俞、心俞、太冲。

（2）操作

患者仰卧位，取胸锁关节上 2.5cm、中线旁开 1.5cm 处双侧星状神经节点标记之，碘伏常规消毒，取 7#埋线针刀，右手持针，左手拇指加压固定，刃口线与躯干纵轴平行，针体与皮肤垂直，快速刺入皮肤，直达第六颈椎横突前结节，埋线后出针，术毕，压迫针眼止血，创可贴贴敷针孔。

其余穴位用记号笔标记之，碘伏常规消毒，分别取 7#埋线针刀和一段 2cm 的 PGA 线，用线体对折旋转埋线法将线体埋入穴位后出针，压迫针眼止血，用创可贴贴敷针孔。

嘱患者 2 周埋线治疗一次，3 天禁洗澡。针眼微痛为正常，有红肿热痛随即就诊。

治疗后一天患者自诉身体无任何不适，一周后感阴茎稍有晨勃。嘱患者禁性生活。

第二次治疗

同第一次治疗。

治疗后效果比第一次治疗改善明显，但为了彻底医治，嘱患者暂禁性生活，加强身体锻炼，每天坚持跑步 2000 米，做俯卧撑 10 ~ 20 个。

第三次治疗

前 2 次治疗效果明显，心悸、脾气好转，患者要求减少穴位，遂去胆俞、肝俞、心俞、太冲。调整治疗方案如下：

取穴：星状神经节 + 长强、太溪、肾俞、关元、中极、三阴交。

埋线操作同前。

治疗后阴茎勃起有力，能插入阴道，可以进行正常活动，时间 2 分钟左右。

为巩固疗效，患者如第 3 次治疗方案连做 3 次，共计 6 次，治疗后性生活满意，时间达 5 ~ 10 分钟。

经验体会：早泄的治疗方法多采用心理/行为疗法和药物疗法，但由于心理/行为疗法要长时间配合，且疗效不确切，很难坚持完成治疗周期。口服药物包括按需服用达泊西汀（一个快速起效的 SSRI，唯一被批准用于 PE 治疗的药物）或别的未被批准的抗抑郁药，如每日应用的未获批准的选择性 5 - 羟色胺再摄取抑制剂 SSRI 及氯丙咪嗪，这些药不适用于按需服用。对于所有的用于早泄治疗的抗抑郁药物，停药后早泄会复发。

埋线是在中医理论的指导下，采用传统针灸方式结合现代医疗技术方法，将特异的线体埋置于穴位或神经敏感区，激发经络之气，通过多系统、多层次、多环节调节机能，对穴位产生长久的刺激，延长针刺的效应时间，达到防病治病的目的。

中医认为，肾虚不固是早泄的主要病机，邪扰精关是基本特点。治疗以补虚固涩，祛邪固精为基本原则。长强为足少阴肾经与督脉交会穴，又为督脉之别，络任脉，刺之能通任脉，调肾气。太溪为肾的元气经过和留止的部位，能调补肾经元气，加强肾气对精室的固摄作用。肾俞为背俞穴，为肾气输注之处，是治疗男性疾病的要穴，常与关元，中极相配伍。中极、关元补肾元，益气固精；三阴交贯通肝、脾、肾三经，调理三阴之虚实，补益三阴。太冲疏调肝气，培肾固本。数穴同用，局部取穴与远端取穴相结合，能充分发挥经络腧穴平衡阴阳，扶正祛邪的作用。

人类的射精过程受到大脑神经中枢系统 - 下丘脑、垂体等与来自于脊髓 $T_{11} \sim L_2$ 交感神经节发出的交感神经节后纤维和骶髓 $S_{2\sim4}$ 分出的神经纤维支配与控制。下丘脑调节腺垂体和外周内分泌功能，与人类内分泌系统生理功能和性功能有直接联系的是多巴胺、5 - 羟色胺、去甲肾上腺素等。多巴胺对射精起着促进作用，5 - 羟色胺则抑制射精。男性性反射过程是感受器受刺激后，通过阴茎背神经、阴部神经等将痛、温、触觉信息传送到相应的神经中枢，神经中枢再发出信息通过骶神经、阴部神经等输出神经作用于球海绵体肌、坐骨海绵体肌等效应器上，控制勃起及射精。

刺激星状神经节对自主神经系统、下丘脑、内分泌系统和免疫系统均有良好的双向调节作用，对维护内环境稳定，纠正自主神经系统功能失调可发挥独特的功效。星状神经节埋线术正是对下丘脑前部的高位神经中枢起了双向调节作用，使失衡紊乱的中枢神经恢复了平衡、协调，从而也使多巴胺、5 - 羟色胺、去甲肾上腺素等神经递质趋于平衡、协调、建立起正常的性反应机制。

【参考文献】

[1] 杨林，贺大林 . 2015 版欧洲性功能障碍指南最新简介——早泄 [J]. 现代泌尿外科杂志，2016，21 (9)：717 - 719.

(马重兵　祁文　杨才德)

第三十二节　感音神经性聋

内耳毛细胞、血管纹、螺旋神经节、听神经或听觉中枢器质性病变均可阻碍声音的感受与分析或影响声信息传递，由此引起的听力减退或听力丧失称为感音神经性聋。WHO 听力障碍分级（1997）≤25dB 听力正常；26 ~ 40dB 轻度耳聋（3 ~ 5m 之外常听不清楚）；41 ~ 60dB 中度聋（距离 1m，常听不清楚）；61 ~ 80dB 重度聋（在耳旁需要大声才能听到）；81dB 以上极重度聋（能够听到非常响的声音，分不清言语）。

一、病因及临床表现

根据临床常见程度与重要性分述如下：

1. **药物性聋**（drug - induced hearing loss；ototoxicity）

是因抗生素、水杨酸盐、利尿类、抗肿瘤类等药物应用过程或应用以后发生的感音神经性聋。常见的耳毒性药物有：氨基糖苷类抗生素如链霉素、庆大霉素、卡那霉素、新霉素、妥布霉素等，多肽类抗生素如万古霉素、多黏菌素等。抗肿瘤类药物如氮芥、卡铂、顺铂等。利尿类药物如呋塞米、依他尼酸等，以及水杨酸盐类药物、含砷剂、抗疟剂等。此外，酒精中毒、烟草中毒，磷、苯、砷、铅、一氧化碳中毒等亦可损害听觉系统。

2. **突发性聋**（sudden deafness）

突然发生的原因不明的感音神经性聋，多在三日内听力急剧下降。确切病因尚不清楚，目前认为可能与病毒感染、迷路水肿、血管病变、迷路窗破裂以及铁代谢障碍有关。本病临床特征为：①突然发生的非波动性感音神经性听力损失，常为中或重度；②原因不明；③可伴耳鸣；④可伴眩晕、恶心、呕吐，但不反复发作；⑤除第Ⅷ对脑神经外，无其他脑神经受损症状；⑥单耳发病居多，亦可双侧同时或先后受累，双侧耳聋则往往以一侧为重。

3. **遗传性耳聋**（hereditary hearing loss）

系继发于基因或染色体异常等遗传缺陷（genetic defect）的听觉器官发育缺陷而导致的听力障碍。出生时已存在听力障碍者称为获得性先天性（acquired congenital）遗传性聋。

遗传性聋多为伴有其他部位或系统畸形的遗传异常综合征。如伴有骨骼畸形的下颌面骨发育不全综合征（Treacher - Collins syndrome）、颅面骨发育不全综合征（Crouzon disease），以小颌、舌下垂、耳畸形及进行性感音神经性聋为主要特征的佩吉特病（Paget disease），以性腺功能低下（hypogonadism）、共济失调及耳聋为主要特征的 Richards - Rundel 病则属获得性先天遗传性聋。

4. **老年性聋**（presbycusis）

为伴随年龄老化（一般发生在 60 岁以上）而发生的听觉系统退行性变导致的耳聋，多因螺旋神经节细胞萎缩或耳蜗基底膜特性改变而致。临床表现为同时或先后出现的双侧性听觉障碍，听力减退多逐渐发生，两侧耳聋程度可相似，亦可能轻重不一，早期常以高频听力损失为主，缓慢累及中频与低频听力，可伴高调持续耳鸣。

5. 其他较常见的感音神经性聋

（1）先天性聋

由妊娠期母体因素或分娩因素引起的听力障碍。

（2）噪声性聋

指急性或慢性强声刺激损伤听觉器官而引起的听力障碍。

（3）创伤性聋

指头颅外伤、耳气压伤或急、慢性声损伤导致内耳损害而引起的听力障碍。

（4）病毒或细菌感染性聋

各种病毒或细菌感染性疾病如累及听觉系统，损伤耳蜗、前庭、听神经，或引起病毒性或细菌性迷路炎，均可导致单侧或双侧非波动性感音神经性聋。

（5）全身疾病相关性聋

某些全身系统性疾病如高血压与动脉硬化、糖尿病、慢性肾炎与肾衰竭、系统性红斑狼疮、甲状腺功能低下等造成内耳损伤，导致感音神经性聋。

（6）某些必需元素代谢障碍与感音神经性聋

目前认为，碘、锌、铁、镁等必需元素代谢障碍与感音神经性聋有关。

（7）自身免疫性内耳病与感音神经性聋

自身免疫性内耳病为局限性自身免疫损害。

二、诊断

在系统收集患者病史、个人史、家族史的基础上，进行临床全面体检与听力学检查，必要的影像学、血液学、免疫学、遗传学等方面的实验室检测。

三、治疗

（一）西医治疗

一般原则是，早期发现、早期诊疗，适时进行听觉言语训练，适当应用人工听觉。目前尚无特效药物或手术疗法能使感音神经性聋患者完全恢复听力。

1. 药物疗法

发病初期及时正确用药是治疗成功的关键。首先应根据耳聋病因与类型选择适当药物。例如：对已在分子水平查明遗传缺陷的遗传性聋可探索相应的基因疗法，对病毒或细菌感染致聋的早期可试用抗病毒、抗细菌药物，对自身免疫性聋可试用类固醇激素和免疫抑制剂，对因某些必需元素代谢障碍引起的感音神经性聋可试用补充缺乏元素或纠正代谢障碍的药物。此外，临床较常用的辅助治聋药物有血管扩张剂、降低血液黏稠度和血栓溶解药物、神经营养药物以及能量制剂等，可酌情选用。

2. 高压氧疗

单纯高压氧治疗感音神经性聋无肯定疗效，但对早期药物性聋、噪声性聋、突发性聋、创伤性聋等有一定辅助治疗作用。

3. 手术疗法

着眼于改善局部血液循环，使内耳可逆损害部分恢复功能。对双耳重度或极度聋患者可选择较重侧试行内听道肌肉血管连接术（meatomyosynangiosis）或内淋巴囊血管重建术等。

4. 听觉言语训练

先天性聋患儿不经听觉言语训练，必然成为聋哑人；双侧重度听力障碍若发生在幼儿期，数周后言语能力即可丧失；即使已有正常言语能力的较大儿童，耳聋发生以后数月，原有的言语能力可逐渐丧失。因此，对经治疗无效的双侧中重度、重度或极重度聋学龄前儿童，应及早借助助听器或植入式助听技术等人工听觉，运用言语仪、音频指示器等适当仪器，进行听觉言语训练，使患儿能听懂他人口头语言，建立接受性与表达性语言能力。

5. 其他

助听器选配和植入式助听技术。

（二）中医治疗

1. 中药治疗

风热侵袭证用银翘散加减；肝火上炎证用龙胆泻肝汤加减；痰火郁结证用清气化痰汤加减；气滞血瘀证用通窍活血汤加减；肾精亏损证用耳聋左慈丸加减；气血亏虚证用归脾汤加减。

2. 埋线特色疗法

（1）主穴

星状神经节、乳突下、听宫、风池、外关。

（2）定点

星状神经节点：第六颈椎横突前结节略下方处。

乳突下点：乳突尖下方、寰椎横突前缘处。

听宫：位于面部，耳屏正中与下颌骨髁突之间的凹陷中。

风池：项部枕骨下，斜方肌上部外缘与胸锁乳突肌上端后缘之间凹陷处。

外关：位于前臂背侧，当阳池与肘尖的连线上，腕背横纹上 2 寸，尺骨与桡骨间隙中点。

（3）疗程

3 次 1 疗程，3 ~ 6 疗程效佳。同时可配合辨证取穴。

四、典型病例

姓名	刘某	性别	女	年龄	54岁
民族	汉族	婚姻	已婚	职业	无
出生年月日	1960年5月16日	出生地	兰州永登	节气	立夏
记录医师	周勇	记录日期	2015年5月18日		

主诉：左耳突发性听力下降1月余。

现病史：患者自诉于本次入院前1月余，无明显诱因突然出现左耳听力下降、耳鸣、头痛、头晕、恶心等症。耳鸣昼轻夜重，头晕呈持续性、头痛呈放射性，疼痛发作后可持续数秒至数小时，间歇期完全无痛可持续数小时，伴眼部肿胀。患者病程中无脱发，无口干、眼干，无对光过敏，无腹痛、腹泻，无血管、降脂、抗血小板皮疹，无雷诺现象。患者曾于兰州军区总医院就诊，诊断为“神经性耳聋”，给予口服扩张聚集药物等治疗，患者自觉服药后效果一般。现患者自诉左耳几乎无听力，伴持续性耳鸣、头晕、头痛，并伴有双上肢的麻痛感，夜间睡眠受影响。无明显发热，无心前区疼痛。现患者为求进一步治疗前来就诊，门诊以“神经性耳聋”收住入院。患者自发病以来，精神可、食欲可、睡眠差，大小便如常，近期体重无明显变化。

既往史：既往颈椎病史2年余；三叉神经痛病史3个月。否认高血压、糖尿病、冠心病等慢性病史。否认结核、乙肝、伤寒等急慢性传染病史。否认外伤及输血史。否认药物及食物过敏史。预防接种史不详。

个人史：生长于原籍，无长期外地居住史，无疫区居留史，无特殊化学品及放射线接触史。无特殊不良嗜好。

月经史：13岁月经初潮，月经周期28~30天，经期4~5天，既往月经规律，经量适当，无痛经史，无异常阴道流血史，白带正常，约45岁停经。

婚育史：20岁结婚，婚后孕有2女1子，配偶体健，子女均体健。

家族史：父母体健。否认家族遗传病史及传染病史。

专科情况：患者额部皮肤皱纹相同，无变浅，无消失，眉目外侧对称，无下垂。抬眉运动、皱眉运动正常。双侧眼裂对称，眼睑无抽搐、无肿胀，眼结膜无充血、溃疡，无流泪。耳廓、外耳道口、外耳道无异常，鼓膜无穿孔。林纳试验：左耳气导 > 骨导（均短于正常），施瓦巴替试验：缩短（+）。双面颊部对称，无感觉减退。左侧上唇部皮肤受触后可引发疼痛感，向左侧耳前放射。张口时左侧耳前区域疼痛感并局部压痛阳性，VAS评分4分。

辅助检查：2015年5月18日兰州大学第二医院头颅MRI示：①左侧基底节区陈旧性腔隙灶；②双侧半卵圆中心轻度脱髓鞘改变；③双侧三叉神经脑池段神经-血管解

除征象，左侧为著，请结合临床，随机血糖 9.7mmol/L，心电图示：窦性心律 78 次/分；电轴左偏（17°）；心肌供血不足，听力检查：左 50dB，右侧 20dB。

诊断：神经性耳聋；混合型颈椎病；三叉神经痛。

治疗过程：

第一次治疗

（1）取穴

椎五针（枢中点，枢外点，双侧项 A 点）＋星状神经节。

（2）操作

患者俯卧位，取颈部阳性反应点标记之，碘伏常规消毒，取 7#埋线针刀，右手持针，左手拇指加压固定，刃口线与躯干纵轴平行，针体与皮肤垂直，快速刺入皮肤，直达病灶或骨面，埋线后行松解，有松动感后出针，术毕，压迫针眼止血，创可贴贴敷针孔。

星状神经节埋线，患者取枕平卧，取胸锁关节上 2.5cm、中线旁开 1.5cm 处双侧星状神经节点标记之，碘伏常规消毒，取 7#埋线针刀，右手持针，左手拇指加压固定，刃口线与躯干纵轴平行，针体与皮肤垂直，快速刺入皮肤，直达第六颈椎横突前结节，埋线后出针，术毕，压迫针眼止血，创可贴贴敷针孔。嘱患者平静呼吸，观察生命体征。

治疗后次日查房患者自诉头晕头痛症状明显减轻，左侧面部胀痛感较前有缓解，打电话时自觉听力较前有很大改善，耳鸣声减小，沉闷。

第二次治疗

（1）取穴

星状神经节＋颈五针（颈中点、关节柱点）。

（2）操作

患者去俯卧位，取颈部阳性反应点标记，碘伏常规消毒，取 7#埋线针刀，右手持针，左手拇指加压固定，刃口线与躯干纵轴平行，针体与皮肤垂直，快速刺入皮肤，直达病灶或骨面，埋线后行纵形切割、松解，有松动感后出针，术毕，压迫针眼止血，创可贴贴敷针孔。

星状神经节埋线操作同前。

治疗结束后嘱患者平静呼吸，监测生命体征。

治疗后次日查房患者自诉头痛症状消失，眼干涩较前明显减轻。左面部胀痛感继续减轻；洗脸、刷牙时偶有不适。左耳耳鸣症状减轻（间歇性耳鸣，间歇期数分钟至数小时不等），听力同第一次治疗。

第三次治疗

取穴：星状神经节＋椎五针＋颈五针。

取星状神经节点及颈部阳性反应点操作，方法同前。

治疗第二日查房患者自诉头晕、头痛、眼干涩及颈部不适感消失。左侧面部不适感基本消失，说话、洗脸、刷牙等未诱发左侧面部不适。耳鸣同第二次治疗，听力较前有明显的恢复。复查听力检查：左 40dB，右侧 20dB。

第四次治疗

星状神经节埋线治疗方法同前。

治疗后患者自诉左侧面部已无不适，现夜间睡眠佳，夜间持续睡眠时间约 6 小时。自觉左耳耳鸣间歇期延长，听力明显改善。患者要求出院，经上级医师同意今日出院。嘱其 15 日后门诊复查。

第五次治疗

星状神经节埋线治疗方法同前（门诊治疗）。

治疗后患者自诉无不适，现夜间睡眠佳。耳鸣及听力改善，日常生活基本不受影响。

第六次治疗

星状神经节埋线治疗方法同前（门诊治疗）。

治疗后患者自诉仍偶有耳鸣但日常生活基本不受影响。听力较入院时明显恢复，听力检查，听力轻度受损。

经验体会：神经性耳聋是指病变位于螺旋器的毛细胞听神经，或各级听中枢对声音的感受与神经冲动的传导发生障碍所引起的听力下降，甚至听力消失的一种病症。主要有三种类型：感音神经性耳聋、传导神经性耳聋、混合神经性耳聋。神经性耳聋的临床表现以听力障碍减退甚至消失、患者常自觉耳中有蝉鸣或回荡其他各种周期声响为主。血管痉挛、血流障碍可引起耳聋，血液呈易凝状态，微循环障碍、微血栓形成、血液瘀滞是主要原因。

星状神经节又称颈胸交感神经节，主要由第七、八颈交感神经节与第一胸交感神经节融合而成，是支配头面部、颈部、上胸部及上肢的主要交感神经节。

星状神经节埋线治疗神经性耳聋的机制，可能与扩张头面部及颈部血管，从而增加内耳血流，改善缺氧，解除迷路水肿及血管痉挛，改善内耳微循环，使内耳淋巴压力降低，增进神经营养，促进炎症消退有关。同时，长效刺激星状神经节可增加脑部血流量，发挥内因性抗生素作用。因此，星状神经节埋线通过改善头颈部血液循环，调节听觉传导通路及听觉中枢功能，达到治疗神经性耳聋的目的。

【参考文献】

[1] 刘俊杰，赵俊．现代麻醉学［M］．北京：人民卫生出版社，1994.

（冯广君　周勇　杨才德）

第三十三节　慢性中耳炎

急性化脓性中耳炎症病程超过 6 ~ 8 周时，病变侵及中耳黏膜、骨膜或深达骨质，造成不可逆损伤，常合并存在慢性乳突炎，称为慢性化脓性中耳炎（chronic suppurative otitis media）。慢性化脓性中耳炎是耳科常见病之一，以反复耳流脓、鼓膜穿孔及听力下降为主要临床特点，严重者可引起颅内外并发症。

一、临床表现

根据病理及临床表现，传统上将本病分为三型，即单纯型、骨疡型和胆脂瘤型。但单纯型有时可见肉芽及小胆脂瘤病变，骨疡型和胆脂瘤型可合并存在。根据近年来国内外研究进展分为静止期和活动期。

1. **静止期**

平时除听力稍差外，无明显症状，有些患者可保持静止期数十年不发作。上呼吸道感染时，流脓发作；分泌物呈黏液性或黏脓性，一般不臭，鼓膜穿孔位于紧张部，多呈中央性穿孔，大小不一。听觉减退一般为轻度传导性耳聋。CT 检查无肉芽及胆脂瘤。

2. **活动期**

耳持续性流黏稠脓，可有臭味，如有肉芽或息肉出血，则脓内混有血丝或耳内出血。可见鼓膜边缘性穿孔、紧张部大穿孔或完全缺失。通过穿孔可见鼓室内有肉芽或息肉；有带的息肉从穿孔脱出，可堵塞于外耳道内，妨碍引流。患者多有较重的传导性聋。颞骨 CT 扫描示上鼓室、鼓窦及乳突内有软组织阴影，可伴部分骨质破坏。此型中耳炎可发生各种并发症。

二、治疗

治疗原则为消除病因，控制感染，清除病灶，通常引流，尽可能恢复听力。

（一）西医治疗

1. **病因治疗**

及时治愈急性化脓性中耳炎，并促使鼓膜愈合。积极治疗上呼吸道疾病，如慢性扁桃体炎、慢性腺样体炎、慢性鼻窦炎等。

2. **局部治疗**

包括药物治疗和手术治疗。依不同类型病变而定。

（1）静止期，以局部用药为主。

（2）活动期，以清除病变、预防并发症为主，尽力保留听力相关结构。

（二）中医治疗

1. 中药治疗

风热外侵证用蔓荆子散加减；肝胆火盛证用龙胆泻肝汤加减；脾虚湿困证用托里消毒散加减；肾阴虚证用知柏地黄丸加减，肾气虚证用肾气丸加减。

2. 埋线特色疗法

（1）主穴

星状神经节、乳突下、听宫、风池、外关。

（2）定点

星状神经节点：第六颈椎横突前结节略下方处。

乳突下点：乳突尖下方、寰椎横突前缘处。

听宫：位于面部，耳屏正中与下颌骨髁突之间的凹陷中。

风池：项部枕骨下，斜方肌上部外缘与胸锁乳突肌上端后缘之间凹陷处。

外关：位于前臂背侧，当阳池与肘尖的连线上，腕背横纹上 2 寸，尺骨与桡骨间隙中点。

（3）疗程

3 次 1 疗程，3～6 疗程效佳。

三、典型病例

姓名	李某	性别	男	年龄	79
民族	汉族	婚姻	已婚	职业	农民
出生年月日	1937 年 9 月 4 日	出生地	甘肃靖远	节气	立冬
记录医师	李冲锋	记录日期	2016 年 11 月 20 日		

主诉：左耳反复流脓 3 年，加重 1 周。

现病史：患者 3 年前由于受凉出现咳嗽、咽痛。由于家务较忙较累未予以治疗，1 周后发现左耳道流出色黄臭味的脓性分泌物，并且左耳听力下降，遂引起注意。当时自服消炎药（具体药物及剂量不详）症状时轻时重，左耳道内反复有脓性分泌物流出。3 年来，虽经多方医治但疗效不佳，以后每遇劳累则左耳道内就会出现稀水状脓性分泌物，并且持续迁延不愈。近 1 周来，因操劳过度，外加休息不好，左耳道内又出现稀水状脓性分泌物，为进一步治疗，遂来就诊，门诊以“慢性中耳炎”收住入院。患者发病以来自感少气乏力，眩晕耳鸣，五心烦热，腰膝酸软，但无头痛、发热，无心悸、胸闷，大小便如常。体重未见明显变化。

既往史：1976 年由于车祸导致左腿股骨骨折行手术治疗。2004 年因白内障在靖远县人民医院眼科行白内障摘除术。否认高血压、冠心病等慢性病史。否认结核、乙肝、伤寒等急慢性传染病史。否认输血史。否认药物及食物过敏史。预防接种史不详。

个人史：生长于原籍，无长期外地居住史，无疫区居留史，无特殊化学品及放射线接触史。25 岁吸烟，每天吸 6～8 支不等，52 岁戒烟，无其他不良嗜好。

家族史：父母已故，死因不详。否认家族遗传病史及传染病史。

专科情况：右耳外耳道洁净，未见异常分泌物。左耳外耳道有清水样分泌物，量少，无臭味，做耳道清洁后，耳镜检查未发现鼓膜穿孔，鼓室内可见肉芽，双乳头区无红肿、无压痛；双颜面部对称，触、痛觉正常。听力检查示，左耳传导性听力下降，纯音测听（PTA）35dB，气骨导差（ABG）45dB；右耳听力正常。

辅助检查：血常规：白细胞计数 $10.15\times10^{9}/L$，血红蛋白 125g/L，红细胞计数 $4.6\times10^{12}/L$，淋巴细胞百分比 21.8%，中性粒细胞百分比 56.7%，GRA 71.8%，血小板计数 $244\times10^{9}/L$；空腹血糖 5.0mmol/L；肝功能：白蛋白 39.7g/L，血清总胆红素 9.6μmol/L，谷丙转氨酶 23U/L，谷草转氨酶 21U/L；心电图示：①窦性心律；②电轴正常。

诊断：慢性中耳炎（肾阴亏虚）。

治疗过程：

第一次治疗

取穴：星状神经节、耳门、听宫、听会、翳风。

操作：星状神经节用手卡指压式埋线手法，患者仰卧位，取胸锁关节上 2.5cm、中线旁开 1.5cm 处双侧星状神经节点标记之，碘伏常规消毒，取 7#埋线针刀、4－0PGA 线体，右手持针，左手拇指加压固定，刃口线与躯干纵轴平行，针体与皮肤垂直，快速刺入皮肤，直达第六颈椎横突前结节，埋线后出针，术毕，压迫针眼止血，创可贴贴敷针孔。

其余腧穴均采用线体对折旋转埋线术。

治疗三天后患者自述耳鸣眩晕减轻，一周后耳道内所流液体基本消失，听力改善，患者自感效果明显。

第二次治疗

取穴：星状神经节、蝶腭神经节、耳门、听会、翳风、肾俞、太溪、太冲。

星状神经节埋线方法同前，其余腧穴采用线体对折旋转埋线术。

治疗后一周患者偶有耳鸣、眩晕，耳道内所流液体全部消失，听力较前明显改善，患者自感神清气爽。

第三次治疗

取穴：星状神经节、蝶腭神经节、耳门、听会、肾俞、脾俞、胃俞。

星状神经节埋线术操作同前，其余腧穴采用线体对折旋转埋线术。

治疗后患者耳鸣眩晕完全消失，听力较前明显改善，耳道内再未发现异常分泌物，患者自感耳聪目明。

出院医嘱：嘱患者多注意休息，起居规律。加强营养，预防感冒。

经验体会：慢性化脓性中耳炎是中耳黏膜、骨膜或深达骨质的慢性化脓性炎症，多因急性化脓性中耳炎延误治疗或治疗不当、迁延而成；或为急性坏死型中耳炎的直接延续。病程一般超过6~8周，反复患耳流脓，鼓膜穿孔及听力下降为主要临床特点。

中耳炎的发病诱因：①中耳炎是中耳黏膜的化脓性症，由咽鼓管途径感染。感冒后咽部、鼻部的炎症向咽鼓管蔓延，咽鼓管咽口及管腔黏膜出现充血、肿胀，纤毛运动发生障碍，引起中耳炎。常见的致病菌主要是肺炎球菌、流感嗜血杆菌等。②鼻涕中含有大量的病毒和细菌，如果两侧鼻孔都捏住用力擤，则压力迫使鼻涕向鼻后孔挤出，到达咽鼓管，引发中耳炎。③游泳时应避免将水咽入口中，以免水通过鼻咽部而进入中耳引发中耳炎。④外伤所致的鼓膜穿孔。⑤如果婴幼儿仰卧位吃奶，由于幼儿的咽鼓管比较平直，且管腔较短，内径较宽，奶汁可经咽鼓管呛入中耳引发中耳炎。⑥吸烟包括吸二手烟，也会引起中耳炎。吸烟可引起全身性的动脉硬化，尤其是香烟中的尼古丁进入血液，使小血管痉挛，血液黏度增加，给内耳供应血液的微动脉发生硬化，造成内耳供血不足，严重影响听力。⑥长时间用耳机听摇滚类的大分贝的音乐，如果时间较长的话，也容易引起中耳炎。

长效刺激星状神经节，使其分布于头颈部的交感神经纤维支配的心血管舒缩运动受到抑制，血管扩张、增加内耳血流，提高免疫系统功能，促进炎症消退。星状神经节还可通过下丘脑机制对机体的自主神经系统、内分泌系统和免疫系统的功能起到调节作用，从而有助于维持机体内环境的稳定。

（冯广君　李冲锋　杨才德）

第三十四节　梅尼埃病

梅尼埃病又称迷路积水，是由于内耳的膜迷路发生积水，以致出现发作性眩晕、耳鸣、耳聋、头内胀痛症状的疾病。梅尼埃病常见于中年人，初期多为单侧，随着病情的发展，9%~14%的患者可发展为双侧。病因不明，很多学者认为应属于身心疾病的范畴。梅尼埃病，发病的主要症状是眩晕。1861年Meniere医生（翻译成中文，这位医生叫梅尼埃，也称美尼尔），他首次对眩晕病人的平衡器官作了解剖，发现平衡器官有异常病理改变，压力增大，循环障碍，保持不了液体平面，从而揭开了眩晕的由来。

一、临床表现

眩晕往往无任何先兆而突然发作的剧烈的旋转性眩晕，常从梦睡中惊醒或于晨起时发作。病人自诉周围物体绕自身旋转，闭目时觉自身在空间旋转。病人常呈强迫体位，不敢活动，动则可使眩晕症状加重。在发病期间神志清楚。发作时有恶心、呕吐、出冷汗、颜面苍白及血压下降等症状。数小时或数天后，眩晕症状逐渐消失。

听力障碍，听力为波动性感音性耳聋，在早期眩晕症状缓解后，听力可大部或完全恢复，可因多次反复发作而致全聋。部分病人尚有对高音听觉过敏现象。

耳鸣为症状发作前之可能先兆，耳鸣为高音调，可能轻重不一，在发作前病人可能耳鸣加重，发作停止，耳鸣可逐渐消失。

同侧头及耳内闷胀感，多数病人有此症状，或感头重脚轻。

梅尼埃病除了发作期旋转、呕吐、患者难忍的痛苦以外，还可以使迷路、前庭、耳蜗器官损害，造成耳蜗毛细胞死亡和前庭功能丧失，引起耳聋、共济失调等危害性，为不可逆病变，现代医学将无法治愈。另外，中老年患者，多次发作还可影响脑血管调节机能及大脑微循环，从而加重脑供血不足，诱发脑梗死。

以往一般医生只是在眩晕发作期，应用脱水、镇静、止呕药暂时缓解急性症状，间歇期无药服或只限于西比灵、眩晕停，普遍感到控制再次发作不理想，即不能有效的治疗该病的原发病灶。

二、治疗

（一）西医治疗

输液是一种治疗的方法，临床验证部分病人能够缓解，多数病人效果不好。如果在液体中加上具有利尿作用的药，效果能好些，输液能够缓解眩晕的症状。能够暂时降低平衡器官中的迷路淋巴循环的压力，所以输液是一种缓解性的治疗。

（二）中医治疗

1. 中药治疗

肝阳上亢证用天麻钩藤饮加减；气血亏虚证用归脾汤加减；肾精亏损证用左归丸加减；痰浊中阻证用半夏白术天麻汤加减。

2. 埋线特色治疗

（1）主穴

星状神经节、定晕穴、内关、肝俞、丰隆。

（2）定点

星状神经节点：第六颈椎横突前结节略下方处。

定晕穴：风池穴上 1 寸。

内关点：当曲泽与大陵的连线上，腕横纹上 2 寸，掌长肌腱与桡侧腕屈肌腱之间。

肝俞点：第九胸椎棘突下旁开 1.5 寸。

丰隆点：位于小腿前外侧，外踝尖上 8 寸，胫骨前缘外二横指（中指）处。内与条口相平，当外膝眼（犊鼻）与外踝尖连线的中点。

（3）疗程

3 次 1 疗程。可配合椎五针效佳。

三、典型病例

【病例一】

姓名	侯某	性别	女	年龄	18 岁
民族	汉族	婚姻	未婚	职业	学生
出生年月日	1999 年 4 月 7 日	出生地	青海西宁	节气	立春
记录医师	芦红	记录日期	2017 年 2 月 16 日		

主诉：头晕、恶心、呕吐、耳鸣半年余，加重 1 周。

现病史：患者自诉于就诊前半年无明显诱因出现头晕、恶心、呕吐、耳鸣，头晕呈天旋地转感，不能睁眼，不能活动，呕吐物为胃内容物，常因担心睡觉时发生头晕而失眠，无头痛，无意识丧失，无胸闷气短，无四肢无力，无四肢抽搐，就诊于当地医院，给予输液治疗（具体药物及剂量不详）后，上述症状缓解。患者自诉于就诊前 1 周上述症状再次出现，自行服用“盐酸氟桂利嗪胶囊”“天麻片”“甲氧氯普安片”（具体剂量不详），上述症状稍缓解，患者及家属为进一步诊治，遂来就诊，门诊以“内耳眩晕症（梅尼埃病）”收住入院。患者自发病以来神志清楚，精神差，饮食睡眠差，大小便正常，近期体重未见明显变化。

既往史：既往有低血压史，否认高血压、糖尿病、冠心病的慢性病史，否认肝炎及结合等特殊传染病史，无重大外伤史，无手术史，无输血及药物过敏史，预防接种史不详。

个人史：出生于本地，无疫区居住史，无吸烟及饮酒爱好。

月经史：14 岁来经，无痛经，周期为 28 ~ 30 天，经期为 4 ~ 5 天，量适中。

婚育史：未婚未育。

家族史：否认家族性遗传病史。

体格检查：体温 36.5℃，脉搏 92 次/分，呼吸 22 次/分，血压 90/60mmHg。患者精神差，查体配合，急性病容，呻吟不止，双侧瞳孔等大等圆，直径约 3mm，对光反射灵敏，五官端正，双侧乳突无压痛，神志清楚，颈椎无抵抗，无颈静脉怒张，双肺呼吸音清，未闻及干湿性啰音，无胸膜摩擦音。心界不大，心音有力律齐，心率：92次/分，律齐，各瓣膜听诊区未闻及杂音，腹部平软，全腹部无压痛及反跳痛，肝、脾肋下未扪及，双下肢活动自如无水肿，四肢肌力正常，双下肢生理反射正常，病理反射未引出。

专科情况：查双侧瞳孔等大等圆，对光反射灵敏，听力无异常，外耳道无异常分泌物，自感右耳耳鸣为持续性电流声样，较重，左耳无耳鸣。双侧乳突无压痛，神志清晰，问答切题，牙齿排列整齐，无龋齿无牙周结石，双侧扁桃体不大，无吞咽呛咳等异常反应，自感口渴但不愿意喝水，稍有烦躁乏力，情绪低落。

诊断：梅尼埃病。

治疗过程：

1. 一般治疗，安抚患者情绪，嘱患者静卧，低盐清淡饮食，给予谷维素20mg po tid，氯丙嗪25mg po tid，鲁米那0.03g po tid，安定片5mg po tid，双氢克尿噻25mg po tid。连续治疗五天。

2. 给予星状神经节埋线为主，配穴双侧瘛脉、翳风、风池、四渎、百会、内关、足三里、太冲、穴位埋线，及夹脊穴、心俞、肝俞、肾俞穴位埋线。

3. 配合中药调理：天麻、钩藤、柴胡、党参、木香、栀子、木通、桃仁、当归、红花、川芎、甘草各10g，水煎服，每日一剂，连服一周。

现在患者病情平稳，眩晕较前明显好转，精神情绪都有所好转，夜间睡眠大为改善。门诊治疗，随访眩晕再无发作。

经验体会：梅尼埃病为临床内科常见疾病，多见于40～60岁中老年人。其发病原因不明，表现为突然发作的眩晕，常伴耳聋、耳鸣等症状，甚至从梦中惊醒，发病急骤，严重影响患者正常生活和工作。

本病例患者发病年龄小，临床较为少见。采用手卡指压式星状神经节埋线术治疗前，患者因恐惧眩晕发作，经常失眠，为达到治疗目的，服用止晕对症药物，因失眠精力不足，外加服用药物后，自觉精神不振，神疲乏力，前来就诊时患者面色差，精神差，经过星状神经节埋线术治疗后，眩晕症状再无发作，睡眠质量改善，情绪和精神状态明显改善。

从中医角度来看，梅尼埃病类似古籍关于“眩晕”的记载，“诸风掉眩，皆属于肝”“无虚不作眩”“无痰不作眩”，治疗方案中脾经、胃经腧穴益气健脾，和胃降逆，除湿化痰；肝胆经腧穴疏肝解郁，平上亢之肝阳，调惊恐之情绪；取膀胱经背俞穴，滋水涵木，以制亢阳，诸穴同用，共奏健脾化痰平肝潜阳功效，故眩晕立止。

星状神经节埋线治疗眩晕机制，可能与刺激星状神经节后能够改善患者脑部前中后动脉、椎动脉、颈动脉、臂动脉的血流速度、血管腔径、血流量以及血管阻力，维持下丘脑垂体激素平衡，从而调节机体自主神经系统、内分泌系统、免疫系统有关。

【病例二】

姓名	张某	性别	女	年龄	59
民族	蒙古族	婚姻	已婚	职业	退休职工
出生年月日	1956年12月12日	出生地	阿旗天山镇	节气	小雪
记录医师	张淑芬	记录日期	2016年12月5日		

主诉：间断头晕，视物旋转，恶心呕吐1周，加重1天。

现病史：患者1周前于晨起无明显诱因出现头晕伴恶心呕吐、视物旋转、不能直立，动则加剧、静则稍缓，面色苍白。就诊于地医院，行CT平扫、心电图检查等均无异常，诊断为“内耳眩晕症”，给予静脉滴注“葛根素”“盐酸培他啶”“清开灵”、口服“盐酸氟桂利嗪”“眩晕停”等进行对症支持治疗7天，上述症状有所缓解，能正常交谈，下地行走。患者要求出院。患者于就诊前1天，头晕症状加重，伴头痛、恶心，无呕吐，患者为进一步诊治，遂来就诊，自入院以来，患者神志清楚，精神差，睡眠差，不欲饮食，大小便正常，近期体重未见明显变化。

既往史：既往体健，否认高血压、糖尿病、冠心病等慢性病史，否认伤寒、结核等传染病史，无外伤及输血史，否认药物及食物过敏史，预防接种史不详。

个人史：生长于原籍，无不良嗜好，无吸烟饮酒史。

月经史：患者15岁月经初潮，53岁绝经。

婚育史：24岁结婚，婚后育有1女，配偶及女儿均健康。

家族史：否认家族遗传史及传染病史。

体格检查：体温36.7℃，脉搏86次/分，呼吸20次/分，血压100/70mmHg。患者精神欠佳，慢性病容，查体配合，双侧瞳孔等大等圆，对光反射灵敏，口唇无发绀，全身皮肤黏膜及巩膜无黄染。颈软，无抵抗。心率86次/分，节律规整，各瓣膜听诊区未闻及病理性杂音。双肺呼吸音清，未闻及明显干湿性啰音。腹平软，无压痛、反跳痛及肌紧张，肝、脾胁下未触及。双下肢无水肿，生理反射对称存在，病理反射未引出。

专科情况：查双侧瞳孔等大等圆，对光反射灵敏，听力正常，外耳道无异常分泌物，双耳阵发性耳鸣，双侧乳突无压痛。牙齿排列整齐，无龋齿，双侧扁桃体不大，无吞咽呛咳等异常反应。

辅助检查：随机血糖5.7mmol/L；生化全项：血清尿酸220μmol/L，血清甘油三酯

3.8mmol/L；心电图：窦性心律，正常心电图；头颅 CT 扫描：未见异常；颈椎平片：颈椎退行性变；血常规检查：未见异常。

诊断：梅尼埃病；失眠。

治疗过程：

第一次：2016 年 12 月 5 日

（1）取穴

星状神经节 + 椎五针 + 百会、四神聪、丰隆、内关。

（2）操作

患者取仰卧位，取胸锁关节上 2.5cm，中线旁开 1.5cm 处双侧星状神经节点标记之，碘伏常规消毒，取 7#埋线针刀，右手持针，左手拇指加压固定，刃口线与人体纵轴平行，针体与皮肤垂直，快速刺入皮肤，直达第六颈椎横突前结节，埋线后出针，术毕，压迫针眼止血，创可贴贴敷针眼。

俯卧位，取枢椎棘突中间一点，枢椎棘突左右各一点，项 A 点左右各一点 + 百会、四神聪、丰隆、内关标记之，碘伏常规消毒，取 3.4cm7#埋线针刀，右手持针，左手拇指加压固定，刃口线与人体纵轴平行，针体与皮肤垂直，快速刺入皮肤，直达骨面，埋线后进行纵形切割，松解针下有松动感后出针，术毕，压迫针眼止血，创可贴贴敷针孔。

治疗后，患者自述头痛、头晕明显好转，嘱患者 2 周以后再来治疗。

第二次：2016 年 12 月 20 日

取穴：星状神经节 + 椎五针 + 安眠穴。

操作同前。

治疗后，患者自述已无明显不适，偶有头晕，精神也佳，睡眠有明显改善。

第三次：2017 年 1 月 4 日

取穴：星状神经节 + 椎五针 + 安眠穴、肝俞、肾俞。

操作方法同上，肝俞、肾俞行穴位埋线。

患者经过三次治疗，基本恢复正常，睡眠也较从前大为改观，能正常入睡，时亦醒，但是还能再次入睡。

第四次：2017 年 1 月 19 日

取穴：星状神经节。

星状神经节埋线操作同前。

治疗后患者一切恢复如常。

经验体会：梅尼埃病又称内耳眩晕症，是因为内耳淋巴积水和迷路水肿引起的内耳功能损害与继发的内耳变性，其发病机制与应激、自主神经功能紊乱、免疫等各种因素有关，临床表现为反复发作的旋转性眩晕，波动性感音神经性耳聋，伴有恶心、呕吐、耳鸣、耳闷感间歇期无眩晕，可持续耳鸣，好发于任何年龄，常因精神因素紧张，疲劳过度而诱发，多见于中年脑力劳动者，西医治疗多为抗晕止呕，改善内耳血液循环，及时对症支持治疗，虽然能改善症状，但是复发率高，我们采用的是星状神经节埋线术加配穴，患者易于接受，且复发率低，临床取得了良好的疗效。

星状神经节属于交感神经节，它所支配的器官包括脑膜、眼、耳、咽喉、舌、泪腺、舌下腺、肩、上肢、大血管、气管、支气管、肺、胸壁以及颈部的皮肤等，能调节人体的自主神经系统、内分泌系统、免疫系统，从而维持机体内环境的稳定，通过星状神经节埋线治疗，增加椎基底动脉供血，再加椎五针能改善内耳迷路积水，从而使眩晕症状得到根本上的改善。

中医认为本病属于肝肾阴虚、肝阳偏亢、气血不足、痰浊蒙闭清窍，脑髓失养而致，运用星状神经节 + 椎五针 + 百会、四神聪、肝俞、肾俞等配穴，能够通经活络、调和阴阳、滋补肝肾、开窍醒脑、运行气血、息风化痰，从而使眩晕、失眠等症得以彻底改善。

（冯广君　芦红　张淑芬　杨才德）

第三十五节　荨麻疹

荨麻疹是一组异质性疾病，其所有类型及亚型均有一个共同的特征性皮肤表现，即风团和（或）血管性水肿。有时荨麻疹需要与其他疾病相鉴别，例如皮肤点刺试验所致的风团和日常生活中无症状的急性过敏反应。

一、临床表现

荨麻疹的特征性临床表现是突然出现的风团和（或）血管性水肿。风团有 3 个典型特征：①中央大小不等的肿胀，几乎所有患者肿胀周围都会出现反应性红斑；②瘙痒，时有烧灼感；③一过性，皮肤通常在 1 ~ 24 小时会恢复正常外观。

血管性水肿的特点：①突然发生的真皮下部和皮下组织明显肿胀；②疼痛而非痒；③常累及黏膜的下部；④消退比风团慢，可持续长达 72 小时。

二、诊断

荨麻疹的诊断应该先进行常规的评估，包括详尽的病史和仔细的体格检查，并利用基本的实验室检查排除严重的系统性疾病。特殊的激发试验，如富含假性变应原的饮食和实验室检查有助于明确慢性自发性荨麻疹的潜在原因，但不适用于物理性和其他可诱导的荨麻疹。对于后两种类型的荨麻疹患者，扩展的诊断试验可能适用于个别患者，如可能在常规评价中发现特殊的潜在原因。扩展诊断方法的目的在于为那些长期遭受严重荨麻疹症状困扰的患者寻找潜在致病原因。

对于运动相关性荨麻疹/过敏性反应，食物所致的变应性和非变应性过敏反应均应考虑，特别是小麦和麦胶蛋白所致的Ⅰ型过敏反应和酒精引起的非特异性反应。慢性持续的细菌、病毒、寄生虫或真菌感染，如幽门螺杆菌、链球菌、葡萄球菌、耶尔森氏菌、梨形鞭毛虫、支原体肺炎、肝炎病毒、诺如病毒、细小病毒 B19、单一异尖线虫、阿米巴属、酵母菌属等，均可诱发慢性自发性荨麻疹的发生。但不同患病人群、不同地域的患者感染发生的概率和相关度不同。如单一异尖线虫是一种海鱼线虫，是习惯食用生鱼地区的急性自发性荨麻疹反复发作的可能诱因。荨麻疹与牙科或耳鼻喉感染的相关性在不同患病人群之间亦不相同。

目前，唯一广泛应用的筛查试验——自体血清皮肤试验（ASST）是针对 IgE 或高亲和力 IgE 受体的自身抗体的检测，是一种非特异性筛查，不仅可用于评估是否释放组胺的自身抗体，而且可评估血清内是否存在任何类型的组胺释放因子。通常来说，正常健康者以及非慢性自发性荨麻疹的患者 ASST 不会出现阳性反应。有研究表明，患有过敏性或非过敏性呼吸道症状的成年患者 ASST 阳性率为 30% ~50%，而在儿童中可高达 80%。这些研究还发现，40% ~45% 的正常健康人也出现阳性反应，这些变异的意义还不清楚。

物理性荨麻疹常规诊断主要是通过适当的物理刺激鉴别不同的亚型并确定阈值。后者的重要性在于它可用来评估病情的严重性及治疗效果。目前，大部分物理性荨麻疹缺乏有效的激发试验工具，但寒冷性荨麻疹和皮肤划痕症分别可用珀耳帖（peltier）刺激装置和皮肤划痕仪检测。有研究发现，在一些活动性的慢性自发性荨麻疹患者中，存在嗜碱性细胞减少症，并发现血液嗜碱性粒细胞可抑制 IgE 受体介导的组胺释放。慢性自发性荨麻疹患者的皮损和非皮损区均可检测到嗜碱性粒细胞。慢性自发性荨麻疹的消退与血液中嗜碱性粒细胞数量的增多和 IgE 受体触发的组胺反应有关。这些发现还需要在以后的研究中检验，目前还不能作为诊断的建议。

荨麻疹可以发生于任何年龄人群。儿童和成年慢性荨麻疹患者的潜在病因并无区别（婴儿除外），但潜在原因发生的概率是有差别的，有必要对儿童荨麻疹展开深入的流行病学研究。由于儿童和成人荨麻疹潜在原因的差别很小，提示儿童荨麻疹的诊断方法应和成人相同。

三、治疗

（一）西医治疗

对于每个患者，荨麻疹的治疗应包括两个方面：①查出并去除潜在的原因或诱因；②对症治疗。荨麻疹的根本治疗是除去病因，但对大部分病人却不适用，尤其对于特发性荨麻疹。其次是避免诱发因素和刺激，这主要是针对极少数 IgE 介导的荨麻疹和一部分物理性荨麻疹。对于物理性荨麻疹，通过消除物理性刺激，可缓解症状（比如在压力性荨麻疹中使用坐垫）。在自发的急、慢性荨麻疹中，包括幽门螺杆菌相关胃炎、寄生虫病或食物药物不耐受等导致的荨麻疹，使用抗感染和抗炎治疗是有效的。慢性荨麻疹还与精神压力相关，心理因素能够诱发和加重瘙痒。对于这类病人，治疗中考虑心理因素对其中的一部分人是有效的。在寻找病因的同时也应该从缓解症状来寻找治疗方法。对症治疗是目前最常用的治疗方式。荨麻疹的一线治疗建议使用非镇静的 H_1 受体拮抗剂。如果标准治疗剂量不起效，建议可将剂量增加到标准治疗剂量的四倍。如果仍无效果，建议采用二线治疗。选择二线治疗时，应权衡利弊和综合考虑治疗的费用。由于糖皮质激素具有不可避免的不良反应，故不推荐长期使用。

荨麻疹患者的生活质量受到严重影响，因此本病的处理应该积极迅速，而且还需要患者和医生之间的密切配合。治疗的目的在于使症状消失和不复发。由于疾病的严重程度不同，因此有必要对每一个病人给予个体化治疗。首先应查明诱发因素，并尽可能避免，同时治疗任何与之相关的疾病。使用第二代抗组胺药（包括高达 4 倍的剂量；重症病人使用糖皮质激素；环孢素用于对其他药物无效的荨麻疹）。第一代镇静作用的抗组胺药不应再作为初始治疗的选择，少数没有第二代抗组胺药的国家，或其使用的益处超过其风险的情况除外。由于荨麻疹的严重程度可发生变化，并能自发缓解，所以每 3～6 个月对继续治疗或替换药物的必要性进行重新评价是很重要的。

（二）中医治疗

1. 中药治疗

风寒束表证用麻黄桂枝各半汤加减；风热犯表证用消风散加减；胃肠湿热证用防风通圣散加减；血虚风燥证用当归饮子加减。

2. 埋线特色治疗

（1）主穴

荨五针（星状神经节、乳突下、风门、风市、驷马中穴）。

（2）定点

星状神经节点：第六颈椎横突前结节略下方处。

乳突下点：乳突尖下方、寰椎横突前缘处。

风门点：第二胸椎棘突下旁开 1.5 寸。

风市点：在大腿外侧部的中线上，当腘横纹上 7 寸。或直立垂手时，中指尖处。

驷马中穴：风市穴前3寸。

（3）疗程

3次1疗程，3~6疗程可痊愈。

【参考文献】

[1] 唐利，惠坤，李承新. EAACI/GA2LEN/EDF/WAO荨麻疹指南：治疗［J］. 中国皮肤性病学杂志，2010，24（9）：871-873+886.

[2] 惠坤，唐利，李承新. EAACI/GA2LEN/EDF/WAO荨麻疹指南：定义、分类和诊断［J］. 中国皮肤性病学杂志，2010，24（8）：769-771.

四、典型病例

【病例一】

姓名	陶某	性别	女	年龄	47
民族	汉族	婚姻	已婚	职业	公务员
出生年月日	1969年2月28日	出生地	甘肃	节气	惊蛰
记录医师	王立红	记录日期	2016年3月17日		

主诉：全身性风团反复发作5年余。

现病史：患者自述于就诊前5年因进食海鲜后引起全身大小不等，形态不一的红色丘疹，剧烈瘙痒，就诊于当地诊所，诊断为“过敏性荨麻疹”。给予口服抗过敏药物治疗一周（具体药物及剂量不详）后痊愈。近5年无任何诱因全身风团经常性反复发作，患病期间先感觉皮肤灼热刺痒，搔抓后即出现风团或条痕隆起，越抓越起，以夜间为甚。发作时伴心烦不宁，夜眠差，口干思饮，舌红，苔薄黄，脉弦数。多次就诊于各大医院，诊断为“慢性荨麻疹”，均给予口服抗过敏药物、增强免疫力药物及外用药物（具体药物及药量不详）后症状缓解，停服上述药物后再次发作。期间曾口服中药治疗（具体药物及药量不详），均能缓解。发病以来，患者精神及饮食尚可，大小便正常。

既往史：既往体健，否认高血压、糖尿病、冠心病等慢性病史，否认肝炎、结核、伤寒等慢性传染病及接触史，否认重大外伤史，否认手术及输血史，海鲜过敏史，预防接种史不详。

个人史：出生于并长期居住于兰州市，否认不良生活习惯，无烟、酒、药物等不良嗜好，否认工业毒物、粉尘、放射性物质接触史及冶游史。

月经史：14岁初潮，经期4~5天，月经周期30天，末次月经2016年3月4日，经量正常，经期无不适感，少量白带。

婚育史：25岁结婚，夫妻关系和睦，配偶体健，足月顺产1子，体健。

家族史：兄妹3人，父母及兄妹体健，否认家族遗传性疾病。

专科情况：全身性风团，色红，以腰部及腹股沟为重，伴瘙痒。遇热则加剧，得冷则减轻，苔薄黄，脉浮数。

辅助检查：无。

诊断：慢性荨麻疹。

治疗过程：

（1）取穴

主穴：星状神经节（双侧）。

配穴：风门穴（双）、风市穴（双）、风市前（双）、血海（双）、膈俞穴（双）、曲池穴（双）。

（2）操作

①手卡指压式星状神经节埋线：患者仰卧位，取胸锁关节上2.5cm、中线旁开1.5cm处双侧星状神经节点标记之，碘伏常规消毒，取7#埋线针刀，右手持针，左手拇指加压固定，刀口与躯干纵轴平行，针体与皮肤垂直，线条对折，快速刺入皮肤，直达第六颈椎横突前结节，针体上提少许旋转留线后，缓慢出针，术毕，压迫针眼止血，创可贴贴敷针孔，交代注意事项。

②其余穴位采用线体对折旋转埋线：患者仰卧位，取所选穴位标记之，碘伏常规消毒，取7#埋线针刀，右手持针，左手拇指加压固定，刀口与躯干纵轴平行，针体与皮肤垂直，线体对折，快速刺入皮肤，捻转、提插针体，得气后旋转、留线后，缓慢出针，术毕，压迫针眼止血，创可贴贴敷针孔，交代注意事项。

每两周治疗一次，3次一疗程。患者治疗一个疗程后全身风团发作明显好转，偶尔发作以腹股沟明显，伴有轻微瘙痒感，可耐受，其余部位未发作。连续治疗两个疗程后诸症消失，随访三个月未见复发。

经验体会：荨麻疹俗称风团、风疹团，是一种常见的皮肤病，是由于各种因素致使皮肤黏膜血管发生暂时性炎性充血与大量液体渗出而造成局部水肿性的损害，局部或全身性皮肤上突然成片出现红色肿块，发病迅速，消退亦可迅速，有剧痒。荨麻疹80%会在24小时内消退。但也有持续性的，即身体某处的荨麻疹消退后，又会在其他部位，长出新的疹来。慢性荨麻疹是指由各种因素致使皮肤、黏膜、血管发生暂时性炎性充血与组织内水肿，病程超过6周者称为慢性荨麻疹。病因常不确定。临床表现为患者不定时地在躯干、面部或四肢发生风团和斑块。发作从每日数次到数日一次不等。但假如荨麻疹患者，出现眼、嘴、黏膜和喉咙肿胀时，则可能导致呼吸困难，属于急症，需要马上治理。它的基本症状是皮肤骤然瘙痒，出现大小不等的圆形或整片，风疹团颜色淡红或苍白，病程长短不一，消退后不留痕迹，可反复发作。从中医角度来看，归属于风痧、瘾疹、游风、风疹块范畴。荨麻疹的内因是血虚生风，外因则是外感风邪，而诱因是湿热或饮食不节制等。中医治疗采用“急则治其标，缓则治其本”的原则。

星状神经节通过对中枢从而改善免疫功能使其恢复正常。近年来有关星状神经节作用机制的研究很多，研究结果表明，刺激星状神经节对自主神经系统、内分泌系统和免疫系统均有调节作用。杨才德教授近年来用手卡指压式星状神经节埋线术治疗有关自主神经系统、内分泌系统和免疫系统的疾病在临床上取得了较好的疗效。

星状神经节是由七、八颈神经结和第一胸神经结融合而成，有时还包括第二胸神经节和颈中神经节。体表位置相当于环状软骨水平，胸锁乳突肌内侧缘，中线旁开约1.5cm，胸锁关节上约2.5cm处。

风门穴属足太阳膀胱经的经穴，别名为热府，又有左为风门，右为热府之说，为督脉、足太阳经交会穴。出自《针灸甲乙经》：“风眩头痛，鼻不利，时嚏，清涕自出，风门主之。”“风门者，风所出入之门也（《会元针灸学》）。”风门穴在第二胸椎棘突下两旁，为风邪出入之门户。风，言穴内的气血物质主要为风气也；门，出入的门户也。主治风疾，故名风门。是临床祛风最常用的穴位之一。

风市穴为足少阳胆经的腧穴，位于下肢的大腿外侧部。常主治下肢风痹、中风、半身不遂、麻木不仁、荨麻疹等病，为治疗风邪的要穴。风，风气也。市，集市也。该穴名意指胆经经气在此散热冷缩后化为水湿风气。本穴物质为环跳穴传来的天部凉湿水气，至本穴后，凉湿水气进一步散热缩合而变为天部的水湿云气，水湿云气由本穴的天部层次横向向外传输，本穴如同风气的集散之地，故名。

风市前即董氏奇穴里的驷马中穴。部位为：直立位，双手下垂，中指指尖所至之处向前横开三寸。主治：胁痛、背痛、腰痛及皮肤病等病。此穴对皮肤病有特效。

血海穴，是足太阴脾经的腧穴，位于股前区，髌底内侧端上2寸，股内侧肌隆起处，在股骨内上髁上缘，股内侧肌中间；有股动、静脉肌支；布有股前皮神经及股神经肌支。功能作用为化血为气，运化脾血。主治妇科病，血热型皮肤病，膝股内侧痛。配合谷穴、曲池穴、三阴交有疏风清热凉血的作用，主治荨麻疹。

膈俞穴是足太阳膀胱经穴，位于背部第七胸椎棘突下，正中线旁开1.5寸处，因本穴内应横膈，故名膈俞，又因在第七胸椎棘突下，故又名七焦之间。该穴疗效明显，刺灸该穴可起到养血和营、理气止痛作用。主治妇科病，血热性皮肤病，膝股内侧痛。

曲池又名阳泽、鬼臣，为手阳明大肠经气所入，犹如水注池中，又因取穴时，屈曲其肘而得，故名曲池。属合土穴，为十二鬼穴之一，具有清热退热、疏风解表、调和气血、通经活络、利水除湿之功效。主治瘾疹、丹毒。

星状神经节是全身最大的交感神经节，一般位于C_7横突的基部，由颈下神经节与T_1（部分为T_1、T_2等）神经节合并而成，呈梭形或星状，星状神经节支配的组织器官包括脑膜、眼、耳、咽喉、舌、泪腺、腮腺、舌下腺、肩、上肢、心脏、大血管、气管、支气管、肺、胸壁，以及头颈部皮肤等。星状神经节埋线已经比较广泛地应用于临床，它可以治疗全身性疾病如自主神经功能紊乱、皮肤瘙痒、慢性疲劳综合征等；耳鼻喉科疾病如过敏性鼻炎、循环系统疾病如心脏神经官能症、呼吸系统疾病如慢性支气管炎和过敏性哮喘、消化系统疾病如过敏性肠炎、妇产科疾病如更年期综合征等。

埋线疗法治疗慢性荨麻疹的机理可能与抑制了 IgE 释放，减少了炎性介质的释放，从而阻断了变态反应的途径，而到达治疗该病的目的。以星状神经节为主埋线治疗慢性荨麻疹应该与其中枢神经作用——“调节通过调节丘脑的维护内环境的稳定机能而使机体的自主神经功能、内分泌功能和免疫功能保持正常”有关。

【病例二】

病历模板	黄某	性别	女	年龄	29 岁
民族	汉族	婚姻	已婚	职业	工人
出生年月日	1988 年 10 月 16 日	出生地	福建福州	节气	立春
记录医师	方小五	记录日期	2016 年 6 月 18 日		

主诉：全身风团瘙痒 3 年，加重 2 天。

现病史：患者自诉于 3 年前无明显诱因反复出现全身皮肤黏膜呈淡红色斑块及白色风团，形态不一，大小不等风团融合成片，个别在斑块、风团上发生小水疱，单个风团持续数分钟至数小时，即自行消退，不留痕迹，搔抓后风团扩大。速到当地医院就诊治，诊断为“荨麻疹”给予“输液、口服抗过敏治疗”（具体用药不详）等对症治疗，后转出院，停药后病情反复发作，时好是坏，患者自诉用“氯雷他定片”维持治疗。于 2016 年 6 月份上述症状加重，为求明确诊断及治疗遂来就诊，经查体后以“慢性荨麻疹”收入院。患者自发病以来，精神尚可，食欲尚可，睡眠可，大小便如常，近期体重无明显变化。

既往史：平素体健。否认糖尿病、冠心病等慢性病史。否认伤寒、结核、乙肝等慢性传染病史。否认手术史、外伤史及输血史。否认药物及食物过敏史。预防接种史不详。

个人史：生长于原籍，否认疫区居留史，否认特殊化学品及放射线接触史。无吸烟饮酒等不良嗜好。

婚育史：22 岁结婚，婚后育有 1 子，配偶及儿子均体健。

月经史：16 岁月经初潮，月经周期 28 ~ 30 天，经期 4 天，既往月经规律，经量适当。

无痛经史，无异常阴道流血史，白带正常。

家族史：父母健在。否认家族遗传病史及传染病史。

专科情况：体温37℃，脉搏80次/分，呼吸21次/分，血压120/70mmHg。全身皮肤黏膜斑块及白色风团，形态不一，大小不等风团融合成片，个别在斑块、风团上发生小水疱，皮温增高，边界清楚，浮髌试验阴性，脊柱无叩击痛，双肾区无叩击痛，双下肢无水肿，生理反射存在，病理反射未引出。口唇无发绀，听诊双肺呼吸音清，双肺未闻及干湿性啰音。心率80次/分，律齐，心音有力，各瓣膜听诊区未闻及病理性杂音。

辅助检查：随机血糖5.6mmol/L；电图示：窦性心律，正常心电图；尿常规检查未见明显异常。

诊断：慢性荨麻疹。

治疗过程：

第一次：2016年6月18日

（1）取穴

星状神经节+三风穴（风门，风市，风市前（即驷马中穴））。

（2）操作

患者仰卧位，行星状神经节埋线术。碘伏常规消毒，取7#埋线针刀，右手持针，左手拇指加压固定，刃口线与躯干纵轴平行，针体与皮肤垂直，快速刺入皮肤，埋线后出针，术毕，压迫针眼止血，创可贴贴敷针孔。

三风穴采用线体对折旋转埋线术。

治疗后患者全身风团、红斑得到控制，瘙痒明显好转。

第二次：2016年7月3日

取星状神经节+三风穴，操作同前。

治疗后患者全身风团、红斑消退，自诉稍许瘙痒。

第三次：2016年7月18日

取穴及操作同前。

治疗后患者反复性全身风团、红斑消退，自诉瘙痒已治愈。

经验体会：荨麻疹是一种常见皮肤病，中医称瘾疹。其特点是风团骤起骤退，瘙痒剧烈，发无定处，消退不留痕迹。反复发作超过6周称为慢性荨麻疹，俗称风疹块，是由于皮肤黏膜小血管扩张及渗透性增加，而出现局限性水肿，反应通常在2~24小时内消退，但反复发生新的皮疹，迁延数月，有15%~20%的人一生中至少发作一次荨麻疹。荨麻疹病因复杂。

埋线疗法治疗慢性荨麻疹的机理可能与抑制了IgE释放，减少了炎性介质的释放，从而阻断了变态反应的途径，而到达治疗该病的目的。以星状神经节为主埋线治疗慢性荨麻疹应该与其中枢神经作用“通过调节丘脑的维护内环境的稳定机能而使机体的自主神经功能、内分泌功能和免疫功能保持正常”有关。

（马重兵　王立红　方小五　杨才德）

第三十六节　寻常痤疮

寻常痤疮（acne vulgaris）是一种毛囊皮脂腺的慢性炎症性疾病，具有一定的损容性。各年龄段人群均可患病，但以青少年发病率为高。

一、临床表现

多发于15～30岁的青年男女，皮损好发于面颊、额部，其次是胸部、背部及肩部，多为对称性分布，常伴有皮脂溢出。痤疮的各种类型皮损均是由毛囊不同深度的炎症以及其他继发性反应造成的，包括因毛囊皮脂腺导管阻塞所致的粉刺、发生于毛囊口处的表浅脓疱、炎性丘疹、结节、囊肿及瘢痕等。

初发损害为与毛囊一致的圆锥形丘疹，如白头粉刺（闭合性粉刺）及黑头粉刺（开放性粉刺），白头粉刺可挑挤出白黄色豆腐渣样物质，而黑头粉刺系内含脂栓氧化所致；皮损加重后可形成炎症丘疹，顶端可有小脓疱；继续发展可形成大小不等暗红色结节或囊肿，挤压时有波动感，经久不愈可化脓形成脓肿，破溃后常形成窦道和瘢痕。各种损害大小深浅不等，常以其中一、二种损害为主。本病一般无自觉症状，炎症明显时可有疼痛。痤疮病程慢性，时轻时重，部分患者至中年期病情逐渐缓解，但可遗留或多或少的色素沉着、肥厚性或萎缩性瘢痕。

二、诊断

根据青年男女，发生在颜面、前胸和背部，散在性黑头粉刺、丘疹、脓疱、结节及囊肿，对称分布等特点可以诊断。

三、治疗

（一）西医治疗

治疗原则主要为去脂、溶解角质、杀菌、消炎及调节激素水平。

1. 一般治疗

应注意清水洗脸，禁用手挤压及搔抓粉刺，在泌油高峰尚未得到控制之前，原则上不应使用油膏类化妆品。应尽可能避免辛辣食物，控制脂肪和糖类食品，多吃新鲜蔬菜、水果和富含维生素的食物。此外，劳逸适度，纠正便秘，禁用溴、碘类药也十分重要。

2. 外用药物治疗

轻者仅以外用药物治疗即可。

（1）维A酸类，如0.025%～0.05%维A酸（全反式维A酸）霜或凝胶，可使粉刺溶解和排出。

（2）过氧苯甲酰，具有溶解粉刺及收敛作用。

（3）抗生素，如红霉素、氯霉素或氯洁霉素，用乙醇或丙二醇配制。

（4）壬二酸，能减少皮肤表面、毛囊及皮脂腺内的菌群。

（5）二硫化硒，具有抑制真菌、寄生虫及细菌的作用，可降低皮肤游离脂肪酸含量。

3. 系统药物治疗

（1）抗生素：口服四环素能抑制痤疮丙酸杆菌和抑制中性粒细胞趋化，并使面部皮脂中游离脂肪酸浓度下降。此外多西环素、米诺环素、红霉素也可选用。

（2）异维A酸。

（3）抗雄激素药物。

（4）糖皮质激素：小剂量的泼尼松或地塞米松具有抗炎作用，适用于严重结节性痤疮、聚合性痤疮、囊肿性痤疮的炎症期和暴发性痤疮。

4. 光疗

联合应用红蓝光照射，可通过光动力学效应破坏痤疮丙酸杆菌及减轻炎症反应而对痤疮有效。

5. 痤疮瘢痕

应于痤疮得到基本控制的年龄阶段后期对瘢痕进行治疗。萎缩性瘢痕行铒激光或超脉冲二氧化碳激光磨削术。激光发挥热效应，治疗后刺激胶原新生，并进而重塑。增生性瘢痕可用氟羟强的松龙混悬液或泼尼松龙混悬液局部注射。

（二）中医治疗

1. 中药治疗

肺经风热证用枇杷清肺饮加减；脾胃湿热证用茵陈蒿汤加减；痰瘀互结证用海藻玉壶汤合桃红二陈汤加减。

结节、囊肿多者加夏枯草、丹参、三棱、莪术等；脓疱多时加蒲公英、金银花。

中成药：大黄蜜虫丸、丹参酮胶囊等。

2. **埋线特色疗法**

（1）主穴

痘五针（星状神经节、蝶腭神经节、肺俞、血海、大椎）。

（2）定点

星状神经节点：第六颈椎横突前结节略下方处。

蝶腭神经节点：颧弓下缘、下颌骨乙状切迹内、髁突与冠突之间略下方1～2cm处。

大椎：第七颈椎棘突下凹陷处。

肺俞点：第三胸椎棘突下旁开1.5寸。

血海点：在股前区，髌底内侧端上2寸，股内侧肌隆起处。

（3）疗程

3次1疗程，3～6疗程效佳。

【参考文献】

[1] 张学军. 皮肤性病学. 第8版 [M]. 北京：人民卫生出版社，2013.

四、典型病例

【病例一】

姓名	韩某	性别	女	年龄	29岁
民族	汉族	婚姻	无	职业	教师
出生年月日	1987年9月18日	出生地	甘肃永昌	节气	惊蛰
记录医师	杨吉祥	记录日期	2016年3月5日		

主诉：颜面部丘疹半年。

现病史：患者于入院前半年颜面部出现粟粒样大小红色丘疹，密集分布白头粉刺及黑头粉刺，大量丘疹、脓疱，偶见大的炎性皮损，分布广泛，未见囊肿及结节。患者自诉平日怕冷，伴左部身体不适，身体瘦小，经常感冒，无头晕，无心悸、气短，无恶心、呕吐等症。无便秘，无精神紧张等诱发及加重因素。患者为进一步诊治，遂来就诊，以“痤疮”收入院。自发病以来，精神可、食欲可、睡眠差，常入睡困难，多梦，大小便如常，近期体重无明显变化。

既往史：否认高血压、糖尿病、冠心病等慢性病史，否认结核、乙肝、伤寒等急慢性传染病史。否认重大外伤、手术及输血史。否认药物及食物过敏史。预防接种史不详。

个人史：生长于原籍，无长期外地居住史，无疫区居留史，无特殊化学品及放射线接触史。无特殊不良嗜好。

月经史：15 岁初潮，周期 28 ~ 30 天，经期约 5 天，量不多，色正常，无血块。

婚育史：22 岁结婚，婚后育有 2 子，配偶及儿子均体健。

家族史：父母健康，无家族遗传病史及传染病史。

专科检查：颜面部皮肤有丘疹隆起或破损，呈不对称分布，皮肤色泽暗淡，弹性正常，局部皮温略升高。

辅助检查：无。

诊断：痤疮。

治疗过程：

第一次：2016 年 3 月 6 日

（1）埋线操作

星状神经节埋线：患者仰卧位，取胸锁关节上 2.5cm、中线旁开 1.5cm 处双侧星状神经节点标记之，碘伏常规消毒，取 7#埋线针刀，右手持针，左手拇指加压固定，刃口线与躯干纵轴平行，针体与皮肤垂直，快速刺入皮肤，直达第六颈椎横突前结节，埋线后出针，术毕，按压针孔，创可贴贴敷。

曲池、血海、肾俞用 PGA 线体对折旋转埋线法。

（2）中药汤剂

当归 12g，柴胡 10g，川芎 10g，生地黄 30g，黄芪 30g，生地黄 30g，桂枝 15g，郁金 12g，泽泻 15g，甘草 6g，15 剂，水煎服。

治疗后患者自诉脸部舒服，睡眠好，精神好，痤疮有明显好转。

第二次：2016 年 3 月 21 日

埋线操作及方药同前。

口服 15 剂治疗后患者自诉脸部舒服皮肤光洁，痤疮基本好转。

第三次：2016 年 4 月 6 日

埋线操作及方药同前。

治疗后患者自诉脸部舒服，皮肤光洁，诸疹皆平，肤色亮泽晶莹，痤疮基本痊愈。

经验体会：寻常痤疮发病与人体的内分泌功能紊乱，皮脂腺作用及毛囊内微生物滋生因素有关。临床表现以颜面部、胸、背部毛囊及皮脂腺的慢性炎症性皮肤病变为特征。中医称本病为“肺风粉刺”，由素体血热偏盛、饮食不节、复感外邪致气血不畅，血郁痰结，凝滞皮肤发窍所致。治疗上，疏风清热解毒、活血散结。

刺激星状神经节能够调节自主神经系统、内分泌系统和免疫系统。星状神经节埋线通过作用于下丘脑内分泌系统，调节激素的分泌，抑制过度激活的交感神经，平衡体内雄激素水平，减少了皮脂分泌，也可增加感染后的自然免疫反应，而降低特异免疫反应。同时，长效刺激星状神经节通过交感神经中枢，解除星状神经节的过度紧张及功能亢进状态，使头颈部等血管扩张，增加血流量，改善微循环，增加新陈代谢，增强机体的抗病功能及抗炎作用，调节内分泌系统，使全身自主神经系统功能稳定，促进痤疮患者皮损的恢复。

【病例二】

姓名	王某	性别	女	年龄	22 岁
民族	汉族	婚姻	未婚	职业	学生
出生年月日	1994 年 4 月 4 日	出生地	河南漯河	节气	立冬
记录医师	于灵芝	记录日期	2016 年 11 月 14 日		

主诉：颜面部痤疮 4 年余。

现病史：患者自诉于 4 年前无明显诱因出现颜面部痤疮，以双侧面颊部，下颌部较剧，胸部、背部少量分布，色红，高出皮肤，触痛明显，无瘙痒感，痘印较多，部分疮顶可见黑头，挤压可出粉刺或黄稠脓头，双下肢皮肤瘙痒，无发热，无头痛、头晕，无咳嗽、咳痰，发病后未行正规检查及治疗，自购“芦荟胶”外用后颜面部痤疮较前稍改善。患者为进一步诊治，遂来门诊就诊，自发病以来，精神尚可，食欲尚可，睡眠可，大便干燥，1 ~ 2 日一次，小便黄，近期体重无明显变化。

既往史：既往体健。否认高血压、冠心病、糖尿病等慢性病史。否认结核、乙肝、伤寒等急慢性传染病史。否认外伤及输血史。否认药物及食物过敏史。预防接种史不详。

个人史：生长于原籍，无长期外地居住史，无疫区居留史，无特殊化学品及放射线接触史。无吸烟、饮酒等不良嗜好。

月经史：13 岁月经初潮，月经周期 28 ~ 30 天，经期 2 ~ 3 天，既往月经不规律，前后无定期，月经量少，色暗有血块，偶有痛经，无异常阴道流血史，白带正常，末次月经 2016 年 10 月 16 日。

婚育史：未婚未育。

家族史：父母体健。否认家族遗传病史及传染病史。

专科情况：颜面部痤疮，以双侧面颊部、下颌部较剧，胸部、背部少量分布，针头至芝麻大小，色红，高出皮肤，可见凹陷性瘢痕，部分疮顶可见黑头，可挤压出粉刺或黄稠脓头，肤色油滑光亮，双下肢可见皮疹密集样分布，尤以内踝上下较剧，色暗红，部分有抓痕，舌红苔黄，脉细涩。

诊断：痤疮；湿疹；功能性子宫出血。

治疗过程：

第一次：2016 年 11 月 14 日

（1）埋线治疗

患者仰卧位，取胸锁关节上 2.5cm、中线旁开 1.5cm 处双侧星状神经节点标记之，碘伏常规消毒，取 7#埋线针刀，右手持针，左手拇指加压固定，刃口线与躯干纵轴平行，针体与皮肤垂直，快速刺入皮肤，直达第六颈椎横突前结节，埋线后出针，术毕，压迫针眼止血，创可贴贴敷针孔。

仰卧位，取天枢（腹中部，脐旁 2 寸）、曲池（肘横纹外侧端，屈肘时当尺泽与肱骨外上髁连线中点）、三阴交（小腿内侧，当足内踝尖上 3 寸，胫骨内侧缘后方）常规消毒，直刺埋线后出针，术毕，压迫针眼止血，创可贴贴敷针孔。

俯卧位，取膈俞（背部，当第七胸椎棘突下，旁开 1.5 寸）常规消毒，斜刺埋线后出针，术毕，压迫针眼止血，创可贴贴敷针孔。

（2）中药汤剂

患者月经前后不定期且月经量少，末次月经 2016 年 10 月 16 日，色暗有血块，偶有痛经，给予桃红四物汤加减五剂，水煎服，1 日 1 剂，1 日 1 次。

治疗后患者自诉颜面部、胸背部痤疮较前减轻，双侧面颊部皮肤较前平坦，下颌部仍居多，散在分布，双下肢皮疹瘙痒较前明显改善，大便 1 次/日，于当天埋线后月经来潮，量少，有血块，无痛经，经行 2 天。

第二次：2016 年 11 月 28 日

埋线操作方法同前。

第二次治疗后患者自诉颜面部、胸背部痤疮较前明显减轻，双侧面颊部皮肤较前平坦，面颊及下颌部痤疮减少，色淡红，散在分布，双下肢皮疹明显减少，偶有瘙痒，大便 1 次/日。

第三次：2016 年 12 月 14 日

穴位埋线操作方法同前。

患者此次月经按时来潮，继续给予桃红四物汤加减五剂，一日一剂，一日一次。

第三次治疗后患者自诉颜面部痤疮较前明显减轻，瘢痕较前变淡，胸背部痤疮消失，皮肤光滑平坦，面颊及下颌部痤疮明显减少，色淡红，少量分布，双下肢无明显皮疹及瘙痒，大便 1 次/日，月经按时来潮，经量较前增多，无血块，无痛经，经行 3 天。查体：颜面部痤疮少量分布，针头大小，色淡红，双侧面颊可见少量瘢痕，肤色水润光亮，双下肢无明显皮疹，舌淡红苔白，脉细。

经验体会：痤疮是毛囊皮脂腺单位的一种慢性炎症性皮肤病，中医称之为粉刺，主要好发于青春期男女，对青少年的心理和社交影响很大，但青春期后往往能自然减轻或痊愈，一般男性的发病率略高于女性。临床表现以好发于面部的粉刺、丘疹、脓疱、结节等多形性皮损为特点。

皮损好发于面部及上胸背部。痤疮的非炎症性皮损表现为开放性和闭合性粉刺。闭合性粉刺（又称白头）的典型皮损是约1mm大小的肤色丘疹，无明显毛囊开口。开放性粉刺（又称黑头）表现为圆顶状丘疹伴显著扩张的毛囊开口。粉刺进一步发展会演变成各种炎症性皮损，表现为炎性丘疹、脓疱、结节和囊肿。炎性丘疹呈红色，直径1~5毫米不等；脓疱大小一致，其中充满了白色脓液；结节直径大于5毫米，触之有硬结和疼痛感；囊肿的位置更深，充满了脓液和血液的混合物。这些皮损还可融合形成大的炎性斑块和窦道等。炎症性皮损消退后常常遗留色素沉着、持久性红斑、凹陷性或肥厚性瘢痕。

痤疮的药物治疗原则主要是减少皮脂分泌，星状神经节埋线后可增加感染后的自然免疫反应，而降低特异免疫反应。内因性抗生素即天然性抗生素是白细胞的微小蛋白，此物质在循环不佳时不能发挥作用，而刺激交感神经可增加血流量，从而增加内因性抗生素，故使治疗作用增强，可明显增加头面颈部的组织血供，改善微循环，增加新陈代谢，促进寻常痤疮患者皮损的恢复。

星状神经节穴位埋线在治疗内分泌系统紊乱所致疾病中的治疗已得到广泛应用，如乳腺疾病、经前期综合征等，它不仅可有效调节机体内分泌的平衡，纠正紊乱，尚可增强机体免疫力。一旦机体不能生成所需要数量和种类的抗体或产生大量抗体，都会导致感染、过敏性疾病及自身免疫反应性疾病，星状神经节埋线可有效提高T细胞/B细胞的比率，并提高自然杀伤细胞（NK细胞）的活性，抑制青年痤疮患者中的痤疮丙酸杆菌的繁殖，有利于控制感染。

另外，星状神经节穴位埋线可通过调节交感神经中枢，显著增加头面颈部的血流量，改善微循环，增加新陈代谢，促进寻常痤疮患者皮损的恢复，并预防粉刺内容物通过微小裂隙进入真皮引起毛囊周围炎而形成炎性丘疹或脓包。

（刘文韬　杨吉祥　于灵芝　杨才德）

第三十七节　带状疱疹

带状疱疹（herpes zoster）由潜伏在体内的水痘-带状疱疹病毒（varicella-zoster virus，VZV）再激活所致，表现以沿单侧周围神经分布的簇集性小水疱为特征，常伴显著的神经痛。

一、临床表现

本病好发于成人，发病率随年龄增大而呈显著上升趋势。

1. **典型表现**

发疹前可有轻度乏力、低热、纳差等全身症状，患处皮肤自觉灼热或灼痛，触之有明显的痛觉敏感，持续1～5天，亦可无前驱症状即发疹。好发部位依次为肋间神经、颅神经和腰骶神经支配区域。患处常先出现潮红斑，很快出现粟粒至黄豆大小丘疹，簇状分布而不融合，继之迅速变为水疱，疱壁紧张发亮，疱液澄清，外周绕以红晕，各簇水疱群间皮肤正常。皮损沿某一周围神经呈带状排列，多发生在身体的一侧，一般不超过正中线，但也有一些皮损超过皮节的上、下界限。神经痛为本病特征之一，可在发病前或伴随皮损出现，老年患者常较为剧烈，病程一般1～2周，老年人为3～4周，水疱干涸、结痂脱落后留有暂时性淡红斑或色素沉着。

皮损的表现多种多样，与患者机体抵抗力差异有关可表现为顿挫型（不出现皮损，仅神经痛）、不全型（仅出现红斑、丘疹而不发生水疱即消退）、大疱型、出血型、坏疽型和泛发型（同时累及2个以上神经节产生对侧或同侧多个区域皮损）。

2. **特殊表现**

（1）眼带状疱疹（herpes zoster ophthalmicus）

系病毒侵犯三叉神经眼支，多见于老年人，疼痛剧烈，可累及角膜形成溃疡性角膜炎。

（2）耳带状疱疹（herpes zoster oticus）

系病毒侵犯面神经及听神经所致，表现为耳道或鼓膜疱疹。膝状神经节受累同时侵犯面神经的运动和感觉神经纤维时，可出现面瘫、耳痛及外耳道疱疹三联征，称为Ramsay－Hunt综合征。

（3）播散性带状疱疹（disseminated herpes zoster）

指在受累的皮节外出现20个以上的皮损，主要见于机体抵抗力严重低下的患者。

（4）并发于HIV感染

HIV感染者并发带状疱疹的概率是一般人群的30倍，病情较重，或表现深脓疱疮样皮损，易引起眼部和神经系统并发症，可复发。

3. **带状疱疹相关性疼痛**（zoster－associated pain，ZAP）

带状疱疹在发疹前、发疹时以及皮损痊愈后均可伴有神经痛，统称ZAP。皮损消退后（通常4周后）神经痛持续存在者，称带状疱疹后神经痛（postherpetic neuralgia，PHN）。

带状疱疹后神经痛就是带状疱疹遗留下来的疼痛，属于后遗症的一种。临床上认为带状疱疹的皮疹消退以后，其局部皮肤仍有疼痛不适，且持续1个月以上者称为带状疱疹后遗神经痛，即PHN。表现为局部阵发性或持续性的灼痛、刺痛、跳痛、刀割痛，严重者影响了休息、睡眠、精神状态等。

神经痛是本病的主要症状，急性期是由于神经节的炎症反应，晚期神经痛是由于神经节以及感觉神经的炎症后纤维化引起的。有时在疱疹出现前有剧烈的神经痛，此时常易误诊为急腹症或心绞痛等。老年体弱或淋巴瘤患者常有神经痛后遗症，有时可持续数月。疱疹发生于三叉神经眼支者，可以发生结膜及角膜疱疹，导致角膜溃疡而引起失明，是严重的并发症。当病毒侵犯面神经和听神经时，出现耳壳及外耳道疱疹，可伴有耳及有乳突深部疼痛、耳鸣、耳聋、面神经麻痹以及舌前1/3年味觉消失，称为带状疱疹面瘫综合征。

二、诊断

本病根据典型临床表现即可做出诊断，疱底刮取物涂片找到多核巨细胞和核内包涵体有助于诊断，必要时可用PCR检测VZV DNA和病毒培养予以确诊。

三、治疗

（一）西医治疗

本病具有自限性，治疗原则为抗病毒、止痛、消炎、防治并发症。

1. 系统药物治疗

（1）抗病毒药物

早期、足量抗病毒治疗，特别是50岁以上患者，有利于减轻神经痛，缩短病程。通常在发疹后48～72小时内开始抗病毒治疗。阿昔洛韦每次800mg，每天5次口服；或伐昔洛韦每次1000mg，每天3次口服；或泛昔洛韦每次500mg，每天3次口服；或溴夫定（brivudine），每天125mg，每天1次疗程均为7天。

（2）镇静止痛

急性期疼痛可以选择三环类抗抑郁药（如阿米替林，amitriptyline），开始每晚口服25mg，依据止痛效果逐渐增加，最高剂量行每晚单次100mg，60岁以上老年人剂量酌减。亚急性或慢性疼痛可以选择单用加巴喷丁（gabapentin），开始每次100mg，1天3次，可以逐渐增加到每次600～900mg，每天3次；或普瑞巴林（pregabalin），每次75～150mg，每天2次，也可酌情选用非甾体抗炎药（如双氯酚酸钠）。

（3）糖皮质激素

应用有争议，多认为及早合理应用可抑制炎症过程，缩短急性期疱疹相关性疼痛的病程，但对PHN无肯定的预防作用。主要应用于病程7天以内、无禁忌证的老年患者。可口服泼尼松30～40mg/d，疗程7～10天。

2. 外用药物治疗

（1）外用药

以干燥、消炎为主。疱液未破时可外用炉甘石洗剂、阿昔洛韦乳膏或喷昔洛韦乳膏；疱疹破溃后可酌情用3%硼酸溶液或1∶5000呋喃西林溶液湿敷，或外用0.5%新霉素软膏或2%莫匹罗星软膏。

（2）眼部处理

如合并眼部损害需请眼科医生协同处理。可外用3%阿昔洛韦眼膏、碘苷（疱疹净）滴眼液，局部禁用糖皮质激素外用制剂。

3. 物理治疗

如紫外线、频谱治疗仪、红外线等局部照射，可促进水疱干涸和结痂，缓解疼痛。

（二）中医治疗

1. 中药治疗

肝经郁热证用龙胆泻肝汤加减；脾虚湿蕴证用除湿胃苓汤加减；气滞血瘀证用柴胡疏肝散合桃红四物汤加减。

2. 埋线特色治疗

（1）主穴

疱五针（星状神经节、夹脊穴、脾俞、肾俞、阿是穴）。

（2）定点

星状神经节点：第六颈椎横突前结节略下方处。

夹脊穴：脊柱各椎棘突下两侧，后正中线旁开0.5寸。

脾俞点：第十一胸椎棘突下旁开1.5寸。

肾俞点：第二腰椎棘突下旁开1.5寸。

阿是穴：疱疹局部。

（3）疗程

3次1疗程，3～6疗程效佳，配合足太阴脾经及足阳明胃经取穴，定期治疗并预防后遗症。

【参考文献】

［1］张学军．皮肤性病学．第8版［M］．北京：人民卫生出版社，2013.

四、典型病例

【病例一】

姓名	曹某	性别	女	年龄	48岁
民族	汉族	婚姻	已婚	职业	居民
出生年月日	1968年2月25日	出生地	甘肃兰州	节气	立夏
记录医师	侯玉玲	记录日期	2016年5月12日		

主诉：右侧颜面部疱疹伴疼痛3天。

现病史：患者自诉于入院3天前无明显诱因出现右侧颜面部及头部持续疼痛、瘙痒，呈针刺样痛，局部皮肤发红、灼热、发紧、抽搐，随之患者前来就诊，给予“阿昔洛韦0.5g静滴1次/日”“甲钴胺胶囊0.5mg口服3次/日”“胸腺肽肠溶片20mg 2次/日口服”。治疗2天后，患者自觉上述症状缓解不明显，症状呈进行性加重，右侧颜面部疼痛剧烈、难以忍受，并逐渐前额、右眼周围、右侧面颊部出现簇集性粟粒大小的丘疱疹，疱壁紧张、基底红晕、呈单侧带状分布，局部皮肤瘙痒、红肿、拒按，无破溃及渗出，无脱屑，眼睛发红、干涩伴头痛，无头晕、无恶心、呕吐等不适。为求进一步明确诊治，于2016年5月12日前来就诊，门诊以“带状疱疹”收住入院。患者自发病以来，神情、精神差，乏力，食欲、睡眠差，大小便正常，近期体重无明显变化。

既往史：平素体健，否认糖尿病、高血压、冠心病等慢性病史。否认伤寒、结核、肝炎、痢疾等慢性传染病史。否认外伤史及输血史。否认药物及食物过敏史。预防接种史不详。

个人史：生长于原籍，否认疫区居留史，否认特殊化学品及放射线接触史。无吸烟饮酒等不良嗜好。

月经及婚育史：14岁月经初潮，月经周期28～30天，经期3～4天，47岁绝经，22岁结婚，孕2产2，现有1子1女，配偶及子女均体健。

家族史：否认家族遗传病史及传染病史。

专科情况：体温36.5℃，脉搏80次/分，呼吸20次/分，血压124/72mmHg，精神差，右侧前额、眼周、面颊部可见簇集性粟粒大小的丘疱疹，基底红晕、内容澄清透明、疱壁紧张，局部红肿，未见皮下出血。皮肤弹性正常，皮肤无水肿，未见蜘蛛痣，无环形红斑。右眼充血，角膜尚透明，晶状体轻度浑浊，双眼对光反射存在，双侧眼球正常，无运动障碍，全身浅表淋巴结未触及肿大。舌红苔白腻，脉濡滑。

辅助检查：随机血糖4.9mmol/L；血常规示：白细胞计数6.22×10^9/L，红细胞计数4.1×10^{12}/L，血小板计数172×10^9/L；生化全项：血清葡萄糖4.75mmol/L，丙氨酸氨基转移酶12U/L，谷丙转氨酶105U/L，血清钾4.32mmol/L，血清尿酸177μmol/L，血清尿素氮/血清肌酐62；心电图示：①窦性心律；②电轴正常；③大致正常心电图。

诊断：带状疱疹。

治疗过程：

第一次治疗

（1）取穴

星状神经节（双侧）+肺俞、脾俞、肾俞、三阴交、足三里。

（2）操作

星状神经节用手卡指压式埋线手法，患者仰卧位，取胸锁关节上2.5cm、中线旁开1.5cm处双侧星状神经节点标记之，碘伏常规消毒，取7#埋线针刀，右手持针，左手拇指加压固定，刃口线与躯干纵轴平行，针体与皮肤垂直，快速刺入皮肤，直达第六颈椎横突前结节，埋线后出针，术毕，压迫针眼止血，创可贴贴敷针孔。

其余穴位均采用线体对折旋转埋线术。

治疗后患者自诉食欲增强、睡眠明显改善，精神状况较入院时好转，颜面部疱疹及头痛症状无明显变化。

第二次治疗

（1）取穴

星状神经节＋枕五针。

（2）操作

星状神经节埋线操作同前。

枕五针中项中点、项A点、项B点穴位均采用线体对折旋转埋线术。

治疗后患者自诉头痛症状明显缓解，颜面部疼痛可忍受、部分疱疹已结痂，无明显渗出。睡眠已改善，乏力等症状较前改善。嘱患者忌辛辣刺激饮食，多饮水。

第三次治疗

取穴：星状神经节＋肝俞、肺俞、脾俞、肾俞、足三里、三阴交。

星状神经节埋线操作同前；其余穴位均采用线体对折旋转埋线术。

治疗后患者自诉头痛症状明显缓解，颜面部疼痛改善，部分疱疹已结痂，全身症状明显好转。

第四次治疗

取穴：星状神经节。

埋线操作同前。

治疗后患者自诉头痛症状明显缓解，颜面部疼痛明显好转，可忍受，疱疹已结痂脱屑，局部皮肤暗红、瘙痒，全身症状明显好转。

经验体会：带状疱疹是指由水痘－带状疱疹病毒感染所致，目前已确定水痘病毒与带状疱疹病毒系同一病毒，是中老年人常见的一种以疼痛为主要表现的皮肤病。发疹前可有轻度乏力、低热、纳差等全身症状，患处皮肤自觉灼热感或者神经痛，触之有明显痛觉感，持续1～3天，亦可无前驱症状即发疹。好发部位依次为肋间神经、颈神经、三叉神经和腰骶神经支配区域。

目前治疗带状疱疹多采用：①药物治疗（可选用抗病毒药、抗抑郁药、抗惊厥药、麻醉性或非麻醉性镇痛药）；②神经阻滞；③神经毁损。

服药会带来很多不便及不良反应，对患者身心都造成很大影响，而星状神经节穴位埋线每隔 15 天操作 1 次，简单方便且无不良反应。

目前被学术界普遍接受的几种致病机制有：①病毒感染；②气候及地域环境变化；③免疫力低下；④全身因素；⑤过敏因素。

星状神经节埋线对免疫系统的影响：免疫功能在机体防御、自身内环境稳定及调节过程中起着至关重要的作用。星状神经节是人体重要的交感神经节之一。交感神经的低级中枢位于脊髓 T_1 ~ L_2或者 L_3节段的灰质侧柱的中间外侧核，交感神经节前纤维起自此核的细胞。每一个交感干神经节与相应的脊神经之间有交通支相连，分白交通支和灰交通支两种。31 对脊神经和交感神经干之间都存在着灰交通支，相互联系，而颈部脊神经缺少交感神经节前纤维，只有来自颈部交感神经节的节后纤维。颈交感神经节前纤维是来自上胸部脊神经的白交通支，其节后纤维组成灰交通支，分别与所有的颈脊神经连结，并有吻合支与人体有关脑神经相连接。刺激神经节能明显增加血液循环，减轻局部组织炎症、水肿，促进神经纤维恢复。另外还能稳定自主神经功能，减少患者恐惧、不安、焦虑等症状，减少对交感神经的刺激。提高机体免疫力、抗炎症作用。

【病例二】

姓名	罗某	性别	男	年龄	54 岁
民族	汉族	婚姻	未婚	职业	农民
出生年月日	1962 年 5 月 7 日	出生地	成都新都	节气	霜降
记录医师	童迅	记录日期	2016 年 10 月 26 日		

主诉：头痛、胸痛、左侧上肢痛 1 月余，加重 6 天。

现病史：自述 1 个月前无明显诱因开始出现胸部疼痛，疼痛在身体右侧为主，呈跳动性的刺痛，疼痛部位不固定，无反射疼，尤以夜间为重。6 天后右下胸部出现簇集水泡，患处首先出现潮红斑，很快出现黄豆大小的丘疹，簇状分布而不融合，继之迅速变为水泡。出疹处呈火辣疼、痒，在家自服消炎药、外用抗过敏药物未见好转（具体欠详）。遂就诊于当地医院，门诊以“带状疱疹”收入院。住院治疗 1 个月后胸部疱疹明显好转，头痛、胸痛、左侧上肢疼痛加重，患者为进一步诊治，遂来就诊。患者精神尚可，食欲差，夜间无法入睡，小便黄，大便干结。近期体重无明显改变。

既往史：既往体健。否认有乙肝、肺结核等传染病史，否认重大手术外伤史、输血史及药物过敏史。预防接种史不详。否认糖尿病及心血管病史，余系统回顾未见异常。

个人史：自幼生长生活于原籍，无长期外地居住史，未到过传染病流行疫区。初中文化，无特殊不良嗜好。否认有冶游史。

婚育史：未婚。

家族史：父母亲已故，死因不详。否认家族成员中有传染病、遗传病者。

专科情况：皮肤无黄染。左下胸无水泡，头部和胸部有疱疹痂印存在，上肢出现神经痛。余未见异常。

辅助检查：血、尿、粪常规及血生化未见明显异常，心电图：①窦性心律；②电轴右偏，随机血糖4.7mmol/l。

诊断：带状疱疹后遗症。

治疗过程：

第一次治疗

（1）埋线治疗

①取穴：星状神经节+阳陵泉、支沟、筋缩、肺俞、大椎、膈俞、悬钟、太冲。

②操作：患者仰卧位，行星状神经节埋线术。取胸锁关节上2.5cm、中线旁开1.5cm处双侧星状神经节点标记之，碘伏常规消毒，取7#埋线针刀，右手持针，左手拇指加压固定，刃口线与躯干纵轴平行，针体与皮肤垂直，快速刺入皮肤，直达第六颈椎横突前结节，埋线后出针，术毕，压迫针眼止血，创可贴贴敷针孔。

患者仰卧和俯卧位时，取其余穴位标记之，碘伏行常规消毒，取7#埋线针刀，右手持针，左手拇指加压固定，刃口线与躯干纵轴平行，针体与皮肤垂直，快速刺入皮肤，直达穴位，局部有酸胀感后埋线出针，术毕，压迫针眼止血，创可贴贴敷针孔。

（2）痛点局部放血

局部皮肤碘伏常规消毒，以放血笔行患处放血，火罐拔之，嘱患者患处两日不沾生水。

治疗后患者自诉咽部和埋线局部有胀感，与治疗前对比：头痛无变化，胸痛稍减轻，左侧上肢痛稍有所好转。

第二次治疗

（1）埋线治疗

①取穴：星状神经节+胸痛穴、头痛穴、支沟、筋缩、大椎、膈俞、悬钟、阴陵泉、蠡沟。

②操作：星状神经节埋线术操作同上。

仰卧和俯卧位时，取其余穴位标记之，碘伏常规消毒，取7#埋线针刀，右手持针，左手拇指加压固定，刃口线与躯干纵轴平行，针体与皮肤垂直，快速刺入皮肤，直达病灶或骨面，埋线后行纵形切割、松解，有松动感后出针，术毕，压迫针眼止血，创可贴贴敷针孔。

（2）艾灸治疗

给予患处艾灸治疗，以实木八孔艾灸盒，艾灸分成短节，酒精灯点燃艾灸置于灸盒，放置于头部和胸部、左上肢部熏灸。

治疗后患者自诉埋线局部有胀感，头痛无变化，胸痛稍减轻，左侧上肢痛稍有所好转。

第三次治疗

（1）埋线治疗

①取穴：星状神经节＋胸痛穴、头痛穴、曲池、外关、筋缩、至阳、膈俞、肝俞、悬钟、血海。

②操作：星状神经节埋线术操作同上。

仰卧和俯卧位时，取其余穴位标记之，碘伏常规消毒，取7#埋线针刀，右手持针，左手拇指加压固定，刃口线与躯干纵轴平行，针体与皮肤垂直，快速刺入皮肤，直达病灶或骨面，埋线后行纵形切割、松解，有松动感后出针，术毕，压迫针眼止血，创可贴贴敷针孔。

（2）艾灸治疗

给予艾灸治疗，以实木八孔艾灸盒，艾灸分成短节，酒精灯点燃艾灸置于灸盒，放于放置于头部和胸部、左上肢部熏灸。

（3）中药调理

中药调理以麻黄附子细辛汤合乌头汤加减，水煎服一日一剂，一日三次，每次150mL，饭后服药。

治疗后患者自诉埋线局部有胀感，与治疗前相比头痛减轻，胸痛明显好转，左侧上肢无疼痛。

第四次治疗

（1）埋线治疗

①取穴：星状神经节＋胸痛穴、头痛穴、外关、至阳、膈俞、肝俞、悬钟、血海、太冲。

②操作：星状神经节埋线术操作同上。

仰卧和俯卧位时，取其余穴位标记之，碘伏常规消毒，取7#埋线针刀，右手持针，左手拇指加压固定，刃口线与躯干纵轴平行，针体与皮肤垂直，快速刺入皮肤，直达病灶或骨面，埋线后行纵形切割、松解，有松动感后出针，术毕，压迫针眼止血，创可贴贴敷针孔。

（2）艾灸治疗

给予艾灸治疗，以实木八孔艾灸盒，艾灸分成短节，酒精灯点燃艾灸置于灸盒，放于放置于头部和胸部熏灸。

（3）中药调理

配合中药调理，药方以麻黄附子细辛汤合乌头汤加减，水煎服一日一剂，一日三次，每次150mL饭后服药。

治疗后患者自诉埋线局部有胀感，与治疗前相比头痛明显减轻，无其他不适。后续还需进行增强免疫力调理。

经验体会：带状疱疹主要由水痘－带状疱疹病毒引起，往往是在一定的诱因刺激下而发病，如机体免疫力下降、心理压力大、身体疲劳、慢性消耗性疾病、肿瘤患者、长期服用类固醇激素等易诱发。该病毒通过人体的鼻腔黏膜侵入人体后，多呈休眠状态，平时不发病，当机体内环境发生改变后，特别是人体正常免疫机制遭受破坏或受侵袭时，激活了该病毒，使病毒进一步活动繁殖。

临床中部分患者在未出现疱疹时，仅感觉身体局部不适、刺痛，检查时仅发现在皮肤表面出现散在的小丘疹，也往往不注意，随后出现许多簇集成群的丘疹，直径在3～5mm左右，疱疹的疱壁透明光亮，周围红晕色泽红紫不一，多以在胸、胁、腰神经分布为特点，分布于乳头周围，也有侵袭四肢表面、颜面部，进一步发展部分人群会出现面瘫。也有侵袭头皮、耳郭内外，眼睛周围，再发展可引起三叉神经疼痛。据临床统计，90%左右的急性带状疱疹患者会有疼痛，60%～70%会留下神经痛的后遗症，自发性的有刀割样、闪电样、放射样和蚁行样等不同的感觉。带状疱疹后遗神经痛是西医学难以治愈的顽痛之一。很多的带状疱疹患者都会因为没有及时治疗导致后遗症。

带状疱疹后疼痛为交感神经依赖性疼痛。刺激星状神经节治疗的机制目前多认为主要有中枢作用和周围作用两方面，其中枢作用通过调理下丘脑维护内环境稳定，从而使机体的自主神经功能、内分泌功能和免疫功能保持正常；其周围作用是抑制交感神经节前和节后纤维功能，从而使其支配区域的血管运动、腺体分泌、肌肉紧张、支气管收缩及痛觉传导受到抑制、支气管收缩及痛觉传导也受到抑制。长效刺激星状神经节可使疼痛患者血浆中的去甲肾上腺素（NE）和前列腺素（PG）明显下降，使疼痛区域的血流增加，清除局部蓄积的有毒代谢产物，还可明显降低疼痛患者血中皮质醇、醛固酮、血管紧张素Ⅱ、5－HT、P物质的含量，增强T细胞的活性，从而消除神经的炎症，促进神经的修复，缓解治疗疼痛。

（马重兵　侯玉玲　童迅　杨才德）

第三十八节　黄褐斑

黄褐斑（chloasma）为多见于中青年女性面部的对称性色素沉着性皮肤病。

一、临床表现

好发于中青年女性，男性也可发生。皮损常对称分布于颜面颧部及颊部而呈蝴蝶形，亦可累及前额、鼻、口周或颊部。皮损为大小不一、边缘清楚的黄褐色或深褐色斑片，受紫外线照晒后颜色加深；常在春夏季加重，秋冬季则减轻，无自觉症状。病程不定，可持续数月或数年。

二、诊断

根据典型的临床表现即可诊断。

三、治疗

（一）西医治疗

1. 首先应寻找病因，并做相应处理

避免日光照射，在春夏季节外出时应在面部外用遮光剂如5%二氧化钛霜。

2. 外用药物治疗

脱色剂如2%～5%氢醌霜（避光保存）、4%曲酸、15%～20%壬二酸霜和复方熊果苷乳膏等可抑制酪氨酸酶活性，减少色素的产生；0.025%～0.1%维A酸能够影响黑素的代谢，外用治疗亦有一定的疗效；超氧化物歧化酶（SOD）霜通过抑制和清除氧自由基可减少黑素生成；用果酸进行化学剥脱并加用脱色剂可取得良好效果；倒膜治疗能改善面部皮肤的血液循环，使药物更有效地透入皮肤，促进药物吸收，加速色斑的消退。

3. 系统药物治疗

口服维生素C、维生素E和氨甲环酸。严重者可用大剂量维生素C 1～3g/d静脉注射。

（二）中医治疗

1. 中药治疗

肝郁气滞证用逍遥散加减；肝肾不足证用六味地黄丸加减；脾虚湿蕴证用参苓白术散加减；气滞血瘀证用柴胡疏肝散合桃红四物汤加减。

2. 埋线特色疗法

（1）主穴

星状神经节、蝶腭神经节、乳突下、肾俞、太冲。

（2）定点

星状神经节点：第六颈椎横突前结节略下方处。

蝶腭神经节点：颧弓下缘、下颌骨乙状切迹内、髁突与冠突之间略下方1～2cm处。

乳突下点：乳突尖下方、寰椎横突前缘处。

肾俞点：第二腰椎棘突下旁开1.5寸。

太冲点：位于足背侧，第一、二跖骨结合部之前凹陷处。

（3）疗程

3次1疗程，3~6疗程效佳。气滞血瘀型加合谷、曲池、肝俞、血海，肝肾阴虚型加关元、气海、肾俞、足三里、三阴交。

【参考文献】

［1］张学军．皮肤性病学．第8版［M］．北京：人民卫生出版社，2013．

四、典型病例

姓名	张某	性别	女	年龄	34岁
民族	汉族	婚姻	已婚	职业	个体
出生年月日	1982年2月20日	出生地	青海大通	节气	寒露
记录医师	张红年	记录日期	2016年10月13日		

主诉：面部褐色斑10余年。

现病史：患者自诉10多年前无明显诱因面颊、鼻以及额部位出现淡黄色乃至黑褐色的片状斑块。色斑颜色深浅变化与季节、情绪以及月经等情况有关系。无头痛、头晕，无心悸、气短，无恶心、呕吐，无腹痛、腹泻，无尿频、尿急、尿痛等症。就诊于多家医院，明确诊断为“黄褐斑”，给予激光治疗，并配合口服“氨甲环酸片”，外擦“氢醌霜”等3月余。患者为进一步诊治，遂来就诊，患者自发病以来，精神欠佳，性格敏感，白天无睡意，夜间深度睡眠不足4小时，大小便如常。

既往史：平素体健。否认高血压、糖尿病、冠心病等慢性病史。否认伤寒、结核、乙肝等慢性传染病史。有手术史（生育）外伤史及输血史。否认药物及食物过敏史。预防接种史不详。

个人史：生长于原籍，无疫区居留史，无特殊化学品及放射线接触史，无吸烟饮酒等不良嗜好。有长期口服避孕药史。

月经史：13岁初潮，月经周期不稳定，经期5~8天，月经量或多或少，下体稍有异味，白带质稀。

婚育史：育有1子1女，配偶及孩子均体健。

家族史：否认家族特殊遗传病史及传染病史。患者母亲年轻时也有面部色斑，具体类型不详。

专科情况：体温36.2℃，脉搏83次/分，呼吸18次/分，血压110/60mmHg，患者舌质暗，有瘀点，舌苔薄白，脉弦涩。肤色暗沉，斑块不疼不痒，成对称性分布，皮损面积大小不等，形状不规则，表面光滑，按之不褪色，无炎症无脱屑。斑块不累及眼睑、口腔黏膜及面部其他部位。

辅助检查：随机血糖 5.8mmol/L。

诊断：黄褐斑。

治疗过程：

第一次：2016 年 10 月 13 日

（1）取穴

星状神经节 + 合谷、曲池、太冲、血海、肝俞。

（2）操作

患者仰卧位，取胸锁关节上 2.5cm、中线旁开 1.5cm 处双侧星状神经节点标记之，碘伏常规消毒，取 7#埋线针刀，右手持针，左手拇指加压固定，刃口线与躯干纵轴平行，针体与皮肤垂直，快速刺入皮肤，直达第六颈椎横突前结节，埋线后出针，术毕，压迫针眼止血，创可贴贴敷针孔。

患者仰卧位，将合谷、曲池、太冲、血海标记之。用 PGA 线体对折旋转埋线术，取 7#埋线针刀，右手持针，左手拇指加压固定，进行穿刺，埋入 4－0 线 1.5～2cm，埋入后出针，压迫针眼止血，创可贴贴敷针孔。

患者俯卧位，用 PGA 线体对折旋转埋线术，取 7#埋线针刀，右手持针，左手拇指加压固定，进行肝俞穴穿刺，埋入 4－0 线 2cm，埋入后出针，压迫针眼止血，创可贴贴敷针孔。嘱其停服避孕药。

治疗后患者自述睡眠时间延长 1～2 小时，白天精神状况有改善，面部色斑稍许变淡。

第二次：2016 年 11 月 1 日

取穴：星状神经节 + 合谷、曲池、太冲、血海、肝俞。

操作同前。

治疗后患者自述心情较前开朗，情绪好转，颧骨颜色最深处斑色明显变淡，肤色有光泽。

第三次：2016 年 11 月 12 日

（1）取穴

星状神经节 + 合谷、曲池、太冲、血海、关元、三阴交。

（2）操作

星状神经节埋线、肝俞穴穿刺操作同前同前。

患者仰卧位，将合谷、曲池、太冲、血海、关元、三阴交标记之。用 PGA 线体对折旋转埋线术，取 7#埋线针刀，右手持针，左手拇指加压固定，进行穿刺，埋入 4－0 线 1.5～2cm，埋入后出针，压迫针眼止血，创可贴贴敷针孔。

治疗后肤色略显白皙，月经较前规律，睡眠时间明显延长，斑色褪色明显。

第四次：2016 年 11 月 30 日

取穴：星状神经节。

埋线操作同前。

治疗后鼻部，颧部色斑均明显减退，达到临床治愈。

经验体会：黄褐斑又称肝斑，是一种发生于面部黑色素沉着过度的皮肤损容性疾病。以颜面部出现局限性淡褐色或褐色连成片状色斑为特征。病因尚未完全明了，一般认为与内分泌失调有关，发病与妊娠、月经紊乱、遗传和口服避孕药均有关系。

黄褐斑是面部最常见的色素性疾病，表现为界限不清的黄褐色斑片。大部分色斑发生在面部日晒部位。通常分为四型：①蝶形（皮损主要分布在面颊部），本案例即为此型；②面上部型（皮损分布在前额、颞部、鼻部、面颊部）；③面下部型（皮损分布在颊下部、咽和口周部）；④泛发型（广泛发布于面部大部分区域）。导致黄褐斑的诱因很多，包括内分泌因素、日晒、妊娠、遗传因素，应用光敏性药物、化妆品等。一般妊娠妇女常在怀孕 2 ~ 5 个月时发生黄褐斑，分娩后会逐步消退；口服避孕药引起的黄褐斑不易消退；慢性肝炎、肝硬化等肝病患者常合并黄褐斑；月经不调、妇科炎症均可伴发黄褐斑；过度曝晒是本病的诱发加重因素；精神因素也参与本病的发生。

从中医角度来谈，本病多由忧思抑郁、血弱不华、火燥结滞而生于面上。肝藏血，主疏泄调达，若肝郁不舒，则气血郁结；脾统血，主运化升清，若脾虚，则水谷精微不能运化，气血生化乏源；肾为先天之本，若肾阴不足，则虚火上炎，火燥结于面。因此本病列为气血悖逆，气血瘀滞，颜面失于荣养而致病。按辨证论治分为：气滞血瘀证，脾虚肝郁病，肝肾阴虚等三型。

星状神经节是全身较大的交感神经节，一般位于 C_7 横突的基部，由颈下神经节与 T_1（部分为 T_1、T_2 等）神经节合并而成，呈梭形或星状，星状神经节支配的组织器官包括脑膜、眼、耳、咽喉、舌、泪腺、腮腺、舌下腺、肩、上肢、心脏、大血管、气管、支气管、肺、胸壁以及头颈部皮肤等。星状神经节埋线已经比较广泛地应用于临床，可以治疗全身性疾病如自主神经功能紊乱、皮肤瘙痒、慢性疲劳综合征等；星状神经节埋线治疗的作用机制主要有中枢神经作用和周围神经作用两方面，中枢神经作用是其通过调节丘脑的维护内环境的稳定机能而使机体的自主神经功能、内分泌功能和免疫功能保持正常。星状神经节为主埋线治疗黄褐斑发挥作用的机制可能与此作用相关。

交感神经的紧张程度影响多种激素的分泌，而雌激素可刺激黑色素细胞分泌黑色素颗粒，孕激素能促进黑色素体的转运和增加黑色素量。刺激星状神经节能使人体交感和副交感保持平衡，使失调的内分泌状态趋于平衡，从而消除色斑。

（刘文韬　张红年　杨才德）

第三十九节　银屑病

银屑病（psoriasis）是免疫介导的多基因遗传性皮肤病，多种环境因素如外伤、感染及药物等均可诱导易感患者发病。银屑病的典型临床表现为鳞屑性红斑或斑块，呈局限或广泛分布。

一、临床表现

根据银屑病的临床特征，可分为寻常型、关节病型、脓疱型及红皮病型，其中寻常型占99%以上，其他类型多由寻常型银屑病转化而来。

1. **寻常型银屑病**（psoriasis vulgaris）

初起皮损为红色丘疹或斑丘疹，逐渐扩展成为境界清楚的红色斑块，可呈多种形态（如点滴状、斑块状、钱币状、地图状、蛎壳状等），上覆厚层银白色鳞屑，若刮除最上层的银白色鳞屑，可观察到鳞屑成层状的特点，就像在刮蜡滴一样（蜡滴现象），刮去银白色鳞屑可见淡红色发光半透明薄膜（薄膜现象），剥去薄膜可见点状出血（Auspitz 征），后者由真皮乳头顶部迂曲扩张的毛细血管被刮破所致。蜡滴现象、薄膜现象与点状出血现象对银屑病有诊断价值。皮损可发生于全身各处，但以四肢伸侧（特别是肘部、膝部）和骶尾部最为常见，常呈对称性。不同部位的皮损也有所差异，面部皮损多为点滴状浸润性红斑、丘疹或脂溢性皮炎样改变；头皮皮损鳞屑较厚，常超出发际，头发呈束状（束状发）；腋下、乳房和腹股沟等皱褶部位常由于多汗和摩擦，导致皮损鳞屑减少并可出现糜烂、渗出及裂隙；少数损害可发生在唇、颊黏膜和龟头等处，颊黏膜损害为灰白色环状斑，龟头损害为境界清楚的暗红色斑块；甲受累多表现为“顶针状”凹陷。患者多自觉不同程度瘙痒。

寻常型银屑病根据病情发展可分为三期：①进行期：旧皮损无消退，新皮损不断出现，皮损浸润炎症明显，周围可有红晕，鳞屑较厚，针刺、搔抓、手术等损伤可导致受损部位出现典型的银屑病皮损，称为同形反应（isomorphism）或 Kobner 现象；②静止期：皮损稳定，无新皮损出现，炎症较轻，鳞屑较多；③退行期：皮损缩小或变平，炎症基本消退，遗留色素减退或色素沉着斑。

急性点滴状银屑病（acute guttate psoriasis）又称发疹型银屑病，常见于青年，发病前常有咽喉部链球菌感染病史起病急骤，数天可泛发全身，皮损为0.3～0.5cm 大小的丘疹、斑丘疹，色泽潮红，覆以少许鳞屑，痒感程度不等经适当治疗可在数周内消退，少数患者可转化为慢性病程。

2. **关节病型银屑病**（psoriasis arthropathica）

除皮损外可出现关节病变，后者与皮损可同时或先后出现，任何关节均可受累，包括肘、膝的大关节，指、趾小关节、脊椎及骶髂关节。可表现为关节肿胀和疼痛，活动受限，严重时出现关节畸形，呈进行性发展，但类风湿因子常阴性，X 线示软骨消失、骨质疏松、关节腔狭窄伴不同程度的关节侵蚀和软组织肿胀。

3. **红皮病型银屑病**（erythroderma psoriaticum）

表现为全身皮肤弥漫性潮红、浸润肿胀并伴有大量糠状鳞屑，其间可有片状正常皮肤（皮岛），可伴有全身症状如发热、表浅淋巴结肿大等。病程较长，易复发。

4. **脓疱型银屑病**（psoriasis pustulosa）

脓疱型银屑病为泛发性和局限性两型。

（1）泛发性脓疱型银屑病

常急性发病，在寻常型银屑病皮损或无皮损的正常皮肤上迅速出现针尖至粟粒大小、淡黄色或黄白色的浅在性无菌性小脓疱，常密集分布，可融合形成片状脓湖，皮损可迅速发展至全身，伴有肿胀和疼痛感。常伴全身症状，出现寒战和高热，呈弛张热型。患者可有沟状舌，指、趾甲可肥厚浑浊。一般 1～2 周后脓疱干燥结痂，病情自然缓解，但可反复呈周期性发作；患者也可因继发感染、全身衰竭而死亡。

（2）掌跖脓疱病

皮损局限于手掌及足跖，对称分布，掌部好发于大小鱼际，可扩展到掌心、手背和手指，跖部好发于跖中部及内侧。皮损为成批发生在红斑基础上的小脓疱，1～2 周后脓疱破裂、结痂、脱屑，新脓疱又可在鳞屑下出现，时轻时重，经久不愈。甲常受累，可出现点状凹陷、横沟、纵嵴、甲浑浊、甲剥离及甲下积脓等。

（3）连续性肢端皮炎

这是局限性脓疱型银屑病的一种罕见类型。临床可见银屑病发生在指端，有时可发生在脚趾。脓疱消退之后可见鳞屑和痂，甲床也可有脓疱，而且甲板可能会脱落。

二、诊断

主要根据典型临床表现进行诊断和分型，组织病理学表现具有一定的诊断价值。

三、治疗

（一）西医治疗

银屑病的治疗不能仅局限于皮肤，还应关注已经存在或可能发展的并发症。本病治疗只能达到近期疗效，不能防止复发。治疗中应禁用刺激性强的外用药，以及可导致严重不良反应的药物（如系统使用糖皮质激素、免疫抑制剂等），以免使病情加重或向其他类型转化。应做到针对不同病因、类型、病期，并考虑患者的受益与风险，给予相应治疗。同时应重视心理治疗，避免上呼吸道感染、劳累、精神紧张等诱发或加重因素。

1. 外用药物治疗

糖皮质激素霜剂或软膏有明显疗效，应注意其不良反应，大面积长期应用强效或超强效制剂可引起全身不良反应，停药后甚至可诱发脓疱型或红皮病型银屑病。维A酸霜剂常用浓度为0.025%～0.1%，其中0.005%～0.01%他扎罗汀凝胶治疗斑块型银屑病疗效较好。维生素D_3衍生物如卡泊三醇也有较好疗效，但不宜用于面部及皮肤皱褶部。也可选用各种角质促成剂（如焦油制剂、蒽林软膏、10%～15%喜树碱软膏、水杨酸软膏等）。

2. 系统药物治疗

维A酸类药物适用于各型银屑病，如阿维A酯0.75～1.0mg/（kg·d）口服。免疫抑制剂主要适用于红皮病型、脓疱型、关节病型银屑病，常用的有甲氨蝶呤，成人剂量为每周10～25mg日服，每周剂量不超过50mg；还可用环孢素或雷公藤多苷；感染明显或泛发性脓疱型银屑病患者应使用抗生素类药物；糖皮质激素一般不主张用于寻常型银屑病，主要用于红皮病型银屑病、急性关节病型银屑病和泛发性脓疱型银屑病等，与免疫抑制剂、维A酸类联用可减少剂量，应短期应用并逐渐减量以防止病情反跳；免疫调节剂可用于细胞免疫功能低下者。

3. 生物制剂（靶向免疫调节剂）

从2000年开始，生物制剂被引入治疗银屑病性关节炎和中重度银屑病主要针对两个靶点：T细胞和细胞因子，包括TNF－α和IL－12/23。目前通过美国FDA认证的治疗银屑病的生物制剂包括阿法赛特（Alefacept）、依那西普（Etanercept）、英夫利西单抗（lnfliximab）、阿达木单抗（Adalimumab）、乌斯奴单抗（Ustokinumab）。生物制剂适用于中度至重度的银屑病和（或）银屑病性关节炎的患者，其价格昂贵且可能导致潜在的感染如结核的发生，因此需严格掌握其适应证和禁忌证。

4. 物理治疗

如光化学疗法（PUVA），UVB光疗（特别是窄谱UVB），308nm准分子激光、浴疗等均可应用。

（二）中医治疗

1. 中药治疗

根据中医辨证，给予清热凉血、凉血活血、活血化瘀等中药。肝郁化火证用龙胆泻肝汤加减；风湿蕴热证用消风散加减；血虚风燥证用当归饮子加减。

2. 埋线特色疗法

（1）主穴

癣五针（星状神经节、乳突下、肺俞、膈俞、驷马中穴）。

（2）定点

星状神经节点：第六颈椎横突前结节略下方处。

乳突下点：乳突尖下方、寰椎横突前缘处。

膈俞点：第七胸椎棘突下旁开1.5寸。

肺俞点：第三胸椎棘突下旁开1.5寸。

驷马中穴：风市穴前3寸。

（3）疗程

3次1疗程，3~6疗程效佳。风热犯表配曲池、血海、膈俞，风寒束表配足三里、三阴交、肺俞，胃肠湿热配曲池、足三里，气血两虚配血海、膈俞、足三里、三阴交。

【参考文献】

［1］张学军．皮肤性病学．第8版［M］．北京：人民卫生出版社．2013．

四、典型病例

姓名	赵某	性别	男	年龄	30岁
民族	汉族	婚姻	已婚	职业	工人
出生年月日	1986年10月1日	出生地	甘肃金昌	节气	夏至
记录医师	田瑞瑞	记录日期	2016年6月25日		

主诉：颈后部出现苔藓样斑块1年余。

现病史：患者于1年前无明显诱因颈后出现粟粒至绿豆大小皮疹，呈阵发性瘙痒，自觉局部皮肤发热，局部患者外用“黄种人”“皮康王”等药物治疗后瘙痒尚可缓解。此后，颈后部皮疹每逢饮酒、日光照射后瘙痒加重，逐渐颈后皮疹融合，呈苔藓状，局部皮肤颜色变为褐色，皮肤增厚，皮纹加深，边缘清晰，无发冷、发热，无头痛、头晕，无咳嗽、咳痰，无尿频、尿急、尿痛，遂就诊于门诊，诊断为“银屑病”。患者自发病以来，精神尚可，烦躁易怒，乏力食欲减退，睡眠差，大小便如常，近期体重未见明显变化。

既往史：平素体健。否认高血压、糖尿病、冠心病等慢性病史，否认伤寒、结核、肝炎等慢性传染病史。否认外伤、手术史，无血制品使用史。否认食物、药物过敏史。预防接种史不详。

个人史：生长于原籍，无疫区居留史，无特殊化学品及放射线接触史。无吸烟史，偶有饮酒。无地方病居住情况。

婚育史：已婚未育，配偶体健。

家族史：否认家族遗传病史及传染病史。

专科情况：颈后可见苔藓样皮疹，局部皮肤颜色变为褐色，皮肤增厚，皮纹加深，边缘清晰，瘙痒难忍。

辅助检查：无。

诊断：银屑病。

治疗过程：

第一次：2016 年 6 月 25 日

（1）取穴

星状神经节＋膈俞、曲池、血海、足三里、三阴交。

（2）操作

患者仰卧位，取胸锁关节上 2.5cm、中线旁开 1.5cm 处双侧星状神经节点标记之，碘伏常规消毒，取 7#埋线针刀，右手持针，左手拇指加压固定，刃口线与躯干纵轴平行，针体与皮肤垂直，快速刺入皮肤，直达第六颈椎横突前结节，埋线后出针，术毕，压迫针眼止血，创可贴贴敷针孔。

继续仰卧位，取膈俞、曲池、血海、足三里、三阴交标记之，碘伏常规消毒，用 PGA 线体对折旋转埋线术，取 7#埋线针刀，右手持针，左手拇指加压固定，穿刺曲池（双侧）穴，埋入 4－0 线 1.5cm，留线出针，压迫针眼止血，创可贴贴敷针孔。

治疗后患者自诉颈后部皮肤瘙痒明显减轻。

第二次：2016 年 7 月 13 日

取穴：星状神经节＋膈俞、曲池、血海、足三里、三阴交、风门、风市。

操作同前。

治疗后患者自诉若衣领不摩擦或日光不照射则无明显瘙痒，皮疹部分脱屑。

第三次：2016 年 7 月 13 日

星状神经节＋曲池、膈俞、血海、足三里、三阴交、风门、风市。

操作方法同第二次。

治疗后患者自诉皮疹区无明显瘙痒，皮疹逐渐缩小，局部皮肤变软。

第四次：2016 年 7 月 29 日

取穴：星状神经节＋阿是穴。

操作同前。

治疗后患者自诉皮疹区皮肤明显变软、变薄，皮疹区域减小。

第五次：2016 年 8 月 16 日

取穴：星状神经节。

操作同前。

治疗后患者苔藓样皮疹消退，局部皮肤呈淡红色。

经验体会：银屑病是一种皮肤功能障碍性疾病，具有明显的皮肤损害。多发在颈后部或其两侧、肘窝、腘窝、前臂、大腿、小腿及腰骶部等。常成片状出现。呈三角形或多角形的平顶丘疹，皮肤增厚，皮脊突起，皮沟加深，形成苔藓，常呈淡红色或淡褐色，剧烈瘙痒是其主要症状。

银屑病中医称之为“摄领疮”。流行病学调查显示银屑病发生率占皮肤科初诊病例的2.1%～7.7%，多见于中老年人。西医学研究此病与神经精神因素有明显关系，严重影响患者生活质量。临床实践证明，中医药治疗银屑病有着较大优势。

西医学将银屑病的发病因素大致分为三类。①神经精神因素：因情志波动，精神过度兴奋、忧郁、紧张、焦虑、恐怖或神经衰弱，造成大脑皮层调节功能紊乱，引起肛门周围神经功能障碍，当受到刺激时，皮肤易出现反应，呈苔藓样变化。②刺激因素：如过饮醇酒、咖啡等辛热兴奋剂，或服用某些作用于神经系统的药物及衣服摩擦，搔抓等局部刺激，均为诱因。③疾病因素：内分泌障碍亦是重要诱因。祖国医学将银屑病称为“摄领疮”，主要由于七情内伤，耗伤阴液，营血不足，生风化燥，肌肤失养或外受风邪侵扰，以致营血失和，经脉失疏所致。

星状神经节埋线治疗的作用机制，主要有中枢神经作用和周围神经作用两方面，中枢神经作用是其通过调节丘脑维护内环境的稳定机能而使机体的自主神经功能、内分泌功能和免疫功能保持正常。加之辨证取穴，选取阿是穴可直刺病所，既可散局部的内热郁火，又能通患部的经络气血，使患部肌肤得以濡养；曲池祛风止痒；取血海、膈俞乃“治风先治血，血行风自灭”之意。刺激神经节能明显增加血液循环，减轻局部组织炎症、水肿，促进神经纤维恢复。另外还能稳定自主神经功能，减少患者恐惧、不安、焦虑等症状，减少对交感神经的刺激。提高机体免疫力、抗炎症作用。

（马重兵　田瑞瑞　杨才德）

第四十节　日光性皮炎

日光性皮炎（solar dermatitis），也称为日晒伤（sunburn）或晒斑，是由于强烈日光照射后，曝晒处皮肤发生的急性光毒性反应。

一、临床表现

春夏季多见，妇女、儿童及浅肤色人群易发病。一般日晒后数小时至十余小时内，暴露部位出现弥漫性红斑，成鲜红色，边界清楚，后红斑渐淡和消退，脱屑，并留有色素沉着。皮损较重时可出现水肿、水疱，可破裂结痂。局部可自觉灼痛。皮损泛发时可有不适、寒战和发热等全身症状。

二、诊断

根据强烈日光曝晒史及典型临床表现，本病容易诊断。

三、治疗

（一）西医治疗

应避免暴晒，并在暴露部位外用物理性遮光剂或化学性遮光剂，如5%二氧化钛霜、二苯甲酮等，可根据个人皮肤类型选择遮光剂的日光保护指数（SPF）。逐渐外出锻炼，提高对日光的耐受性。

治疗以局部外用药物为主，以消炎、安抚、止痛为原则。一般可外用炉甘石洗剂和糖皮质激素，严重者可用3%硼酸水或冰牛奶湿敷。有全身症状者可口服抗组胺药、维生素C、非甾体类抗炎药，严重者可系统应用糖皮质激素。

（二）中医治疗

1. 中药治疗

风热证用消风散加减；血热证用清营汤加减；湿热证用四妙散加减；血瘀证用桃红四物汤加减。

2. 埋线特色疗法

（1）主穴

星状神经节、风门、肺俞、膈俞、曲池、血海。

（2）定点

星状神经节：位于第六颈椎横突前结节略下方。

风门穴：背部，第二胸椎棘突下旁开1.5寸。

肺俞：第三胸椎棘突下旁开1.5寸。

膈俞：第七胸椎棘突下旁开1.5寸。

曲池：肘横纹外侧端与肱骨外上髁连线中点处。

血海：髌底上2寸。

（3）疗程

3次1疗程。

【参考文献】

[1] 张学军．皮肤性病学．第8版［M］．北京：人民卫生出版社．2013.

四、典型病例

姓名	王某	性别	女	年龄	40 岁
民族	汉族	婚姻	已婚	职业	农民
出生年月日	1976 年 6 月 14 日	出生地	河北平泉县	节气	秋分
记录医师	李登科、修百顺	记录日期	2016 年 9 月 23 日		

主诉：面部红斑伴烧灼感 1 年，加重 1 周。

现病史：患者 1 年前因暴晒后面部出现境界清晰的红斑，伴面部烧灼样感觉。遂于 2015 年 3 月 5 日就诊于“北京宣武医院”，诊断为：日光性皮炎。予以口服“氯雷他定片”“维生素 C 片”“金蝉止痒颗粒”“21 金维他”，并输液（药名及剂量不详），治疗 1 个月，疗效不佳，遂于 2015 年 5 月 8 日在“平泉县中医院皮肤科”就诊，诊断为：日光性皮炎。服用胜湿止痒祛风类中草药 8 月余，外用“皮康王膏药”涂擦，上述症状未见明显缓解。1 周前日照时间较长后上述症状再次加重，遂来就诊。症见：精神欠佳、食欲、睡眠尚可，大小便正常，近期体重无明显变化。

既往史：既往体健。否认高血压、糖尿病、冠心病等慢性病史。否认结核、肝炎、伤寒等急慢性传染病史。否认手术外伤及输血史。否认药物及食物过敏史。预防接种史不详。

个人史：生长于原籍，无长期外地居住史，无疫区居留史，无特殊化学品及放射线接触史。无特殊不良嗜好。

婚育史：已婚，育有 1 女，配偶及女儿均体健。

月经史：14 岁月经初潮，月经周期 28～30 天，经期 7～8 天，既往月经规律，经量适当，无痛经史，无异常阴道流血史，白带正常。

家族史：父母、兄弟体健。否认家族遗传病史及传染病史。

专科情况：面部皮肤可见边界清晰的红斑，鲜红色，局部有水肿和脱皮，脸颊处有较为广泛的色素沉着斑。

辅助检查：2015 年 3 月 5 日于北京宣武医院行过敏源检测，结果示：紫外线过敏。

诊断：日光性皮炎。

治疗过程：

第一次：2016 年 9 月 23 日

（1）取穴

星状神经节 + 加双侧血海、左侧足三里、右侧三阴交、双侧肺俞、双侧止痒穴。

（2）操作

手卡指压式星状神经节埋线：患者仰卧位，取胸锁关节上 2.5cm、中线旁开 1.5cm

处双侧星状神经节点标记之，碘伏常规消毒，取7#埋线针刀，右手持针，左手拇指加压固定，刃口线与躯干纵轴平行，针体与皮肤垂直，快速刺入皮肤，直达第六颈椎横突前结节，埋线后出针，术毕，压迫针眼止血，创可贴贴敷针孔。

同双侧血海、左侧足三里、右侧三阴交、双侧肺俞、双侧止痒穴行穴位埋线，术毕，压迫针眼止血，创可贴贴敷针孔。

15天后复诊，患者面部脱皮症状缓解，瘙痒症状减轻，未见破溃和液体渗出症状，部分皮肤仍可见粟粒样丘疹，略高于皮肤，呈暗红色，边界清楚，无脓液及脓疱疹。

第二次：2016年9月28日

取穴：星状神经节+加双侧血海、双侧肺俞。

埋线操作同前。

15天后复诊，患者面部未见脱皮症状，瘙痒症状明显减轻，皮肤粟粒样丘疹消失。

第三次：2016年10月11日

取穴：星状神经节。

埋线操作同前。

15天后电话回访，患者自述主诉症状全无，已经痊愈，患者放弃进一步巩固治疗。

经验体会：日光性皮炎是由日光或因其他光线照射形成的，当皮肤接受紫外线照射后，除了对血管有直接而短暂的扩张作用外，表皮细胞还可以生成并释放出各种介质，包括前列腺素、脂氧化酶产物和多种细胞因子到真皮中，引起红斑反应。近年来，穴位埋线研究和治疗一直在我国针对日光性皮炎的防治中具有不容忽视的重要地位。

西医学中认为，首先，皮肤的表皮层位于角质层深处，含有一些效应细胞、抗微生物肽和病原识别受体，当表皮层受损时，通透性增加，屏障功能减弱，一些致病原便会经皮肤进入，促发局部或全身的免疫反应，最终导致过敏性疾病的发生。而中医理论中认为和免疫关系最深的当属卫气，皆因卫气发于肾，需要脾胃的滋养，升发于肺，行于皮肤分肉，而肺主皮毛，卫气不足则卫外功能低下，容易导致皮肤疾病，故此日光性皮炎与卫气虚有着紧密的关联。其次，由于存在个体差异，大部分过敏人群在进食肉、奶、蛋类食品时，造成体内红细胞质量降低，形体变大，缺乏生命活力。由这类低质量红细胞组成的人体，对自然的适应能力和同化能力都大大减弱，加上牛奶、蛋类的蛋白质分子易从肠壁渗入到血液中去，形成组胺、羟色胺等过敏毒素，活化局提高肌肉的力量，减轻和预防肌肉的萎缩，维持肌肉的营养，改善局部的血液循环。目前临床上治疗日光性皮炎的药物主要有免疫抑制剂、抗组胺药、糖皮质激素、过敏递质拮抗药、钙类药物等，西药治疗优势在于它能够迅速稳定血管壁和细胞壁，拮抗受体，有效控制疾病的快速发展，弊端在于西药在后期治疗中，无法对体内过敏病变过程进行改变。

临床研究报道显示，星状神经节埋线能扶正祛邪，平衡阴阳，调整机体，是治疗I型变态反应疾病的有效方法，能稳定血清IgE，增强嗜酸性粒细胞。实验表明，星状神经节埋线可以降低日光性皮炎患者血清IgE含量。其他研究亦表明，星状神经节埋线治疗日光性皮炎还可以通过降低患者发作时升高的血清组胺等过敏介质浓度，从而抑制肥大细胞的介质释放，减轻介质引起的组织损伤。

（马重兵　李登科　修百顺　杨才德）

第四十一节　毛细血管扩张症

毛细血管扩张症是指小血管的持久性扩张，扩张的血管多为小静脉或小动脉，在皮肤上出现红丝状网状或星状损害，压之褪色。正常人的鼻翼两侧颧部，因风吹日晒可见轻度毛细血管扩张属正常范围，但若出现较大范围的扩张则属某些疾病的表现。

一、临床表现

毛细血管扩张皮肤较薄，表皮下可见呈丝状、星状或网状等破裂或扩张的毛细血管，红色，压之不退。面部皮肤比一般正常肤色红，看上去犹如经过了阳光暴晒，这种皮肤非常敏感，过冷过热、情绪激动时脸色更红。

二、诊断

皮肤可见粗细不等的毛细血管扩张，颜色淡红、鲜红或紫红色，压之不退色，对称或不对称，局限或泛发。无明显炎症性表现。

三、治疗

（一）西医治疗

毛细血管扩张症长期以来一直是皮肤科的治疗难点，在激光发明之前常用冷冻治疗、高频电刀治疗、同位素放射治疗等，这类方法有些虽能获得一定疗效，但易引起溃疡、瘢痕、放射性坏死等严重并发症。激光治疗血管性皮肤损害的原理主要是利用含氧血红蛋白对一定波长激光的选择性吸收。

（二）中医治疗

1. 中药治疗

风热证用消风散加减；血热证用清营汤加减；湿热证用四妙散加减；血瘀证用桃红四物汤加减。

2. **埋线特色治疗**

（1）主穴

星状神经节、血海、肺俞、膈俞、曲池。

（2）定点

星状神经节点：第六颈椎横突前结节略下方处。

肺俞点：第三胸椎棘突下旁开1.5寸。

膈俞点：第七胸椎棘突下旁开1.5寸。

血海点：在股前区，髌底内侧端上2寸，股内侧肌隆起处。

曲池点：曲肘成直角，肘横纹桡侧端与肱骨外上髁连线的中点。

（3）疗程

3次1疗程。可同时配合辨证，增加配穴。

四、典型病例

姓名	许某	性别	女	年龄	23
民族	汉族	婚姻	未婚	职业	学生
出生年月日	1993年9月29日	出生地	甘肃榆中县	节气	寒露
记录医师	宋建成	记录日期	2016年10月10日		

主诉：面红10年余，加重1年。

现病史：患者于10年余前无明显诱因出现面部皮肤色红及毛细血管扩张，无灼热、干燥、瘙痒、渗出，无脱屑。每遇强光刺激后，上述症状加重，曾使用护肤品，效果欠佳。于就诊1年前，面部色红、毛细血管扩张加重，面部皮肤绷紧时很明显看到毛细血管迂曲，且遇强光照射后面部干燥、皮肤灼热、发烫，曾服用多种维生素及微量元素，效果不佳。为求进一步诊断与治疗，遂就诊于皮肤科门诊，门诊经相关检查后，诊断为“面部毛细血管扩张症”并进行门诊诊治。患者自发病以来神志清楚、精神尚可，睡眠、饮食尚可，大便干燥，小便正常，近期体重未见明显增减。

既往史：既往体健，否认有高血压、糖尿病、冠心病等慢性病史。否认肝炎、结核、伤寒等传染病史。无手术、外伤史，无药物过敏史，预防接种史不详。

个人史：生于原籍，无长期外地居住史，否认疫区居留史，无特殊化学品及放射线接触史。无不良嗜好。

月经史：14岁月经初潮，月经周期28~30天，经期5~7天，经量适中，无痛经，无异常阴道流血史，白带正常，稀薄。

婚育史：未婚未育。

家族史：否认家族遗传病史及传染病史。

体格检查：体温36.3℃，脉搏100次/分，呼吸19次/分，血压：112/62mmHg，神志清楚，精神可，双肺呼吸音清，双肺未闻及干湿性啰音，心率：100次/分，律不齐，心音低钝，各瓣膜听诊区未闻及病理性杂音，未闻及心包摩擦音。全腹部柔软，无压痛、反跳痛，墨菲氏征阴性，移动性浊音阴性，肝脾肋下未触及，肝肾区无叩击痛，肠鸣音3次/分，双下肢无水肿。

辅助检查：胸部正位片未见异常。心电图未见明显异常。

诊断：毛细血管扩张症（面部）

治疗过程：

第一次：2017年10月10日

（1）取穴

星状神经节+心俞、脾俞、曲池、血海、足三里、三阴交。

（2）操作

患者取仰卧位，取胸锁关节上2.5cm，中线旁开1.5cm处，双侧星状神经节点标记之，碘伏常规消毒，取7#埋线针刀，右手持针，左手拇指加压固定，刀口与躯干纵轴平行，针体与皮肤垂直，线条对折，快速刺入皮肤，直达第六颈椎横突前结节，针体上提少许旋转留线后，缓慢出针，术毕，压迫针眼止血，创可贴贴敷针孔。

其余腧穴采用线体对折旋转埋线术，治疗结束后，交代注意事项。

治疗后患者自诉面红、发热立即减轻。

第二次：2016年10月25日

取穴：星状神经节+心俞、脾俞、曲池、血海、足三里、三阴交。

操作同前。

治疗后患者自诉面部毛细血管无明显迂曲，遇强光照射后面部无明显干燥、灼热、发烫等不适。

第三次：2017年11月9日

取穴：星状神经节+心俞、脾俞、曲池、血海、足三里、三阴交。

操作同前。

治疗后患者自诉面红、毛细血管迂曲、干燥、灼热、发烫等不适基本消失。

经验体会：毛细血管扩张肉眼就能看见一条条扩张的毛细血管，部分呈红色或紫红色斑状、点状、线状或星状损害的形象，这就是毛细血管扩张症，俗称红血丝。是影响美容的主要原因，多见于女性。面部毛细血管扩张大致原因可以分为以下几种：①区域环境因素，如高原刺激，且海拔高，皮肤缺氧导致红细胞增多，引起毛细血管扩张破裂。生活在寒冷地带皮肤被冻伤，导致血液循环不畅，毛细血管瘀血，使红血丝出现。②美容护理方面，长期使用含有激素、重金属、果酸剥脱类护肤品或做过光子嫩肤等也会导致角质层严重受损，毛细血管受刺激严重扩张，而出现损失性红血丝。③自身肤质方面，有些患者先天肤质娇嫩、角质层薄、抵抗力弱，很容易受到外界环境的刺激而导致毛细血管扩张，而使红血丝出现。④全身性疾病，若身体有慢性消耗性疾病会导致面部长期营养不良，皮肤粗糙干燥，表皮角质层脱落，女性月经不调、慢性便秘、辛辣食物刺激，致使毛细血管扩张。⑤职业，如厨师、电焊工等长时间高温工作者，由于高温的长期刺激导致皮肤干燥、缺水、角质层脱落，皮肤失去保护层，毛细血管在高温下严重扩张，导致红血丝的出现是皮肤的一种亚健康状态，在现代社会，人们生活在污染严重的大城市，经常面对过大的压力，从而导致内分泌失调。

以星状神经节为主穴埋线治疗面部毛细血管扩张，其主要作用机制可能为调节面部区域血管血流，使之舒缓有度，缓解和治愈小血管痉挛和阻塞，从而调节内分泌失调，改善血循环，达到治疗目的。

【参考文献】

［1］杨才德，雒成林．穴位埋线疗法［M］．北京：中国中医药出版社，2015.

（冯广君　宋建成　杨才德）

第四十二节　湿疹

湿疹（eczema）是由多种内、外因素引起的真皮浅层及表皮炎症，临床上急性期皮损以丘疱疹为主，有渗出倾向，慢性期以苔藓样变为主，易反复发作。

一、临床表现

根据病程和临床特点可分为急性、亚急性和慢性湿疹，代表了炎症动态演变过程中的不同时期。临床上，湿疹可从任一个阶段开始发病，并向其他阶段演变。

（一）急性湿疹

好发于面、耳、手、足、前臂、小腿等外露部位，严重者可弥漫全身，常对称分布。皮损多形性，常表现为红斑基础上的针头至粟粒大小丘疹、丘疱疹，严重时可出现小水疱，常融合成片，境界不清楚，皮损周边丘疱疹逐渐稀疏，常因搔抓形成点状糜烂面，有明显浆液性渗出。自觉瘙痒剧烈，搔抓、热水洗烫可加重皮损。如继发感染则形成脓疱、脓痂、淋巴结肿大，可出现发热等；如合并单纯疱疹病毒感染，可形成严重的疱疹性湿疹。

（二）亚急性湿疹

因急性湿疹炎症减轻或不适当处理后病程较久发展而来。表现为红肿及渗出减轻，但仍可有丘疹及少量丘疱疹，皮损呈暗红色，可有少许鳞屑及轻度浸润，仍自觉有剧烈瘙痒。再次暴露于致敏原、新的刺激或处理不当可导致急性发作，如经久不愈，则可发展为慢性湿疹。

（三）慢性湿疹

由急性湿疹及亚急性湿疹迁延而来，也可由于刺激轻微、持续而一开始就表现为慢性化。好发于手、足、小腿、肘窝、股部、乳房、外阴、肛门等处，多对称发病。表现为患部皮肤浸润性暗红斑上有丘疹、抓痕及鳞屑，局部皮肤肥厚、表面粗糙，有不同程度的苔藓样变、色素沉着或色素减退。自觉亦有明显瘙痒，常呈阵发性。病情时轻时重，延续数月或更久。

（四）几种特殊类型的湿疹

1. 手部湿疹

手部接触外界各种刺激的机会较多，故湿疹发病率高，但一般很难确定确切病因。多数起病缓慢，表现为手部干燥暗红斑，局部浸润肥厚，边缘较清楚，冬季常形成裂隙。除特应性素质外，某些患者发病还可能与职业、情绪等因素有关。

2. 乳房湿疹

多见于哺乳期女性。表现为乳头、乳晕、乳房暗红斑，其上有丘疹和丘疱疹，边界不清楚，可伴糜烂、渗出和裂隙，可单侧或对称发病，瘙痒明显，发生裂隙时可出现疼痛。仅发生于乳头部位者称为乳头湿疹。

3. 外阴、阴囊和肛门湿疹

局部瘙痒剧烈，常因过度搔抓、热水烫洗而呈红肿、渗出、糜烂，长期反复发作可慢性化，表现为局部皮肤苔藓样变。

4. 钱币状湿疹

好发于四肢。皮损为密集小丘疹和丘疱疹融合成的圆形或类圆形钱币状斑片，境界清楚，直径1～3cm大小，急性期红肿、渗出明显，慢性期皮损肥厚、色素增加，表面覆有干燥鳞屑，自觉剧烈瘙痒。

二、诊断

根据瘙痒剧烈、多形性、对称性皮损，急性期有渗出倾向，慢性期苔藓样变皮损等特征，本病一般不难诊断。

三、治疗

（一）西医治疗

注意避免各种可疑致病因素，发病期间应避免食用辛辣食物及饮酒，避免过度洗烫。

1. 系统药物治疗

目的在于抗炎、止痒。可用抗组胺药、镇静安定剂等，一般不宜使用糖皮质激素；急性期可用钙剂、维生素C、硫代硫酸钠等静脉注射或普鲁卡因静脉封闭；有继发感染者加用抗生素。

2. 外用药物治疗

遵循外用药物的使用原则。急性期无渗液或渗出不多者可用糖皮质激素霜剂，渗出多者可用3%硼酸溶液冷湿敷，渗出减少后用糖皮质激素霜剂，可和油剂交替使用；亚急性期可选用糖皮质激素乳剂、糊剂，为防止和控制继发性感染，可加用抗生素；慢性期可选用软膏、硬膏、涂膜剂；顽固性局限性皮损可用糖皮质激素作皮损内注射。

（二）中医治疗

1. 中药治疗

湿热并重证用龙胆泻肝汤加减；风重于湿证用局方消风散加减；热重于湿证用凉血除湿汤加减；脾虚湿蕴证用除湿胃苓汤加减；血虚风燥证当归饮子加减；阴伤湿恋证用滋阴除湿汤加减。

2. 埋线特色治疗

（1）主穴

疹五针（星状神经节、乳突下、血海、丰隆、驷马中穴）。

（2）定点

星状神经节点：第六颈椎横突前结节略下方处。

乳突下点：乳突尖下方、寰椎横突前缘处。

血海点：在股前区，髌底内侧端上2寸，股内侧肌隆起处。

丰隆点：位于小腿前外侧，外踝尖上8寸，胫骨前缘外二横指（中指）处。内与条口相平，当外膝眼（犊鼻）与外踝尖连线的中点。

驷马中穴：风市穴前3寸。

（3）疗程

3次1疗程，3～6疗程效佳。

【参考文献】

[1] 张学军，皮肤性病学．第8版［M］．北京：人民卫生出版社，2013.

四、典型病例

姓名	陆某	性别	女	年龄	51岁
民族	汉族	婚姻	已婚	职业	无业
出生年月日	1965年2月8日	出生地	甘肃兰州	节气	霜降
记录医师	金芝萍	记录日期	2016年11月5日		

主诉：四肢皮疹、瘙痒4年，加重2个月。

现病史：患者自诉于4年前因大量饮酒后出现双下肢皮疹、瘙痒，休息后症状缓解，饮酒后加重，严重影响患者生活质量。曾多次在三甲医院皮肤科诊治，均诊断为“湿疹”，并予以治疗，症状时轻时重，经久不愈。2个月前症状加重，经朋友介绍前来就诊，门诊以“湿疹”收住入院。入院时见：患者四肢屈侧密集成片的丘疱疹，患处皮肤增厚、浸润，棕红色色素沉着，表面粗糙，覆鳞屑，部分因抓破而结痂，丘疱疹有渗出伴糜烂，夜间发红，自觉瘙痒剧烈，口干，乏力，纳少，无头痛，无恶心呕吐，无发热，无汗出异常，夜寐差，大小便如常，舌暗苔薄白，脉沉细。

既往史：“$L_{4\sim5}$椎间盘突出症”病史3年余，至今右下肢麻困。否认高血压、糖尿病等慢性病史，否认有肝炎、结核等传染病史，否认输血及外伤史，否认曾有药物、食物、花粉等过敏史。预防接种史不详。

个人史：长期在兰州生活，未到过疫区。生活、工作及居住条件尚可，无特殊嗜好。否认工业粉尘、放射性物质等接触史。

月经史：13岁初潮，月经周期25～28天，平素月经量、色、味如常，49岁停经。

婚育史：22岁结婚，配偶体健，育有1女，体健。

家族史：父母已故。未闻及有家族相关遗传史。

专科检查：患者四肢屈侧密集成片的丘疱疹，患处皮肤增厚、浸润，棕红色色素沉着，表面粗糙，覆鳞屑，部分因抓破而结痂，丘疱疹有渗出伴糜烂，夜间发红，自觉瘙痒剧烈。

诊断：慢性湿疹；$L_{4\sim5}$椎间盘突出症。

治疗过程：

第一次治疗

（1）取穴

星状神经节埋线＋突五针

（2）操作

①星状神经节埋线：取星状神经节点常规消毒，术者左手四指与拇指分开，四指抵于薄枕或者紧靠于患者颈部，做卡颈状动作，以确保操作时押手的相对稳定；拇指在“定位”处再次做“定点”时的动作，以确保“进针点”的准确性，然后松开拇指，使拇指轻轻触及皮肤；右手持带线埋线针刀，针斜口面对拇指，针尖触及“进针点”皮肤，拇指与针尖同时向下移动，拇指将胸锁乳突肌、颈总动脉、颈内静脉推向外侧，触及颈动脉波动，确认已经把颈动脉控制在指腹下；继续向下移动，当到达 C_6 横突前结节时有明显的抵抗感，稍作停顿后，左手拇指固定，右手向下快速突破，针尖所到之处即为 C_6 横突前结节；退针 0.5cm，右手持针固定不动，左手拇指轻轻抬起，以颈部皮肤随之而起为度，旋转埋线针刀，埋线、出针，按压针孔片刻，以创可贴贴敷。

②突五针埋线：患者俯卧位，取腰部阳性反应点标记之，碘伏常规消毒，取 7#埋线针刀，右手持针，左手拇指加压固定，刃口线与躯干纵轴平行，针体与皮肤垂直，快速刺入皮肤，直达病灶或骨面，埋线后行纵形切割、松解，有松动感后出针，术毕，压迫针眼止血，创可贴贴敷针孔。

通过第一次治疗后患者腰部症状明显减轻，湿疹症状略有改善，但患者四肢屈侧仍有密集成片的丘疱疹，剧烈瘙痒、境界不清，丘疱疹有渗出伴糜烂。

第二次治疗

取穴：星状神经节 + 突五针 + 配穴

取驷马三穴、脾俞、足三里、阴陵泉、水分、中极、三阴交、曲池、血海等穴进行穴位埋线治疗。余操作同前。

通过第二次治疗后患者腰部症状消失，湿疹症状明显好转，但患者四肢屈侧丘疱疹有少量的渗出并有结痂。无渗出，瘙痒感减轻。

第三次治疗

取穴：星状神经节 + 驷马三穴、脾俞、足三里、阴陵泉、水分、中极、三阴交、曲池、血海。

通过埋线治疗后患者症状完全消失。

经验体会：湿疹是一种临床常见的变态反应性疾病，根据其疾病表现有急性湿疹、亚急性湿疹、慢性湿疹之分，由于湿疹反复发作、病程长，易演变成慢性，其发病多与湿热内盛，或脾虚水湿内生兼血虚生风有关。本病瘙痒剧烈，反复发作，病程一般较长，患者往往因此而痛苦不堪。目前临床治疗方法多样，但都由于治疗时间长，患者依从性差，故多不能坚持治疗。采取穴位埋线治疗，可对穴位产生持久的理化、生化等综合刺激，增强了穴位的治疗作用，其效能可能是通过调节机体的神经 - 内分泌 - 免疫网络功能实现的。取穴位足三里、脾俞、水分等以健脾利湿，取曲池、阴陵泉、三阴交、血海等以清热解毒兼补血祛风，故其清热利湿、补血祛风止痒效果明显。选取手太阴肺经、足阳明胃经、足厥阴肝经、足少阴肾经的穴位，可发挥相应脏腑的生理功能。肺主气，通调水道，外合皮毛；脾主运化，健脾可以利湿；肝主藏血，刺激肝经穴位可养阴清热润燥；肾主水，刺激肾经可温阳气化，升清降浊，共奏调节阴阳、扶正祛邪、宣肺清热、养血活血、祛风止痒之效，达到治疗目的。

目前西医对发病机制的认识涉及体内、外多种因素，主要是由复杂的内外激发因子引起的一种迟发型变态反应。外源性湿疹与外源性激发因素有关，而遗传性因素的作用则是次要的；内源性湿疹并非由外源性因素或外在环境因素引起，而是由身体内在因素介导。目前认为湿疹是原发于真皮的炎症过程，表皮受累仅仅是继发的，不易查出明显外因，一般认为是以内因为主，与外因相互作用而发病。

星状神经节的作用主要有中枢神经作用和周围神经作用两个方面。中枢神经作用是指星状神经节通过调节丘脑的机能以维护内环境的稳定，使机体的自主神经功能、内分泌功能和免疫功能保持正常。周围神经作用是指星状神经节的节前和节后纤维的功能受到调节，其分布区域的交感神经纤维支配的心血管运动、腺体分泌、肌肉紧张、支气管收缩及痛觉传导也受到相应调节，此周围作用一直被用来治疗头颈部、上肢、肩部、心脏和肺部的一些疾病。刺激星状神经节治疗湿疹，可能是由于一方面增强人体免疫功能，另一方面通过增加其神经末梢分泌一氧化氮合酶，促进一氧化氮释放增加，使血管扩张，有效地改善组织器官血液供应，来达到治疗目的。

（冯广君　金芝萍　杨才德）

第四十三节　雄激素性脱发

雄激素性脱发（androgenetic alopecia）又称男性型脱发（male pattern alopecia），亦称早秃（premature alopecia），是一种具有遗传因素参与的且依赖雄激素作用的特征性秃发，男女均可患病。

一、临床表现

多见于男性，常在 20～30 岁发病。从前额两侧头发开始变为纤细而稀疏，逐渐向头顶延伸，额部发际向后退缩，头顶头发也逐渐开始脱落；随着病情进展，前额变高形成“高额”，呈 V 字形秃发，进而与顶部秃发融合成片，仅枕及两颞保留剩余头发。脱发处皮肤光滑，可见纤细毳毛，无自觉症状或有微痒。女性症状较轻，多为头顶部毛发变为稀疏，但前额发际线并不后移。脱发的进程一般很慢，其程度因人而异。

二、诊断

根据家族史和秃发部位等临床表现可以诊断。此类脱发应与其他原因脱发，如营养不良、药物、内分泌疾患（甲状腺功能低下或亢进、副甲状腺或垂体功能低下）以及缺铁性贫血等区别。女性突然发生男性型脱发，特别伴有痤疮、多毛症、男性化或停经，应考虑内分泌功能紊乱。

三、治疗

（一）西医治疗

本病缺乏有效疗法。可以2%或5%米诺地尔溶液外用，可直接作用于毛囊刺激毛发生长。可内服螺内酯40～60mg/d，连续1～3个月，它是一个有力的受体抑制剂，可与二氢睾酮（DHT）竞争雄激素受体，从而达到抑制雄激素的目的，应注意不良反应。非那雄胺（Finasteride）为一种新型5α－还原酶抑制剂，是针对病因及发病机制的治疗药物，口服该药可降低血清和头皮中二氢睾酮水平而发挥治疗作用，剂量为每天1mg，连续服药6～12个月以上，不良反应有性欲减退，发生率约为1.7%，停药后可恢复正常。另可施行头发移植术，将自身后枕部的头发移至头顶，也可使用假发。

（二）中医治疗

1. 中药治疗

心血虚损证用四物汤加紫河车、阿胶、远志、枣仁、琥珀等，或用归脾汤加减；肾阴虚型肝血不足证用补肝汤加阿胶、何首乌等；肝气郁结证用柴胡疏肝散，四七汤类；肾阴虚型证用血府逐瘀汤或失笑散类加味。

2. 埋线特色疗法

（1）主穴

星状神经节、曲池、足三里、三阴交、阿是穴。

（2）定点

星状神经节点：第六颈椎横突前结节略下方处。

曲池点：曲肘成直角，肘横纹桡侧端与肱骨外上髁连线的中点。

足三里：在小腿前外侧，当犊鼻下3寸，距胫骨前缘一横指（中指）。

三阴交：在小腿内侧，当足内踝尖上3寸，胫骨内侧缘后方。

阿是穴：脱发局部。

（3）疗程

3次1疗程，3～6疗程效佳。同时可配合背俞穴治疗。

【参考文献】

[1] 张学军．皮肤性病学．第8版．北京：人民卫生出版社，2013.

四、典型病例

姓名	韩某	性别	男	年龄	48岁
民族	汉族	婚姻	已婚	职业	医生
出生年月日	1968年2月18日	出生地	山东邹城	节气	冬至
记录医师	李登科	记录日期	2016年12月30日		

主诉：脱发5年，加重伴乏力1个月。

现病史：患者于5年前无明显诱因开始脱发，皮脂腺分泌增多，每因劳累后症状加重，无头晕、头痛、耳鸣，无口干、口苦，无大小便失禁，当时未予重视，未经系统治疗。1个月前无明显诱因，上述症状明显加重，并伴全身乏力。为进一步诊治，遂来就诊。自发病以来，患者神志清楚，精神差，饮食睡眠尚可，大小便正常，无胸闷气短，无腹痛腹泻，近期体重未见明显变化。

既往史：既往体健，否认高血压、糖尿病、冠心病等慢性病史，否认肝炎、结核、伤寒等慢性传染病及接触史，否认重大外伤史，否认手术及输血史，否认食物及药物过敏史，预防接种史不详。

个人史：生长于原籍，无长期外地居住史，无疫区居留史，无特殊化学品及放射线接触史。无特殊不良嗜好。

婚育史：25岁结婚，育有1子1女，配偶及子女均体健。

家族史：否认家族遗传病史及传染病史。

体格检查：神志清，皮肤及巩膜无黄染，牙龈无出血，全身浅表淋巴结无肿大。双肺呼吸音清，未闻及病理性杂音。心律齐，各瓣膜听诊区未闻及病理性杂音。头颅大小形态正常，无畸形，头发稀少，色灰暗，无面瘫，五官端正。

诊断：脱发。

治疗过程：

第一次：2016年12月30日

（1）取穴

星状神经节。

（2）操作

主穴取双侧星状神经节，星状神经节埋线时患者取仰卧位，取胸锁关节上2.5cm、中线旁开1.5cm处双侧星状神经节点标记之，碘伏常规消毒，取7#埋线针刀，右手持针，左手拇指加压固定，刃口线与躯干纵轴平行，针体与皮肤垂直，快速刺入皮肤，直达第六颈椎横突前结节，埋线后出针，术毕，压迫针眼止血，创可贴贴敷针孔。

治疗结束后，患者无特殊不适，嘱患者调饮食，畅情志，戒烟酒。

第二次：2017 年 1 月 19 日

取穴及操作同前。

第二次就诊时，询问第一次治疗后症状，患者无特殊不适，观察情况，患者无发部位有新发长出，原发较前明显变黑，睡眠时间较前明显增加，精神状态较前更佳，继续门诊 2 次治疗，治疗后患者无特殊不适，嘱患者调饮食，畅情志，戒烟酒。

第三次：2017 年 2 月 4 日

取穴及操作同前。

第三次就诊时，询问第二次治疗后症状，患者无特殊不适，观察情况，患者无发部位明显有新发长出，原发较前黑色更加显著，睡眠时间亦明显增加，精神状态较前更佳，继续第三次治疗，治疗后患者无特殊不适，嘱患者调饮食，畅情志，戒烟酒。

经验体会：脱发是常见病症，可由各种原因引起，其临床表现亦不相同。本病多为虚实并见证，纯虚纯实之证极为少见（慢性病患者继发脱发多为纯虚证除外），所不同者，只是具体患者所占的虚实成分多少而已。中医学认为脱发主要分以下证型：①肝肾亏虚型；②营血虚热型；③气滞血瘀型。西医学认为病理性脱发主要分以下几种：①精神性脱发：常有情绪波动、烦躁、过劳、失眠、惊吓等因素而导致突然脱发。②症状性脱发，这类脱发可见于很多疾病，作为某一种疾病的一个局部症状，如红斑狼疮的脱发最具有代表性，以头顶和前发际为主，随着原发病的轻重而表现不同。在诊断 SLE 时“狼疮发”是一个指征。待原发病治愈后脱发亦停止，头发可以再生。其他如皮肌炎、甲亢、糖尿病、贫血、硬皮病均可导致脱发。硬皮病皮肤发硬萎缩后局部无汗、无发。一般是对症治疗原发疾病。③药物性脱发，这类脱发主要发生于某些疾病治疗过程中药物的不良反应，如化疗使用的免疫抑制剂，如秋水仙碱、氟尿嘧啶、维生素 A 等，可引起头发零散脱落直至脱光。如各种广告治疗银屑病的药服后有脱发，这是此类药物抑制毛发生长之故。染发也可引起脱发。另外，某些中药用量过大后也可引起脱发，如川芎、香附、天花粉、雷公藤等。④真菌性脱发，主要是由真菌感染引起的片状脱发有发鞘、鳞屑、断发，发病快，有传染性，黄癣伴有黄癣痂及鼠尿味，男女老幼皆可发病，不及时治疗可引起永久性脱发。白癣则只发于儿童及少年，至成年后可自愈，伴有白色鳞屑，易继发脓癣，黑点癣则少见。⑤永久性脱发，也称瘢痕性脱发。主要由外伤、烧伤、烫伤、手术、疖肿、黄癣等引起局部毛囊破坏、瘢痕形成，毛发难以再生。

星状神经节埋线治疗脱发的机制，可能与刺激星状神经节后能够改善患者脑部前中后动脉、椎动脉、颈动脉、臂动脉的血流速度、血管腔径、血流量以及血管阻力，维持下丘脑垂体激素平衡，从而调节机体自主神经系统、内分泌系统、免疫系统有关，刺激星状神经节可调节自身免疫功能，缩短病程。

（冯广君　李登科　杨才德）

第四十四节　雀斑

雀斑是常见于中青年女性日晒部位皮肤上的黄褐色色素斑点，家族聚集现象严重的雀斑可能与常染色体显性遗传有关，致病基因定位于4q32－q34。

一、临床表现

多始见于5岁左右儿童，女性居多。常春夏季加重，秋冬季减轻。好发于面部（特别是鼻部），也可见于肩及背部。典型皮损为淡褐色至黄褐色针尖至米粒大小斑点，孤立而不融合，数目多少不一，分布对称，受紫外线照射后皮损可变大，同时颜色加深、数目增多。一般无自觉症状。

二、治疗

（一）西医治疗

应避免日晒，外出时应外用遮光剂。局部腐蚀、皮损化学剥脱疗法（如30%～35%三氯醋酸溶液或苯酚点涂）均可使雀斑剥脱，但部分患者可形成瘢痕或色素紊乱。使用532nm的掺钕钇铝石榴石激光或强脉冲光治疗有较好疗效，但容易复发，应注意避光。

（二）中医治疗

1. 中药治疗

肝郁气滞证用逍遥散加减；肝肾不足证用六味地黄丸加减；脾虚湿蕴证用参苓白术散加减；气滞血瘀证用柴胡疏肝散合桃红四物汤加减。

2. 埋线特色疗法

（1）主穴

星状神经节、血海、曲池、足三里、三阴交。

（2）定点

星状神经节点：第六颈椎横突前结节略下方处。

血海点：在股前区，髌底内侧端上2寸，股内侧肌隆起处。

曲池点：曲肘成直角，肘横纹桡侧端与肱骨外上髁连线的中点。

足三里：在小腿前外侧，当犊鼻下3寸，距胫骨前缘一横指（中指）。

三阴交：在小腿内侧，当足内踝尖上3寸，胫骨内侧缘后方。

（3）疗程

3次1疗程。可同时配合辨证，增加配穴。

【参考文献】

[1] 张学军．皮肤性病学．第8版［M］．北京：人民卫生出版社，2013.

三、典型病例

姓名	胡某	性别	女	年龄	31岁
民族	汉族	婚姻	已婚	职业	幼师
出生年月日	1985年2月23日	出生地	湖南平江	节气	立夏
记录医师	方小五	记录日期	2016年5月19日		

主诉：面部、鼻、两额部色素斑22年。

现病史：患者于22年前无明显诱因出现面部、鼻、两额部淡褐色点状斑，圆形、卵圆形或不规则形，大小不等，数目不定，从稀疏的几个到密集成群的数百个，孤立而不融合，无自觉症状。从春末夏初开始，色斑逐渐增大，秋末冬初开始颜色逐渐变淡变小，数目减少。多次在县及省人民医院药物激光治疗（用药具体不详）效果不佳，于2016年5月经朋友介绍，前来就诊，诊断为“雀斑”。患者自发病以来精神尚可，食欲尚可，睡眠稍差，大小便正常，近期体重无明显减退。

既往史：平素体健。否认糖尿病、冠心病等慢性病史。否认伤寒、结核、乙肝等慢性传染病史。否认手术史、外伤史及输血史。否认药物及食物过敏史。预防接种史不详。

个人史：生长于原籍，否认疫区居留史，否认特殊化学品及放射线接触史。无吸烟饮酒等不良嗜好。

月经史：13岁月经初潮，月经周期28～30天，经期4～5天，既往月经规律，经量适当，无痛经史，无异常阴道流血史，白带正常。

婚育史：19岁结婚，婚后育有1子，配偶及儿子均体健。

家族史：父母健在。否认家族遗传病史及传染病史。

专科情况：体温36℃，脉搏80次/分，呼吸21次/分，血压120/80mmHg，整个颜面部、鼻、眼眶为黄褐色及黑褐色，皮损特点为针头至绿豆大小的斑点，境界清楚，呈散在或聚集分布，斑点边缘清楚，表面光滑，无融合倾向，无面尘，无面黑，无面部浮肿。

辅助检查：随机血糖6.1mmol/L，心电图示：①窦性心律；②正常心电图，尿常规检查未见明显异常。

诊断：雀斑。

治疗过程：

第一次：2016年5月19日

（1）取穴

星状神经节。

（2）操作

星状神经节埋线时患者取仰卧位，取胸锁关节上2.5cm、中线旁开1.5cm处双侧星状神经节点标记之，碘伏常规消毒，取7#埋线针刀，右手持针，左手拇指加压固定，刃口线与躯干纵轴平行，针体与皮肤垂直，快速刺入皮肤，直达第六颈椎横突前结节，埋线后出针，术毕，压迫针眼止血，创可贴贴敷针孔。

治疗后患者面部、鼻、额部色素少许变淡。

第二次：2016年6月4日

取穴：星状神经节+局部阿是穴。

埋线操作同前。

治疗后患者面部、鼻、额部色素已变淡。

第三次：2016年6月19日

取穴：星状神经节+局部阿是穴。

埋线操作同前。

治疗后患者面部、鼻、额部红润，色斑已消退。

经验体会：雀斑是常见于面部的一种褐色点状色素沉着斑，属常染色体显性遗传病。散在性的色素沉着性，可发于任何年龄，多见于儿童，损害数目较少，颜色深，呈褐色至深褐色，分布不限于日晒部与日晒无关，任何部位可发生，包括黏膜。此外早期着色性干皮病中的雀斑，黑褐色色素斑点，在冬季亦持续存在。此病对于女性患者造成很大影响，而星状神经节穴位埋线每隔15天操作一次，简单方便，无不良反应，三次一疗程，第一次2016年5月19日星状神经节治疗后，患者面部、鼻、额部色素少许变淡。第二次2016年6月4日星状神经节+阿是穴治疗后，患者面部、鼻、额部色素已变淡。第三次2016年6月19日治疗后，患者面部、鼻、额部红润，色斑已全部消退。

刺激星状神经节的作用主要有中枢神经作用和周围神经作用两个方面。中枢神经作用是指星状神经节通过调节丘脑的机能以维护内环境的稳定，使机体的自主神经功能、内分泌功能和免疫功能保持正常。周围神经作用是指星状神经节的节前和节后纤维的功能受到调节，其分布区域的交感神经纤维支配的心血管运动、腺体分泌、肌肉紧张、支气管收缩及痛觉传导也受到相应调节，此周围作用一直被用来治疗头颈部、上肢、肩部、心脏和肺部的一些疾病。刺激星状神经节能够抑制交感神经，显著增加头面颈部的血流量，改善局部微循环，改善皮肤血液循环及营养状况，增加新陈代谢，可保持皮肤光洁、舒展皱纹，延缓皮肤的衰老，对减轻色素有很好的作用，同时通过神经反射以及通过改善下丘脑血液循环而调节下丘脑的功能，调节性激素水平的变化，从而减少黑色素的合成、促进其转运和分解。

（冯广君　方小五　杨才德）

第四十五节　抑郁障碍

心境障碍可分为抑郁障碍（major depressive disorder，MDD）和双相障碍（bipolar disorder，BPD）两个主要疾病亚型。抑郁障碍可由各种原因引起，以显著而持久的心境低落为主要临床特征，重者可发生抑郁性木僵；部分病例有明显的焦虑和运动性激越；严重者可出现幻觉、妄想等精神病性症状。多数病例有反复发作的倾向，每次发作大多数可以缓解，部分有残留症状或转为慢性。

一、临床表现

抑郁发作（depressive episode），概括为情绪低落、思维迟缓、意志活动减退“三低”症状，但这些重度抑郁发作时典型症状不一定出现在所有的抑郁障碍患者中。目前认为，抑郁发作的表现可分为核心症状、心理症状群和躯体症状群。发作应至少持续2周，并且不同程度地损害社会功能，或给本人造成痛苦或不良后果。

二、诊断

患者通常具有心境低落、兴趣和愉快感丧失、精力不济或疲劳感等典型症状。其他常见症状有：①集中注意和注意的能力降低；②自我评价降低；③自罪观念和无价值感（即使在轻度发作中也有）；④认为前途暗淡悲观；⑤自伤或自杀的观念或行为；⑥睡眠障碍；⑦食欲下降。病程持续至少2周。根据抑郁发作的严重程度，将其分为轻度、中度和重度三种类型。

三、治疗

（一）西医治疗

抑郁障碍为高复发性疾病，目前倡导全病程治疗策略。抑郁障碍的全称治疗分为：急性期治疗、巩固期治疗和维持期治疗。首次发作的抑郁障碍，50%～85%会有第二次发作，因此常需维持治疗以防止复发。

1. 急性期治疗

控制症状，尽量达到临床痊愈（通常以 HAMD－17 总分≤7，或 MADRS 总分≤12 作为评判标准）。治疗严重抑郁障碍时，一般药物治疗 2～4 周开始起效。如果患者用药治疗 6～8 周无效，改换用作用机制不同的另一类药物可能有效，或者加一种作用机制不同的抗抑郁药物，但要注意不良反应。

2. 巩固期治疗

目的是防止症状复燃。巩固治疗至少 4～6 个月，在此期间患者病情不稳，复燃风险较大。

3. 维持期治疗

目的是防止症状复发。维持治疗结束后，病情稳定，可缓慢减药直至终止治疗，但应密切监测复发的早期征象，一旦发现有复发的早期征象，迅速恢复原有治疗。有关维持治疗的时间意见不一。多数意见认为首次抑郁发作维持治疗为 3～4 个月；若有 2 次以上的复发，特别是起病于青少年、伴有精神病性症状、病情严重、自杀风险大、并有家族遗传史的患者，维持治疗至少 2～3 年；多次复发者主张长期维持治疗。有资料表明以急性期治疗剂量作为位置治疗剂量，能更有效防止复发。新型抗抑郁药不良反应少，耐受性好，服用简便，为维持治疗提供了方便。如需终止维持治疗，应缓慢减量（至少持续 4～8 周），以便观察有无复发迹象，亦可减少撤药综合征。

抑郁障碍的治疗以药物治疗为主，特殊情况下可试用电抽搐或改良电抽搐治疗，并且心理治疗应贯穿治疗的始终。

4. 抗抑郁药物的选择

各种抗抑郁药物的疗效大体相当，又各有特点，药物选择主要取决于以下因素：①考虑抑郁障碍症状特点：伴有明显激越的抑郁发作可优先选用有镇静作用的抗抑郁药物；伴有强迫症状的抑郁发作可优先选用 SSRIs 或氯米帕明；非典型抑郁可选用 SSRIs；伴有精神病性症状的抑郁发作不宜选用安非他酮。②既往用药史：如既往治疗药物有效则继续使用，除非有禁忌证。③药理学特征：如镇静作用较强的药物对明显焦虑激越的患者可能较好。④药物间相互作用：有无药效学或药动学配伍禁忌。⑤患者躯体状况和耐受性。⑥治疗获益及药物价格。目前一般推荐 SSRIs、SNRIs、NaSSAs 作为一线药物选用。但由于价格因素，在我国不少地区阿米替林、氯米帕明、马普替林等仍作为治疗抑郁发作的首选药物。

5. 电抽搐治疗或改良电抽搐治疗

对于有严重消极自杀言行或抑郁性木僵的患者，应首选电抽搐或改良电抽搐治疗；

对使用抗抑郁药治疗无效的患者也可采用电抽搐治疗。6～12 次为一疗程。电抽搐治疗后仍需用药物维持治疗。

6. 重复经颅磁刺激治疗

重复经颅磁刺激治疗（rTMS）是 20 世纪 90 年代初应用于精神科临床研究的物理治疗方法，其基本原理是磁场穿过皮肤、软组织和颅骨，在大脑神经中产生电流和引起神经元的去极化，从而产生生理效应。一些临床研究证实 rTMS 对抑郁障碍（包括难治性抑郁障碍）有明确疗效，甚至与 ECT 疗效相当，但亦有研究结论对此提出质疑。影响其疗效因素包括年龄、是否伴精神病性症状、既往对 rTMS 的反应、脑部基础生理学、rTMS 刺激频率等技术参数，常见不良反应有头痛、癫痫发作和认知功能损害。

7. 深部电刺激

脑深部电刺激术（DBS）是一种神经外科手术疗法，刺激器是如同起搏器样的装置，或者将刺激电极植入基底神经核区，或背侧丘脑，或底丘脑核区，以高频电刺激打断神经、精神疾病的异常神经活动。国外有将 DBS 应用于抑郁障碍治疗的个案或开放性研究，DBS 的治疗机制仍需进一步阐明，其疗效和安全性有待循证医学证据支持。电刺激靶点是影响 DBS 疗效的重要因素，以往临床研究集中在丘脑底核，最近又研究者提出外侧缰核为新靶点。缰核是直接控制体内 5－HT、NE 神经元活动的关键部位，而抑郁发作时缰核活动过度而对中缝核的抑制作用加强，导致 5－HT 等递质释放减少，高频刺激外侧缰核可以抑制缰核的过度活动水平而达到治疗抑郁障碍目的。

8. 心理治疗

在药物治疗的同时常合并心理治疗，尤其是有明显心理社会因素作用的抑郁发作患者及轻度抑郁或恢复期患者。支持性心理治疗，通过倾听、解释、指导、鼓励和安慰等帮助患者正确认识和对待自身疾病，主动配合治疗。认知治疗、行为治疗、人际心理治疗、婚姻及家庭治疗等一系列的治疗技术，能帮助患者识别和改变认知歪曲，矫正患者适应不良行为，改善患者人际交往能力和心理适应功能，提高患者家庭和婚姻生活的满意度，从而减轻或缓解患者的抑郁障碍症状，调动患者的积极性，纠正其不良人格，提高患者解决问题的能力和应对应激的能力，节省患者的医疗费用，促进康复，预防复发。

（二）中医治疗

1. 中药治疗

痰气郁结证用逍遥散合顺气导痰汤加减；心脾两虚证用养心汤合越鞠丸加减。

2. 埋线特色疗法

(1) 主穴

乳突下、星状神经节、膻中、太冲、内关。

(2) 定点

乳突下点：乳突尖下方、寰椎横突前缘处。

星状神经节点：第六颈椎横突前结节略下方处。

膻中点：前正中线，平第四肋间，两乳头连线的中点。

太冲点：位于足背侧，第一、二跖骨结合部之前凹陷处。

内关点：当曲泽与大陵的连线上，腕横纹上 2 寸，掌长肌腱与桡侧腕屈肌腱之间。

(3) 疗程

3 次 1 疗程，3 ~6 疗程效佳。同时可配合随症选穴及辨证选穴。

四、典型病例

姓名	严某	性别	女	年龄	56 岁
民族	汉族	婚姻	已婚	职业	退休工人
出生年月日	1960 年 10 月 22 日	出生地	甘肃嘉峪关	节气	小雪
记录医师	杨永兵	记录日期	2016 年 5 月 29 日		

主诉：懒惰、闷闷不乐 10 年，加重 2 周。

现病史：患者于 10 年前出现心烦、心悸、懒惰，闷闷不乐，甚至不愿出门，不愿见人，胡思乱想，不想活，总觉得活着不如死去好，在酒钢医院精神科被确诊为“抑郁症”，经服 6 个月的抗抑郁药物后，病情得到控制，在这 10 年期间病情反复发作 3 次，也间断服药控制。近 2 周，患者又出现心烦、失眠、情绪低落、懒惰、心悸，不想做任何事情，记忆力差，胡思乱想，在酒钢医院精神科就诊，给予口服“奥氮平片 5mg qd，睡前服”“盐酸文拉法辛缓释胶囊 150mg bid”“阿普唑仑片早晚各 0.4mg”，服药两周后效果不佳。经朋友介绍前来门诊咨询治疗，患者自发病以来精神差、食欲差、睡眠差、不易入睡、睡后易醒，夜间持续睡眠约 2 小时，大小便正常，近期体重无明显变化。

既往史：既往患高血压病 5 年，口服“非洛地平缓释片 5mg qd”，血压控制较好，一般控制在 130/80mmHg 左右，否认糖尿病、冠心病等慢性病史。否认伤寒、结核、乙肝等慢性传染病史。否认手术史、外伤史及输血史。否认药物及食物过敏史。预防接种史不详。

个人史：出生于原籍，无长期外地居住史，无疫区居留史，否认特殊化学品及放射线接触史。无吸烟饮酒等不良嗜好。

月经史：14岁月经初潮，月经周期28～30天，经期5～6天，既往月经规律，经量适当，无痛经史，无异常阴道流血史，白带正常，47岁停经。

婚育史：23岁结婚，婚后育有1女，配偶及女儿均体健。

家族史：父母健在，在嘉峪关市居住，父亲有高血压病、冠心病病史，母亲有高血压病病史，否认家族遗传病史及传染病史。

体格检查：体温36.3℃，脉搏85次/分，呼吸21次/分，血压140/95mmHg。患者表现为持久的情感低落、闷闷不乐、兴趣减退，痛不欲生、悲观绝望、度日如年、生不如死，伴有自责自罪，有时会出现幻觉。口唇无发绀，听诊双肺呼吸音清，双肺未闻及干湿性啰音，心率85次/分，律齐，各瓣膜听诊区未闻及病理性杂音，神志清楚，头部CT平扫未见异常。

辅助检查：空腹血糖5.4mmol/L；心电图示：正常心电图；神经系统检查：角膜反射、腹壁反射、肱二头肌反射、肱三头肌反射、膝腱反射、跟腱反射均存在；巴宾斯基征、奥本海姆征、颈强直试验、克尼格征、布鲁津基斯征均未引出。

诊断：抑郁症；高血压病；失眠。

治疗过程：

第一次：2016年5月29日

（1）取穴

主穴：星状神经节。

配穴：心俞、肝俞、三阴交、内关。

（2）操作

星状神经节埋线操作：患者仰卧位，取胸锁关节上2.5cm、中线旁开1.5cm处双侧星状神经节点标记，碘伏常规消毒，取7#3.4cm埋线针刀，右手持针，左手拇指加压固定，刃口线与躯干纵轴平行，针体与皮肤垂直，快速刺入皮肤，直达第六颈椎横突前结节，旋转针体360°出针，术毕，压迫针眼止血，创可贴贴敷针孔。

心俞、肝俞、三阴交、内关采用线体对折旋转埋线术。

治疗一次后，患者自诉心烦、心悸、失眠有所好转，懒惰，记忆力差，不想做家务、做饭仍然没有改善。

第二次：2016年6月12日

（1）穴位埋线

取穴：上一次所取穴位加关元、中脘。

埋线操作同前。

（2）药物治疗

口服药物剂量调为“奥氮平片5mg qd 睡前服”“盐酸文拉法辛缓释胶囊早上

150mg，下午75mg”“阿普唑仑片早晚各0.2mg”。

第二次治疗后患者心烦、心悸、懒惰，情绪低落，闷闷不乐较前有所改善，睡眠明显好转，现在可以每晚可以持续睡3～4个小时，患者精神、食欲也较前有所改善，有时可以看到笑容。

第三次：2016年7月6日

（1）穴位埋线

取穴：上一次所取穴位加百会、脾俞。

其中脾俞具有利湿升清、健脾和胃的作用，对疲乏无力，懒惰者有较好的改善作用；百会对抑郁障碍者具有醒脑开窍、通督定痫的作用。操作同前。

（2）药物治疗

口服药物同第二次治疗时的服用方法和剂量一样，第三次治疗后患者心烦、心悸、懒惰，情绪低落，闷闷不乐有明显改善，睡眠佳，现在可以每晚可以持续睡5～6个小时，患者精神好、食欲好。

第四次；2016年7月20日

（1）穴位埋线

取穴：上一次所取穴位加足三里。

穴位埋线操作同前。

（2）药物治疗

口服药物剂量调整为“奥氮平片2.5mg qd睡前服”“盐酸文拉法辛缓释胶囊　早上75mg，下午75mg”“阿普唑仑片　早晚各0.2mg”。

治疗后患者抑郁症状消失，无心烦、心悸、情绪低落，闷闷不乐等症状，睡眠正常，现在每晚可以持续睡6～7个小时，患者精神好、食欲好。

第五次：2016年8月3日

穴位埋线定点及操作同前。

口服药物同第四次治疗时的服用方法和剂量一样。

治疗后抑郁症症状消失，患者精神好、食欲好，睡眠好。

第六次：2016年8月17日

为了巩固疗效又给患者做了一次穴位埋线治疗，同第五次治疗方法一样。

经过治疗六次后，抑郁症得到有效控制。让患者注意保暖，注意休息，保持愉快心情，多说话，多跟朋友交流，保持平和的心态。

疗程：两周一次，三次一个疗程，一共治疗两个疗程。

经验体会：抑郁症又称抑郁障碍，以显著而持久的心境低落为主要临床特征，是心境障碍的主要类型。临床可见心境低落与其处境不相称，情绪的消沉可以从闷闷不乐到悲痛欲绝，自卑抑郁，甚至悲观厌世，可有自杀企图或行为；甚至发生木僵；部分病例有明显的焦虑和运动性激越；严重者可出现幻觉、妄想等精神病性症状。每次发作持续至少2周以上、长者甚或数年，多数病例有反复发作的倾向，每次发作大多数可以缓解，部分可有残留症状或转为慢性。

目前中国抑郁症的发病率为3%～5%，其中可能自杀的抑郁症患者为10%～15%。而全国地市级以上医院对抑郁症的识别率不到20%，在现在的抑郁症患者中接受相关药物治疗的人不到10%。

抑郁症的治疗方法包括药物治疗、心理治疗和物理治疗。①药物治疗：目前临床上一线的抗抑郁药物主要包括选择性5－羟色胺再摄取抑制剂、5－羟色胺和去甲肾上腺素摄取抑制剂、去甲肾上腺素和特异性5－羟色胺能抗抑郁药等。②心理治疗：在药物治疗的同时常需合并心理治疗。③物理治疗：有严重消极自杀企图的患者及使用抗抑郁药治疗无效的患者可采用改良电抽搐治疗。

本证多由于情志不畅，肝郁化火，伤津耗液，心脾两虚所致。取穴以心俞、肝俞为主，辨证加用厥阴俞、脾俞、肾俞。背俞穴，是脏腑之气输注于腰背部的腧穴，位于腰背部足太阳膀胱经的第一条侧线上，而足太阳膀胱经络通过经脉循行与心脑等脏腑直接发生联系，通过经别的离入出合，接纳、转输各经之经气，通过经脉、经别的会合，交会穴的通达，与五脏六腑相通，五脏六腑之气皆输注于足太阳膀胱经。抑郁症中医属神志病范畴，与郁病关系密切，而郁病与五脏关系密切，心主神明，肝主疏泄，藏血生精、脾主运化，化生气血，以养心、肝，肾藏精生髓；且心主喜，肝主怒，脾主思，肺主悲，肾主恐，即五脏主五志；情志不遂则均可影响五脏功能而引起抑郁障碍。背俞穴为五脏之气输注于背腰部，可通调脏腑经气，调节气血，从而达到阴平阳秘，所以取穴心俞、肝俞、脾俞，可健脾养心，疏肝解郁，安神定志。目前药物治疗抑郁障碍的主要药物是5－HT重摄取抑制剂，其作用机制是抑制神经元对5－HT的重摄取提高其在突触间隙的浓度，从而改善患病的症状。背俞穴治疗抑郁障碍有效，推测背俞穴埋线治疗本病的作用机制可能是通过“降低5－HT的代谢，抑制神经元对脑内5－HT重摄取，从而相对增加5－HT含量，提高5－HT能神经活性，降低促肾上腺皮质激素（ACHT）和皮质醇（COR），协调NE与5－HT之间的关系”来实现的。

星状神经节埋线可以调节自主神经，调节脏腑功能，从而改善心脏和肝脏的功能，抑郁症的发病与心和肝关系最为密切，心脏的交感神经支配为双侧性，主要为颈中神经节支配，故星状神经节是由第六、七颈部神经节构成的颈部节和第一胸神经节融合而成，还包括了第二胸神经节和颈中神经节。星状神经节埋线治疗对自主神经是一种复活锻炼，血中去甲肾上腺（NE）是反映交感神经活性的敏感指标，星状神经节埋线反复刺激对交感－肾上腺系统的兴奋具有一定的抑制作用，而中枢作用为通过改善下丘脑的血液循环，调理下丘脑的功能，维护内环境稳定，使机体的自主神经功能保持正常。

长效刺激星状神经节治疗抑郁症可能是通过交感－肾上腺髓质及下丘脑－垂体－肾上腺皮质系统，调节神经生长因子分泌，调控褪黑素的分泌周期，改善颅内血液循环，降低NE、提高血浆5－HT和SOD水平，调节色氨酸代谢，达到治疗目的。星状神经节埋线治疗可使抑郁症患者症状改善，同时能减少抗抑郁的依赖并可能最终摆脱对药物的依赖。

（冯广君　杨永兵　杨才德）

第四十六节　嗜睡症

嗜睡症（hypersomnia）又称原发性过度睡眠，指白天睡眠过多。目前病因不清。

一、临床表现

表现为在安静或单调环境下，经常困乏嗜睡，并可不分场合甚至在需要十分清醒的情况下，也出现不同程度、不可抗拒的入睡。并非因睡眠不足、药物、酒精、躯体疾病所致，也非某种精神障碍（如抑郁症等）所致。过多的睡眠会引起自我显著的痛苦感以及社交、职业或其他重要功能的损害。常有认知和记忆功能障碍，表现为记忆减退，思维能力下降，学习新鲜事物出现困难。甚至意外事故发生率增多。这些问题常使患者情绪低落，甚至被别人误认为懒惰、不求上进，造成严重的心理压力。

二、诊断

诊断的主要根据是白天睡眠过多，或有睡眠发作；不存在睡眠时间不足；不存在从唤醒到完全清醒的时间延长或睡眠中呼吸暂停；无发作性睡病的附加症状（如猝倒症、睡眠瘫痪、入睡前幻觉、醒前幻觉等）。患者为此明显感到痛苦或影响社会功能。几乎每天发生，并至少已1个月。不是由于睡眠不足、药物、酒精、躯体疾病所致，也不是某种精神障碍症状的组成部分。

三、治疗

（一）西医治疗

1. 病因治疗

首先必须尽可能地了解病因，以便对因治疗。

2. 药物治疗

用药原则是个体化、不同症状使用不同药物、严格用药剂量和服药时间、产生耐药者要更换新药。白天嗜睡可采用小剂量中枢兴奋剂，如哌甲酯等。用兴奋剂后，会加重夜间睡眠障碍，可适当加服短小安眠药。

3. **行为治疗**

严格遵守作息时间，每天准时入睡和起床，白天可定时小睡。白天增加活动以克服过度嗜睡从而改善夜间睡眠。医生可要求患者记录瞌睡时间，检查患者未能遵守制定的上床睡眠时间、忘记服药和其他使情况恶化的行为，通过奖励法和惩罚方式，规范其行为。

（二）中医治疗

1. **中药治疗**

湿盛困脾证用平胃散加减；瘀血阻滞证用通窍活血汤加减；脾气虚弱证用香砂六君子汤加减；阳气虚衰证用附子理中丸合人参益气汤加减。

2. **埋线特色疗法**

（1）主穴

星状神经节、心俞、肾俞、内关、三阴交。

（2）定点

星状神经节点：第六颈椎横突前结节略下方处。

心俞点：第五胸椎棘突下旁开 1.5 寸。

肾俞点：第二腰椎棘突下旁开 1.5 寸。

内关点：当曲泽与大陵的连线上，腕横纹上 2 寸，掌长肌腱与桡侧腕屈肌腱之间。

三阴交：在小腿内侧，当足内踝尖上 3 寸，胫骨内侧缘后方。

（3）疗程

3 次 1 疗程，3 ~ 6 疗程效佳。

四、典型病例

姓名	李某	性别	女	年龄	66 岁
民族	汉族	婚姻	已婚	职业	退休
出生年月日	1950 年 2 月 20 日	出生地	贵州贵阳	节气	立秋
记录医师	马重兵	记录日期	2016 年 8 月 9 日		

主诉：间断嗜睡半年余，加重 1 周。

现病史：患者于就诊前半年无明显诱因间断出现头晕、乏力、嗜睡、多梦，伴纳差，口干，口苦，平时自觉瞌睡，平均每天睡眠时间约 15 小时，睡眠质量差，无头痛，无意识丧失，无心悸，无胸闷气短，无恶心呕吐，无大小便失禁，患者多次就诊于当地医院，给予药物口服及输液治疗（具体药物及剂量不详），上述症状缓解不明显，反复发作。于就诊前1周，上述症状明显加重，看电视需站立，坐着就能入睡，患者为进一步诊治，遂来花溪卫峰诊所门诊就诊，自发病以来，神志清楚，精神差，纳差，睡眠时间长，容易入睡，多梦，持续睡眠约15小时，大小便正常，近期体重无明显变化。

既往史：既往高血压20年，血压最高达180/100mmHg，规律服用"缬沙坦""硝苯地平缓释片"，血压控制良好；高脂血症10余年、慢性胃炎15年、心肌缺血10余年、腔隙性脑梗死15年。否认结核、乙肝、伤寒等急慢性传染病及接触史。1997年行"子宫全切术"，2008年因"左侧股骨骨折"手术。否认输血及血制品使用史。否认药物及食物过敏史。预防接种史不详。

个人史：生长于原籍，无长期外地居住史，无疫区居留史，无特殊化学品及放射线接触史。无特殊不良嗜好。

月经史：14岁月经初潮，月经周期28～30天，经期4～5天，既往月经规律，经量适当，无痛经史，无异常阴道流血史，白带正常。

婚育史：已婚，婚后孕有1子1女，配偶及子女均体健。

家族史：否认家族遗传病史及传染病史。

体格检查：神志欠清，精神恍惚，皮肤及巩膜无黄染，牙龈无出血，全身浅表淋巴结无肿大。双肺呼吸音清，未闻及病理性杂音，心律齐，各瓣膜听诊区未闻及病理性杂音。余未见明显异常。

辅助检查：暂无。

诊断：嗜睡症；高血压Ⅲ级（很高危）；高脂血症。

治疗过程：

第一次治疗

（1）取穴

星状神经节+中脘、天枢、气海、关元、心俞、膈俞、肾俞。

（2）操作

星状神经节用手卡指压式埋线手法，患者仰卧位，取胸锁关节上2.5cm、中线旁开1.5cm处双侧星状神经节点标记之，碘伏常规消毒，取7#埋线针刀，右手持针，左手拇指加压固定，刃口线与躯干纵轴平行，针体与皮肤垂直，快速刺入皮肤，直达第六颈椎横突前结节，埋线后出针，术毕，压迫针眼止血，创可贴贴敷针孔。

其余均采用线体对折旋转埋线术。

治疗结束后，患者无特殊不适，嘱患者调饮食，畅情志，适量运动。

第二次治疗

取穴：星状神经节+内关、血海、足三里、丰隆、三阴交、太溪。

埋线手法操作同前。

患者自诉治疗后，头晕、乏力、口干症状明显缓解，可坐位看电视 2 小时不觉瞌睡，睡眠时间也减少为 10 小时，仍多梦。

门诊继续治疗 2 次后，患者多梦症状缓解，睡眠时间约 8 小时。3 个月后随访无复发。

经验体会：嗜睡症是一种过度的白天睡眠或睡眠发作的病症。嗜睡类似于中医古籍中记载的“但欲寐”“嗜卧”“嗜睡”等的描述。关于病因，《灵枢·海论》曰：“髓海不足，则脑转耳鸣，胫酸眩冒，目无所见，懈怠安卧。”《丹溪心法》：“脾胃受湿，沉困无力，怠惰好卧。”中医认为嗜睡症属“多寐”范畴，主要与心、脾、肾等脏腑功能失调有关，病机以心脾气虚、阳气不振为主。《灵枢·寒热病》云“阳气盛则瞋目，阴气盛而瞑目”，故多寐主要是由于阴盛阳虚所致。

嗜睡的西医诊断标准为：白天睡眠过多，持续 1 个月以上且不存在下述情况：①睡眠时间不足；②从唤醒到完全清醒的时间延长，或睡眠中呼吸暂停；③发作性睡病的附加症状（如猝倒症、睡眠瘫痪、入睡前幻觉、醒前幻觉等）；④脑器质性疾病或躯体疾病所引起的嗜睡；⑤以睡眠障碍为症状之一的其他精神障碍。

西医学对嗜睡症主要予以中枢兴奋药莫达非尼、利他灵、苯丙胺等治疗，其疗效不肯定，不良反应较大且易反复发作。中医治疗嗜睡症的方法较多，如中药口服、针灸、推拿、刮痧、火罐等。本案所选用的穴位埋线疗法，是传统针刺疗法的延伸，能够起到长效针灸的目的。

从解剖角度来说，脊髓的交感传出通路从第一胸神经至第二腰神经发出的节前纤维在脊柱两侧形成交感链（颈神经根无交感纤维传出）。其中 T_1 至 T_5（主要是 $T_{1\sim3}$）脊神经发出的节前纤维（白交通支）沿着交感链上行至颈部，在颈部形成颈交感神经节。颈部交感神经节位于颈部血管鞘的后方，颈椎横突的前方一般每侧有三个交感神经节分别称为颈上神经节、颈中神经节、颈下神经节。颈下神经节也称为星状神经节或者颈胸神经节，其形状不规则，大于颈中神经节，位于第七颈椎横突基底部和第一肋骨颈之间的前方，椎动脉的后方，斜角肌群的内侧，肺尖的上方。星状神经节呈卵圆形，长约 2cm，宽约 1cm。星状神经节的下界位于胸膜的后方，被疏松的蜂窝组织和脂肪组织所包裹。另外，星状神经节也发出灰交通支、连接第七、第八颈神经和第一胸神经，还发出分支围绕锁骨下动脉及其分支组成丛，并随该动脉到达腋动脉的第一段。该节的另一些分支分别围绕椎动脉组成椎动脉丛，沿椎动脉上行。进入颅腔，围绕椎动脉及基底动脉，直到大脑后动脉，在此和起自颈内动脉的神经丛会合。星状神经节发出的心下神经沿锁骨下动脉后方，气管的前方下降，加入心丛而参与心脏的活动。星状神经节的分支广泛分布于头颈、上肢、脑膜、汗腺、泪腺、腮腺、舌下腺、心脏血管、支气管及胸壁等，具有交感神经生理功能。主要作用分中枢和周围两方面，中枢作用主要在下丘脑，调节自主神经系统、内分泌系统和免疫系统的功能，有助于维持机体内环境的稳定。周围作用主要表现为交感—肾上腺系统的兴奋而产生的交感神经系统反应，如心肌收缩力增加、传导功能加速、心率加快，支气管扩张，并扩瞳、松弛睫状肌，促进肝糖原分解、升高血糖、肾上腺髓质激素分泌增加等。长效刺激星状神经节能够通过其中枢作用，改善调节自主神经系统功能、内分泌系统，恢复其自主功能，而治疗嗜睡症。

（冯广君　马重兵　杨才德）

第四十七节　厌食症

厌食症（anorexia nervosa，AN）是指由于怕胖、心情低落而过分节食、拒食，造成体重下降、营养不良甚至拒绝维持最低体重的一种心理障碍性疾病。约95%为女性，常在青少年时期就有类似的性格倾向。厌食症患者多有治疗上的困难，所以有10%～20%的人早亡。原因多为营养不良引起的并发症和精神抑郁而引发的自杀行为。

一、临床表现

1. 心理和行为障碍

主要包括追求病理性苗条和多种认知歪曲症状。

AN患者并非真正厌食，而是为了达到所谓的“苗条”而忍饥挨饿，其食欲一直存在。患者为控制体重、保持苗条的体形而开始节食或减肥。常见的方法有限制进食，为限制每日热量，通常吃得很少；还有进食后抠吐或呕吐，进行过度体育锻炼，滥用泻药、减肥药等。

AN患者存在对自身体像的认知歪曲，过度关注自己的体型和体重，尽管与多数人一样，甚至非常消瘦，仍坚持认为自己非常肥胖。AN患者对自身胃肠刺激、躯体感受的认知也表现出异常，否认饥饿，否认疲劳感；对自身的情绪状态如愤怒和压抑亦缺乏正确的认识。否认病情是该症的另一个显著特征，患者拒绝求医和治疗，常常由家属发现其消瘦、进食甚少、腹部不适、长期便秘、闭经等问题而带其到医院就诊。

此外，AN可伴有抑郁心境、情绪不稳定、社交退缩、易激惹、失眠、性兴趣减退或缺乏、强迫症状。还可表现为过分关注在公共场合进食，常有无能感，过度限制自己主动的情感表达。10%～20%的AN患者承认有窃食行为；30%～50%的患者有发作性贪食。

2. 生理障碍

AN患者长期处于饥饿状态，能量摄入不足而产生营养不良，导致机体出现各种功能障碍，其营养不良导致的躯体并发症累及到全身各个系统。症状的严重程度与营养状况密切相关。

常见症状有：畏寒，便秘、胃胀、恶心、呕吐、嗳气等胃肠道症状，疲乏无力，眩晕、晕厥，心慌、心悸、气短、胸痛、头昏眼花，停经（未口服避孕药）、性欲减低、不孕，睡眠质量下降、早醒。

二、诊断

明显的体重减轻，比正常平均体重减轻15%以上，或者Quetelet体质量指数为17.5或更低，或在青春前期不能达到所期望的躯体增长标准，并有发育延迟或停止。

自己故意造成体重减轻，至少有下列1项：①回避“导致发胖的食物”；②自我诱发呕吐；③自我引发排便；④过度运动；⑤服用厌食剂或利尿剂等。

常可有病理性怕胖：异乎寻常地害怕发胖，病人给自己制订一个过低的体重界限，这个界值远远低于其病前医生认为是适度的或健康的体重。

常可有下丘脑－垂体－性腺轴的广泛内分泌紊乱。女性表现为闭经（停经至少已3个连续月经周期，但妇女如用激素替代治疗可出现持续阴道出血，最常见的是用避孕药），男性表现为性兴趣丧失或性功能低下。

症状至少已3个月。

可有间歇发作的暴饮暴食。

排除躯体疾病所致的体重减轻（如脑瘤、肠道疾病例如克罗恩病或吸收不良综合征等）。

正常体重期望值可用身高厘米数减105，得正常平均体重公斤数；或用Quetelet体质量指数＝体重千克数/身高米数的平方进行评估。

三、治疗

（一）西医治疗

针对患者对体形和体重的过度评价、他们的饮食习惯和一般的心理社会功能进行治疗，包括：心理教育、支持治疗、营养治疗、药物治疗、心理治疗（包括认知行为治疗、精神动力性心理治疗、家庭治疗）自我关怀小组和支持性小组。

1. 支持治疗

目的是挽救生命，维持生命体征的稳定。主要包括纠正水、电解质代谢紊乱和酸碱平衡失常，给予足够维持生命的能量，消除水肿，解除对生命的威胁。

2. 营养治疗

目的是恢复正常的体重。营养治疗特别是饮食的摄入应从小量开始，随着生理功能的适应和恢复，有计划、有步骤地增加。初始阶段给予易消化、无刺激性的食物，根据不同的病情也可选用流质、半流质或软食等。保证足够能量、蛋白质、维生素和无机盐的摄入，促使机体功能恢复，体重逐渐增加，恢复其正常的体重水平。

3. **药物治疗**

在 AN 疾病的不同阶段对药物的要求不同，急性治疗期主要强调快速而有效的体重增加，而维持治疗期的作用是防止疾病复发。目前的药物治疗手段主要通过缓解强迫（如氟西汀）改善抑郁心境（各种抗抑郁药）减轻某些躯体症状如胃排空延迟（西沙必利和甲氧氯普胺）及治疗对自身体重和体形的超价观念或近妄想性信念（选用抗精神病药）达到进食和增重的目的。近年来发现选择性 5 – HT 再摄取抑制剂（SSRI），如氟西汀，可预防 AN 复发。

4. **心理治疗**

支持性心理治疗对 18 岁以上起病的慢性成年 AN 患者疗效较好，具体内容包括：与患者建立良好的关系，取得患者的信任和配合；对 AN 患者进行耐心细致的解释、心理教育和营养咨询，使患者了解其疾病的性质，认识到科学、合理的饮食对身体发育和健康的重要性；鼓励其主动、积极参与治疗；培养患者的自信心和自立感，使其在治疗计划中负起个人责任，矫正患者饮食行为，最终战胜疾病。

精神动力性心理治疗适合于有心理学头脑、能够体察自己的情感、能够通过领悟使症状得到缓解、能建立工作联盟的 AN 患者。对 AN 患者的精神动力性理解是精神动力性心理治疗的核心，是对患者进行各种心理治疗的基础，AN 患者的厌食行为其实是患者无法解决的潜意识冲突的外在表现形式。

家庭治疗适于起病较早、病期较短的青少年 AN 患者。家庭治疗的观点认为 AN 的症状并非仅仅是个体的症状，而可能是整个家庭的病理问题在其个体身上的反映，家庭治疗的工作在于，引发家庭的健康力量，将患者的进食障碍问题转化为家庭关系问题，改变失功能的家庭模式，最终改善进食障碍症状。

认知行为治疗（CBT）适合年龄较大的一些患者。有报道认为 CBT 治疗 AN 有效，且对恢复期患者有防复发作用。CBT 的治疗目标不仅仅是增加体重、规律地饮食、重建动力和恢复月经，更多的要检验其厌食症状发展的特殊生活饮食，这样可以给出治疗的建议。

团体治疗可在医院的门诊和病房开展，可以让 AN 患者和其他类型的摄食障碍患者、肥胖者甚至其他问题的青少年一起参加，可以设定一些特定的专题让青少年一起讨论。

5. **采用强制性治疗**

仅用于极少数病例，当患者的精神病性或躯体状况对生命造成威胁，而患者又拒绝住院治疗，必须首先考虑。

（二）中医治疗

1. 中药治疗

脾失健运证用不换金正气散加减；脾胃气虚证用异功散加减；脾胃阴虚证用养胃增液汤加减。

2. 埋线特色疗法

（1）主穴

星状神经节、中脘、天枢、足三里、三阴交。

（2）定点

星状神经节点：第六颈椎横突前结节略下方处。

中脘点：腹部，前正中线上，肚脐上4寸。天枢点：腹部，肚脐旁开2寸。

足三里：在小腿前外侧，当犊鼻下3寸，距胫骨前缘一横指（中指）。

三阴交：在小腿内侧，当足内踝尖上3寸，胫骨内侧缘后方。

（3）疗程

3次1疗程，3～6疗程效佳。同时可配合背俞穴治疗。

四、典型病例

姓名	祁某	性别	女性	年龄	36岁
民族	汉族	婚姻	已婚	职业	自由
出生年月日	1980年11月2日	出生地	青海湟中	节气	立夏
记录医师	芦红	记录日期	2016年5月20日		

主诉：头晕、恶心、心慌、伴全身乏力半小时。

现病史：患者于就诊前半小时在工作时无明显诱因出现头晕、恶心、心慌，伴全身乏力，不能站立，无意识丧失，无大小便失禁，无头痛，无胸闷、气短，无咳嗽、咳痰，无呕吐，无腹痛、腹泻，遂被扶来就诊。体温36℃，呼吸19次/分，脉搏88次/分，血压80/50mmHg，随机血糖4.3mmol/L。患者身高156cm，体重45kg，自诉服用“减肥茶”半年余，服用后感觉饥饿但不想吃饭，每餐进食量少，吃一点就饱，自觉体质变差，月经量明显变少，抵抗力下降，每遇天气变化则出现“感冒”症状。入院症见：神志清楚，精神欠佳，不欲饮食，睡眠质量差，大便次数增加，小便正常，近半年体重下降10kg。

既往史：既往体健，否认高血压、糖尿病、冠心病等慢性病史，否认肝炎、结核、伤寒等急慢性传染病及接触史，否认重大外伤史，否认手术史，否认输血及血制品使用史，否认药物及食物过敏史，预防接种史不详。

个人史：出生于原籍，无长期外地居住史，无疫区居留史，否认特殊化学品及放射线接触史。无吸烟饮酒等不良嗜好。

月经史：16 岁来经，周期行经 4 ~5 天，无痛经史，末次月经 4 月 18 日。

婚育史：22 岁结婚，其 23 岁怀孕双胞胎，顺产 2 女，配偶及女儿均体健。

家族史：父母健康，否认家族遗传病史，无特殊家族遗传疾病史。

体格检查：神志清，精神可，食欲不佳，皮肤及巩膜无黄染，牙龈无出血，全身浅表淋巴结无肿大。双肺呼吸音清，未闻及病理性杂音，心律齐，各瓣膜听诊区未闻及病理性杂音。余未见明显异常。

辅助检查：血红蛋白 92g/L。

诊断：神经性厌食症。

治疗过程：

（1）输液治疗

给予静脉输入能量合剂 500mL，5% 葡萄糖盐水 500mL，西咪替丁 0. 4g，维生素 B60. 2g，肌酐注射液 0. 4g，每日 1 次。连输 7 天后，患者的乏力恶心症状稍有缓解，可以少量进食，还是有轻度的恶心及胃胀不适症状，但是无呕吐及反酸现象，无胃痛及腹泻症状。随之期间观察患者的精神状态及情绪都有所缓解，夜间也能熟睡 6 个小时左右。

（2）星状神经节 + 配穴埋线治疗

经过与患者沟通说明其病情后，以手卡指压式星状神经节双侧埋线为主进行治疗。

取穴：双侧星状神经节 + 中脘、气海、关元、天枢、水气、膏肓、心俞、肝俞、胃俞、脾俞、大肠俞、足三里。

操作：患者仰卧位，取胸锁关节上 2. 5cm、中线旁开 1. 5cm 处双侧星状神经节点标记，碘伏常规消毒，取 7#3. 4cm 埋线针刀，右手持针，左手拇指加压固定，刃口线与躯干纵轴平行，针体与皮肤垂直，快速刺入皮肤，直达第六颈椎横突前结节，旋转针体 360°出针，术毕，压迫针眼止血，创可贴贴敷针孔。

其余穴采用线体对折旋转埋线术治疗。

嘱咐患者慢慢改善饮食习惯，少量多餐，以清淡低脂为主来调理。

经埋线治疗 3 个疗程后，患者身体状态明显好转，一日三餐规律饮食，恢复正常工作和生活，体重增加至 48kg，夜间睡眠 6 ~8 小时，厌食症状消失。后电话随访其再无厌食腹胀恶心等症状，身体基本恢复以前正常状态。

经验体会：厌食症为现在社会的一种以年轻女性为主的常见疾病，基于现在社会原因，年轻女性为了保持身材苗条而服用各种减肥药物导致机体代谢紊乱，出现两种病理生理因素，一种因局部或全身疾病影响消化功能，使胃肠道平滑肌张力低下，消化液分泌减少，酶的活性降低，另一种是中枢系统神经系统受人体内外环境刺激的影响，使患者的消化功能的调节失去平衡，导致机体出现营养不良及代谢异常。

星状神经节是由颈下交感神经与第一胸交感神经融合而成的哑铃状神经节。成年人星状神经节长度为1.5cm，宽0.5cm，厚0.3cm。星状神经节的解剖毗邻前侧为颈总动脉、颈内静脉、迷走神经、喉返神经及颈静脉鞘，后内侧为颈长肌，后外侧为臂丛神经，前外侧为前斜角肌及疏松结缔组织，下部为胸膜顶。

星状神经节接受来自 T_1（有些也接受 T_2）神经的白交通支，星状神经节常与膈神经、迷走神经或喉返神经有交通；星状神经节发出分支上行至 $C_{6\sim8}$ 的灰交通支，到椎动脉丛并可进入颅内，下行至锁骨下动脉丛、颈下心神经。星状神经节是支配脑和脑膜、眼、耳、咽喉、舌、泪腺、腮腺、舌下腺、肩、上肢、心脏、大血管、气管、支气管、肺、胸臂及头颈部皮肤的主要交感节，故可调节颅内、上肢及心血管功能等。

手卡指压式星状神经节埋线术治疗厌食症可能是通过协调交感神经和副交感神经平衡，一方面调节患者情绪及心理状态，排解患者对于进食的心理障碍，让患者愿意、主动进食，从心理角度治疗患者的症状；另一方面通过神经纤维传入下丘脑，影响副交感神经功能，从而促进患者消化系统功能，从生理状态调节患者的食欲、消化功能，从而达到治疗目的。

（冯广君　芦红　杨才德）

第四十八节　面肌痉挛

面肌痉挛（facial spasm）又称面肌抽搐。是以一侧面部肌肉阵发性不自主抽动为特点，无神经系统其他阳性体征的周围神经病。

一、临床表现

多见于中老年人，女性多发。表现为阵发性、快速不规律的面肌抽动，多限于一侧，两侧受累较少。起病从眼轮匝肌的轻微抽动开始，逐渐向口角、整个面部扩展，重者眼轮匝肌抽动致使睁眼困难。每次抽动数秒至数分钟。精神紧张、疲劳和自主运动时加重，睡眠时消失，不伴有疼痛。神经系统检查除面肌阵发性抽动外，无其他阳性体征。晚期少数患者可有面肌轻度无力和萎缩。

二、诊断

根据病史及面肌阵发性抽动特点，神经系统无其他阳性体征，肌电图可见肌纤维震颤及肌束震颤波，诊断并不困难。应与下述疾病鉴别：

1. 局灶性运动性癫痫

虽然有面肌局限性抽搐，但抽搐范围大，多波及头、颈、肢体，仅局限面肌者极少。脑电图可有癫痫波发放，如出现尖波、棘波、棘慢波等。

2. 习惯性面肌痉挛

常见于儿童及青壮年，为双侧眼睑强迫运动，可自主控制，肌电图正常。

3. 舞蹈病

可出现面肌抽动，但多为双侧，常伴有躯干、四肢的不自主运动。见于风湿性和遗传性舞蹈病，有该病的其他临床表现。

三、治疗

（一）西医治疗

药物治疗可用卡马西平，0.3g/d，分次口服，症状开始改善后缓慢增量，部分患者发作可完全消失。但需注意不良反应，如头晕、共济失调等。氯硝西泮每次 0.5 ~ 1mg，每日 3 次，口服，可使症状减轻。药物治疗效果不佳或症状加重时，可进行药物神经注射治疗。注射方法有面神经主干及分支注射。药物可用乙醇、山莨菪碱、维生素 B_{12} 及地西泮等。

近年来，国内外应用 A 型肉毒毒素（botulinum toxin A）在抽搐局部肌肉注射收到较好的效果。上述治疗无效者可行面神经分支切断术，对血管压迫所致面肌痉挛，采用微血管减压术效果较好。

（二）中医治疗

1. 中药治疗

外风侵袭证用大秦艽汤合牵正散加减；风阳上扰证用羚羊钩藤汤加减；血虚风动证用阿胶鸡子黄汤加减。

2. 埋线特色疗法

（1）主穴

蝶腭神经节、星状神经节、翳风、颊车、扳机点。

（2）定点

蝶腭神经节点：颧弓下缘、下颌骨乙状切迹内、髁突与冠突之间略下方 1 ~ 2cm 处。

星状神经节点：第六颈椎横突前结节略下方处。

翳风点：在颈部，耳垂后方，乳突下端前方凹陷中。

颊车点：下颌角前上方，耳下大约一横指处，咀嚼时肌肉隆起时出现的凹陷处。

扳机点：面肌痉挛发作时的激发点。

（3）疗程

3 次 1 疗程，3 ~ 6 疗程效佳。

四、典型病例

姓名	魏某	性别	女	年龄	61
民族	汉族	婚姻	已婚	职业	农民
出生年月日	1955 年 5 月 2 日	出生地	甘肃临夏	节气	小雪
记录医师	田瑞瑞	记录日期	2016 年 12 月 1 日		

主诉：左面部反复不自主抽动 3 年余。

现病史：患者于入院 3 年前无明显诱因出现左耳前区不自主抽动，未予重视。此后，上述症状逐渐加重，逐渐反复出现阵发性左侧口角、面颊、鼻翼不自主抽动，发作时间及频率无规律，紧张、焦虑时即可诱发，说话、鼓腮时症状加重。多次就诊于当地医院，口服药物治疗（具体不详）效果欠佳。遂就诊于中西医结合科门诊。就诊时见：患者神清，精神可，阵发性左侧口角、面颊、鼻翼不自主抽动，说话、紧张、焦虑、鼓腮时抽搐明显，无发冷、发热，无咳嗽、咳痰，无胸闷、气短，无恶心、呕吐，无乏力，无午后低热及盗汗，饮食、睡眠尚可，大小便正常，近期体重未见明显变化。

既往史：高血压病 10 年余，最高血压 180/80mmHg，口服“地巴唑氢氯噻嗪 0.75g 1/早”，血压波动于 120 ~ 140/80 ~ 90mmHg。否认糖尿病、冠心病等慢性病史，否认肝炎、结核、菌痢、伤寒等慢性传染病史，否认外伤史，1987 年行绝育手术，否认食物药物过敏史，预防接种史不详。

个人史：生长原籍，无长期外地居住史，无疫区居留史，无特殊化学品及放射线接触史。无吸烟、酗酒等不良嗜好。

月经史：14 岁月经初潮，月经周期 28 ~ 30 天，经期 3 ~ 4 天，48 岁绝经。

婚育史：24 岁结婚，孕 3 产 3，现有 2 子 1 女，配偶及子女均体健。

家族史：父母体健，否认家族遗传性及传染病史。

专科情况：左侧面部肌肉非自主性、阵发性、反复发生的抽搐，紧张、焦虑时即可诱发，说话、鼓腮时症状加重。

诊断：面肌痉挛。

治疗过程：

第一次：2016 年 12 月 1（门诊）

（1）取穴

星状神经节＋翳风＋阿是穴。

（2）操作

患者仰卧位，取胸锁关节上 2.5cm、中线旁开 1.5cm 处双侧星状神经节点标记之，碘伏常规消毒，取 7#埋线针刀，右手持针，左手拇指加压固定，刃口线与躯干纵轴平行，针体与皮肤垂直，快速刺入皮肤，直达第六颈椎横突前结节，埋线后出针，术毕，压迫针眼止血，创可贴贴敷针孔

右侧卧位，取耳垂后方，乳突下端前方凹陷中，碘伏常规消毒，取 7#埋线针刀，右手持针，左手拇指加压固定，刃口线与躯干纵轴平行，针体与皮肤垂直，快速刺入皮肤，直达病灶或骨面，埋线后行纵形切割、松解，有松动感后出针，术毕，压迫针眼止血，创可贴贴敷针孔。

仰卧位，取患者左侧面肌抽搐激发点标记之，碘伏常规消毒，取 7#埋线针刀，右手持针，左手拇指加压固定，刃口线与躯干纵轴平行，针体与皮肤垂直，快速刺入皮肤，直达病灶，取 5mL 注射器，抽取氯化钠注射液 2mL，5% 利多卡因 1mL，曲安奈德 20mg 接埋线针刀针尾注射 0.5～1mL，出针，术毕，压迫针眼止血，创可贴贴敷针孔。

治疗后患者左侧口角、面颊、鼻翼不自主抽动次数减少。

第二次：2016 年 12 月 15 日（门诊）

（1）取穴

星状神经节＋翳风＋蝶腭神经节＋阿是穴。

（2）操作

星状神经节、翳风及阿是穴治疗方法同前。

蝶腭神经节操作：患者右侧卧位，取颧弓下缘与下颌骨冠突后缘交界处的体表投影点标记之，碘伏常规消毒，取 7#埋线针刀，左手拇指按在下颌骨乙状切迹内，加压固定，右手持针，针刺方向与额状面呈 15°，与矢状面呈 75°，与水平面呈 15°进针，快速刺入皮肤，患者有针感后埋线，出针，术毕，压迫针眼止血，创可贴贴敷针孔。

治疗后患者左侧口角、面颊、鼻翼不自主抽动次数及每次抽动时间均减少。

第三次：2016 年 12 月 30 日（门诊）

取穴：蝶腭神经节＋翳风＋阿是穴。

治疗方法同前。

治疗后患者症状未见明显变化。

第四次：2017 年 1 月 16 日（门诊）

取穴：星状神经节 + 翳风 + 蝶腭神经节 + 阿是穴。

操作方法同第二次。

治疗后患者左侧口角、面颊部无明显抽动，紧张或说话语速较快时左侧鼻翼部仍有小频率抽动。

第五次：2017 年 2 月 3 日（门诊）

取穴：星状神经节 + 翳风 + 蝶腭神经节 + 阿是穴。

治疗方法同前。

治疗后患者左侧面部肌肉无明显抽动。

经验体会：面肌痉挛又称面肌抽搐，是临床常见的一种良性功能性疾病，虽然进展缓慢，而且对人体生命最终不会造成威胁，但是面部肌肉反复不自主抽动会引起患者心理或社交活动障碍，严重影响患者的生活质量，危害很大。

西医学认为，面肌痉挛是由于某种压迫使面神经传导发生病理性的干扰所致，大部分患者是由于正常的血管交叉压迫，偶尔由于动脉瘤、动静脉畸形或脑瘤等面神经根部的压迫所致。另一部分患者为特发性面神经瘫痪、恢复后出现继发性患侧面肌痉挛，可能为面神经炎导致神经脱髓鞘的病理改变而未能恢复正常，仍存在部分的髓鞘脱失，使面神经的电传导易受泛化所致，或面神经炎累及脑干内神经核团，形成类似癫痫病灶而产生的面部肌肉的发作性抽动。极少数患者为外伤、肿瘤或外科手术后出现的患侧面肌痉挛，可能为面神经的恢复过程中与其他脑神经出现短路，当其他神经兴奋时，也出现一侧面部肌肉抽动。卡马西平为临床治疗面肌痉挛疗效肯定的药物，但停药后容易迅速复发，因而需长期维持治疗，但存在头晕、嗜睡、共济失调、白细胞减少等不良反应，影响了临床的广泛使用。

星状神经节埋线可以改善患区血液循环，促进炎症消退，使症状和体征消失，多次星状神经节埋线还可以对自主神经系统、免疫系统、内分泌系统发挥作用。星状神经节埋线后可以调节交感神经紧张性的恶性循环，解除血管痉挛，显著增加面神经支配区域的血流量，改善脑血流量，其影响可遍及全身的交感神经，从而减轻面神经异常的电冲动，抑制面神经的兴奋，达到治疗的作用。

（冯广君　田瑞瑞　杨才德）

第四十九节　慢性疲劳综合征

慢性疲劳综合征（chronic fatigue syndrome，CFS）是指临床评定的不能解释的持续或反复发作 6 个月或更长时间的慢性疲劳。该疲劳是新得的或有明确的开始（没有生命期长）；不是持续用力的结果；经休息后不能明显缓解；导致工作、教育、社会或个人活动水平较前有明显的下降。

一、临床表现及诊断

下述的症状中同时出现 4 项或 4 项以上，且这些症状已经持续存在或反复发作 6 个月或更长的时间，但不应该早于疲劳：①短期记忆力或集中注意力的明显下降；②咽痛；③颈部或腋下淋巴结肿大、触痛；④肌肉痛；⑤没有红肿的多关节的疼痛；⑥一种类型新、程度重的头痛；⑦不能解乏的睡眠；⑧运动后的疲劳持续超过 24 小时。

诊断标准：半年以上的持续或反复发作的疲劳，经卧床休息后不能明显缓解，甚至严重到日常平均活动水平下降 50% 以上；排除其他能解释疲劳的慢性疾病（如恶性肿瘤、自身免疫性疾病、慢性亚急性细菌性感染，地方性传染病、真菌病、寄生虫病、慢性精神病、神经肌肉疾病、内分泌疾病、耐药性、药物中毒及其他的肺、心、胃肠、肝、肾及血液病等）。

二、治疗

（一）西医治疗

由于 CFS 的病理机制并不是十分清楚，所以西医的治疗手段并不是十分完善。主要有以下几个方面。①抗病毒治疗；②对症治疗；③维生素 A、维生素 C、维生素 B_{12}、辅酶 Q10、硒、锗、锌、铁、镁、必需脂肪酸等矿物质的支持疗法；④认知行为疗法。被认为是目前比较有效且简便易行的方法。

（二）中医治疗

1. 中药治疗

气虚证用补中益气汤加减；阳虚证用右归丸加减；气血两虚证用人参养荣汤加减；气阴两虚证用四君子汤合左归丸加减；心脾两虚证用归脾汤加减；肝脾不调证用柴胡疏肝散加减；肝肾阴虚证用六味地黄丸加减；脾肾阳虚证用金匮肾气丸加味。

2. 埋线特色疗法

（1）主穴

星状神经节、脾俞、肾俞、足三里、三阴交。

（2）定点

星状神经节点：第六颈椎横突前结节略下方处。

脾俞点：第十一胸椎棘突下旁开 1.5 寸。

肾俞点：第二腰椎棘突下旁开 1.5 寸。

足三里：在小腿前外侧，当犊鼻下 3 寸，距胫骨前缘一横指（中指）。

三阴交：在小腿内侧，当足内踝尖上 3 寸，胫骨内侧缘后方。

（3）疗程

3 次 1 疗程，3～6 疗程效佳。

三、典型病例

姓名	宋某	性别	女	年龄	35
民族	汉族	婚姻	已婚	职业	职员
出生年月日	1982 年 9 月 2 日	出生地	山东淄博	节气	寒露
记录医师	刘文韬	记录日期	2016 年 10 月 10 日		

主诉：乏力伴注意力不集中 2 年余。

现病史：患者于 2 年前因工作及家庭压力逐渐出现乏力、注意力不集中，睡眠后精力不能恢复，情绪不稳，暴躁，易怒，焦虑，偶有胸闷、心悸，无胸痛，偶有肢体关节及肌肉酸痛，无大小便失禁，无视物模糊，无恶心、呕吐，于博山区中医院内科就诊，行头颅 CT、心电图、血常规、血生化等检查未见异常，为求经一步治疗，遂来接受中医针灸治疗，查体后以“慢性疲劳综合征”收住。入院症见：神志清，精神差，乏力，饮食、睡眠差，小便正常，大便干。

既往史：既往体健。否认高血压、糖尿病、冠心病史。否认肝炎、伤寒、结核等传染病史，否认手术、外伤、输血史，否认药物及食物过敏史。预防接种史不详。

个人史：生于并长期居住原籍，无吸烟饮酒史。无地方病居住情况。否认毒物接触史。无特殊不良嗜好。

月经史：14 岁月经初潮，月经周期 28～30 天，经期 3～4 天。

婚育史：27 岁结婚，育有 1 子，配偶及儿子均体健。

家族史：父母健在，体健。否认家族遗传病史。

专科情况：神志清，精神差。对答切题，反应迟钝，记忆力、计算力、理解力、判断力差，定向力正常。双侧额纹对称，双侧瞳孔等大等圆，直径 3.0mm，双侧瞳孔对光反射灵敏，双侧眼球各向运动可，无震颤。双侧鼻唇沟对称，口角无歪斜，伸舌居中，双侧软腭上抬可，双侧咽反射灵敏。双侧颜面、四肢针刺痛觉对称。四肢肌张力正常，腱反射正常，四肢肌力 5 级，双侧上肢 Hoffmann 征（－），双侧下肢 Babinski 征、Oppenheim 征、Gordon 征、Chaddock 征（－）。双侧指鼻试验、快速轮替试验、跟膝胫试验稳准。颈抵抗一横指，双侧 Kerning 征、Brudzinski 征（－）。

辅助检查：各项检查无异常。

诊断：慢性疲劳综合征。

治疗过程：

第一次：2016 年 10 月 10 日

（1）取穴

星状神经节 + 内关、膻中、足三里、丰隆、太冲。

（2）操作

患者取仰卧位，取胸锁关节上 2.5cm、中线旁开 1.5cm 处双侧星状神经节点标记之，碘伏常规消毒，取 7#埋线针刀，右手持针，左手拇指加压固定，刃口线与躯干纵轴平行，针体与皮肤垂直，快速刺入皮肤，直达第六颈椎横突前结节，埋线后出针，术毕，压迫针眼止血，创可贴贴敷针孔。

患者仰卧位，将其余穴位标记之，行 PGA 线体对折旋转埋线术。

治疗后患者诉：夜间睡眠明显改善，乏力感减轻，注意力较前集中，余症同前。

第二次：2016 年 10 月 30 日

取穴：星状神经节 + 心俞、脾俞、肝俞、肾俞。

星状神经节埋线操作同前，其余穴位采用线体对折旋转埋线术。

治疗后患者及家属诉：乏力明显改善，情绪较前平复。

第三次：2016 年 11 月 20 日

取穴：星状神经节 + 百会透四神聪、内关、膻中、足三里、丰隆、太冲。

星状神经节埋线术操作同前，其余穴位采用线体对折旋转埋线术。

治疗后患者及家属诉：乏力症状明显改善，且感记忆力、计算力、理解力、判断力较前好转。

第四次：2016 年 12 月 26 日

治疗方法同前。

治疗后患者及家属诉：症状明显好转。

经验体会：慢性疲劳综合征这一概念最早是由美国全国疾病控制中心于 1987 年正式命名的。美国疾病控制中心采用的是 1994 年国际慢性疲劳综合征小组的会议上对慢性疲劳综合征的解释：排除其他疾病的情况下疲劳持续 6 个月或者以上，并且至少具备以下症状中的四项：①短期记忆力减退或者注意力不能集中；②咽痛；③淋巴结痛；④肌肉酸痛；⑤不伴有红肿的关节疼痛；⑥新发头痛；⑦睡眠后精力不能恢复；⑧体力或脑力劳动后连续 24 小时身体不适。临床医生常常将其误诊为神经衰弱、更年期综合征、内分泌失调、神经官能症等，延误了治疗。

主要的表现为：①心理方面的症状：慢性疲劳综合征患者有时心理方面的异常表现要比躯体方面的症状出现得早，自觉也较为突出。多数表现为心情抑郁，焦虑不安或急躁、易怒，情绪不稳，思绪混乱，记忆力下降，注意力不集中，犹豫不决。②身体方面的症状：体型容貌：慢性疲劳综合征患者的体型常呈现为瘦、胖两类。

应该说多数为身体消瘦，但也不能排除少数可能显示出体态肥胖。③运动系统方面的症状：全身疲惫，四肢乏力，周身不适，活动迟缓。④消化系统方面的症状：主要表现为食欲减退，对各种食品均缺乏食欲，尤以油腻为著。⑤神经系统方面的症状：初期常有头晕、失眠、心慌、易怒等；后期则表现为睡眠不足、多梦、夜惊、中间早醒、失眠等。⑥泌尿生殖系统方面的症状：伴随精神异常，可以出现尿频，尿急等泌尿系统症状。⑦生殖系统症状，在男子出现遗精、阳痿、早泄、性欲减退；女子出现月经不调或提前闭经、性冷淡等。⑧感官系统方面的症状：在视觉系统主要表现为眼睛疼痛，视物模糊，对光敏感等；在听觉系统则主要表现为耳鸣，听力下降等。

星状神经节埋线术作为治疗慢性疲劳综合征的主要取穴，主要有中枢神经作用和周围神经作用两方面，其通过调节丘脑的维护内环境的稳定机能而使机体的自主神经功能、内分泌功能和免疫功能保持正常；其周围神经作用是由于节前和节后纤维的功能受到抑制，分布区域的交感神经纤维支配的心血管运动、腺体分泌、肌肉紧张、支气管收缩及痛觉传导也受到抑制。此法有效地抑制了大脑某个区域的异常放电，可提高体内抗氧化指标，降低自由基含量，而星状神经节埋线术扩张血管，改善局部血流，增加局部氧含量及被激活的清除酶含量，起到抑制和阻断自由基连锁反应和减少清除酶消耗的作用，同时又将局部产生的大量的自由基分解代谢清除。

（冯广君　刘文韬　杨才德）

第五十节　自发性多汗症

自发性多汗症是一种病因不明的，除生理情况以外出现的以异常出汗过多为主要表现的一类疾病。临床上可见于神经系统某些器质性疾病、神经症、大脑皮质兴奋与抑制过程的平衡失调等所致局限性及全身性多汗症，与遗传因素有关的先天性多汗症及各种内科疾病所致全身汗液分泌过多等情况。

一、临床表现

1. 全身性多汗

表现为周身容易出汗，在外界或内在因素刺激时加剧。患者常常因皮肤汗液增多，容易并发擦破、汗疹及毛囊炎等。此种多见于甲状腺功能亢进症、脑炎后遗症、下丘脑损害后等疾病。

2. 局限性多汗

好发于头、颈、腋及肢体的远端，尤以掌、跖部最易发生，通常呈对称性地发生于两侧，也有仅发生于一侧或身体上某一小片部位者。手及足部多汗者，表现为冷汗，可伴皮肤湿冷，或皮肤呈苍白色、青紫色，偶可伴发水疱及湿疹样皮炎，情绪紧张时症状加重，表现为汗液渗流。仅局限于足部的多汗症，汗液分解后发出臭味，有时可见足部起泡或脱屑，角化层增厚。腋部、阴部多汗时也可伴臭汗症。截瘫患者在病变水平以上常有出汗过多。颈交感神经刺激可产生头面部多汗。

3. **偏身性多汗**

为身体一侧出汗明显增多，自主神经系统检查示，多汗侧皮肤温度低，皮肤划纹试验阳性。对于脑卒中后遗症偏瘫患者除有偏瘫侧肢体多汗外，还可有局灶性神经系统体征。

4. **耳颞综合征**

表现为一侧颞部发红，伴局限性多汗，且多汗常发生于进食酸、辛食物刺激味觉后，产生反射性出汗增多，也可伴流泪。多汗局限于颈交感神经丛、耳大神经和舌神经支配的范围内。颈交感性味觉性出汗常见于胸出口部位病变术后。上肢交感神经切除术后数周或数年，约有1/3病例可出现味觉刺激后出汗。

二、治疗

（一）西医治疗

1. **内服药物**

（1）抗胆碱能药物

阿托品0.3mg，每日3次口服，可抑制汗腺泌汗作用；亦可口服溴丙胺太林（普鲁本辛）、颠茄合剂等抗胆碱药物，主要用于抑制全身性多汗者，但要注意此类药物有口干、青光眼、尿潴留及精神症状等不良反应。

（2）镇静剂

对于情绪紧张的患者，可酌用氯丙嗪、地西泮、氯氮平等镇静剂。

2. **局部用药**

对于四肢远端多汗者，可用5%~10%甲醛溶液局部擦拭；或以3%~25%氯化铝局部敷用；或用5%~10%枯矾等收敛剂局部外搽，可有暂时疗效；可也先搓热手掌，再取乌洛托品粉放手心，搓匀后涂于多汗部位，尤对手足多汗者最适用。

3. **放射治疗**

手足掌多汗者可试用深部X线治疗，每次1Gy，每周1~2次，总量8~10Gy。

4. **物理治疗**

应用自来水离子透入法，每周2~3次，以后每月1~2次维持。

5. **手术治疗**

对于经过上述治疗无效的顽固性局部多汗症，尤其是面部或手部多汗，因汗出过多而影响工作、生活者，可应用交感神经节切除术；腋窝汗腺由于不受交感神经支配，可予手术摘除。

（二）中医治疗

1. **中药治疗**

肺卫不固证用桂枝加黄芪汤或玉屏风散加减；心血不足证用归脾汤加减；阴虚火旺证用当归六黄汤加减；邪热郁蒸证用龙胆泻肝汤加减。

2. **埋线特色疗法**

（1）主穴

星状神经节、合谷、复溜、三阴交。

（2）定点

星状神经节点：第六颈椎横突前结节略下方处。

合谷点：在手背第1.2掌骨间，当第二掌骨桡侧的中点处。

复溜：小腿内侧，太溪直上2寸，跟腱前方。

三阴交：在小腿内侧，当足内踝尖上3寸，胫骨内侧缘后方。

（3）疗程

3次1疗程。阳证汗出配足阳明、足少阴经穴，阴证汗出配任脉、手少阴、手太阳经穴，脱汗配任脉、足少阴、手厥阴经穴。

三、典型病例

【病例一】

姓名	苑某	性别	女	年龄	49岁
民族	汉族	婚姻	已婚	职业	个体老板
出生年月日	1968年9月29日	出生地	辽宁本溪	节气	雨水
记录医师	冯广君	记录日期	2017年2月20日		

主诉：双手、脚心多汗，发凉4年余。

现病史：患者于4年前无明显诱因出现多汗现象，以头部、手足为重，枕头、被子经常被汗水浸湿，补钙不见缓解，未诊治。近几年来，头部出汗不明显，手心、足心出汗较多，出汗量和运动无关，精神紧张时加剧，睡着后未发现出汗，出汗量如同水洗。每日出汗频繁，没有固定规律，稍紧张既出。10 天前发现各手指及部分脚趾出现小水泡，边界清楚，周围无红晕，无痛、痒，得温则缓。曾多次到当地医院门诊及个体门诊就诊，多以“肾阳虚”为诊断并服用“金匮肾气丸”，服用后脚心多汗怕冷症状稍有缓解，但是服药期间出现轻度腹泻及牙龈出血症状，且月经期延长，故此不再服药治疗。患者自发病以来，精神、睡眠可；二便正常。

既往史：既往体健，否认高血压、糖尿病、冠心病等慢性病史，否认肝炎、结核、伤寒等慢性传染病及接触史，否认重大外伤史，否认手术及输血史，否认食物及药物过敏史，预防接种史不详。

个人史：出身于原籍，无外出生活史，未到过地方病及传染病流行地区史，生活中无特殊嗜好。

婚姻史：已婚，生育 1 子，儿子及配偶均健康。

月经史：初潮年龄 14 岁，经期 28 ~ 30 天，行经 5 ~ 7 天。

家族史：否认家族遗传病史及传染病史。

专科情况：体温 36℃，脉搏 73 次/分，呼吸 20 次/分，血压 106/71mmHg。双手心手纹增多，皲裂口多见，手面发红，汗多似水洗状，手指两侧及部分脚趾两侧出现小水疱，大小约 1mm，边界清楚，周围无红晕，无痛、痒。

辅助检查：随机血糖 5.0mmol/L；血常规示：白细胞计数 6.22×10^{9}/L，红细胞计数 4.1×10^{12}/L，血小板计数 172×10^{9}/L；生化全项：谷草转氨酶 56U/L，谷丙转氨酶 105U/L，血清铁 27.52μmol/L，谷丙/谷草 1.9；血清尿素氮/血清肌酐 62；心电图示：①窦性心律；③电轴正常；④大致正常心电图。

诊断：手足多汗症。

治疗过程：

第一次治疗

（1）取穴

星状神经节 + 劳宫、少府、心俞、肝俞、胆俞、肺俞、脾俞、肾俞。

（2）操作

患者仰卧位，取胸锁关节上 2.5cm、中线旁开 1.5cm 处双侧星状神经节点标记之，碘伏常规消毒，取 7#埋线针刀、4 - 0 PGA 线体，右手持针，左手拇指加压固定，刃口线与躯干纵轴平行，针体与皮肤垂直，快速刺入皮肤，直达第六颈椎横突前结节，埋线后出针，术毕，压迫针眼止血，创可贴贴敷针孔。

其余穴位均采用线体对折旋转埋线术。

治疗后患者自诉手足多汗较前缓解，双手皲裂口减少，面发红多汗较前减轻，手指两侧及部分脚趾水泡明显见少。嘱患者忌辛辣刺激饮食，多饮水。

第二次治疗

取穴：星状神经节＋膻中、肝俞、肺俞、脾俞、肾俞、足三里、三阴交。

星状神经节埋线方法同前；其余穴位均采用线体对折旋转埋线术。

治疗后患者自诉手足多汗进一步减轻，双手皲裂口减少，面发红多汗较前减轻，手指两侧及部分脚趾水泡明显见少。嘱患者忌辛辣刺激饮食，多饮水。

第三次治疗

取穴及治疗同前。

两周后随诊，患者自诉手足多汗基本改善，双手皲裂口消失，面发红多汗消失，手指两侧及部分脚趾水泡明显见少。嘱患者忌辛辣刺激饮食，多饮水。

病人要求后续门诊治疗。

经验体会：手足多汗症主要表现为手掌、足底多汗。轻度患者仅表现为手掌湿润，重度患者手掌可分泌出肉眼可见汗珠。出汗时多伴有手掌冰冷，仅少数患者出汗时手指能保持温暖。因手部皮肤常处于潮湿、浸泡状态，手掌蜕皮明显，常伴有皮炎。冬季时因肢端湿冷可导致冻疮，皮肤溃烂等症状。患者往往自儿童或少年时起出现手掌等部位的多汗，影响日常生活及工作．手部多汗容易影响手操作的灵活性，干扰手工操作，患者因避免与别人握手而影响人际交往，并产生躲避，焦虑的心态。

局部治疗可用足粉（樟脑、水杨酸、氧化锌、薄荷、滑石粉）外扑，对全身各部位的多汗均有效。0.5%醋酸铝溶液外涂腋下每晚1次，控制后渐减为1～4周1次。20%三氯化铝无水酒精浸泡，每次30分钟，对掌跖部多汗效果好。以及1%甲醛溶液浸泡、自来水电离子透入法、0.5%格隆溴铵水溶剂外用1次/天，对糖尿病引起的多汗有良效。还可以肉毒杆菌毒素A手足及腋下皮下多点注射。系统治疗可用抗胆碱药物或钙通道阻滞剂。情绪性多汗可用镇静剂。

星状神经节埋线已广泛应用于头、颈及上肢等神经血管性疾病的治疗，因星状神经节埋线使交感神经张力降低，改善交感神经兴奋引起的循环障碍、痛觉过敏状态，扩张血管，使血管痉挛减轻，改善循环，消除神经水肿并压迫，有助于改善神经功能性病变，从而使症状缓解消失，调整机体功能平衡。其治疗作用主要有中枢神经作用和周围神经作用两方面：中枢神经作用是其通过调节丘脑的维护内环境的稳定机能而使机体的自主神经功能、内分泌功能和免疫功能保持正常；其周围神经作用是由于节前和节后纤维的功能受到调节，分布区域的交感神经纤维支配的血管运动、腺体分泌、肌肉紧张及痛觉传导也受到调节，此周围作用一直被用来治疗头颈部的一些疾病。星状神经节埋线治疗可提高患者免疫力，调节自主神经、内分泌系统功能，增进机体内部稳定状态，改善自主神经系统功能，增加免疫细胞及免疫物质浓度，使局部防御功能增强，达到治疗目的。

刺激星状神经节能够抑制增高的交感神经活性，恢复交感－迷走的平衡，调整交感神经和副交感神经的活性，使其恢复正常生理功能来治疗原发性手汗症。

【病例二】

姓名	芦某	性别	女	年龄	43 岁
民族	汉族	婚姻	已婚	职业	个体
出生年月日	1974 年 6 月 18 日	出生地	甘肃张掖	节气	大寒
记录医师	芦红	记录日期	2016 年 10 月 25 日		

主诉：手脚心多汗、发凉 4 年余。

现病史：患者于 4 年前无明显诱因出现手脚心多汗，伴畏寒、肢冷，夜尿频多，每于天气变冷时加重，得温则缓，无头晕、头痛，无胸闷、气短，无咳嗽、咳痰，就诊于当地中医院，诊断为“肾阳虚”，给予“金匮肾气丸（水丸）”口服，手脚心多汗怕冷症状稍有缓解，但服药期间出现轻度腹泻及牙龈出血、月经期延长等症状，故停药。停药后上述症状再次出现，每次来月经的前四五天手足心发凉及汗出症状较为严重。患者为进一步诊治，遂来就诊，自发病以来，面色稍皖白，舌苔厚腻发白，无乏力，饮食尚可，自感口内无味，小便清长，大便自停服药物后正常，近期体重未见明显变化。

既往史：否认高血压、糖尿病、冠心病等慢性病史，否认肝炎、结核、伤寒等传染病及接触史，否认手术史及输血史，否认药物及食物过敏史，预防接种史不详。

个人史：出身于原籍，无外出生活史，未到过地方病及传染病流行地区史，生活中无特殊嗜好。

月经史：16 岁初潮，月经周期 25～30 天，行经期 5 天，偶有痛经，经量适中，白带增多无异味。

婚育史：已婚，生育 1 女，配偶及女儿均体健。

家族史：父母健在，否认家族遗传病史。

体格检查：神志清，精神可，皮肤及巩膜无黄染，皮肤有弹性，手掌脚心湿润，无水肿。牙龈无出血，全身浅表淋巴结无肿大。双肺呼吸音清，未闻及病理性杂音，心律齐，各瓣膜听诊区未闻及病理性杂音。余未见异常。

诊断：手足多汗症。

治疗过程：

第一次：2016 年 10 月 25 日

（1）穴位埋线

取穴：星状神经节、大椎、膈俞、心俞、三焦俞、肾俞、阳陵泉、足三里、三阴交、漏谷、太溪、照海。

（2）药物治疗

“金匮肾气丸”与“玉屏风散”口服，期间进行电话随访。

治疗后，患者自觉前五天时间里活动不便，双下肢酸困，颈部微痛吞咽稍痛，余无其他不适。

第二次：2016 年 11 月 8 日

给予少腹逐瘀汤加减口服，余治疗方案同前。

患者自诉手脚冰凉症状明显好转，手汗症状较前缓解，脚汗症状未缓解，夜间排尿次数较前减少，睡眠质量明显改善。

第三次：2016 年 12 月 20 日

治疗方案同前。

患者面色红润，精神状态良好，自诉服用少腹逐瘀汤后，月经来无痛经，经量较上月增多，手脚心发凉出汗症状消失，脚汗大有改善。

经验体会：多汗症是由于中枢神经系统调节功能紊乱使交感神经系统发出过多、过强的兴奋刺激。通过乙酰胆碱（ACH）介质令汗腺大量分泌汗液。晚间入睡后大脑进入抑制状态，不发出神经冲动而出汗停止。所以多汗症病人的汗腺在数量和结构上并无改变，只是功能亢进的结果。

多汗症病人的主诉和能看到的症状就是多汗。诊断多汗症主要标准：过多出汗至少 6 个月以上。次要标准：出汗为双侧或对称性分布；影响日常生活；出汗频繁，至少每周发作一次；开始发病年龄在 25 岁以下；有家族史；睡着后出汗停止。

汗腺分泌主要由交感神经支配。交感神经的主要功能使瞳孔散大，心跳加快，皮肤及内脏血管收缩，冠状动脉扩张，血压上升，小支气管舒张，胃肠蠕动减弱，膀胱壁肌肉松弛，唾液分泌减少，汗腺分泌汗液、立毛肌收缩等。当机体处于紧张活动状态时，交感神经活动起着主要作用。

副交感神经系统的作用与交感神经作用相反，它虽不如交感神经系统具有明显的一致性，但也有相当关系。它的纤维不分布于四肢，而汗腺竖直肌、肾上腺、甲状腺、子宫等具有副交感神经分布处。副交感神经系统可保持身体在安静状态下的生理平衡，其作用有三个面：①增进胃肠的活动，消化腺的分泌，促进大小便的排出，保持身体的能量。②瞳孔缩小以减少刺激，促进肝糖原的生成，以储蓄能源。③心跳减慢，血压降低，支气管缩小，以节省不必要的消耗，协助生殖活动，如使生殖血管扩张，性器官分泌液增加。

交感与副交感神经的功能是相互拮抗，同时又是相互协调的，都是处在大脑皮质总的调节影响之下的。自主性神经是能够自动调整与个人意志无关的脏器的作用和功能的神经。人体在正常情况下，功能相反的交感和副交感神经处于相互平衡制约中。

在这两个神经系统中，当一方起正作用时，另一方则起负作用，很好的平衡协调和控制身体的生理活动，这便是自主神经的功能。

星状神经节埋线术治疗手足多汗症可能是通过长效刺激星状神经节，抑制交感神经兴奋，调节交感神经和副交感神经之间的功能紊乱，从而达到治疗目的。

（刘文韬　冯广君　芦红　杨才德）

第四章　个案报道

一、反复性呼吸道感染

党某，女，62岁。

主诉：易感冒5年余。

患者于5年前不明原因出现反复感冒，基本1月1次，精神欠佳，表现为咽痛、咽痒、咳嗽、头痛、流涕，服药有效，每3~4个月就要输液治疗1次。就诊于某三甲医院并做相关检查，提示未见明显异常。给予增强免疫力药物治疗，1疗程后效果不显著。刻下症见：面色㿠白，咽红充血，咽喉壁少量滤泡，心肺无异常。

给予杨氏3+埋线针刀疗法。取星状神经节、蝶腭神经节、风门、肺俞、中脘、关元、足三里等穴治疗，15天1次，3次为1疗程。1疗程后患者感冒次数明显较少。随访半年，患者偶有感冒，精神较好。（诊治医师：北京中针埋线医学研究院王立红）

二、咳嗽

韩某，女，36岁。

主诉：10年中每次感冒后出现干咳2月余。

患者10年来每次感冒后出现干咳2~3个月，在门诊治疗后，感冒症状好转，但干咳一直持续2~3个月才可好转，曾住院治疗多次，未见明显效果，经中医调理后干咳有所缓解，住院CT示：胸部CT扫描未见异常。中医诊断为：咳嗽（阴虚证）。本次就诊同样由于感冒后干咳2个月，经输液、口服中成药治疗后症状未见明显缓解。刻下症见：干咳无痰，咳声空而响，不由自主，咽部感觉有异物，舌红，少苔，脉弦细。

治疗：给予杨氏3+埋线针刀疗法。取星状神经节、天突、膻中、气海、肺俞、脾俞、肾俞、曲池、足三里、丰隆，治疗3次后，干咳次数减少，咽部异物感消失，又给予6次治疗后，再无干咳和咽部异物感。随访1年，感冒次数明显减少，每次感冒后再未出现干咳。（诊治医师：北京中针埋线医学研究院杨永兵）

三、慢性咽炎

凌某，男，48岁。

主诉：咽干、咽痒、干咳8年余。

患者于8年前无明显诱因出现咽干、咽痒、干咳，伴声音嘶哑，晨起时症状较重，感冒后上述症状明显加重，多方就诊未见明显好转，反复发作。

给予杨氏3+埋线针刀特色疗法，采用手卡指压式星状神经节埋线术，第一次治疗后患者说话声音无嘶哑，查咽后壁粟粒样淋巴滤泡明显减少，咽部红肿症状减轻，后续治疗两次，痊愈。（诊治医师：重庆市梁平县回龙镇杨柳村卫生室黎万新）

四、慢性支气管炎

赵某，女，74岁。

主诉：咳嗽频发、气喘5年余。

患者5年前无明显诱因出现咳嗽气喘，劳累后气喘咳嗽加重，近2个月感冒频发，咳嗽气喘加重，遂来就诊，诊断为慢性支气管炎。

给予杨氏3+埋线针刀疗法，取星状神经节、膻中、定喘、肺俞、肾俞、关元、气海、丰隆穴，埋线治疗4次后症状消失，感冒频次减少，咳嗽气喘症状消失，随访半年无复发。（诊治医师：甘肃省武威市凉州区河东镇汪家寨村卫生室马胜林）

五、支气管哮喘

张某，女，68岁。

主诉：间断气喘、咳嗽、咳痰2年余。

患者2年前因受凉出现气喘、咳嗽、咳痰，晨起咳嗽剧烈，咯少量白色黏痰，上楼、负重时伴心悸，每遇天气变凉症状加重。

给予星状神经节、膻中、定喘、肺俞、肾俞穴位埋线治疗。2个疗程后，患者自觉症状缓解，上楼、负重时无心悸。（诊治医师：江西省赣州市寻乌县三标乡张安村卫生室刘森浩）

六、心律失常

祁某，男，58岁。

主诉：心悸、气短1年余，加重1个月。

患者1年前快速行走及干重体力劳动时，自觉胸闷、心慌、气短。曾口服药物及住院输液（具体药物及剂量不详）治疗，症状未见明显缓解，症状时轻时重。1个月前症状加重，行心电图检查示：心率52次/分，心肌缺血，异常心电图。诊断：冠心病，窦性心动过缓，心律失常。

给予杨氏3+埋线针刀疗法。取星状神经节、膻中、内关、厥阴俞透心俞，治疗1次后患者自觉上述症状较前缓解，治疗3次后，症状消失，心电图正常。随访1年，未复发。（诊治医师：北京中针埋线医学研究院祁文）

七、心肌缺血

龚某，女，57岁。

主诉：善太息2年余，加重半年。

患者自诉2年前无明显诱因出现静坐时叹息，自觉气上不来，叹息后缓解，每分钟约叹息10次以上。半年前症状加重，偶有心悸，易疲劳、感冒。入睡困难，多梦、易醒，醒后难以入睡。畏寒肢冷，唇淡，舌淡苔白，舌边有齿痕。就诊于当地两家医院心内科诊断为：心肌缺血。

患者就诊于我处，主动要求埋线治疗。取星状神经节、心俞、关元、内关、足三里、三阴交进行穴位埋线。治疗后其母陪伴在电脑旁工作4小时无叹息，晚上9点有睡意，迅速入睡，睡到早上6点；下午1点发困，午睡30分钟。15天后复诊，患者精神饱满，情绪良好，自诉饮食睡眠良好，偶有叹息，治疗方案同前，2个疗程后，去医院心内科复查，结果正常。（诊治医师：北京中针埋线医学研究院唐卫峰）

八、心悸

王某，男，38岁。

主诉：间断心慌、心悸半年余。

患者于半年前因惊吓出现心慌、心悸、胸闷，行心电图检查未见明显异常。口服中药略有缓解，但容易反复。诊断为心悸。

给予杨氏3+埋线针刀特色疗法，取星状神经节、膻中、内关、神门、肝俞、胆俞、三焦俞、肾俞、关元、足三里埋线治疗共3次，治疗后无心悸症状，随访无复发。（诊治医师：北京中针埋线医学研究院陆天宝）

九、长期胃胀

姚某，女，43岁。

主诉：间断胃胀17年余。

患者自诉17年以来自觉间断胃部胀满，食少，易饱，不易饿，精神差，睡眠质量差，全身乏力。近年来采用中西医治疗，效果不明显，胃镜提示：胃黏膜增粗。为进一步治疗遂就诊于我处。

给予埋线针刀治疗，取星状神经节、中脘、脾俞、胃俞、足三里、曲池、内关。治疗完第一次后患者自觉以上症状明显减轻，胃口可，可少食进餐。5次治疗结束后，

上述症状消失，随访半年无复发。（诊治医师：山东南宁高新区黄庄卫生所刘驻军）

十、胃神经官能症

【病例一】

何某，女，52岁。

主诉：反酸、嗳气、厌食1年余，伴烦躁，阵发性出汗。

患者1年前无明显诱因出现反酸，嗳气，厌食，伴剑突下灼热感等症，心烦易怒，多疑，偶有失眠，遂来我诊所就诊。

治疗给予杨氏3+埋线针刀特色疗法，取穴星状神经节、心俞、肝俞、脾俞、胆俞、安眠穴、内关、三阴交。埋线治疗6次，上述症状消失，半年后随访无复发。（诊治医师：甘肃省武威市凉州区河东镇汪家寨村卫生室马胜林）

【病例二】

张某，男，46岁。

主诉：胃肠道不适10年余。

患者10年前无明显诱因出现胃痛、胃胀，腹部胀满，自行服用慢性胃肠炎药物（具体药物及剂量不详），症状时好时坏，每遇情绪激动时，则出现胃痛，满腹难受难以言表。患者为进一步诊治，遂就诊于我处，诊断为胃肠神经官能症。

给予杨氏3+埋线针刀疗法，取星状神经节、中脘、天枢、大横、关元、足三里、膈俞、脾俞、胃俞、大肠俞、太冲穴位埋线治疗，连续治疗6次，现患者情绪平稳，胃肠不适好转，随访3个月无复发。（诊治医师：青海省西宁市城中区逯家寨社区卫生服务站芦红）

十一、消化道复合溃疡

石某，男，68岁。

主诉：上腹部间断疼痛3年余，加重伴焦虑1个月。

患者3年前上腹疼痛，行胃镜检查示：消化道溃疡。曾住院治疗，症状较前缓解。近1个月来，疼痛症状时有发作，白天焦虑不安，易怒，纳差，夜晚失眠。诊断为消化道复合溃疡伴焦虑症。

给予杨氏3+埋线针刀疗法。取星状神经节、胃俞透脾俞、中脘透上脘、内关、足三里进行治疗4次后，上腹部疼痛减轻，焦虑症状消失。随访1年，无复发。（诊治医师：北京中针埋线医学研究院祁文）

十二、胰腺炎

【病例一】

张某，男，29岁。

主诉：间断上腹部疼痛2年余。

患者于2年前无明显诱因突发上腹部剧烈疼痛，腹胀，恶心呕吐，冷汗淋漓，呈休克状态，经急诊科诊断为急性胰腺炎，经住院治疗半个月好转后出院。以后腹痛经常发作，饮食稍有不慎随即出现腹痛、腹胀、恶心呕吐等症，时轻时重，曾多次住院治疗。后经别人介绍来我针灸科治疗。

给予杨氏3+埋线针刀疗法，取星状神经节、中脘、天枢、胰俞、脾俞、胃俞、下脘，治疗后半个月腹痛未发作。第二次治疗，取星状神经节、膈俞、胰俞、上脘、中脘、关元。第三次治疗取星状神经节、胰俞、脾俞、胃俞、中脘、天枢、足三里，治疗后腹痛未再发作过，随访半年无复发。（诊治医师：北京中针埋线医学研究院张淑芬）

【病例二】

韦某，男，30岁。

主诉：突发右侧腹部剧烈疼痛半小时。

患者于吃饭饮酒时突发右侧腹部剧烈疼痛，甚则于地上翻滚，患者既往肠胃炎病史，当地诊所医生电话联系咨询于我，听闻病史后考虑诊断为胰腺炎待查，嘱患者家属持续按压双侧股四头肌止点，疼痛立止，松开则疼痛发作，当地诊所医师给予股四头肌止点处针刺治疗，疼痛较前减轻。次日就诊于当地医院，检查诊断为急性胰腺炎，患者腹部隐痛。

给予杨氏3+埋线针刀疗法，取星状神经节、双侧股四头肌起止点松解埋线，治疗后患者自觉腹部痛减。嘱患者忌辛辣刺激食物、忌酒，3天后回访，腹部无任何不适。15天后再复诊，腹部无不适。4个月后随访无复发，既往肠胃炎亦无发作。（诊治医师：广西壮族自治区柳州市世仁堂中医连锁覃江飞）

十三、慢性结肠炎

李某，女，48岁。

主诉：腹胀、腹痛、伴里急后重3年余。

患者自诉3年前无明显诱因出现腹胀、腹痛、里急后重，黏液便，每天大便8～10次，无呕吐、腹泻、精神、食欲可，体重无明显减轻，患者多次在县人民院门诊就诊，诊断为；“慢性结肠炎”经治疗后，病情无明显好转，于今年4月份就诊于我门诊。

给予埋线针刀治疗，取星状神经节、天枢、胃俞、大肠俞、小肠俞、内关、足三里、上巨虚、三阴交，3次为1疗程。治疗第一次后患者自觉以上症状明显减轻，3次治疗结束后，上述症状全部消失，2个月后随访无复发。（诊治医师：湖南省平江县长寿镇皮肤科门诊方小五）

十四、阑尾炎

【病例一】

刘某，女，49岁。

主诉：间断右下腹疼痛1年余。

患者于1年前出现剧烈转移性右下腹疼痛，到当地二甲医院就诊，彩超示：急性阑尾炎。在当地医院行抗生素静脉输液治疗（具体药物不详），10天后疼痛明显缓解，未再继续治疗。后反复出现右下腹阵发性腹痛，疼痛不剧烈，无恶心呕吐，无腹泻，无发热，无头痛头晕。查体：麦氏点压痛。血常规：未见异常。门诊诊断：慢性阑尾炎。

给予杨氏3+埋线针刀疗法，取星状神经节、天枢、大肠俞、上巨虚、足三里、下巨虚、阿是穴。埋线1次后患者未再有明显疼痛。半个月后第二次埋线，取星状神经节，随访1个月无复发。（诊治医师：北京中针埋线医学研究院张红年）

【病例二】

谭某，女，50岁。

主诉：腹部隐痛4天。

患者4天前无明显诱因出现腹部隐痛，自行服用治疗胃痛药物（具体药物及剂量不详），治疗3天后症状无缓解。遂就诊于当地医院，诊断为阑尾炎，已发病4天，医院建议保守治疗。患者为进一步诊治遂来我处就诊。

给予杨氏3+埋线针刀疗法，取星状神经节、右侧股四头肌止点埋线后，嘱咐患者忌食辛辣刺激食物10天。第二天随访，腹痛症状消失。连续回访10天，无腹部不适感。2个月后随访无复发。（诊治医师：广西壮族自治区柳州市世仁堂中医连锁覃江飞）

十五、胃肠道痉挛

龚某，男，26岁。

主诉：间断阵发性腹痛10余年。

患者10年前无明显诱因出现腹部绞痛，持续数分钟或数十分钟不等，腹痛可可自行缓解，时作时止，每于饮食不当、劳累或受凉后发作。

给予杨氏3+埋线针刀特色疗法，取星状神经节、脾俞、胃俞、筋缩、中脘、内关、梁丘、足三里等穴位。手卡指压式星状神经节埋线术操作过程中患者自觉腹部有一股暖流通过，治疗后腹部绞痛症状未发作，随访半年无复发。（诊治医师：北京中针埋线医学研究院任永祥）

十六、呃逆

刘某，女，46 岁。

主诉：持续打嗝 1 周。

患者诉 1 周前受凉后出现持续打嗝，间隔数分钟至半小时不等。外院查胸部 CT：未见明显异常。行足三里穴位注射，症状较前稍缓解。患者为进一步诊治遂来我院就诊。诊断为呃逆。

给予杨氏 3 + 埋线针刀疗法，取星状神经节、膈俞、肝俞、中脘、足三里。治疗结束后，患者即停止打嗝，再次发作为 3 小时后。3 天后随访，偶有打嗝。1 周后，症状消失。（诊治医师：甘肃省兰州市七里河区中医医院周勇）

十七、便秘

史某，女，24 岁。

主诉：便秘 2 年余。

患者于 2 年前因生活环境改变后出现便秘，4 ~ 6 日一行，伴有腹胀，无腹痛，近 1 年来面部出现小红疹。经常性使用“酚酞片”“通便灵胶囊”“开塞露”等，停药后即加重。

给予杨氏 3 + 埋线针刀疗法，取星状神经节、脾俞、大肠俞、支沟、天枢、大横、足三里。嘱患者忌辛辣刺激食物，清淡饮食，规律作息，按疗程治疗。治疗 1 次后，患者大便为 3 日一行，治疗 2 次后，患者大便 2 日一行，无腹胀，面部小红疹消失。随访 2 个月无复发。（诊治医师：北京中针埋线医学研究院王立红）

十八、痢疾

厉某，男，26 岁。

主诉：腹痛、脓血便 1 天余。

患者 1 天前因食用不洁食物，凌晨 1 时出现腹痛，里急后重，凌晨 1 时至早上 10 时解脓血便 6 次，初为白色黏冻样便，后为脓血便，伴肛门灼热。舌红，苔黄腻，脉滑数。诊断为痢疾。

给予星状神经节、曲池、天枢、足三里、上巨虚穴位埋线治疗，埋线过程中，患者自觉腹部气流通畅感，埋线治疗 1 小时后，解白色黏冻样便 1 次，自诉里急后重感减轻，随后再无腹痛、里急后重及脓血便发作，痊愈。随访 1 月余无发作。（诊治医师：兰州大学第一医院东岗院区中西医结合科马重兵）

十九、泄泻

伏某，男，26 岁。

主诉：间断排便次数增多 2 年余，加重 1 周。

患者于 2 年前无明显诱因出现排便次数增多，大便时溏时泻，迁延反复，食少，稍进油腻食物，则大便次数增加，面色萎黄，神疲倦怠，多处治疗疗效不佳（具体不详）。1 周前上述症状加重，遂来我科就诊，诊断为：泄泻。

给予杨氏 3 + 埋线针刀疗法，取星状神经节、脾俞、大肠俞、天枢、上巨虚、足三里、三阴交穴位埋线。治疗 3 次后，上述症状明显好转，随访半年无复发。（诊治医师：兰州大学第一医院东岗院区中西医结合科李登科）

二十、淋证

伍某，女，72 岁。

主诉：尿频、尿急 3 月余。

患者 3 个月前无明显诱因出现尿频、尿急，伴阴道不适感，偶有腰骶部酸重，就诊于当地各级医院，行血尿常规、血生化、彩超、CT 等检查未见明显异常，遂就诊于我处。

给予星状神经节、肾俞、腰阳关、关元、中极、足三里、三阴交埋线，配合口服金匮肾气丸，治疗后症状消失，随访无发作。（诊治医师：福建省宁化县城郊卫生院茶湖江村卫生所张运昌）

二十一、甲状腺囊肿

苑某，女，48 岁。

主诉：颈部肿块 17 年。

患者诉 17 年前洗漱时无意中触到左颈部有肿块样物，饮食正常，无多饮及多尿，无体重减轻。外院查糖化血红蛋白、糖耐量无异常，胰岛功能正常。颈部 B 超诊断为甲状腺囊肿。患者为进一步诊治遂来我院就诊。

给予杨氏 3 + 埋线针刀埋线治疗，取星状神经节、肝俞、膈俞、脾俞、胃俞、肾俞、大椎穴。治疗 2 个疗程后随访，肿块质地明显变软，B 超显示原肿块界限明显减小。（诊治医师：辽宁省医化院外科冯广君）

二十二、甲状腺功能亢进

【病例一】

丁某，女，50 岁。

主诉：情绪不稳、失眠多梦 2 年余。

患者 2 年前无明显诱因出现情绪不稳，失眠多梦，口渴多汗，就诊于当地医院，诊断为甲状腺功能亢进。口服西药治疗效果不佳，遂就诊于我处。

给予杨氏3+埋线针刀疗法，取星状神经节、肝俞、脾俞、足三里、太溪穴位埋线治疗，上述症状改善明显，随访2年无复发。（诊治医师：河南省信阳市息县城郊医院中医馆张宏亮）

【病例二】

袁某，男，36岁。

主诉：眼胀、消瘦、疲劳乏力7年余。

患者7年前无明显诱因出现眼胀，消瘦，疲劳乏力，就诊于当地医院，诊断为甲状腺功能亢进。口服西药5年，停药即复发，患者就诊于我处行埋线治疗。

给予杨氏3+埋线针刀疗法，取星状神经节、心俞、膻中、关元、三阴交穴位埋线治疗，治疗6次后，症状消失，电话随访2年无复发。（诊治医师：河南省信阳市息县城郊医院中医馆张宏亮）

二十三、肥胖症

方某，男，27岁。体重82kg，身高170cm，BMI=28.37。

主因肥胖5年余，双下肢小腿后侧苔藓样变、瘙痒伴渗出2年余，右脚外侧红肿热痛半月余，于当地医院行各项检查。空腹血糖8.30mmol/L。血生化示：总胆固醇6.34mmol/L，尿酸661μmol/L，血压198/98mmHg。诊断为：①肥胖症；②神经性皮炎；③高尿酸血症；④高血压Ⅲ级（高危组）。

给予星状神经节、中脘、天枢、带脉、降压点、膈俞、胃脘下俞、肝俞、脾俞、内关、血海、足三里、三阴交、丰隆穴位埋线，嘱患者清淡饮食。治疗3次后，患者血生化各项指标正常，痛风消失，血压波动在（130～153）/（80～90）mmHg，体重73kg，BMI 25.25，双下肢皮损稍干燥，瘙痒较前减轻。（诊治医师：福建省莆田市荔城区郑映华外科诊所郑映华）

二十四、高脂血症

韩某，男，34岁。

主诉：头昏伴乏力1年余。

患者于1年前无明显诱因出现头昏、乏力，无恶心、无头痛，无四肢感觉运动功能障碍，饮食可，二便可，嗜睡。查体：巴氏征（-），肌力、肌张力正常。总胆固醇8.65mmol/L。门诊诊断：高脂血症。

给予杨氏3+埋线针刀疗法，取星状神经节、中脘、气海、内关、丰隆、足三里、三阴交，每半月埋线1次，3次为1疗程。1个疗程后，复查总胆固醇：5.11mmol/L，患者头昏、乏力症状明显缓解。（诊治医师：北京中针埋线医学研究院张红年）

二十五、头痛

【病例一】

廖某，男，38岁。

主诉：间断头晕头痛20余年。

患者20年前无明显诱因出现头晕头痛，时发时止，反复发作，急性发作时，头晕伴恶心，头痛呈刀割样。经各大医院诊治后症状仍反复发作，患者长期口服止疼药“散列通”缓解疼痛。查体：旋颈试验阳性，叩顶试验阳性，项A点、B点、枢外点压痛，按压后头晕头痛症状加重。诊断：头痛。

给予杨氏3+埋线针刀特色疗法，取星状神经节、项A点、项中点、项B点、枢中点、枢外点等穴位治疗2次。治疗后头痛症状明显减轻，随访半年无复发。（诊治医师：北京中针埋线医学研究院童迅）

【病例二】

赵某，女，42岁。

主诉：阵发性头痛3年余。

患者3年前无明显诱因出现头痛，有时痛在前额，有时痛在双侧太阳穴，伴恶心、呕吐，反复发作。

给予手卡指压式星状神经节埋线术，治疗2次后，头痛、头晕、恶心、呕吐症状消失，继续治疗2次，随访半年无复发。（诊疗医师：山东省肥城市张氏理疗中心张凡良）

二十六、三叉神经痛

袁某，男，70岁。

主诉：左侧颜面部疼痛3年余。

患者诉于3年前漱口时出现左侧颜面部疼痛，呈电击样，持续1～2秒自行停止，咀嚼、吞咽正常。此后症状逐渐加重，自觉疼痛程度及频率均较前增加。遂就诊于某院神经内科，诊断为：①三叉神经痛；②多发性腔隙性脑梗死。反复多次住院经相关治疗后好转出院，出院后间断口服止痛药物。于就诊1个月前，患者自觉疼痛加重，每天4～5次，吃饭，刷牙，面部肌肉活动后均可诱发，每次持续1～2秒，突发突止，间歇期完全正常。遂就诊于我科，诊断明确。

给予星状神经节、蝶腭神经节、风池、翳风、乳突等穴位埋线治疗4次。治疗后患者立即自觉头目清醒，两目明亮。随访1个月后，患者疼痛已缓解，再无加重，止痛药物已停。（诊治医师：兰州大学第一医院东岗院区中西医结合科侯玉玲）

二十七、面神经麻痹

刘某，女，38岁。

主诉：口角㖞斜、眼睛闭合不全2天。

患者2天前出现口角㖞斜，流涎，眼睛闭合不全，就诊于我处。

给予手卡指压式星状神经节、三点一线式蝶腭神经节埋线术，配合攒竹、丝竹空、四白、水沟、迎香、地仓、颊车，四次治疗后恢复正常。（诊治医师：福建省龙海市康健理疗馆陈志勇）

二十八、重症肌无力

王某，女，36岁。

主诉：渐进性四肢无力2年。

患者2年前出现全身疲劳，下午或傍晚、劳累后加重，晨起或休息后减轻，逐渐出现四肢无力，行走困难，休息后不缓解。曾被多家医院诊断为“重症肌无力”，经治疗后症状改善不明显，今日来我院就诊，门诊诊断：重症肌无力。

给予杨氏3+埋线针刀疗法，取星状神经节、百会、心俞、肝俞、膈俞、脾俞、中脘、关元、气海、血海、足三里治疗，治疗3次后症状减轻，共治疗3个疗程，临床症状明显改善。（经治医师：兰州市七里河区中医医院康复科高敬辉）

二十九、躯体感觉障碍

刘某，男，35岁。

主诉：右侧肢体麻木感1月余。

患者1个月前无明显诱因出现右侧肢体麻木感，稍感运动不利，无头痛头晕，无恶心呕吐，饮食可，二便正常。查体：神志清，精神可，四肢肌力肌张力正常，巴氏征（-），霍夫曼征（-），指鼻试验（-）。脑部及颈部MRI示：颈3~4椎间盘轻度突出，脑部未见异常。门诊诊断为躯体功能障碍。

给予杨氏3+埋线针刀治疗，取穴星状神经节、项A点、枢中点，埋线后患者感觉麻木感减轻。半个月后，行第二次埋线，取星状神经节，埋线后患者麻木症状消失。（诊治医师：北京中针埋线医学研究院刘文韬）

三十、电击后遗症

王某，男，48岁。

主诉：疲乏，四肢无力1年余，加重1个月。

患者1年前夏天不慎被雷电所击，经积极抢救后患者生命体征平稳，出院后出现疲乏，四肢无力，眩晕，记忆力明显减退，经输液打针（具体药物及剂量不详）治疗，未见明显好转，遂来我处就诊。

给予杨氏3+疗法治疗。取星状神经节、椎五针，治疗后患者自觉眩晕明显改善，但胃纳欠佳，不思饮食。第二次治疗取星状神经节，椎五针、脾俞、胃俞、足三里。治疗后眩晕消失，头目清醒，四肢无力，乏力，胃纳较前都有明显改善。第三次治疗取星状神经节、脾俞、胃俞、肾俞，治疗后患者感觉疲乏，四肢无力明显减轻，记忆力也有明显恢复，治疗方案同第三次治疗3次后，患者一切恢复正常。（诊治医师：重庆市梁平县仁贤镇广福村卫生室张开兵）

三十一、神经根型颈椎病

杨某，女，49岁。

主诉：左侧上肢麻木5年，加重半年。

患者于5年前出现颈部疼痛，引起左侧上肢疼痛，经在当地治疗后颈部疼痛和上肢疼痛消失，半个月后出现左侧上肢麻木，近半年症状加重。查体：叩顶试验阳性、椎间孔挤压试验阳性、臂从牵拉试验阳性，颈部椎旁压痛，椎旁按压时左侧上肢麻木加重。诊断：神经根型颈椎病。

给予杨氏3+埋线针刀疗法，取星状神经节、颈五针、项五针等加减治疗3次，并少腥辣刺激食物，忌酒，随访半年未见复发。（诊治医师：北京中针埋线医学研究院童迅）

三十二、肺癌晚期

患者，女，63岁。

2016年7月在重庆市某三甲医院确诊为：肺癌晚期，嘱其回家修养。7月底患者因膈肌痉挛来我处就诊，患者面色晦暗，双眼无神，形体消瘦，连连呃逆，脉相沉细，苔黄厚腻。诊断为肺癌（阴阳两虚）。

给予杨氏3+埋线针刀疗法，取星状神经节、膻中、中脘、关元、气海、肺俞、脾俞、肾俞、血海、足三里、三阴交穴位埋线治疗，治疗后当日患者呃逆消失，给予点舌丸和贞芪扶正颗粒口服。嘱患者每半个月做1次埋线治疗，连续做了3个月后改为1个月1次且只埋星状神经节。从2016年7月至今，患者生命体征平稳。（诊治医师：重庆市石柱县张林华中医诊所医师秦晓岗）

三十三、肺癌化疗后遗症

马某，女，67岁。

主诉：咳嗽，乏力3年余，加重1个月。

患者3年前出现反复刺激性干咳，经确诊为肺癌，进行了西医治疗，两次放化疗后患者大量脱发，不思饮食，恶心，呕吐，四肢酸软无力，体重明显减轻，不能耐受放化疗治疗。患者为中医诊治遂来我处就诊。

第一次治疗取星状神经节、脾俞、胃俞、足三里，1周后患者恶心，呕吐减轻，稍有食欲。埋线疗效确切，原方继续第二次治疗，1周后患者恶心呕吐消失，食欲明显增加，精神状况较前有明显改善。第三次治疗取星状神经节、脾俞、胃俞、肾俞、命门。相同方案治疗2次后，患者脱发明显减少，精神较前明显好转，偶有轻微干咳，调整治疗方案，第6次以后治疗选穴：星状神经节、肾俞、肺俞、风门，连续治疗6次，偶有咳嗽，迄今三年余，体健。（诊治医师：重庆市石柱县张林华诊所秦小刚）

三十四、胃癌术后残胃排空延迟

夏某，女，55岁。

主诉：胃癌术后反复胃胀4个月。

患者诉4个月前因胃癌在中国医科大学附属一院行胃癌根治术，胃肠功能恢复后开始进食，第四天出现进食后胃胀，未予重视。术后两周出院来我院行术后化疗期间，上述症状出现频繁且加重，经院内会诊诊断为：胃癌术后残胃排空延迟。给予饮食控制，口服胃肠动力药，疗效欠佳，症状反反复复。为进一步治疗转入中西医结合科室。

给予杨氏3+埋线针刀疗法，取星状神经节、中脘、脾俞、胃俞、曲池、足三里穴位埋线。1个疗程后，进食后胃胀明显减轻。3个疗程后，患者症状完全消失、营养明显状况改善。（诊治医师：辽宁省医化院外科冯广君）

三十五、腹股沟斜疝

段某，男，36岁。

主诉：下腹坠胀疼痛4年余，加重1周。

患者于4年前因抬重物时用力过大，出现下腹坠胀疼痛不适，较长时间运动或站立后腹股沟部出现约核桃大小肿块，休息后肿块消失，诊断为腹股沟斜疝（可复性疝气）。

给予杨氏3+埋线针刀特色疗法，取星状神经节、膻中、中脘、关元、气海、足三里埋线治疗共3次，治疗后前述下腹坠胀不适感彻底消失，随访无复发。（诊治医师：甘肃省庆阳市西峰区温泉卫生院米甲龙）

三十六、月经过少

褚某，女，38岁。

主诉：月经经量减少3月余。患者于2016年4月与丈夫吵架后少腹疼痛、纳差，月经渐减少，至消失。平素纳差、疲乏、头晕。曾于甘肃省妇幼保健院行各检查均未见异常。服用草药半月余未见好转。遂来就诊。经门诊检查后中医诊断为月经过少肝气郁结证。

给予杨氏 3 + 埋线针刀疗法，取星状神经节、肝俞、膈俞、脾俞、胃俞、中脘、子宫埋线治疗 2 次。月经量、色、质、期恢复正常。纳差、疲乏、头晕等症消失。（诊治医师：甘肃省兰州市七里河区中医医院王双平）

三十七、月经先后不定期

陈某，女，35 岁。

主诉：经期紊乱伴腹痛 4 年余。

患者每次经期无规律伴腹痛，有血块，情绪低落，精神差，面色灰暗，心烦易怒，乏力纳差，口干欲饮，四肢冰凉，舌质紫暗有瘀斑，苔黄腻，脉沉涩。多处求治未果。诊断为月经先后不定期。

给予杨氏 3 + 埋线针刀疗法，取星状神经节、心俞、肝俞、脾俞、血海、足三里、三阴交等，治疗 3 次后，月经经期、周期规律，行经无腹痛，随访半年无复发。（诊治医师：兰州大学第一医院东岗院区宋建成）

三十八、闭经

曾某，女，40 岁。

主诉：未行经半年余。

患者半年来，月经未来潮，半年来经多方医治无效，特来我处治疗，来时面色灰暗，心情抑郁，口苦胁痛，舌淡苔白，查腹部子宫附件彩超：未见明显异常，诊断为闭经（肝郁气滞）。

给予杨氏 3 + 埋线针刀疗法，取星状神经节、中极、期门、归来、肝俞、肾俞、血海、三阴交、太冲穴位埋线治疗，埋线治疗后第三天来潮，月经量较前多，色暗淡，其余症状均好转，15 天后又埋线治疗 1 次后，月经量正常，按时来潮，后随访月经正常。（诊治医师：江西省吉安市刘信太）

三十九、经行头痛

刘某，女，36 岁。

主诉：经期头痛 10 余年，加重 6 年。

患者 10 年前因经期淋雨后出现低热，头晕头痛，就诊于当地诊所，给予感冒药口服治疗（药物不详），治疗后症状缓解。但之后月经期时患者自感头痛，时发时止，症状较轻。近 6 年患者在经期时头痛加重，反复发作。发作时，头痛则呈刀割样，经期完后头痛自然消失，平时头痛无发作，患者在经期时长期口服正天丸缓解疼痛，经各大医院检查诊治疗效欠佳。诊断：经行头痛。

给予杨氏 3 + 埋线针刀疗法，取星状神经节、大椎、肺俞、关元、足三里、悬钟、

太冲等穴位治疗 3 次。治疗后头痛消失，随访半年无复发。（诊治医师：北京中针埋线医学研究院童迅）

四十、妊娠恶阻

何某，女，32 岁。

主诉：停经 42 天。

患者停经 42 天，伴恶心、呕吐、厌食、乏力、嗜睡，但睡眠不深。经花溪区医院行血 HCG（+），腹部 B 超示：宫内胚胎成活。因不愿服药，就诊于我处。患者慢性病容，面色萎黄，神差，少气难言，恶心呕吐，尤其闻到炒菜的味道，厌食，食入即吐，直至吐黄色胆汁，舌淡苔白，脉细滑。

经与家属沟通，签订术前协议，决定第一次取穴：星状神经节，埋线治疗后观察 1 小时，患者无晕针、腹痛、阴道流血等不适症状，嘱咐回家后卧床休息，有不适情况立即联系。晚上电话回访，患者回家后即睡眠 3 小时，晚饭进食半碗稀饭，无呕吐。第二天患者主动联系，述说夜间持续睡眠 9 小时余，喝了一份牛奶，吃了半个苹果，一个包子，精神好转，仅针眼微胀。连续 1 周每天回访，症状痊愈，饮食睡眠精神正常。孕 60 天专科检查，各项指标无异常，孕中后期检查均在正常范围，2017 年 6 月 18 日，孕 39 周自然分娩一 7.2 斤健康女婴。（诊治医师：北京中针埋线医学研究院唐卫峰）

四十一、不孕症

刘某，女，27 岁。

主诉：婚后 5 年未孕。

患者 5 年前结婚后有正常性生活、未采取避孕措施至今未孕。伴月经紊乱、痛经。爱人 30 岁，身体未见异常。长期在当地村医处口服中药治疗（具体不详）未见好转。

给予杨氏 3 + 埋线针刀特色疗法，取关元、气海、中极、气冲、肾俞、大肠俞、膀胱俞、足三里、三阴交穴位埋线治疗 8 次后患者月经正常，痛经消失，继续治疗 3 次后怀孕，孕后停止埋线治疗，2 个月自然流产。半年后再来我处，给予杨氏 3 + 埋线针刀特色疗法治疗，治疗同样取关元、气海、中极、气冲、肾俞、大肠俞、膀胱俞、足三里、三阴交穴位埋线治疗。治疗 8 次后怀孕，孕后停止埋线治疗，后足月产一女婴。（诊治医师：北京中针埋线医学研究院陈恒）

四十二、前庭大腺炎伴混合性阴道炎

李某，女，34 岁。

主诉：阴道口右侧长出 2cm ×2cm 大小的肿物 1 年余。

患者诉1年前无明显诱因阴道口右侧长出2cm×2cm大小的肿物，伴阴道瘙痒，白带增多，腰骶部胀痛，多次就诊于当地医院，诊断为：前庭大腺炎伴混合性阴道炎，给予抗生素及活血调经药物对症治疗后，阴道瘙及白带增多痒缓解，肿物无消除，也无增大，每于经期时期非常不适，遂就诊于我处。

给予杨氏3+埋线针刀疗法，取星状神经节、血海、气海、子宫穴、肝俞、脾俞、气海俞、十七椎、三阴交、八髎穴行穴位埋线调理，连续治疗3次，患者外阴肿物消失，巩固治疗一次，随访两个月无复发。（诊治医师：青海省西宁市城中区逯家寨社区卫生服务站芦红）

四十三、子宫切除后自主神经功能紊乱症

黄某，女，45岁。

主诉：心慌、易怒、易紧张、恐惧害怕3年余。

患者3年前因子宫肌瘤行子宫切除术，半年后出现情绪不稳，烦躁焦虑，甚至听到说话都浑身难受，敏感多疑、委屈易哭、悲观失望、不愿见人、不想说话。对什么都不感兴趣，看什么都不高兴，压抑苦恼，入睡困难，早醒梦多，身疲乏力，记忆力减退，注意力不集中等症状，在多家医院检查诊断为“子宫切除后自主神经功能紊乱症”，治疗效果均不佳，时轻时重。患者为进一步诊治，遂来我院就诊，门诊诊断：子宫切除后自主神经功能紊乱症。

给予杨氏3+埋线针刀疗法，取星状神经节、肝俞、脾俞、心俞、膈俞、血海、太冲、三阴交治疗，治疗1次后症状明显减轻，共治疗5次，临床症状消失，半年后随访无复发。（经治医师：兰州市七里河区中医医院康复科金芝萍）

四十四、子宫腺肌症

张某，女，42岁。

主诉：停经半年，伴腹痛2月余。

患者于2017年1月起无明显原因出现停经，近2个月腹痛明显，阵发性发生，无规律。平素纳差、疲乏、烦躁。曾于淄博市第一医院行各检查，彩超示：子宫腺肌症。服用草药1月余未见好转，遂来就诊。经门诊检查后西医诊断为子宫腺肌症。

给予杨氏3+埋线针刀疗法，取星状神经节、肝俞、膈俞、脾俞、血海、中脘、子宫、足三里、三阴交埋线治疗1次后，患者未再出现疼痛。半个月后第二次埋线，穴位同前，埋线1周后，患者来经，期、量、色、质如常。（诊治医师：北京中针埋线医学研究院刘文韬）

四十五、足癣

吴某，女，35岁。

主诉：右脚背瘙痒伴乏力10年余。

患者10年前无明显诱因出现右脚背瘙痒，伴乏力，一直外擦药，并服抗真菌药未见好转，遂就诊于我诊所。

用杨氏3+埋线针刀疗法进行穴位埋线治疗，取星状神经节、大椎、风门、肺俞、肝俞、脾俞、肾俞、关元、气海、滑肉门、水分、曲池、驷马中穴、血海穴位埋线。治疗10天后，患者自觉脚背部瘙痒较前减轻，无乏力；第二次治疗取穴同前，治疗半个月后，患者瘙痒症状消失，皮肤光滑，精力充沛。（诊治医师：重庆市梁平区屏锦镇万年村卫生室凤鹤分室张时桃）

四十六、荨麻疹

【病例一】

王某，男，55岁。

主诉：全身皮肤起丘疹，伴瘙痒1月余。

患者1个月前全身皮肤起丘疹，大如豆粒，小如麻点，形状不一，大小不等，高出皮肤的红色丘疹，伴剧烈瘙痒，搔抓后成团块状，就诊于当地医院，诊断为过敏性荨麻疹。

给予杨氏3+埋线针刀特色疗法，取星状神经节、曲池、血海、风门、风市、风市前、内关上、足三里、地机、三阴交，经4次治疗后，全身皮肤丘疹消散，无瘙痒，随访半年无复发。（诊治医师：山东省肥城市王瓜店街道王东村卫生室陈思伍）

【病例二】

李某，女，32岁。

主诉：间断全身风团、瘙痒半年余。

近半年来患者全身出现风团，伴瘙痒，几乎每天发作，就诊于当地医院，诊断为荨麻疹，给予抗组胺药及中药口服，上述症状未见明显缓解，遂就诊于我科。

给予杨氏3+埋线针刀特色疗法，取星状神经节、膈俞、曲池、血海、风门、风市、风市前。口服玉屏风散，嘱患者禁食海鲜等发物。治疗3次后，患者自诉1个月内风团瘙痒只发作1次，且发作2分钟之内消退。随访1年无复发。（诊治医师：湖南省湘乡市李全海诊所曹小阳）

【病例三】

刘某，女，58岁。

主诉：间断全身风团、瘙痒3年余。

患者3年前无明显诱因出现全身散在片状风团，伴瘙痒，多方就诊，症状缓解不明显，就诊于我处。

给予星状神经节+风五针，1疗程后，患者自诉风团偶有发作。加驷马三穴、百虫

窝，1 疗程后痊愈。巩固治疗 1 次。随访无复发。（诊治医师：河北省廊坊市永清县三圣口乡甄庄卫生室何春江）

【病例四】

陈某，男，43 岁。

主诉：全身红色斑丘疹、风团伴瘙痒反复发作 3 年余。

患者 3 年前无明显诱因出现全身红色斑丘疹、风团伴瘙痒，时好时坏，反复发作。多方求治收效甚微，遂就诊于我处。

给予杨氏 3 + 埋线针刀疗法，取星状神经节、风门、风市、风市前、膈俞、曲池、血海穴位埋线治疗，随访半年无复发。（诊治医师：江西省赣州市寻乌县龚超群诊所龚超群）

四十七、皮肤瘙痒症

【病例一】

吴某，男，78 岁。

主诉：全身瘙痒 5 年，加重 1 月余。

患者自诉 5 年来全身瘙痒，搔抓后有抓痕，损伤性丘疹及结痂，色素沉着。多次在湖南省医院及地方医院住院治疗（具体用药不详）病情时好时坏，近 1 个月来上述症状加重，遂来我处就诊。

给予杨氏 3 + 埋线针刀治疗，取星状神经节、风门、肺俞、内关、风市、风市前、血海穴位埋线治疗。治疗后患者自觉全身瘙痒症状减轻，随访 2 个月后，以上症状再无出现。（诊治医师：湖南省平江县长寿镇皮肤科门诊方小五）

【病例二】

崔某，男，65 岁。

主诉：皮肤瘙痒 3 年，加重 2 周。

患者 3 年来，每到春季皮肤瘙痒，奇痒难忍，越挠越痒，严重影响睡眠，皮肤无疹无疱，不红不肿，就诊于当地医院，瘙痒症状未见明显缓解。2016 年 4 月 12 日，患者出现皮肤瘙痒，抓挠后发红，心烦，睡眠差，二便可，诊断：瘙痒症。

给予杨氏 3 + 埋线针刀疗法，取星状神经节、风门、肺俞、肝俞、脾俞、肾俞、曲池、风市、足三里、三阴交，穴位埋线治疗 3 次后，皮肤瘙痒有所好转。饮食不当时还会出现，嘱忌辛辣刺激食物，又治疗一个疗程，瘙痒完全消失，今年春季随访无复发。（诊治医师：北京中针埋线医学研究院杨永兵）

【病例三】

李某，男，68 岁。

主诉：全身皮肤瘙痒 5 年，加重 1 年。

患者5年前夜间脱衣上床时，身上的皮肤发痒，越搔越痒，越痒越挠，直至被抓破或掐痛，才能稍稍止痒而入睡。起初小腿发痒，逐渐蔓延到大腿，最后周身瘙痒。1年前症状加重，到各大医院皮肤科诊断为“老年性皮肤瘙痒症”，经内服、外用药物治疗效果不显著，症状反复出现，缠绵难愈。患者为进一步诊治，遂来我院就诊，门诊诊断：老年性皮肤瘙痒症。

给予杨氏3+埋线针刀疗法，取星状神经节、肺俞、肝俞、膈俞、脾俞、曲池、血海、三阴交治疗，治疗1次后症状明显减轻，共治疗4次，临床症状消失，半年后随访无复发。（诊治医师：兰州市七里河区中医医院康复科赵晶）

四十八、日光性皮炎

程某，男，47岁。

主诉：头面、颈部反复出现红色皮疹伴瘙痒12年。

外院病理切片提示：慢性日光性皮炎病理改变。诊断为：日光性皮炎。症状反复发作，药停即复发。本次就诊症见头面、颈部红色斑丘疹，以双颧骨，眉心部红肿明显，局部皮肤温度增高，瘙痒。

给予杨氏3+埋线针刀疗法，取星状神经节、大椎、灵台、曲池、血海、风市、足三里、太冲，治疗9次后，皮肤红肿，瘙痒症状基本消失，随访无复发。（诊治医师：江西省德兴市万村乡万村李勇诊所李勇）

四十九、掌跖脓疱病

张某，女，36岁。

主诉：双手掌脓疱疹2月余。

患者于2个月前无明显诱因出现手掌面散在脓性红点，未予重视，后逐渐增多，就诊于当地医院确诊为掌跖脓疱病，中药治疗两周（药名不详）无效，且向上肢扩散，遂就诊于我诊所，诊断为：掌跖脓疱病。

给予杨氏3+埋线针刀疗法，取星状神经节、大椎、风门、肺俞、脾俞、肾俞、曲池、关元、气海、驷马中穴、血海、足三里、三阴交，交替取穴，共治疗5次痊愈。（诊治医师：内蒙古呼和浩特市前巧报卫生室刘瑞强）

五十、过敏性皮炎

郭某，女，35岁。

主诉：面部、双上肢丘疹伴红肿瘙痒1天。

患者诉1天前无明显诱因面部及双上肢出现瘙痒，随之出现风团、红色丘疹，局部皮肤红肿。自服西替利嗪片10mg抗过敏治疗后症状缓解不明显，效果欠佳，遂就诊于我科，诊断为过敏性皮炎。

给予杨氏3+埋线针刀疗法。取星状神经节，肺俞，脾俞，曲池，风市，风市前，风门，血海、足三里，三阴交埋线。第一次治疗后，面部、双上肢风团及丘疹明显减少，瘙痒缓解。第二次治疗后，丘疹及风团消退，部分皮肤已脱屑，无明显红肿，瘙痒感明显减轻。第三次治疗后，面部及双上肢无瘙痒感，局部皮肤红润有光泽，无丘疹。（诊治医师：兰州大学第一医院东岗院区中西医结合科侯玉玲）

五十一、面部脂溢性皮炎

王某，女，20岁。

主诉：反复面部潮红及脱屑2年。

患者诉3年前面部出现油脂分泌增多，大量使去油去角质化产品后，2年前，出现面部红斑伴脱屑，于外院皮肤科诊断为：面部脂溢性皮炎。给予乳膏外用，口服维生素，疗效欠佳，症状反反复复，为进一步诊治遂来就诊。诊断：面部脂溢性皮炎。

给予杨氏3+埋线针刀疗法。取星状神经节、曲池、风门、风市、风市前、三阴交埋线。1个疗程后，面部脱屑明显减轻。3个疗程后，患者皮肤恢复正常。随访3个月无复发。（诊治医师：甘肃省兰州市七里河区中医医院周勇）

五十二、视觉疲劳

张某，女，28岁。

主诉：反复眼睛干涩，流泪半年。

患者半年前出现眼部干涩，流泪，疲乏，偶有头晕头痛，近1个月加重，于外院眼科科诊断为视觉疲劳。给予抗疲劳滴眼液外用，口服维生素A，维生素C，疗效欠佳，症状反反复复。患者为进一步诊治遂来我院就诊。

给予杨氏3+埋线针刀疗法，取星状神经节、针刺太阳、四百、丝竹穴。1个疗程后，眼睛干涩，流泪明显好转。3个疗程后，患者上述症状消失。（诊治医师：甘肃省兰州市七里河区中医医院马列胜）

五十三、视力模糊

钱某，女，62岁。

主诉：视物模糊1年余。

患者因1年前无明显诱因出现视物模糊，症状持续不缓解且进行性加重，遂来我诊所就诊，诊断为视力模糊。

给予杨氏3+埋线针刀疗法，取星状神经节、椎五针、肝俞、肾俞、枕上旁线点，埋线治疗共3次，治疗后视力模糊症状彻底消失，视力恢复正常，半年随访无复发。

（诊治医师：甘肃省武威市凉州区河东镇汪家寨村卫生室马胜林）

五十四、耳鸣

齐某，男，58 岁。

主诉：左侧耳鸣 4 年余伴听力下降 2 年。

患者 4 年前无明显原因及诱因出现耳鸣，近来耳鸣加重还伴有听力下降。遂来我诊所就诊，症见：左侧蝉鸣音及听力下降。诊断：耳鸣伴听力下降。

治疗给予杨氏 3 + 埋线针刀特色疗法。取穴星状神经节、耳门、听宫、听会、翳风、风池、肝俞、肾俞穴。3 次埋线治疗后，上述症状全部消失。半年后随访无复发。（诊治医师：甘肃省武威市凉州区河东镇汪家寨村卫生室马胜林）

五十五、突发性耳聋

王某，男，36 岁。

主诉：听力降低 1 月余。

患者诉 1 个月前游泳后出现听力降低，并伴有耳鸣及耳内较高异常声音，夜间加重，睡眠差。于外院耳鼻喉科就诊，诊断为：突发性耳聋。给予扩张血管及改善微循环治疗，并口服 B 族维生素治疗，疗效欠佳，患者为进一步诊治遂来我院就诊。

给予杨氏 3 + 埋线针刀疗法，取星状神经节、耳门、听宫、听会。治疗 3 天后随访，听力下降明显改善，偶有耳鸣。治疗 2 个疗程后，患者听力恢复正常。（诊治医师：甘肃省兰州市七里河区中医医院马列胜）

五十六、过敏性鼻炎

曹某，女，49 岁。

患者自诉患过敏性鼻炎多年，不能闻花粉、油漆等异味。

给予双杨氏 3 + 埋线针刀疗法，取侧星状神经节 + 蝶腭神经节埋线，治疗后 5 天，患者自诉于外地赏花，无过敏及不适反应。电话随访 2 年无复发。（诊治医师：河南省信阳市息县城郊医院中医馆张宏亮）

五十七、口腔黏膜干燥症

魏某，男，76 岁。

主诉：因口干、舌燥、说话不畅 8 年。

患者 8 年前出现口腔干燥、说话不畅，唾液分泌减少，夜间症状更为明显，伴胃脘胀痛，纳差，夜休差。经多家医院诊断为“口腔黏膜干燥症”，治疗效果不明显。患者为进一步诊治，遂来我院就诊，门诊诊断：口腔黏膜干燥症。

给予杨氏3+埋线针刀特色疗法，取星状神经节、膈俞、脾俞、胃俞、肾俞、血海、足三里、太冲治疗，治疗1次后症状减轻，共治疗3次，临床症状消失，3个月后随访无复发。（诊治医师：兰州市七里河区中医医院康复科赵晶）

五十八、口腔溃疡

【病例一】

赵某，女，35岁。

主诉：间断口腔溃疡5年余，复发伴加重3天。

患者5年前无明显诱因反复出现口腔溃疡，每次1到数处，疼痛难忍。患者曾做免疫系统疾病筛查，未见异常。予以康复新液、葡萄糖酸锌、维生素B_2治疗后溃疡5～15天愈合，1周左右复发。3天前无明显诱因再次出现口腔溃疡，并伴失眠、纳差。口腔内唇及舌黏膜可见4处溃疡，0.2～0.5cm，边缘红润，中间凹陷，表面有白色假膜。

给予杨氏3+埋线针刀疗法，取星状神经节、肾俞、脾俞、三阴交、曲池穴位治疗，嘱忌食辛辣刺激食物，多吃蔬菜、水果。治疗1次后，患者溃疡疼痛消失，睡眠好转。治疗3次后，患者睡眠正常，食欲增加，精神饱满，溃疡面逐渐痊愈。继续巩固治疗5次，随访半年，未见复发。（诊治医师：北京中针埋线医学研究院陈恒）

【病例二】

刘某，男，24岁。

主诉：反复口腔黏膜溃烂1月余。

自诉曾用各种贴剂，喷剂。用后即愈。3～5天后再次复发。遂来就诊。经门诊检查后诊断：口腔溃疡。

给予杨氏3+埋线针刀疗法，取星状神经节、心俞、小肠俞、胃俞、大肠俞。并配合葡萄糖酸锌口服液10mL，3次/日。埋线2次后随访再无复发。（诊治医师：甘肃省兰州市七里河区中医医院王双平）

五十九、梅核气

魏某，女，38岁。

主诉：咽中如物梗阻，吞吐不利2年。

患者2年前因和家人生气后出现咽部异物感，咯之不出、咽之不下，但不影响进食，时发时止，伴有胸胁满闷，乳房胀痛，食纳呆滞，在多家医院检查咽喉部未见异常，经治疗后上述症状缓解不明显，反复发作，时轻时重，患者为进一步诊治，遂来我院就诊，诊断为：梅核气。

给予杨氏3+埋线针刀疗法，取星状神经节、肝俞、脾俞、太冲、三阴交治疗，治疗 1 次后明显减轻，2 周进行二次治疗后症状消失，共治疗 3 次。3 月后随访无复发。（经治医师：兰州市七里河区中医医院康复科金芝萍）

六十、中风后遗症

【病例一】

孟某，女，73 岁。

主诉：脑血栓后遗症 3 年。

患者于 3 年前患脑血栓经住院治疗好转后出院，遗留有右侧的上肢不由自主的不停地摆动，痉挛抽动，手指握固，上肢肌张力增加，必须用左手抓住右手方能安静，经过针灸，理疗，按摩等各种方法治疗均无明显疗效。患者为进一步诊治，遂来我院就诊。

给予杨氏 3 + 埋线针刀疗法，取星状神经节、风五针配合患侧的合谷、曲池、极泉。第一次治疗后患者的右手能够自主放平，偶有不自主的抽动，肌张力也明显减低，经 3 次治疗后，患侧上肢能够自主放平，不再抽动，肌张力正常，只是功能没有完全恢复，嘱其进行功能锻炼慢慢恢复，随访半年无复发，功能较前恢复。（诊治医师：北京中针埋线医学研究院张淑芬）

【病例二】

王某，女，52 岁。

主诉：脑梗死 3 月余，头部酸胀困重不适。

患者于 2017 年 2 月患脑梗死，经住院治疗出院后，自觉头部酸胀困重不适，身心疲惫，经针灸、推拿、口服药物治疗未见明显缓解，遂来就诊。

第一次治疗取星状神经节，枕五针，百会，四神聪埋线针刀治疗，患者自觉头部酸胀症状缓解，第二次治疗取星状神经节，颈五针，治疗 10 天后，患者述停经 5 年后月经来潮，行妇科彩超检查未见明显异常，自觉身心较前轻松。随访无复发。（诊治医师：天津市津南区北闸口镇翟家甸村卫生所马国利）

【病例三】

何某，男，54 岁。

主诉：脑出血后左半身肢体活动受限、疼痛半年。

患者半年前因突发性脑出血出现左半身肢体无力，活动受限，肢体疼痛明显。行康复治疗后疼痛略有减轻。今日来我院就诊，入院诊断：1. 脑卒中后遗症；2. 脑卒中后疼痛。

给予杨氏 3 + 埋线针刀特色疗法，取星状神经节、百会、肝俞、膈俞、脾俞、曲池、手三里、外关、风市、血海、足三里、太溪治疗，治疗 2 次后症状明显减轻，共治疗 2 个疗程疼痛消失，半年后随访疼痛无复发。（经治医师：兰州市七里河区中医医

院康复科高敬辉）

【病例四】

林某，男，68 岁。

主诉：脑卒中后上臂不适感 1 月余。

患者 1 个月前因高血压出现脑出血，经出院治疗后，症状缓解，出院 1 个月后出现肩关节活动时因疼痛活动受限，伴腕、指关节疼痛，屈伸运动时明显，于当地医院行针灸推拿治疗，上述症状未见明显缓解，为进一步诊治，遂就诊于我院，诊断为：脑卒中后肩手综合征。

给予杨氏 3 + 埋线针刀疗法，取星状神经节、曲池、手三里、外关、合谷穴位埋线治疗，3 次治疗后，上述症状明显改善，随访半年无复发。（诊治医师：兰州大学第一医院东岗院区中西医结合科宋建成）

六十一、脑鸣

张某，男，66 岁。

主诉：头顶鸣叫 2 年。

患者于 2 年前熬夜后出现头晕呕吐，四肢乏力，经当地医院就治后症状明显缓解。之后出现头顶部鸣叫，夜间加重，在各大医院行检查诊断，脑电图显示：头部顶区异常放电，其余部正常。经治疗后，疗效欠佳，反复发作，时轻时重。诊断：脑鸣。

给予杨氏 3 + 埋线针刀疗法，取星状神经节、关元、气海、肝俞、胆俞、肾俞、血海、三阴交、悬钟、太冲、中渚等穴治疗 4 次，经两次治疗后脑鸣症状明显减轻，后续巩固两次治疗，随访 4 个月未见复发。（诊治医师：北京中针埋线医学研究院童迅）

六十二、病毒性脑膜炎后遗症

王某，女，23 岁。

主诉：颈部疼痛伴活动受限半年。

患者 10 年前患“病毒性脑膜炎”后出现肢体功能障碍，关节强直导致肌肉僵硬。半年前开始出现颈部疼痛、僵硬、活动受限，痛处拒按、固定不移，伴左上肢困痛，位置由肩到肘，夜间加重，持续不止。每遇阴雨天颈项部加重、得温痛减。诊断为：病毒性脑膜炎后遗症。

给予杨氏 3 + 埋线针刀疗法、取星状神经节、椎五针、颈五针治疗，治疗后患者自诉行星状神经节埋线后全身有像电流样通过，椎五针治疗后整个头部像通电一样的清醒，颈五针治疗后颈椎的活动度受限明显减轻。（诊治医师：北京中针埋线医学研究院童迅）

六十三、肩胛舌骨肌综合征

朱某，女，34 岁。

主诉：持续性右颈部疼痛 10 天余。

患者 10 天前因加班长时间伏案工作后出现右颈部疼痛，持续数分钟或数十分钟不等，颈部运动后加重，遂就诊于县医院，诊断为“落枕”，给予推拿、针灸、中药外敷治疗，治疗后症状加重，甚则疼痛影响吞咽，遂就诊于我科，体格检查示：颈椎活动度正常，颈部锁骨上窝颈胸交界处局部压痛（+），臂丛牵拉实验（-），双侧霍夫曼征（-），椎间孔挤压、分离实验（-），颈椎 X 线片示：颈椎轻度反弓，门诊诊断为“肩胛舌骨肌综合征”。

给予杨氏 3+埋线针刀疗法，取星状神经节、颈夹脊、大椎、后溪等穴位，手卡指压式星状神经节埋线术操作过程中患者自觉颈部发麻、发胀，治疗后颈部牵拉感和疼痛感消失，随访 3 个月无复发。（诊治医师：新疆阿图什市人民医院刘建军）

六十四、肌皮神经损伤

赛某，男，30 岁。

主诉：右前臂皮肤感觉异常伴屈肘不利 3 个月。

患者 3 个月前因玻璃划伤前臂后出现无法完成屈肘动作，未予重视，于当地医院进行缝合包扎，2 个月后伤口愈合良好，仍无法自主屈肘，右前臂大部分皮肤感觉异常，就诊于县医院中医科，给予针刺、艾灸、梅花针叩刺、中药外敷等治疗，治疗后右前臂皮肤异常感觉基本恢复，仍无法完成屈肘，遂来就诊。嘱患者检查肌电图示：右侧肌皮神经轴索损伤，故门诊诊断为“肌皮神经损伤”。

给予杨氏 3+埋线针刀特色疗法，取星状神经节、手三里、曲池、肩贞、肩髃治疗 1 周后肱二头肌肌力逐渐恢复，连续 2 疗程后患者能自主完成屈肘动作，肱二头肌肌力可达 3 级，4 个疗程后完全恢复，随访 1 年无反复。（诊治医师：新疆阿图什市人民医院刘建军）

六十五、焦虑症

蒋某，男，28 岁。

主诉：间断头痛头晕，伴心烦 1 月余。

患者自诉近 1 个月来间断出现头痛头晕症状，伴心烦焦虑。当地医生诊断为焦虑症。给予小针刀治疗，上述症状未见明显缓解。患者为进一步诊治，遂来我处就诊，取枕五针、椎五针、星状神经节、翳风、安眠，行埋线针刀治疗。

治疗后患者自觉头痛头晕症状减轻，心烦焦虑的症状明显缓解。随访半年无复发。（诊治医师：山东省肥城王东卫生室陈思伍）

六十六、失眠

【病例一】

楚某，女，50 岁。

主诉：失眠半年余。

患者近半年来出现入睡困难，易醒，醒后入睡困难，睡眠时间较前减少，白天困倦，记忆能力、注意能力明显下降，严重影响患者正常工作和生活。

给予双侧手卡指压式星状神经节埋线，治疗后第二天患者自诉失眠症状明显改善，随访半年无复发。（诊治医师：山东省肥城市王瓜店街道王东村卫生室陈思伍）

【病例二】

张某，女，52 岁。

主诉：间断失眠 5 年余，伴多汗、下肢发冷。

5 年来患者间断出现入睡困难，甚则整夜不能入睡，心烦易怒，口苦纳差，偶有呕吐。

给予杨氏 3 + 埋线针刀特色疗法，取星状神经节、内关、血海、三阴交，治疗 5 天后随访，上述症状明显好转。（诊治医师：山东省肥城市湖屯镇钱庄二村卫生室王元兴）

【病例三】

石某，男，62 岁。

主诉：失眠、惊悸、虚烦 2 年余。

近两年来患者失眠频作，每于梦中惊醒，醒后心悸不已，伴大汗淋漓，每日外出，自觉惊惕不安，常思意外发生，惶恐不可终日，失眠更剧。遂诊于我处，四诊合参，诊为失眠，肾气亏损，心肾不交证。

给予星状神经节、肾俞、关元、安眠、膻中、中脘、内关、神门、足三里、三阴交、太冲穴位埋线，一诊后，患者自觉失眠、惊悸、虚烦诸症稍缓，三次治疗后，患者笑语余曰诸症皆除。（诊治医师：山东省肥城市建设小区社区卫生服务站韩立新）

【病例四】

患者，女，42 岁。

主诉：失眠伴头晕 3 年余。

患者 3 年前无明显诱因出现失眠，每天睡眠不足 3 小时，易醒，醒后无法入睡，伴头晕，烦躁，盗汗，心神不宁，月经紊乱，服用中药调理 1 年，效果不佳。

给杨氏 3 + 埋线针刀疗法，取星状神经节、颈动脉窦、安眠穴、心俞、内关、神道、神门穴位埋线治疗。治疗 3 次后，上述症状缓解，巩固治疗 3 次后，症状消失，随访半年无复发。（诊治医师：河南省信阳市息县城郊医院中医馆张宏亮）

六十七、盗汗

陈某，女，69 岁。

主诉：间断盗汗、流涎8年余。

患者无明显诱因出现盗汗、流涎，就诊于当地医院，上述症状未见明显缓解，遂就诊于我科。

给予杨氏3+埋线针刀特色疗法，取星状神经节、肝俞、脾俞、胃俞、肾俞，治疗后，盗汗、流涎症状较前明显缓解。（诊治医师：贵州省金沙县马路乡犀牛村卫生室赵远舍）

六十八、口吃

毛某，男，14岁。

主诉：讲话不流畅、结巴2月余。

患者2个月前因贪玩，不好好学习，考试成绩不理想，父母教育过激打骂孩子。次日早晨突发讲话不流畅、重复，经急诊科诊断为：口吃（肝郁气滞），住院治疗半个月未见好转后出院。患者为进一步诊治，遂就诊于我院。

给予杨氏3+埋线针刀疗法，第一次治疗取星状神经节、心俞、肝俞、胆俞、肾俞、中脘、丰隆穴位埋线治疗，治疗后当时语言结巴明显好转。半个月后遂进行第二次治疗，取穴同前。后第二天回访，语言流畅。随访无复发。（诊治医师：北京中针埋线医学研究院杨吉祥）

六十九、磨牙

柏某，男，22岁。

主诉：入睡后磨牙1年余。

家属于1年前发现患者入睡有磨牙症状，睡着后磨牙吱吱作响，行X线检查牙齿无异常。给予口服药物、针灸等治疗，未见明显好转。诊断为：磨牙。

给予杨氏3+埋线针刀疗法，取星状神经节、心俞、脾俞、胃俞、三焦俞、肾俞、下关、颊车、内关、合谷、神门、足三里、阳陵泉埋线治疗共5次，治疗后无磨牙症状，随访无复发。（诊治医师：北京中针埋线医学研究院陆天宝）

七十、多食症

秦某，男，40岁。

主诉：多食2月余。

患者诉近2个月来自觉食量大增，食后即出现饥饿感，无多饮及多尿，无体重减轻。外院查糖化血红蛋白，糖耐量无异常。胰岛功能正常。诊断：多食症。患者为进一步诊治遂来我院就诊。

给予杨氏3+埋线针刀疗法，取星状神经节、肝俞、脾俞、胃俞、肾俞、中脘、足三里。治疗1周后随访，3餐进食量较前减少，进食后饥饿感消失。治疗3个疗程后，

进食量恢复正常。（诊治医师：甘肃省兰州市七里河区中医医院周勇）

七十一、遗尿症

田某，女，13岁。

主诉：间断遗尿，伴头痛、乏力10年余。

10余年来患者夜间遗尿，伴头痛，面色无华，心烦，乏力，注意力不集中，多方就诊未见好转。

给予杨氏3+埋线针刀特色疗法，取星状神经节、肾俞、关元、足三里。治疗后，遗尿无发作，无烦躁，注意力集中，随访无复发。（诊治医师：山东省肥城市石横新华卫生室徐玉宝）

七十二、内痔

丘某，男，31岁。

主诉：便时有物脱出，手纸带血伴肛门不适感2年余。

患者2年前无明显诱因出现便后手纸带血，量少，偶有肛门潮湿、瘙痒感，未予重视，每遇过食辛辣刺激或大量饮酒后，排便时有物脱出，便后可自行回纳，手纸带血量较前增加。指诊：于7点、11点位置可触及柔软、表面光滑、无压痛的黏膜隆起。舌质红，苔薄黄，脉数。诊断为：内痔Ⅱ度。

给予星状神经节、二白、曲池、天枢、足三里、上巨虚、承山穴位埋线治疗，治疗1周后随访，排便时有物脱出及手纸带血症状消失，随访3个月无复发。（诊治医师：兰州大学第一医院东岗院区中西医结合科马重兵）

七十三、炎性外痔

曹某，男，40岁。

主诉：便秘、便血、反复出血、伴剧痛、瘙痒2月余。

患者平素嗜酒，嗜食辛辣刺激，2个月前出现便秘、便血、反复出血、伴剧痛、瘙痒。服用草药及外洗1月余未见好转。遂来就诊。经门诊检查后诊断为：炎性外痔。

给予杨氏3+埋线针刀疗法，取星状神经节、八髎、长强、会阴、肝俞、膈俞、脾俞、血海、中脘、足三里穴位埋线治疗1次后，患者再未出现疼痛。半个月后第二次埋线，穴位同前，埋线1周后，患者自诉痊愈。嘱患者戒酒，清淡饮食，随访无复发。（诊治医师：北京中针埋线医学研究院杨吉祥）

（焦松梅　包金莲　杨才德）

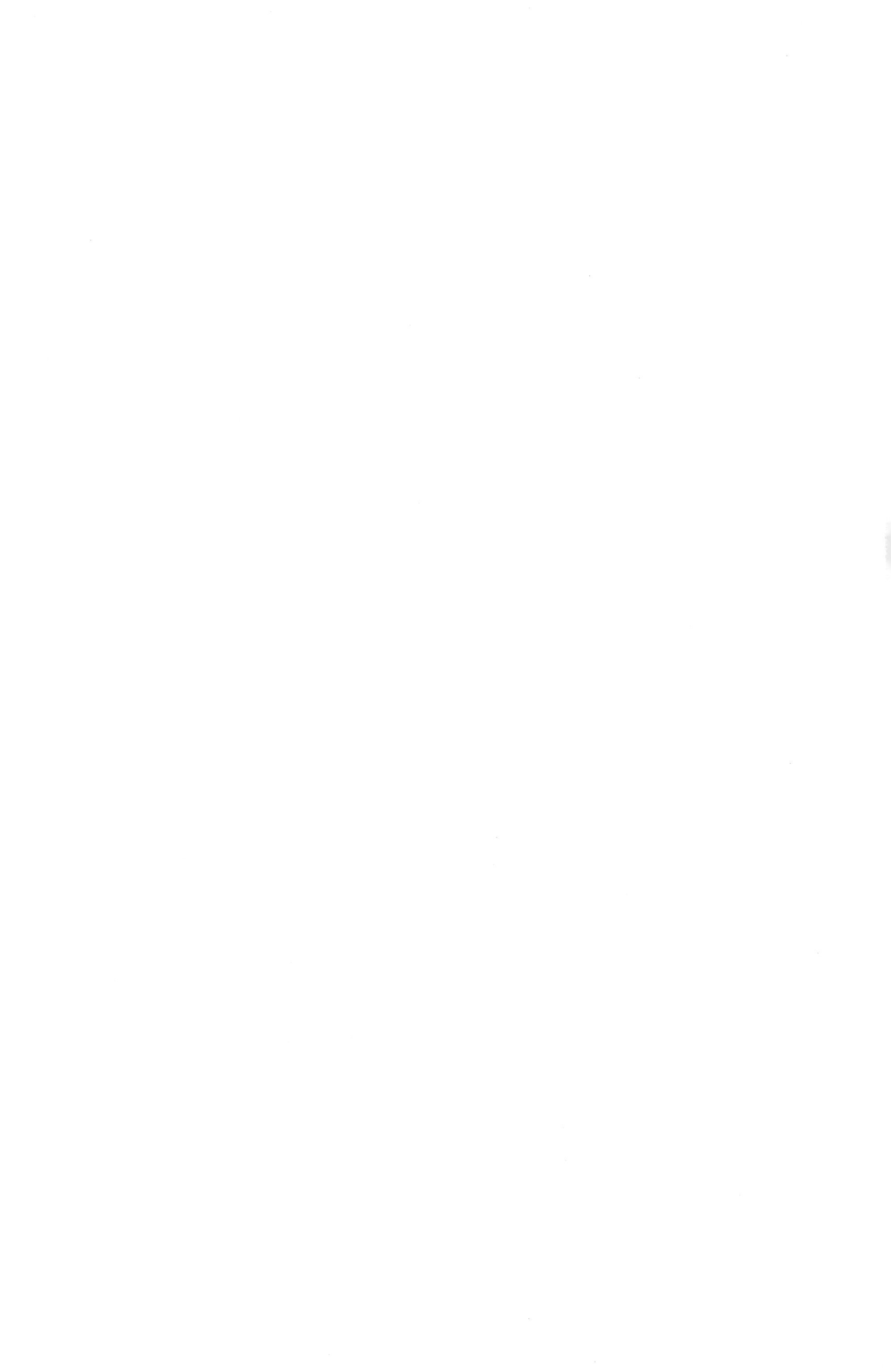